常见病中西医诊断及联合用药指南

张守明　张佳怡　编著

中国健康传媒集团
中国医药科技出版社

内 容 提 要

　　本书立足基层医疗以及连锁药店合理用药的服务核心，围绕从业者日常识药、识病能力与用药能力建设而编写。识药部分依据药品成分、剂型、自身特点、经典方剂等认识并使用药品，并对药品营销与关联销售进行了详细论述。用药部分以中西医常见疾病—疾病基础知识—常见病病因—临床表现—诊断及鉴别诊断—中西医常用药物—联合用药及关联搭配为思路，对妇科疾病、呼吸系统疾病、消化系统疾病等 12 类药店常见病的诊断及用药进行了表格化的归纳总结，并配有相应的测试题。本书通俗易懂，实操性强，是一本供药学服务人员不断提高药事服务能力和技巧的学习工具书，也可作为药店培训手册。

图书在版编目（CIP）数据

常见病中西医诊断及联合用药指南 / 张守明，张佳怡编著．-- 北京：中国医药科技出版社，2024.12.

ISBN 978 - 7 - 5214 - 4966 - 2

Ⅰ. R4 - 62

中国国家版本馆 CIP 数据核字第 2024RZ5424 号

美术编辑　陈君杞
版式设计　麦和文化

出版　中国医药科技出版社

地址　北京市海淀区文慧园北路甲 22 号

邮编　100082

电话　发行：010 - 62227427　邮购：010 - 62236938

网址　www.cmstp.com

规格　787×1092mm $\frac{1}{16}$

印张　42 $\frac{1}{4}$

字数　928 千字

版次　2024 年 12 月第 1 版

印次　2024 年 12 月第 1 次印刷

印刷　大厂回族自治县彩虹印刷有限公司

经销　全国各地新华书店

书号　ISBN 978 - 7 - 5214 - 4966 - 2

定价　**128.00 元**

获取新书信息、投稿、为图书纠错，请扫码联系我们。

前　言

PREFACE

当前，我国零售药店行业面临着复杂多变的市场环境，既有机遇也有挑战，所面临的变化如下。

（1）医保个账改革与门诊共济政策的调整，让零售药店的部分客流回流到了基层医疗机构，零售药店面临着客流下降、销售额下降、利润下降的挑战。

（2）零售药店的上市者继续"跑马圈地"，通过收购、加盟等模式扩张，中小连锁药店的生存空间受到挤压，扩张后的头部连锁药店仍然面临着员工素质参差不齐的问题，在专业化能力素养建设方面尤为不足。

（3）随着药品消费群体的年轻化、消费者购药习惯的改变以及互联网购药平台的迅速发展，实体零售药店客流进一步被分流到线上。如果想留住客流，必须通过提供更优质的药品和专业化服务才能达成，但是专业化建设又是一项稳步推进的工程。

零售药店通过促销实现客流及销售业绩提升的效果越来越不理想，专业化药店服务升级将成为行业发展的重要方向，这是药店企业经营者必须关注的。专业化转型可以让药店更具特色和差异化，提高自身的竞争力。基于上述零售药店的变局，零售药店经营者亟需从以下方面考虑破局之道。

（1）持续打造高素质专业化员工，既要懂医还要懂药，既要掌握西医西药知识，还要掌握中医中药知识，既要了解常用中成药、西药知识，更要熟悉轻诊疗（舌诊、面诊等）的辅助服务手段。

（2）零售药店需要进行品类细分，要以小品类大专业的思维做好品类的精细化管理工作从而服务好消费者，当然精细化的品类管理离不开既懂医药专业又懂品类营销的人才。

（3）打造零售药店的中成药核心黄金单品，它们要具备疗效好、不良反应小、价格合理、慢性病针对性强、复购率高、品牌好、方剂经典等特点，这也需要专业人才来实现。

（4）强化慢病管理，开展专业化特色化经营。如糖尿病生活馆、骨病生活馆、高血压病生活馆等各类慢性病生活馆，这是对医院慢性病患者服务的有效补充，也是互联网难以比拟的，更需要专业化的人才来开展。

（5）从售前、售中、售后三方面做好消费者的精细化服务流程。售前，根据季节

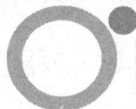

性疾病发作特点、节气养生节点等，提前做好四季及节气养生的品类营销规划、专业知识及轻诊疗的内训规划；售中，做好问病荐药、联合用药、关联销售的服务；售后，做好顾客药事管理（用药疗程、用药不良反应处理、用药忌口）、饮食管理、运动管理等。

综上所述，未来零售药店要紧紧围绕专业化建设，积极培养药事服务人才，才能更好地应对市场挑战，实现持续稳健的发展。

本书正是基于零售药店当下现状和未来发展离不开企业持续的专业化建设而编写。笔者编写的目的不仅仅是让从业者去学习如何联合用药，更是引导从业者学会根据患者的疾病表现、病程发展、疾病的中西医分类、辨证分型等更好地为患者做出最合适的用药和健康生活管理方案。

本书第一篇重点阐述了如何培养医药零售行业从业者的识药能力，让从业者从常用的西药、中成药在成分、组方、剂型、给药途径、辅料、说明书、包装盒等角度并结合对应疾病来正确认识药品本身，从而合理地向患者推荐使用。尤其在识药部分笔者专门将 14 个传统中成药的经典名方进行了通俗易懂的方解，让从业者对传统中成药的经典名方有了更深入的了解并且在一定程度能够找到适宜人群从而合理推荐患者使用。

本书从第二篇开始着重培养读者的识病能力和用药能力，从西医和中医的维度，对日常常见病（包括慢性病及特病）的病因、表现、诊断及鉴别、合理用药都进行了详细阐述，而且在每个疾病章节后增加了关联销售的内容，包括联合用药的原则、指导思想、联合用药案例及意义等。同时基于从业者对患者药事服务的开展，还归纳总结了爱心提示的内容，帮助从业者更好地从合理用药和生活指导的维度服务广大患者。另外，笔者对疾病常用药物的特点、用法或相类似药物之间的区别等采用表格的形式进行了归纳总结，帮助从业者掌握常用药物的使用。

本书的最后增加了各篇章常见病舌诊辨证分型的内容，让从业者可以结合西医疾病分类、中医辨证分型从舌诊的维度进行疾病的诊断与用药。

另外，本书部分章节后附有测试题及参考答案（包括部分章节的疾病测试问卷），以二维码的形式体现。

我们精心编写此书，但由于时间有限，难免有不足或疏漏之处，敬请广大从业者提出宝贵建议，并予以批评指正。

编　者

2024 年 5 月

目　录

第一篇　识药能力建设

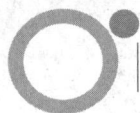

第二篇　常见妇科疾病

第三篇　乳腺疾病

第四篇　常见呼吸系统疾病

第五篇　常见消化系统疾病

第六篇　常见循环系统疾病

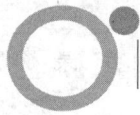

第七篇 常见神经系统疾病

第八篇 常见血液及内分泌系统疾病

第九篇　常见营养与代谢性疾病

第十篇　常见的泌尿系统疾病

第十一篇　常见的风湿性疾病

第十二篇　常见皮肤疾病

第十三篇　常见五官科疾病

第十四篇　识病之舌诊辨病

第一篇　识药能力建设

第一章

药品成分差异化

第一节　药品成分与作用相似

药品成分与作用相似指的是药物组成成分相类似，而适应证或功能主治亦大致相同。如何合理科学推荐给顾客，我们通过具体的药物案例来阐述。

【西药案例】

治疗儿童感冒的氨酚黄那敏颗粒（3 种成分）与复方氨酚烷胺颗粒（5 种成分）（表 1-1-1）

表 1-1-1　氨酚黄那敏颗粒与复方氨酚烷胺颗粒成分及作用比较

项目	组成成分	成分作用
相同成分	对乙酰氨基酚	具有解热镇痛作用，缓解感冒中的发热与头痛等
	人工牛黄	具有解热、抗惊厥作用
	马来酸氯苯那敏	具有抗过敏作用，缓解感冒中的打喷嚏、流鼻涕表现
差异化成分	金刚烷胺	用于预防或治疗亚洲甲-Ⅱ型流感病毒所引起的呼吸道感染
	咖啡因	增加对乙酰氨基酚解热镇痛作用，拮抗马来酸氯苯那敏致嗜睡的作用

从上表中可见：氨酚黄那敏颗粒中不含有抗病毒成分金刚烷胺，而在西医临床上，绝大多数感冒都是病毒引起的，所以在现实生活中，当顾客为孩子购买氨酚黄那敏颗粒的药物时，我们可以提醒顾客，如果孩子的感冒是病毒引起的，为孩子选用感冒药最好选用含有抗病毒成分的药物，效果才是最好的。而在药店实际推荐过程中，有人说，有一部分顾客并不太了解感冒是否为病毒引起；其实想想，顾客不知道不了解，更多责任在于我们一线销售员工。因为现代的药品营销思路已改变，作为推荐者已经不再只是承担完成药品销售任务的简单销售者角色了，还要承担着"广而告之"即顾客教育的角色，我们不但要告知顾客药品的功效，还要不断地向每一位用药顾客灌输一些疾病预防与健康养生的常识，让顾客于潜移默化中接受并认知。

了解复方氨酚烷胺中含有抗病毒成分金刚烷胺，我们就知道复方氨酚烷胺颗粒对于大多数感冒而言应该是对因加对症的治疗，而氨酚黄那敏颗粒只是缓解感冒症状而已，此时我们就可以告诉顾客：一定要用含有抗病毒成分的感冒药效果才是最好的，其实这就是"一句话销售"推荐中应该具备的要素：信心转移（一定…效果最好…）。当我们说出一句话的时候，一定要坚决肯定，不打折扣，才能让作为接收信息者的顾客，有最大化的获得感和认知。但是很多时候这样讲了，顾客未必接受我们推荐的产品，有可能依然选择氨酚黄那敏颗粒。这个时候做科学推荐替代产品不成，建议大家一定帮助顾客做个简单的联合：那您最好给孩子加个抗病毒口服液或利巴韦林，对孩子感冒的缓解效果会更好。

【中成药案例】

1. 参苓白术颗粒与参苓健脾胃颗粒（表 1-1-2、表 1-1-3）

表 1-1-2　参苓白术颗粒与参苓健脾胃颗粒成分及功能比较

药品	主要组成成分	功能主治
参苓白术颗粒	人参、麸炒白术、茯苓、山药、麸炒薏苡仁、炒白扁豆、莲子、砂仁、桔梗、炙甘草	健脾益气。用于食少便溏者
参苓健脾胃颗粒	北沙参、茯苓、白术、炒山药、炒扁豆、莲子、盐炙砂仁、陈皮、炒薏苡仁、甘草	补脾健胃，利湿止泻

表 1-1-3　参苓白术颗粒与参苓健脾胃颗粒的差异化成分

项目	成分	作用
差异化成分	人参	是一种补气药，具有大补元气、复脉固脱、补脾益肺、生津养血、安神等作用
	北沙参	是一种补虚药，具有养阴益肺、益胃生津作用
	陈皮	是一种理气药，具有理气调中、燥湿化痰作用，用于气滞、湿阻等
	桔梗	是一种化痰止咳平喘药，具有宣肺利咽、祛痰作用

从以上表格中可以知道，两种药品的主要功能主治就是用于脾胃虚弱引起的消化不良、食少腹泻等；参苓白术颗粒里含有人参和桔梗，人参侧重补气但易上火，桔梗侧重止咳利痰，因此参苓白术颗粒更适合脾肺气虚、气短咳痰而痰湿重者；参苓健脾胃颗粒将人参换成北沙参，将桔梗换成陈皮，更适合气阴不足，平时易上火、腹胀积食者。

2. 济生肾气丸与金匮肾气丸、桂附地黄丸（表 1-1-4）

表 1-1-4　济生肾气丸与金匮肾气丸、桂附地黄丸成分及功能比较

药品	成分	主治
济生肾气丸	熟地黄、山茱萸（制）、牡丹皮、山药、茯苓、泽泻、肉桂、附子（制）、牛膝、车前子	用于肾阳不足及肾虚水肿者

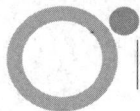

续表

药品	成分	功能主治
金匮肾气丸	地黄、山药、酒萸肉、茯苓、牡丹皮、泽泻、桂枝、附子（炙）、牛膝（去头）、盐车前子	用于肾阳不足并伴有肾虚水肿者
桂附地黄丸	肉桂、附子（制）、熟地、酒萸肉、牡丹皮、山药、茯苓、泽泻	用于肾阳不足、腰膝酸冷、小便不利

从表1-1-4可以看出，济生肾气丸与金匮肾气丸相比，济生肾气丸用的是熟地黄和肉桂，其温肾阳的效果相对金匮肾气丸好一些；而桂附地黄丸没有牛膝和车前子的成分，所以由肾阳不足及水湿内停导致的水肿者不宜选用。

第二节　药品成分不同作用相似

成分不同作用相似指的是药品适应证或功能主治相类似，但成分几乎不一样。

【西药案例】

碳酸钙 D_3 颗粒与维磷葡钙片（表1-1-5）

表1-1-5　碳酸钙 D_3 颗粒与维磷葡钙片

药品	成分	作用
碳酸钙 D_3 颗粒	碳酸钙	防治钙缺乏症
	维生素 D_3	维生素 D_3 缺乏的预防与治疗；用于慢性低钙（磷）血症、佝偻病等
维磷葡钙片	葡萄糖酸钙、磷酸氢钙	防治钙缺乏症
	甘油磷酸钠	参与骨质形成；用于磷缺乏等
	维生素 B_2	促进新陈代谢，促进生长发育
	维生素 D_2	同维生素 D_3 作用

上表中两种药物都可防治钙缺乏症，碳酸钙属于无机钙，虽然钙含量高，但是人体吸收不好，而且容易引起嗳气和便秘，适合中青年人及不伴有便秘的人群使用；而维磷葡钙片属于有机钙，虽然钙含量低，但是吸收好，相比较碳酸钙 D_3 颗粒而言引起便秘情况较轻，而且通过增加维生素 B_2 和甘油磷酸钠促进了人体的代谢功能，更适合儿童、老年人和孕妇使用。

【中成药案例】

1. 枣仁安神颗粒、养血安神片与天王补心丸（表1-1-6）

表1-1-6 枣仁安神颗粒、养血安神片与天王补心丸

药品	成分	功能主治
枣仁安神颗粒	酸枣仁、丹参、醋五味子	补心安神。用于心血不足引起的失眠、健忘、头晕
养血安神片	仙鹤草、首乌藤、墨旱莲、生地黄、熟地黄、合欢皮、鸡血藤	滋阴养血，宁心安神。用于阴虚血少、头眩心悸、失眠健忘
天王补心丸	丹参、当归、党参、石菖蒲、茯苓、麦冬、天冬、五味子、地黄、玄参、远志、酸枣仁、柏子仁、桔梗、朱砂、甘草	滋阴养血，补心安神。用于心阴不足、心悸健忘、失眠多梦、大便干燥

上述表1-1-6中3种药品通过成分组方可以知道，天王补心丸不宜长期服用，与组方中朱砂（现代研究其主要成分为硫化汞）有关，因为含朱砂成分（包括雄黄等）药物摄入时间过长，有可能造成肝肾损害，而一些老年性群体服用含有朱砂、雄黄（现代研究其主要成分为二硫化二砷）这类药物时间过长，除了可能带来肾损害，还有可能引起听力下降，甚至药物性耳聋。而相对于天王补心丸，枣仁安神颗粒可以长期服用，不良反应相对较小（当然对于具有五心烦热、大便干燥、健忘者来说，可以短时间内首选天王补心丸）。

如果顾客执意选择含有朱砂或雄黄成分药物，除提醒顾客服用该类药物可能对身体带来不良反应外，我们要最大化建议顾客在服用该类药物的同时加服维生素C或维生素EC颗粒，因为临床上维生素C可以促进人体从外界摄入到体内的汞或砷类等重金属物质的排泄，可在一定程度上减少体内蓄积，从而降低可能带来的肾损害。

2. 护肝片与强肝片（表1-1-7）

表1-1-7 护肝片与强肝片

药品	成分	功能主治
护肝片	柴胡、茵陈、五味子、板蓝根、猪胆粉、绿豆	清热解毒，疏肝理气健脾
强肝片	茵陈、板蓝根、黄芪、党参、当归、白芍、丹参、郁金、黄精、地黄、山楂、泽泻、山药、秦艽、六神曲、甘草	清热利湿，补脾养血，益气解郁

从表1-1-7中两种药物组方可以看出，护肝片侧重于疏肝与清热解毒，而强肝片侧重于在补脾养血的基础上疏肝和清热利湿。按照中医"见肝之病，知肝传脾，当先实脾"以及现代人由于饮食习惯改变导致湿热表现更多等，可见强肝片组方补虚泻实，虚实兼顾，更加全面，相比于护肝片更适合肝郁湿热者长久服用。

第三节 剂量与辅料成分差异化

剂量与辅料成分差异化指的是药物成分中的剂量差异化及辅料成分差异化。

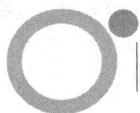

【**情形1**】在某些西药复方感冒药中含有对乙酰氨基酚的成分，但是含量却不尽相同。含量高是不是疗效就一定好呢？答案是不一定，药物含量加大，同时带来的不良反应自然也会增加，这一点一定要向顾客说明。

【**情形2**】药物辅料成分的差异，有时候也会决定药物的使用效果，例如胃康灵胶囊，有些生产厂家辅料中添加的是淀粉，而有些厂家添加的是碳酸氢钠，通过对使用含有不同辅料的胃康灵的顾客回访发现，加有碳酸氢钠辅料的胃康灵胶囊的药效比加淀粉效果好一些。

【**情形3**】有些滴眼液中添加的辅料为甲基纤维素（或透明质酸钠、聚乙烯乙醇、聚羧乙烯等属于黏度调节剂），因为甲基纤维素等可以形成黏稠的胶体溶液，延长了药物作用病变部位的时间，不会导致滴眼液流入鼻部，从而提高了滴眼液有效药物成分的生物利用度，同时最大化地降低了未加入黏度调节剂的滴眼液带来的药物全身不良反应。

第四节　药物组方合理

【**中成药案例**】
双黄连口服液与抗病毒口服液（表1-1-8）

表1-1-8　双黄连口服液与抗病毒口服液组方比较

药品	成分	功能主治
双黄连口服液	金银花、黄芩、连翘	清热解毒。用于风热感冒导致的发热、咳嗽、咽痛等
抗病毒口服液	板蓝根、连翘、知母、生石膏、广藿香、芦根、生地黄、石菖蒲、郁金	清热祛湿，凉血解毒。用于风热感冒、流感等

在中医临床上，选用清热解毒的中成药并不是选择只含有清热解毒成分组成的中成药，如板蓝根颗粒、双黄连口服液等；最好要选择不但含有清热解毒成分的，同时还含有玄参、生地黄、麦冬、知母、芦根、桑叶等养阴润燥、生津润肺成分的中成药效果更好，如清肺化痰丸、清热解毒口服液、抗病毒口服液。其原因在于风热感冒属于热邪入体，容易耗散人体阴液从而化燥伤肺；另外清热解毒药物药性苦寒，而苦寒药物也容易化燥伤肺。

【**作业**】根据上述逻辑来分析，下表的中成药哪些组方相对更好？（表1-1-9）

表1-1-9　中成药组方比较

药品	成分	功能主治
小儿咳喘灵口服液	麻黄、金银花、苦杏仁、板蓝根、石膏、甘草、瓜蒌	宣肺、清热、止咳、祛痰。用于上呼吸道感染引起的咳嗽
小儿肺热咳喘口服液	麻黄、苦杏仁、石膏、甘草、金银花、连翘、知母、黄芩、板蓝根、麦冬、鱼腥草	清热解毒，宣肺化痰。用于热邪犯肺所致的发热、汗出、微恶风寒、咳嗽、痰黄，或兼喘息、口干而渴

品名	成分	功能主治
清肺消炎丸	麻黄、石膏、地龙、牛蒡子、葶苈子、人工牛黄、炒苦杏仁、羚羊角	清肺化痰，止咳平喘。用于痰热阻肺，咳嗽气喘，胸胁胀痛，吐痰黄稠；上呼吸道感染、急慢性支气管炎急性发作伴随上述证候者
清肺化痰丸	黄芩、苦杏仁、瓜蒌子、川贝母、胆南星、法半夏、陈皮、茯苓、枳壳、麻黄、桔梗、白苏子、莱菔子、款冬花、甘草	降气化痰，止咳平喘。用于肺热咳嗽，痰多气喘，痰涎壅盛，肺气不畅
洋参保肺丸	罂粟壳、五味子、川贝母、陈皮、砂仁、枳实、麻黄、苦杏仁、石膏、甘草、玄参、西洋参	滋阴补肺，止咳定喘。用于阴虚肺热，咳嗽痰喘，胸闷气短，口燥咽干，睡卧不安

【总结】

想更好地利用药物成分差异化进行药品科学合理地推荐使用，更多在于我们在此种思路的引导下，结合顾客、药店商品、药店员工的实际情况进行因地制宜、因人而异地科学复制加改良，最终不断归纳总结，变成自己的一技之长，才是我们更好地服务顾客、成人达己的根本。

第二章

药品剂型差异化

药品的每种剂型，都有各自优势，但是如果单从给药途径、制法、形态、分散系统等角度分类并不能最大化地体现剂型真正的优势，想最大化地体现剂型优势，一定要结合药店顾客的生理特点、疾病情况以及可供选用的药物剂型之间进行比较，才有说服力。

第一节　根据病情与生理特点选用药物剂型

一、同一种疾病的不同分型决定了顾客选用的药物剂型

【案例】

手足癣是药店的夏季常见病，店员在推荐药物的时候都很专业，都会本着口服加外用的原则予以推荐药物。可是大多数店员在推荐外用药物的时候，并没有进一步询问顾客的手足癣属于哪一种类型，基本上是根据顾客点名给药，或者是根据自己心中的目标商品给药。而事实上，不同类型的手足癣（临床上手足癣分3种类型）决定了只有选用不同剂型的抗真菌外用药物，才能达到最好的效果。（表1-2-1）

表1-2-1　水疱型、糜烂型、角化型手足癣外用药物原则

分类	外用药原则	药物举例
水疱型手足癣	选用刺激性小的霜剂或溶液剂	硝酸益康唑喷雾剂、珊瑚癣净溶液
糜烂型手足癣	应该选用粉剂；如渗液明显时，应该先用一定比例的硼酸溶液湿敷，等到皮肤干燥后，再选用刺激性小的霜剂或溶液外涂	咪康唑粉、特比萘芬喷雾剂、足光散、复方苦参水杨酸散
角化型手足癣	应选用软膏剂型外用药物，更有利于药物的吸收与作用时间的持续	特比萘芬凝胶、硝酸咪康唑乳膏、酮康唑乳膏、华佗膏

从手足癣疾病的案例中可以看出，手足癣疾病的分型决定了手足癣外用药物的剂型，也决定了顾客选用的外用药物是否最大化合理有效，从而让顾客对店员产生进一步的信任感，达到双赢的结果。这种基于同一疾病不同类型而选用不同剂型药物进行替换的方法是科学合理的，是我们提倡的；但我们要杜绝利用此办法进行概念转换（即本来

是 A 型病对应 B 剂型，故意和顾客说是 A 型病对应 C 剂型，来达到销售 C 商品的目的），想方设法达成员工自身目标商品销售的行为。

二、同一种疾病的不同发展阶段决定了顾客选用的药物剂型

【案例】

湿疹与接触性皮炎是夏季常见皮肤病，其疾病发展一般分为 3 个阶段，即急性期、亚急性期、慢性期。由于疾病不同阶段皮损的不同导致所选用外用药的剂型也不同。如果处于急性皮炎阶段而无液体附着皮肤表面，应选用外用药物剂型洗液、粉剂或霜剂；如有渗出，先选用具有收敛作用的溶液湿敷后，再用霜剂等。如果处于亚急性期，可选用乳膏剂或油剂。如果处于慢性期，可选用软膏剂、凝胶剂、硬膏剂等。

三、同一疾病的不同发病年龄决定了顾客选用的药物剂型（以缺钙和细菌感染为例，见表 1 - 2 - 2）

表 1 - 2 - 2　　缺钙与细菌感染的不同年龄段人群的用药剂型

情形	年龄段人群	适合剂型
缺钙	儿童与老年人	适合口服液及颗粒剂
	中青年	适合片剂、咀嚼片等
细菌感染	儿童与老年人	适合干混悬剂、分散片等
	中青年	适合片剂、胶囊剂型等

四、同一疾病的不同时间段决定顾客选用的药物剂型

在治疗眼科疾病结膜炎时，为了不影响顾客白天的工作与生活，一般会建议顾客白天使用滴眼液；但为了缩短疾病进程及加速疾病的痊愈，同时也会建议顾客临睡前使用眼药膏。这种药品选用方式既考虑了药品剂型对人正常生活的影响，同时也利用了时间差的因素，最大化发挥剂型优势。

在治疗妇科炎症时，我们同样可以建议顾客晚上临睡前使用栓剂或凝胶剂等剂型，而白天为了缓解一些不舒服的症状（如瘙痒、异味感等），可以使用喷雾剂等剂型。同样的逻辑，在治疗感冒疾病时，我们也可以建议顾客白天与夜晚使用不同的药品剂型，从而达到最佳药物组合，既不影响白天工作，又有利于夜晚休息。

第二节　根据剂型作用特点选择药物

一、让顾客认识到剂型改变药物有效浓度（生物利用度）及作用速度

一些药物的剂型决定了药物起效时间的快慢，而药物起效的快慢决定病程长短。药

物无论经过哪种服用方式，一定要直接接触病灶部位或快速达到病灶部位才能快速发挥作用。

1. 药物成分与病变部位直接接触起作用（表 1-2-3）

表 1-2-3　不同疾病与药物的给药方式

疾病	药物	给药方式
急性扁桃体炎	清开灵滴丸	含服
咽炎	咽炎含片	含服
牙周炎	牙痛停滴丸	患处含服
支气管哮喘	布地奈德气雾剂	口喷
阴道炎	甲硝唑泡腾片	阴道给药
痔疮	京万红痔疮膏	肛门给药

2. 保证药物有效成分快速直接进入血液，通过血液循环更快地抵达病灶（表 1-2-4）

表 1-2-4　不同疾病与药物的给药方式

疾病	药物	给药方式
冠心病	速效救心丸、复方丹参滴丸、硝酸甘油片	舌下含服
盆腔炎	康妇消炎栓、盆腔炎栓	直肠给药
小儿发热	复方小儿退热栓	直肠给药

这种直接作用于病变部位或是直接进入血液循环可以保证药物有效浓度最大化，在药理学上称为不经过首关清除，也就是药物在一定程度上不受肝脏与消化道的分解破坏，可以最大化发挥其作用。

二、让顾客认识到剂型可以降低或消除药物不良反应（表 1-2-5）

表 1-2-5　药物剂型改变及好处

药物类别	剂型改变	好处
降糖药	二甲双胍（片剂→缓释片）	平稳降糖，避免低血糖的发生
降压药	硝苯地平（片剂→缓释或控释片）	平稳降压，避免血压波动
抗血小板聚集药	阿司匹林（片剂→肠溶胶囊）	降低胃肠道不良反应
抗生素	红霉素（片剂→肠溶胶囊）	减少胃酸对药物破坏，最大化发挥药物抗菌作用

三、让顾客认识到剂型可以最大化解决病变部位的盲区给药（药物覆盖性）问题

在妇科阴道炎症中，外用的剂型尽管最大化解决了直接与病变部位接触的问题（表 1-2-6），但是由于女性阴道特殊的生理结构，阴道后穹窿部（穹窿部是阴道包绕子

宫颈形成的环形凹陷，其中以后穹窿部最深）是阴道外用药物不容易抵达的部位，同时也是病原微生物比较容易积聚的地方（这个地方病原微生物不能最大化处理，也是一些女性阴道炎反复发作的原因），而成为一些药物剂型可能的用药盲区，所以对于阴道栓剂类药物而言，说明书会有诸如"戴上指套，尽量推向阴道深处或穹窿处"的表述，就是考虑了用药盲区的问题。

表 1-2-6　妇科外用剂型与用药盲区相对利益点

外用剂型	相对利益点
凝胶剂型（注射器式）	相对于栓剂最大化解决盲区给药问题，更有利于炎症消除与恢复
阴道泡腾片	相比栓剂而言，由于崩解后产生气体，气体推动有效成分也可相对最大化解决盲区给药问题
阴道栓剂	相对于外用洗液，药效更加持续
外用洗液	相对于栓剂，反复使用对宫颈的机械性刺激更小

从皮肤病的角度来看，很多皮肤病外用药物，要求涂抹外用药物面积一定要大于皮损面积，并对剂型有要求，在很大程度上，都是考虑皮肤病变部位给药盲区的问题。

第三节　深挖药物剂型

深挖药物剂型指的是深入挖掘利用与剂型相关联药品的综合优势向顾客合理推荐使用药品。想说服他人听从，就需要让被说服人能够最大化感觉到听从你能够给他自己带来什么好处，同样道理，想让顾客接受尝试新剂型药物，不要单从剂型的好处出发，还要综合考虑与剂型相关联的其他好处，共同呈现给顾客（当然，每个顾客未必都需要如此）。（表 1-2-7）

表 1-2-7　药物综合利益方向及案例

利益方向	药物案例
剂型 + 使用量（次数）	硝苯地平控释片 1 天使用 1 次，1 次服用 1 片；降压平稳，血压波动少，服用次数也减少
剂型 + 性价比	同一种药物的不同剂型，每天平均用药消费金额之间的对比，例如六味地黄胶囊相对六味地黄浓缩丸平均每天消费金额（价格分解）
剂型 + 多用途	阴道凝胶剂型既可以阴道内给药，又可以外阴涂抹，一药双用，可以理解为"一种药物的钱等于买了两种药"
剂型 + 方便携带	例如某些药物制成喷雾剂型后，不但方便携带，还可以随时随地使用

事物都是两面的，有优点自然就有缺点。从纯粹销售药品的角度，当我们不想推荐销售某药品时，会把药品不具有优势的一面渗透给顾客。就如同止咳糖浆止咳效果很快（糖浆可以黏附呼吸道黏膜上纤毛，使其摆动速度下降，而快速起到止咳作用），但是

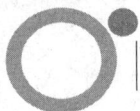

要求服用者在一定时间内不能饮水（因为饮水会稀释糖浆，从而导致糖浆黏附纤毛作用下降，从而导致止咳作用减弱）；这对于一些儿童而言，可能做不到。

所以如何指导患者合理用药，帮助患者在药物与疾病的利弊之间做正确选择，是每个执业药师的职责。

第三章

药物的资源利用

药物的资源利用就是我们要学会利用药品的包装盒、说明书等资源来指导顾客合理用药。

第一节 药品包装盒的利用

一、利用包装盒上绿色OTC标识

药品包装盒上的绿色OTC标识代表的是该药物是乙类非处方药，在一定程度上代表此类药品的副作用更小，安全性更高，通常不需要在专业人士的指导下使用，患者可自主选择购买。从药店消费人群中的老年人或儿童的角度看，由于这一类人群的生理特点（免疫力低或生理器官发育不成熟等），他们的药物使用需要更高的安全性与更低的副作用，所以当我们推荐的目标产品具有上述标识时，完全可以从绿色OTC所能够给顾客带来更低副作用、更高安全性等角度对顾客进行建议购买。当然，这种安全性高与副作用低的前提，离不开对症，也离不开与顾客自己选择的目标商品的参照比较。

二、利用有效成分含量

我们发现口服的阿莫西林克拉维酸钾不同生产厂家的产品包装盒上面写着（2∶1）或（4∶1）或（7∶1），在《中华人民共和国药典》（以下简称《中国药典》）中前边的2、4、7代表阿莫西林的含量，而后边的1代表的是克拉维酸的含量。那么是不是4∶1中的阿莫西林含量就小于7∶1的呢？而事实上未必。结合药品说明书我们会发现，片剂0.475g（7∶1）中的阿莫西林含量是0.4g，少于片剂0.625g（4∶1）中含阿莫西林的0.5g。因此在患者使用该类药物时不能简单地以表面的配比大小来比较，还要具体考虑说明书中的实际含量数据进行使用。这一点，也是我们药师针对患者药事服务细节的专业体现。

三、利用包装盒上生产厂家

我们发现有的制药厂生产的维生素EC颗粒包装盒上面，直接就言简意赅地写了3

句醒目的话，"增加机体抵抗力、保护皮肤及增加卵巢功能、保持血管完整性"，这样的功效宣称话语让我们向那些机体免疫力低下、卵巢功能衰退或预防卵巢功能衰退及有动脉硬化的顾客可以更容易合理推荐。

四、利用中国野生动物专用管理标识

我们发现有些中成药物的外包装盒子上有绿色或蓝色野生动物专用管理标识，例如某药厂生产的（双天然）安宫牛黄丸、牛黄清心丸（局方）、海马补肾丸、大活络丸、清肺消炎丸、风湿关节炎丸、京万红痔疮膏等产品，这些产品的标识表明在该药物中使用了诸如（天然）牛黄、（天然）麝香、豹骨、穿山甲、野生海马、赛加羚羊角等动物资源稀缺类药物成分，不仅代表可以合法使用，更代表其相比较未加入天然成分或使用替代成分的药物价格与价值更高。

第二节　药品说明书的利用

案例一　维 U 颠茄铝胶囊（表 1 - 3 - 1）

表 1 - 3 - 1　维 U 颠茄铝胶囊的说明书

类别	具体内容
不良反应	老年人长期使用会导致骨质疏松
应对措施	当我们遇到属于骨质疏松的易发人群使用该药物时，首先问清楚顾客是否经常性使用该药物，其二告知顾客常用该药物会导致的后果，以更好地帮助顾客合理选择药物；同时对于习惯用该药物难以改变的人，要考虑建议生活中饮食或钙剂的联合合理补充来降低可能带来的不良反应。药品推荐最基本的 2 步思维：先帮助顾客做科学合理简单替换，替换不成再做科学合理简单联合或所谓关联
禁忌	前列腺肥大者禁用（肥大即增生）
应对措施	遇到中老年男性顾客，要提示该药物含有的颠茄成分会导致前列腺不好的人排尿障碍加重，要避免用药后解决了一种不舒服症状，但却带来了另外一种不舒服的表现

案例二　维生素 E 胶丸（表 1 - 3 - 2）

表 1 - 3 - 2　维生素 E 胶丸的说明书

类别	具体内容
相互作用	口服避孕药可以加速维生素 E 的代谢，导致维生素 E 的缺乏
应对措施	提示服用避孕药的人群适当加服维生素 E；同时从另外一个侧面提示，对于经常性使用避孕药物的人群应该考虑女性非口服药物避孕措施使用，例如避孕套、避孕膜等措施

案例三　葡萄糖酸钙锌口服溶液（表1-3-3）

表1-3-3　葡萄糖酸钙锌口服液的说明书

类别	具体内容
辅料成分	乳酸、苯甲酸钠、阿斯巴甜、安赛蜜、香精、纯化水
应对措施	提示顾客避免选用含有阿斯巴甜的产品，尤其是儿童、孕妇、需要长期服用的人群，目前已知阿巴斯甜对神经、肝脏有一定影响，甚至可能致癌

第三节　药品工艺专利及指南的利用

药品的制作工艺决定了药品的稳定性、疗效等。药品是否列入某种疾病的专家用药指南也证明了药品的疗效。药店销售人员可以利用药品专利及指南信息指导顾客合理选用药品（表1-3-4）。

表1-3-4　药品专利及指南相关案例

类别	案例
非遗制作技艺	目前国内只有3个生产厂家的安宫牛黄丸属于国家级非遗制作技艺；目前国内只有1个生产厂家的牛黄清心丸（局方）属于国家级非遗制作技艺
发明专利	海马补肾丸，专利号：ZL200610129810.2；发明专利：滋阴补肾强身健脑的药物及制备方法
人物佐证	历史上最长寿的乾隆皇帝活了89岁，经常服用宫廷保健御药蟠桃丸，现名为清宫寿桃丸，乾隆曾御批服用此药物的疗效
列入指南	清宫寿桃丸被列入《中国痴呆诊疗指南》（2017版）预防用药；《中国阿尔茨海默病痴呆诊疗指南》（2020版）AD前驱期推荐用药
是否出口	比如某药厂的牛黄清心丸（局方）出口日韩；比如某药厂的瑞舒伐他汀钙片出口美国

达尔文在《物种起源》中写道：能够生存下来并繁衍生息的不是最大的，亦不是最小的，而是能够不断适应变化的。我们今天的医药零售行业又何尝不是如此？这要求我们积极应对内外环境的变化。

第四章

正确全面认识药品

有了前边三个章节的论述基础，现在我们就系统论述如何正确全面的认识药品，有助于药师等从业者们把药品的全面信息正确传达给目标顾客。那么如何正确全面的认识药品呢？笔者以为从药品属性、药品差异化、药品给顾客带来的利益、药品证明信息4个方面更能够有的放矢地指导我们认识并销售目标药品。

第一节 认识药品属性

药品属性指的是药品的适应证（或功能主治）、药品的重要组成成分、药品的不良反应等。药品属性又可以分为隐性属性与显性属性。而实际的药品销售过程中，大多数从业者只关注了药品的显性属性，而隐性属性则容易被忽略。

例如西药的促胃动力药物西沙必利，从显性属性适应证角度来看，就是用于增加胃肠推进性蠕动的一类药物，但是从临床药理角度，西沙必利属于促进胃肠动力药（意思是不仅促胃的动力还促进小肠、大肠动力），由此患者可能在服用该药物时，会有大便不成形或轻微腹泻的表现，而促进全胃肠动力，即该药物的隐性属性。所以我们在推荐此类药物时，要考虑药物隐性属性是否同顾客的隐性表现相对应（也就是不仅仅要考虑顾客显性的胃动力不足导致的消化不良表现，还要考虑顾客平时隐性大便情况，如果是大便干燥，我们可以推荐选用西沙必利，而如果平时大便不成形，我们则考虑使用促半胃肠动力药多潘立酮）。

许多药物，均可以从适应证（或功能主治）显性、隐性属性角度出发，结合疾病显性、隐性表现进行合理推荐（表1-4-1~1-4-4）。

表1-4-1 妇科外用洗液与妇科炎症显性隐性联系

类别	具体内容	正确选择
洗液的显性	去除白带、去异味、止痒、杀菌等显性作用	不但要了解外用洗液的偏酸碱情况，还要了解各种阴道炎患者的阴道内环境的偏酸碱情况，确保合理用药
炎症的显性	白带多、有异味、外阴瘙痒等	
洗液的隐性	洗液偏酸性、偏碱性；洗液使用一段时间后会有干涩感等	
炎症的隐性	滴虫性、细菌性、老年性阴道炎患者的阴道内环境 pH 值偏高呈碱性，霉菌性阴道炎 pH 值偏低，呈现酸性	

表1-4-2　降压药物与高血压显性隐性联系

类别	具体内容	正确选择
降压药的显性	降血压	针对性功能差（隐性表现）的男性高血压患者，应首选普利类或地平类降压药物；针对有前列腺肥大（隐性表现）的高血压患者应首选哌唑嗪或特拉唑嗪类降压药物
高血压的显性	血压超过正常值	
降压药的隐性	不会给男性顾客造成阳痿或给前列腺增生者带来不良反应	
高血压的隐性	部分男性患者有前列腺肥大或性功能差的表现	

表1-4-3　阿胶与血虚（贫血）显性隐性联系

类别	具体	正确选择
阿胶的显性	滋阴补血，润燥，止血	针对有脾胃虚弱的血虚人群，应该以调理脾胃为主，对于可耐受阿胶滋腻的脾胃虚弱者，推荐阿胶同时也要推荐脾胃调理药；同样服用阿胶上火者，考虑辨证加用牛黄清心丸（局方）等降火药
血虚的显性	面色苍白或萎黄、眩晕心悸等	
阿胶的隐性	药物滋腻，有碍脾胃运化	
血虚的隐性	血虚者可能伴有脾胃虚弱、平时上火的表现	

表1-4-4　西地那非片与阳痿显性隐性联系

类别	具体	正确选择
西地的显性	用于男性勃起功能障碍	针对阳痿的人群，不仅仅只是解决一时的勃起功能障碍，而且必须结合中医辨证，同时采用相应的中成药物，才是解决问题的根本，例如海马补肾丸、清宫寿桃丸、金锁固精丸、五子衍宗丸等
阳痿的显性	不能勃起或维持持续勃起	
西地的隐性	导致面色潮红、恶心、头痛、头晕等	
阳痿的隐性	按照中医辨证属于肾阳虚或肾精亏虚等	

第二节　用药人群定位

药品属性第二方面的重要意义在于确切地了解药品究竟可以用于哪些人，也就是真正药品适应证（或功能主治）的问题。从药品合理使用的角度来看，药品的适应证范围扩大了，药品的目标人群就扩大了。在一定程度上，药品（尤其西药）适应证范围的扩大，可能属于超说明书使用，但是需要明确的是，不是所有的超说明书使用都是不合理的药物使用。当然，在适应证扩展使用上，必须是在药师的正确指导下进行。

一、西药案例（表1-4-5）

表1-4-5　西咪替丁等药物的常见适应证与扩展适应证

品名	常见适应证	扩展适应证
西咪替丁	治疗胃和十二指肠溃疡、上消化道出血、反流性食管炎等	①西咪替丁与抗过敏药物联合使用治疗顽固性荨麻疹；②治疗痤疮；③与维生素EC颗粒合用治疗带状疱疹

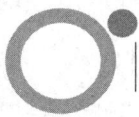

续表

品名	常见适应证	扩展适应证
阿司匹林	用于发热、头痛、神经痛、风湿热、类风湿关节炎；预防心肌梗死、血栓、动脉硬化等	①治疗胆道蛔虫病；②粉剂外用治疗足癣；③预防老年性白内障
谷维素	神经官能症、经前紧张综合征、更年期综合征的镇静助眠	高脂血症；糖尿病；与维生素 B_1 合用治疗功能性消化不良

二、中成药案例（表1-4-6）

表1-4-6　参苓白术丸等中成药物常见功能及扩展

品名	常见功能	扩展功能
参苓白术丸	健脾益气。用于体倦乏力、食少便溏多用于消化类疾病	①湿疹；②带状疱疹；③季节性手脱皮
乌鸡白凤丸	补气养血，调经止带。用于气血两虚，身体瘦弱，腰膝酸软，月经不调，带下	①前列腺增生；②荨麻疹；③过敏性鼻炎
大黄䗪虫丸	活血破瘀，通经消癥。用于瘀血内停导致的癥瘕、闭经，症见腹部肿块、肌肤甲错、面色暗黑、潮热赢瘦、经闭不行	①前列腺增生；②前列腺癌；③肝硬化；④糖尿病肾病；⑤静脉曲张；⑥闭塞性脉管炎；⑦黄褐斑
安宫牛黄丸	清热解毒，镇惊开窍。用于热病，邪入心包，高热惊厥，神昏谵语；中风昏迷及脑炎、脑膜炎、中毒性脑病、脑出血、败血症见上述症候者	针对痰热体质等人群的节气（惊蛰、夏至、霜降、冬至）养生与预防中风等

第三节　药品差异化及好处

一、药品的差异化

药品差异化指的是药品从剂型、规格含量、性价比、工艺技术、道地药材、品牌知名度等方面，帮助顾客依据差异化做出合理选择。需要注意的是，如果谈药品差异化，那么一定要找相应的参照物商品来比较，否则所谓的差异化并没有实际意义（表1-4-7、1-4-8）。

表1-4-7　六味地黄丸与六味地黄浓缩丸差异化比较维度

丸与浓缩丸	剂型	规格含量	性价比	工艺
给顾客带来的好处	考虑大蜜丸与浓缩丸哪种剂型在服用上更有优势	比较出哪种剂型是单位含量更高的	哪一种剂型平均每天服用所花费的单价更实惠	从工艺角度，如九蒸九晒的地黄药效更好

表1-4-8　不同厂家的安宫牛黄丸

差异化项目	厂家1	厂家2	类比结论
包金衣	无	有	包金衣镇静安神效果更好；金衣可以稳定药效
选用牛黄（麝香）	体培牛黄、人工麝香	牛黄、麝香	采用天然药材者效果是对比者6～10倍以上
国家级非遗技艺	否	是	品质与药效更好
品牌级别	区域	国家级	品质更优良
人工搓丸	否	是	人工搓丸药效更稳定
雄黄水飞法研磨	否	是	水飞法可去除药物中的杂质和水溶性毒物
入口即化感	否	有	入口即化则药效起效更快，服用更舒适

二、突出差异化而给顾客带来的好处（即寻找利益点）

药品本身给顾客带来的好处，才是顾客可能改变选择购买药品意向的直接原因，所以了解顾客对药品最主要的关注点很重要。根据关注点谈利益，而不用一一去谈药品利益。假如顾客关注价格，我们要从性价比维度出发；顾客关注服用是否方便，我们要从剂型维度出发；顾客关注质量，我们要从品牌维度出发。总之我们记住一点，顾客购买意向的改变，一定是因为感觉到商品足够大的"外利"而做出的决定。

第四节　药品证明信息

所谓药品证明信息，是用来证明药品推荐给顾客使用后能够带来的好处或不良反应等信息，该证明信息分为药品本身的证明信息以及药品外部的证明信息（表1-4-9）。

表1-4-9　药品证明信息表

类别	具体涵盖内容	注解
本身信息	药盒上绿色OTC标识	代表药物相对安全性高、副作用小
	说明书上成分	药品成分含量及性价比等
	品牌厂家	品牌药厂产品质量有保证
	药品本身剂型	给药途径、适合人群及剂型药效
	野生动物标识	代表药物价格与价值
	品名出处	代表组方来源，如牛黄清心丸的局方
外界信息	销售人员杜撰	很多人用了这个都说效果好
	销售人员事实转达	你们小区的某人就是用这个治好的
	媒体上报道的药品疗效	如某名人服用安宫牛黄丸转危为安
	媒体报道新近不良反应	如关木通造成肾衰竭的报道
	列入指南	清宫寿桃丸是《中国阿尔茨海默病痴呆诊疗指南》（2020版）AD前驱期推荐用药

　　上述药品的外界信息使用，建议从业者们尽量用一些事实案例转述给顾客，其可信度及促成成交概率更高。事实案例中尽量含有使用者的基本信息（姓名、居住地、使用时间等），这就要求我们的一线从业者（尤其是药店销售人员）平时掌握重要顾客的信息。

　　综上所述，想全面认识药品建议从以下几个方面进行，大家可自行归纳。

药品	药品属性	药品差异化	药品利益	药品证明信息
药品1				
药品2				

第五章

中成药与经典方剂

第一节　中医经典名方

1. 安宫牛黄丸

【来源】

乾隆五十八年（1793年），京都大疫流行，吴鞠通以明代医家万全的"万氏牛黄清心丸"（成分为牛黄、朱砂、黄连、栀子、郁金、黄芩）为基本方，根据当时的疫情状况进行加减化裁，创制成安宫牛黄丸，救活了很多危重患者。安宫牛黄丸距今使用有230余年的历史（表1-5-1）。

表1-5-1　安宫牛黄丸的方解及作用

作用方向	成分
清（热解毒）	水牛角、黄芩、黄连、栀子
开（窍豁痰）	牛黄、麝香、冰片、郁金、雄黄
安（神镇静）	朱砂、雄黄、珍珠、金箔

目前市场上的清开灵片和清开灵注射液就是基于安宫牛黄丸组方提取而成。

【人群及使用】

安宫牛黄丸可以用于下列人群（表1-5-2、1-5-3）

表1-5-2　安宫牛黄丸的适用人群

适用人群	具体涵盖
慢性病患者	三高人群、有脑中风家族史者、已患心脑血管疾病者
相关疾病人群	中风先兆、突发中风、急进性高血压、高热神昏、惊厥、高热不退、脑炎、脑膜炎、脑出血、败血症、小儿惊风、小儿高热不退、急性扁桃体炎、牙痛、重型肝炎及颅脑损伤、肺性脑病的高热神昏者
预防	痰热体质者

注：（1）只有热闭中风，也就是中风出现"突然昏迷、两拳紧握、牙关紧闭、面赤身热、气粗口臭、口眼歪斜、舌质暗红或瘀点瘀斑，苔黄腻"才是安宫牛黄丸的适应证，其他类型的中风都不是安宫牛黄丸的适应证，比如中风脱证如出现舌苔白腻、肢冷不温、脉细弱或微就不宜用安宫牛黄丸，否则可能会加重病情。

（2）安宫牛黄丸含朱砂和雄黄等有毒之物，含有朱砂成分的中成药不宜超量或持久服用，尤其肝、肾功能不正常者更不宜服用，以免造成乘中毒而加重病情。

（3）日常服用安宫牛黄丸的人群主要是平时痰热（热性）体质（体内湿气重、有内热，易患三高及中风等）的人群。中医认为天人合一，人体内环境必须和大自然保持一致，节气交替时，体内痰湿容易聚集封堵窍门诱发中风，服用安宫牛黄丸可以豁痰开窍，防止中风发生。安宫牛黄丸的原料用药从最初的犀牛角改成了水牛角甚至牛黄、麝香，还用了体培牛黄和人工麝香来替代，而且目前其他药材多是种植而非原来的野生采摘，由于体质的不同、应用药物剂量不同、药物成分变化等，安宫牛黄丸从最初的急救用药到某些人群一定剂量的日常使用也就有所改变，而非局限于最初的认知，这也是中医是实践医学与经验医学最好的诠释。

表1-5-3 不同人群安宫牛黄丸用法用量

人群	使用建议
疾病类（包括三高人群）	选用双天然（牛黄、麝香）安宫牛黄丸1丸/次；或体培（人工麝香、体培牛黄）安宫牛黄丸1丸/次，1~2次/日。高热神昏、中风昏迷者鼻饲给药。 小儿3岁以内1次1/4丸，3~6岁1次1/2丸，1日1次
日常预防	针对痰热体质者，可以每月中旬服用1丸，选用体培（人工麝香、体培牛黄）安宫牛黄丸，11~13点温水送服。身体虚弱者，可用人参汤送服
中风易发人群	按照日常预防剂量使用
中风发生者	选用双天然安宫牛黄丸1~2丸/次，使用3~7天
中风康复者	选用体培安宫牛黄丸，1~2丸/月，连用3~6月

【指南收录】

安宫牛黄丸入选了《传染性非典型性肺炎（SARS）中医诊疗指南》《甲型H1N1流感中医诊疗方案（2009年第三版）》《中东呼吸综合征病例诊疗方案（2015年版）》，用于传染病的治疗。在第三版到第九版《新型冠状病毒肺炎诊疗方案》中，安宫牛黄丸也都被推荐用于重症、危重症的救治。

【现代应用案例】

2002年中国医药科技十大新闻中，北京宣武医院采用中西医结合疗法成功救治颅脑严重损伤的某著名主持人，其中安宫牛黄丸功不可没。

2. 牛黄清心丸（局方）

【来源】

牛黄清心丸（局方）起源于汉代张仲景《金匮要略》中的"薯蓣丸"，当时的"薯蓣丸"由21味中药组成，具有明显的补气、补血和滋阴作用，主要用于虚劳重症的治疗。后来宋代名医根据当时人们的体质对该方予以调整，药方中增加了牛黄、羚羊角、犀角、麝香、雄黄、朱砂、冰片、黄芩8味具有较强清热开窍作用的中药，终成29味牛黄清心圆，并收录于后来的《太平惠民和剂局方》中，到了清代，太医们再次对该方进行加减化裁后定为清宫秘方，也就是牛黄清心丸（局方），距今使用有1800余年的历史（表1-5-4、表1-5-5）。

表 1-5-4　牛黄清心丸（局方）方解及作用

作用方向		成分	具体作用
清		防风、黄芩、柴胡、白蔹、蒲黄	清理内（热）外（风）邪气
		牛黄、羚羊角、麝香、冰片、雄黄	清心豁痰开窍
		朱砂、雄黄	镇静安神
调		白术、茯苓、甘草、桔梗、人参、山药、六神曲、柴胡	调脾疏肝
		桔梗、杏仁	行气化痰
补		山药、人参、干姜、大枣、肉桂、茯苓、白术、白芍、六神曲、阿胶、麦冬、甘草、当归、川芎	健脾胃，补气血

表 1-5-5　牛黄清心丸（局方）涵盖的经典名方

方剂名	组方	作用
四物汤	当归、川芎、白芍、阿胶、（熟地黄）	补血养血
四君子汤	白术、人参、茯苓、甘草	益气健脾
逍遥散	柴胡、当归、白芍、白术、茯苓、炙甘草、生姜、（薄荷）	疏肝健脾，养血调经
安宫牛黄丸	牛黄、水牛角浓缩粉、麝香、（珍珠）、朱砂、雄黄、（黄连）、黄芩、（栀子）、郁金、冰片	清热解毒，镇惊开窍
小柴胡汤	柴胡、黄芩、人参、（半夏）、甘草、生姜、大枣	解表散热，舒肝和胃

【人群及使用】

牛黄清心丸（局方）可以用于下列人群（表 1-5-6）。

表 1-5-6　牛黄清心丸（局方）的使用建议

目标人群	使用建议
脑卒中后遗症	每天服用 1 次，连服 10~15 天，停 3 天，根据患者情况服用 1~3 个月
脑卒中易发人群	每周服用 1~2 天，1~2 丸/次
高血压	每天午饭前后服 1~2 丸，连用 15 天，1 个疗程
眩晕	1 丸/次，连用 10~15 天
癫痫	1 丸/次，1 次/日，1~3 个月使用
抑郁症	1 丸/次，1 次/日，1~3 个月使用
失眠症	1 丸/日，连用 15 天，1 个疗程
更年期综合征	1 丸/日，连用 15 天，1 个疗程
口腔溃疡	1 丸/日，症状改善后，巩固 3~7 天
慢性疲劳综合征	1 丸/日，连服 7 天
冠心病	1 丸/次，1 次/日，1~3 个月使用
神经性头痛	1 丸/日，连用 15 天，1 个疗程
解酒或减轻宿醉	酒前 30 分钟服用 1 丸可解酒或酒后服 1 丸可减轻次日酒醉
减肥（心火旺、食欲大）	1~2 次/周，1~2 丸/次，连用 4~6 周

【指南收录】

2023 年《新型冠状病毒感染后长期症状中医诊疗专家共识》。

【现代应用案例】

某乳腺癌患者，乳房切除术后，服用阿昔莫芬，用药期间出现牙痛、关节痛、骨痛及冒虚汗、失眠表现，经中医辨证，属于痰湿中阻兼有气血虚弱证，建议用牛黄清心丸（局方）1 丸/次，1 次/日，连用 10 天，用第 1 丸当日晚上牙痛减轻，第 3 日感觉冒虚汗表现减轻，失眠表现得到缓解，第 10 日上述不适表现均缓解。后更改为 1~2 次/周，1~2 丸/次。

韩国人喜欢将牛黄清心丸作为日常保健药使用；牛黄清心丸（局方）出口到日本后，更名为"长城清心丸"，供日本人养生及治疗疾病使用。

3. 大活络丸

【来源】

明代张时彻《摄生众妙方》1550 年第 33 卷大神效活络丹："治风湿诸痹，筋骨疼痛，清心明目，宽胸益血，养气暖膝，腰臂疼痛，口眼歪斜，行步艰难，筋脉拘挛。年四十以上每服一丸，至老不生风疾，大效。"后该方被收入清代徐大椿著的《兰台轨范》中，提到"大活络丹，治一切中风偏瘫、痿痹痰厥、拘挛疼痛、痈疽流注、跌扑损伤、小儿惊痫、妇人停经……顽痰恶风、热毒瘀血入于经络，非此方不能透达，凡治肢体大症，必备之丸药也"。大活络丸距今使用近 500 年的历史（表 1－5－7）。

表 1－5－7　大活络丸的方解及作用

作用方向	具体作用	48 味组方	疾病表现
祛风寒湿	祛风散寒除湿	蕲蛇、乌梢蛇、威灵仙、制草乌、羌活、骨碎补、白芷、防风、地龙、全蝎、天麻、僵蚕、麻黄、广藿香、豆蔻、松香、油酥豹骨	肢体游走性疼痛；肢体麻木或不灵活
补气血阴阳	益气养血补益肝肾	红参、玄参、白术、当归、熟地、甘草、何首乌、龟甲、骨碎补	气血虚及腰膝酸软
	行气活血	沉香、香附、乳香、没药、青皮、乌药、木香、两头尖、赤芍、血竭	可缓解胸痛、头痛、心肌缺血及外伤引起的瘀血肿痛
	温里助阳	肉桂、丁香、细辛	缓解冷痛
开窍豁痰清热	开窍豁痰	冰片、安息香、麝香、天南星（制）、牛黄	中风及后遗症恢复
	清热	黄芩、黄连、大黄、贯众、葛根、水牛角浓缩粉	体内伏热

从上述组方可以看出，大活络丸适合阳虚和寒湿体质，不适合热性体质。也就是

说，这个药适合怕风、怕冷、遇到湿及阴雨天气就发生疼痛或三者表现兼有的人群，可以快速有效缓解上述人群的冷痛麻表现。大活络丸除了针对冷痛麻用了攻邪之药，但为了防止攻邪之药伤正气添加了补气血药物（八珍汤）和滋阴药物，同时为了防止上火还增加了清热药，可谓是祛邪而不伤正，扶正气而不致邪，起到标本兼治的作用，并且做到久服而不伤正气。

【人群及使用】

大活络丸可以用于下列人群（表1-5-8）。

表1-5-8　大活络丸的使用建议

目标人群	使用建议
中风预防	1次/周，1丸/次，连服6个月
中风恢复或后遗症	1丸/次，1~2次/日，30天1个疗程；脑出血者，康复6个月后使用
痹证	1丸/次，1~2次/日，30天1个疗程
糖尿病末梢神经炎	1丸/次，1~2次/日，15天1个疗程
糖尿病伤口不愈合	1丸/次，1~2次/日，15天1个疗程
冠心病	1丸/次，1次/日，30天1个疗程
静脉曲张	1丸/次，1次/日，30天1个疗程
痛经	1丸/日，连用15天，1个疗程
老寒腿	1丸/次，1~2次/日，15天1个疗程

注：（1）痹证包括西医临床的骨关节病、腰椎病、颈椎病、肩关节周围炎、风湿性关节炎、类风湿关节炎、产后风湿、痛风等疾病。

（2）以上药物服用时，用温黄酒送服，效果更佳。

4. 血府逐瘀丸

【来源】

由清代著名医家王清任所创立，并被收录于其所著的《医林改错》中，距今使用大约近200年的历史（表1-5-9、表1-5-10）。

表1-5-9　血府逐瘀丸的方解及作用

作用方向	成分	具体作用
化	桃仁、红花、赤芍、川芎、当归、地黄	化血之瘀滞
通	柴胡、桔梗、枳壳	通气之郁结
消	牛膝、甘草	消肿止痛

从上述成分可知，血府逐瘀丸组方是桃红四物汤和四逆散的组合加味方。桃红四物汤是活血化瘀的代表方；而四逆散则具有调和肝脾、疏肝理脾的作用。其组方体现了脉内脉外同治、气血升降同调、补虚泻实同施之法，兼顾了气与血、血与脉、升与降、补与泻等诸多关系，具贯上彻下、畅达全身之功，善治遍身各处气滞血瘀之疾。

王清任在血府逐瘀汤的基础上还创制了通窍活血汤、膈下逐瘀汤、少腹逐瘀汤、身痛逐瘀汤和补阳还五汤。这5首方剂的治疗原则相差不大，但各有侧重（表1-5-10）。

表1-5-10 王清任五首方剂的区别

方剂	组成	侧重点	适应证
通窍活血汤	赤芍、老葱、麝香、川芎、红花、桃仁、红枣、鲜姜	祛除顶焦颅腔的瘀血，是以通头面七窍为主的活血散结方。	偏头痛、头面瘀血、头发脱落、酒渣鼻、耳聋、紫白癜风等
膈下逐瘀汤	灵脂（炒）、当归、川芎、桃仁、丹皮、赤芍、乌药、元胡、甘草、香附、红花、枳壳	用于祛除中焦肝系、胃系的瘀血，具有活血逐瘀、破癥消结之功效。主治积聚痞块，痛不移处，卧则腹坠，以及泄泻由瘀血所致者。	脂肪肝、胃溃疡、腹泻等
少腹逐瘀汤	小茴香、干姜、延胡索、没药、当归、川芎、官桂、赤芍、生蒲黄、炒五灵脂	用于祛除下焦瘀血，具有活血祛瘀、温经止痛的功效。主治少腹寒凝血瘀证，诸如少腹瘀血积块，或经期腰酸、小腹胀，或月经一月见3~5次，接连不断，断而又来，其色或紫或黑，或有瘀块，或崩漏兼少腹疼痛，或粉红兼白带者，或瘀血阻滞，久不受孕等	痛经、月经不调、不孕不育、子宫肌瘤、前列腺增生等
身痛逐瘀汤	秦艽、桃仁、川芎、红花、甘草、羌活、没药、当归、五灵脂、香附、牛膝、地龙	用于祛除周身神经及血管、髓系的瘀血，具有活血祛瘀、通经止痛、祛风除湿的功效。主治痹证有瘀血者，症见周身疼痛等	各种风湿及类风湿关节炎、脉管炎、静脉曲张、带状疱疹、湿疹、瘙痒症等
补阳还五汤	生黄芪、归尾、赤芍、川芎、红花、桃仁、地龙	益气活血通络，全方以补气为主，兼以活血。主治中风之气虚血瘀证	脑血管意外后遗症、小儿麻痹后遗症以及其他原因引起的偏瘫、截瘫，或单侧上肢或下肢痿软者

【人群及使用】
血府逐瘀丸可以用于下列人群（表1-5-11）。

表1-5-11 血府逐瘀丸的适用人群

系统	目标人群（疾病或表现）
心脑血管	冠心病、高血压、静脉曲张、脑卒中后遗症
呼吸系统	鼻咽癌、慢性阻塞性肺疾病、肺源性心脏病
消化系统	食道癌、总打嗝、脂肪肝、反流性食管炎、肝硬化
精神类	胸口堵、抑郁、喜欢皱眉头、无缘无故发火、失眠多梦、三叉神经痛、精神分裂症、偏头痛
妇科	痛经及闭经、乳腺增生、慢性盆腔炎、子宫内膜异位症、子宫肌瘤、子宫腺肌症、黄褐斑、宫颈癌、药物流产
男科	阳痿、前列腺增生
其他	自汗、盗汗者、灯笼病（内热外寒）

注：以上人群平时凡是有急躁易怒，或闷闷不乐，或叹息流泪，或精神压力大，舌头翘起来的舌下脉络显现青紫色或眼眶发黑，嘴唇发黑，肤色暗淡；身上容易有瘀青，这是有瘀血的表现，在一定程度上就是血府逐瘀丸的使用指征。如果因为情志引起的各种问题，假如影响的时间不长，没有瘀血的表现，则用疏肝理气的方药，如逍遥丸或者柴胡舒肝丸。上述人群在口服该药时，1~2丸/次，2次/日，15天为1个疗程，根据病情决定疗程。

【指南收录】

收录在《新型冠状病毒感染者恢复期中西医结合康复方案专家共识》《中成药临床应用指导原则》《中医妇科常见病诊疗指南》《中医临床诊疗指南释义》等。

【现代应用案例】

国医大师张镜人（1923—2009）曾用血府逐瘀汤针对神经性头痛、脑震荡后遗症、平时低热、冠心病、精神分裂症、癫痫、宫血症等疾病进行治疗，取得了非常好的治疗效果。

全国名中医，北京中医药大学原校长、博士生导师、主任医师高思华用该方治疗黄褐斑、失眠、抑郁症、闭经，也取得了非常好的疗效。

5. 五苓散

【来源】

出自东汉张仲景的《伤寒论》，距今大约有近 1900 年的使用历史，是古今利水第一方（表 1 – 5 – 12）。

表 1 – 5 – 12　五苓散的方解及作用

作用方向	成分	作用
利水渗湿	泽泻、茯苓、猪苓	把水液或湿气从小便排出去
运化水湿	白术	增加脾胃动力运化水湿
温阳化气	桂枝	提供运化的能量

从上述组方可见，五苓散可利水渗湿，健脾通阳，表里同治，标本兼顾，既可健脾胃，又可祛除水湿表邪。

【人群及使用】

五苓散可以用于下列人群（表 1 – 5 – 13）。

表 1 – 5 – 13　五苓散的适用人群

系统	目标人群（疾病或表现）
心脑血管	高血压、心源性水肿、慢性心力衰竭
呼吸系统	慢性阻塞性肺疾病、肺源性心脏病
消化系统	消化不良、便秘、小儿腹泻、急性胃肠炎、肝硬化腹水
精神类	三叉神经痛、偏头痛
妇科	产后尿潴留、乳腺癌或宫颈癌术后水肿、带下病
泌尿	肾炎、尿毒症、遗尿症
代谢性	糖尿病肾病、肥胖、高脂血症、痛风性关节炎、高尿酸血症

适用于五苓散的人往往容易口渴，喜欢喝水，更喜欢热水。尽管喝了很多水，但还是不能解渴。同时还伴有小便不利的症状，表现为小便排不出来或者小便次数多，但尿量又很少。更有甚者水入则吐，吐涎沫而眩晕且伴有小便不利，或者胸胁胀满、短气或

胃肠间振水声，或心悸，或者感觉脐下动，或者身上浮肿。舌象一般是舌质淡，或舌体胖大，舌苔白滑，脉则以浮或滑为主。如果小便的时候疼或发红（属于上火表现），则不适合用五苓散，可选用导赤散或八正散。

【现代应用案例】

国医大师张静生用五苓散治疗腹泻、无菌性尿频症、多尿症、遗尿症、梅尼埃病、心源性水肿均取得了非常好的效果。

6. 二陈丸

【来源】

源自宋代《太平惠民和剂局方》二陈汤，距今已经有近千年的历史。二陈汤是化痰的祖方，也是基础方，几乎所有祛湿化痰的方子里都有二陈汤（表1-5-14）。

表1-5-14　二陈丸的方解及作用

作用方向	成分	作用
燥湿化痰	陈半夏、陈皮、生姜	调节气机，行水利痰
健脾利湿	茯苓	湿去则痰消
诸药调和	甘草	固中焦补气

【人群及使用】

二陈丸适合痰湿者使用，其舌苔表现为厚腻，比如头面部出油多者、咽部异物感者（梅核气）、平时痰多者、吃补药而虚不受补者、脂肪瘤、睡觉磨牙者、长富贵包者等。根据疾病实际情况，予以2次/日，9~15g/次，连续使用3~12天。

如果遇到患者舌苔黄腻，则有湿热，在服用二陈丸同时配上二妙丸来清热。如果遇到患者舌苔白腻，则有寒湿，可配合三子养亲丸（三子养亲丸主要用于消化不好的老年人，吃多了造成食积痰多，坐着时会打呼噜带喘；现在也用于阳虚肥胖的人减肥，即用其温性来补阳兼祛湿化痰。中医减肥，不是泻肚而是壮阳，不是吃泻药而是吃补药）服用（表1-5-15）。

表1-5-15　二陈丸的联合用药

联合药物	适用人群
牛黄清心丸（局方）	痰湿体质（肥胖、平时感觉痰多、舌体胖大有齿痕等）的三高人群
阿胶	吃补益类药物觉得上火的痰湿者
复方蛋氨酸胆碱片	血脂异常者伴有痰湿者
香砂养胃丸	脾胃虚寒（吃凉的腹痛或拉肚子）伴有痰湿者

7. 清宫寿桃丸

【来源】

原名蟠桃丸，源自《清宫医案》乾隆皇帝《万岁爷进药底薄》，由国医大师陈可冀整理发掘（表1-5-16）。

表 1 – 5 – 16　　清宫寿桃丸的方解及作用

作用方向	成分	作用
补	驴肾、鹿肾、狗肾、枸杞（酒制）、熟地黄（九蒸九晒）、天冬、麦冬、当归、人参（奶润）、酸枣仁	补阴阳气血，补肾精
通	当归、蚕沙	活血通络
固	人参、炒分心木、益智仁	固精止遗，健脾祛湿

从上述组方可以看出，清宫寿桃丸含有活血通络、健脾祛湿的成分，确保补益气血及补益肾精药入经络及五脏，活血通络起到了类似于西药他达拉非的作用，而固精止遗则类似于达泊西汀起的作用；补阴阳气血及肾精则是从根本上让身体更强壮，相当于给人体这辆"汽车"加油，而非某些西药透支身体所能比的。这也是该药能成为乾隆皇帝御用调和气血、补益脾肾养生药的原因。

【人群及使用】

适用人群：尿频、白带清稀或月经冷痛、不孕不育、前列腺增生、阳痿、卵巢早衰、有黄褐斑、肾精亏虚、记忆力减退、牙齿松动、须发变白、老年痴呆、亚健康人群等。

使用方法：（1）每日 1~2 次，每次 50 粒。淡盐水（早）及黄酒（晚）送服更好。3 个月为 1 个疗程。

（2）根据实际情况进行粒数加减，可以从 25 粒开始适应性服用，每 7 天增加 5 粒。

【指南收录】

2017 年《中国痴呆诊疗指南》预防用药；2020 年《中国阿尔茨海默病痴呆诊疗指南》AD 前驱期推荐用药。

8. 二妙丸

【来源】

来自于宋末元初朱丹溪的《丹溪心法》，距今使用时间大约 750 年（表 1 – 5 – 17）。

表 1 – 5 – 17　　二妙丸的方解及作用

作用方向	成分	作用
清	黄柏	清下焦湿热
燥	苍术	燥湿健脾

从以上组方可见，黄柏苦寒，苍术温燥，二药相互制约，并可防伤胃伤津。

在二妙丸的基础上又衍生出了三妙丸，即二妙丸加了牛膝，尤其适合湿热下注引起的湿热带下、湿热痒痛伴有足膝关节红肿疼痛、阴部瘙痒等表现；四妙丸，是二妙丸加牛膝和薏苡仁，用于湿热下注引起的各类疾病，尤其适合湿热导致的下肢关节痿软无力。

【人群及使用】

用于湿热下注引起的带下病、睾丸潮湿及湿疹、尿路感染、痿症（类似肌肉萎缩）等（表1-5-18）。

表1-5-18 二妙丸的联合用药

联合用药	适用人群
非布司他	适合痛风有红肿热痛的湿热表现者
酮康唑乳膏	适合足癣伴有脚趾瘙痒、脱屑甚至糜烂渗出者
龙胆泻肝丸	适合阴囊或其他部位湿疹瘙痒难忍，心烦易怒伴有口苦者
前列回春胶囊	适合小便点滴不通或尿少灼热者
妇科止带胶囊	适合带下病，症见带下发黄量多、阴部瘙痒灼热者

9. 大黄䗪虫丸

【来源】

来自东汉张仲景所著的《金匮要略》，使用历史约1800余年（表1-5-19、表1-5-20）。

表1-5-19 大黄䗪虫丸的方解及作用

作用方向	成分	作用
破	大黄、桃仁、䗪虫、水蛭、虻虫、干漆、蛴螬	破血祛瘀
补	芍药、甘草、干地黄、杏仁、蜂蜜	滋养阴血
清	大黄、黄芩	清瘀热

表1-5-20 大黄䗪虫丸里的方剂

方剂名	成分	作用
下瘀血汤	大黄、桃仁、䗪虫	泄热逐瘀
抵挡汤	大黄、桃仁、水蛭、虻虫	破瘀下血
芍药甘草汤	芍药、甘草	滋阴养血

大黄䗪虫丸中含有的破血祛瘀的成分较多，主要针对血虚夹瘀、五劳（指的是久视、久卧、久坐、久立、久行）七伤（食伤，吃食物过度或者把水果、冷饮当饭吃，最终导致肠胃毛细血管破裂而累积瘀血。忧伤，操心过度，虚火熬干了血液。饮伤，喝酒导致胃出血。房劳伤，纵欲过度。饥伤，饮食不规律，饥一顿，饱一顿。劳伤，加班熬夜，把血液熬干，类似点灯熬油。经络营卫气伤，就是久病必瘀。）导致的体内有干血、肌肤甲错、黑眼圈等；但补虚扶正不足，所以患者用药至疾病改善之后，还要使用补益药物才能达到更好效果。

【人群及使用】

大黄䗪虫丸主要针对形体消瘦、肌肤甲错（皮肤粗糙、干燥，似鱼鳞）、有黑眼圈、舌有瘀斑、脉涩的人群（表1-5-21～表1-5-23）。

表1-5-21　大黄䗪虫丸的适用人群

系统	目标人群
妇科	子宫肌瘤、子宫内膜异位症、宫颈癌、子宫腺肌症、闭经、月经不调、多囊卵巢综合征患者
男科	前列腺增生、前列腺癌、无菌性前列腺炎患者
皮肤科	有黄褐斑者
消化	肝硬化的腹水、肝硬化静脉曲张并发症患者
血管	下肢静脉曲张、血栓闭塞性静脉炎、雷诺病患者

使用方法：口服。1～2丸/次，1～2次/日；有出血倾向者慎用。此药药性缓慢，所以用药需要坚持3个月以上，即所谓的"缓中补虚"。

表1-5-22　大黄䗪虫丸的联合用药

联合用药	适用人群
维生素EC颗粒	有黄褐斑者
维A酸软膏	银屑病皮损发干伴有脱屑者
复方甘草酸苷片	慢性湿疹伴有皮肤增厚、颜色发暗、皮损角化者
拉米夫定片	肝硬化患者
前列癃闭通片	前列腺增生患者

表1-5-23　与大黄䗪虫丸功能相似的药物

药物	功能主治	侧重点
血府逐瘀丸	活血祛瘀，行气止痛	有胸胁胀痛、急躁易怒、头晕目眩等表现的气滞血瘀者
大黄䗪虫丸	活血破瘀，通经消癥	侧重于五劳虚极引起瘀血内停的干血症（相当于可清理堵塞的毛细血管），并可清淤热、滋阴血、润燥
少腹逐瘀丸	温经活血，散寒止痛	有怕冷、疼痛得热减轻、小腹冷痛、经血紫暗有块等寒凝血瘀者
桂枝茯苓丸	活血化瘀、消癥	侧重于瘀阻胞宫者，平时有子宫癥瘕、血瘀经闭或产后恶露等表现的女性
复方丹参片	活血化瘀，理气止痛	侧重于气滞血瘀导致的胸闷、心前区刺痛

10. 人参归脾丸

【来源】

源自宋代严用和《济生方》中的归脾汤，距今使用已有760余年的历史（表1-5-24）。

表 1 - 5 - 24　人参归脾丸的方解及作用

作用方向	成分	作用
补	人参、白术、茯苓、甘草、黄芪、当归、木香	补气血
养	远志、龙眼肉、酸枣仁	养心安神

从上述组方可见，以四君子汤打底的人参归脾丸兼具益气健脾与养血安神的功能。

【人群及使用】

人参归脾丸可以用于下列人群（表 1 - 5 - 25、表 1 - 5 - 26）。

表 1 - 5 - 25　人参归脾丸的适用人群

适用人群	具体目标人群
思虑过度者	如平时用脑过度的学生、操劳家务的主妇、办公室白领、熬夜及心事重重者
妇科患者	产后血虚者、皮肤缺乏光泽且消瘦者、月经不调者
神经衰弱患者	平时失眠，并有一惊一乍表现者
胃口差者	伴有心悸、肿瘤术后者

使用方法：口服；水蜜丸 6g/次，2 次/日，根据患者实际情况用药 15 ~ 30 天为 1 个疗程。

表 1 - 5 - 26　人参归脾丸的联合用药

联合用药	适用人群
逍遥丸	失眠健忘伴有心烦易怒的更年期女性
乳癖消	痰湿体质伴有心悸、心慌的乳腺小叶增生、乳腺纤维瘤者
香砂六君丸	胃溃疡或十二指肠溃疡伴有失眠及胃寒者
维生素 EC 颗粒	平时皮肤无光、消化不良伴有气血虚弱者

11. 妇科回生丸

【来源】

出自明朝龚廷贤撰写的《万病回春》，迄今已有 400 余年的历史（表 1 - 5 - 27）。

表 1 - 5 - 27　妇科回生丸的方解及作用

作用方向	成分	作用
补	人参、白术、茯苓、甘草、熟地、当归、白芍、川芎	益气养血
化	桃仁、红花、牛膝、大黄、五灵脂、蒲黄、延胡索、三棱、苏木、乳香、没药、黑豆	活血化瘀
止	高良姜、香附	散寒止痛
	青皮、陈皮、木香、乌药	行气止痛
	苍术、羌活、木瓜	通络止痛
	地榆、米醋、山茱萸	收敛止血

从上述组方可见，该药含有 5 个方剂的基础方（表 1 - 5 - 28）。

表 1 - 5 - 28　妇科回生丸涵盖的基础方

方剂名	成分	作用
八珍汤	人参、白术、茯苓、甘草、熟地、当归、白芍、川芎	益气养血
失笑散	五灵脂、蒲黄	活血散瘀，散结止痛
良附丸	高良姜、香附	祛寒止痛
少腹逐瘀汤	（小茴香）、干姜、延胡索、没药、当归、川芎、（官桂）、赤芍、生蒲黄、五灵脂	祛下焦瘀血
身痛逐瘀汤	（秦艽）、桃仁、川芎、红花、甘草、羌活、没药、当归、五灵脂、香附、牛膝、（地龙）	祛除周身瘀血

上述药物通补兼施，散收并用，寒热通调，标本兼治，共同起到了益气养血、活血散结、化瘀止痛的作用。

【人群及使用】

妇科回生丸用于因气血亏虚、瘀血阻滞等引起的月经不调、闭经、子宫肌瘤、子宫腺肌症、子宫内膜异位症、妇女产后恶露不尽等病症。

使用方法：口服，1 丸/次，1～2 次/日，温黄酒送服。

12. 生脉饮

【来源】

出自唐代名医孙思邈所著的《千金方》，距今有近 1400 年的历史。还有人认为其出自金代李东垣所著的《内外伤辨惑论》（表 1 - 5 - 29）。

表 1 - 5 - 29　生脉饮的方解

作用方向	成分	作用
补	人参（党参）	大补元气（补气平和一些，不容易上火，尤其适用于阴虚者）
清	麦冬	养阴生津，清热除烦
敛	五味子	敛肺止汗

生脉饮用于治疗气阴两亏所致心悸气短、脉微、自汗等表现的患者，也是生脉保元汤、人参饮子等的基础方（表 1 - 5 - 30）。

表 1 - 5 - 30　生脉饮涵盖的基础方

方剂名	成分	作用
生脉保元汤	生脉饮 + 黄芪、甘草	夏季多汗出者使用
人参饮子	生脉饮 + 黄芪、甘草、当归、白芍	脾胃虚弱，兼有鼻出血、吐血及呕吐者
黄芪生脉饮	生脉饮 + 黄芪、南五味子	用于心悸、心慌气短者

【人群及使用】

生脉饮用于夏季暑热汗多、耗气伤阴者或气阴两虚导致的心悸气短、乏力盗汗或自汗、失眠多梦、健忘、口舌干燥少津的冠心病、心绞痛等人群；在一定程度上又可当作夏季可以服用的补药。生脉饮的联合用药见表1-5-31。

表1-5-31 生脉饮的联合用药

联合用药	适用人群
玉屏风颗粒	平时气虚容易感冒，且在夏季容易自汗者（出完汗有疲惫感，才需要治疗）。生脉饮用于补气补阴，而玉屏风用于益气固表
金芪降糖片	气阴两虚有热的糖尿病患者
口服补液盐	腹泻或大汗后服用补液盐使身体体力恢复的人
普萘洛尔	有气阴两虚表现的快速性心律失常者
补中益气丸	咳嗽气喘、自汗伴有心慌心悸乏力者
逍遥丸	心胸烦闷、失眠易怒伴有潮热盗汗者

13. 四逆汤

【来源】

出自东汉张仲景的《伤寒论》，迄今已有近1900年的使用历史（表1-5-32）。

表1-5-32 四逆汤的方解及作用

方向	成分	作用
回	附子	上助心阳，中温脾阳，下补肾阳
温	干姜	温中散寒，温阳守中
补	炙甘草	补脾阳，益肾阳

上述3种成分起到了回阳救逆、温中散寒的作用，主要针对有少阴病表现者。所谓的"少阴病"可以理解成手少阴心经和足少阴肾经的病，更通俗一点就是心肾受寒之后表现出的疾病。心肾受寒则心阳所主导血液流动缓慢，所以脉微；肾所主导的阳气虚弱，所以内寒怕冷。四逆汤可以回阳救逆、补充阳气，因此方剂歌诀说四逆汤有"脉微欲绝可复元，四肢厥逆可回阳"之功。

【人群及使用】

具有阳虚表现的人都可以辨证加减使用回逆汤，如面色晦暗、平时腰膝酸冷、小便清长、大便溏稀、肿瘤术后气虚无力发冷、四肢发冷、怕冷卧床盖被等具有少阴病表现者。现代临床常用于心肌梗死、心衰、中风等患者，尤其是阳虚欲脱、冷汗自出（西医休克的表现）、四肢厥逆（手脚冰冷）、下利清谷（腹泻拉水伴有不消化的食物）、脉微欲绝者。四逆汤的联合用药见表1-5-33。

表 1 – 5 – 33　四逆汤的联合用药

联合用药	适用人群
麝香保心丸	辅助治疗冠心病、心绞痛患者（阳虚怕冷者）
五苓散	肝硬化腹水患者
氯吡格雷	治疗冠心病、心绞痛患者（心肾阳虚型胸痹）
瑞舒伐他汀钙	治疗冠心病、心绞痛患者（心肾阳虚型胸痹）
缬沙坦	高血压属于肾阳亏虚型，且伴有眩晕者
二甲双胍	原发性糖尿病属于肾精（偏阳虚）亏虚者
美沙拉嗪肠溶片	溃疡性结肠炎、平时手脚发凉者

后来宋代《太平惠民和剂局方》中的附子理中丸就是用汉代张仲景《伤寒论》中的四逆汤（回阳救逆）和理中汤（温中祛寒、补中健脾）组合而成。

14. 小柴胡颗粒

【来源】

源自东汉张仲景《伤寒论》中的小柴胡汤，迄今已有近 1900 年的使用历史（表 1 – 5 – 34）。

表 1 – 5 – 34　小柴胡颗粒的方解及作用

作用方向		成分	作用
祛邪	散	柴胡	疏肝解郁，散外邪
	清	黄芩	清肝胆之热
扶正	补	党参、甘草、大枣	补气
调营卫	降	生姜、大枣、半夏	和胃降逆止呕

从以上组方可见，小柴胡颗粒具有解表散热、疏肝和胃、缓解外邪侵犯少阳之作用。《伤寒论》认为，致病的外邪不是一下子就进入人体内部，它必须经历一个过程，就像不速之客来到我们家里，先进篱笆门（太阳），再进房门（少阳），再进客厅或卧室门（阳明）才可以进入主人内部房间；当不速之客一脚房门里一脚门外的时候，人体表现出寒热往来（相当于我们和不速之客发生斗争所表现出来的）、胸胁苦满、食欲不振等属于少阳病的症状，这个时候就是小柴胡汤该发挥作用的时候了。

【人群及使用】

小柴胡颗粒用于治疗邪犯少阳证引起的寒热往来、胸胁苦满、食欲不振、心烦喜呕、口苦咽干等病症，如慢性乙肝、小儿厌食、风热感冒、慢性咽炎、抑郁症等（表 1 – 5 – 35）。

表 1 – 5 – 35　小柴胡颗粒的联合用药

联合使用	适用人群
玉屏风颗粒	平时体虚，易发风寒感冒者
九味羌活颗粒	风寒感冒，怕冷及肢体酸重者

续表

联合使用	适用人群
藿香正气软胶囊	胃肠感冒，怕冷及恶心呕吐者
银翘解毒丸	风热感冒，咳黄痰、小便发黄或便秘者
板蓝根颗粒	风热感冒，伴有发烧级咽喉肿痛者
桂枝颗粒	风寒感冒，伴有发烧、怕冷及流清涕者

第二节　常用中成药与经典方剂

一、呼吸系统常用中成药与经典方剂（表1-5-36）

表1-5-36　呼吸系统常用中成药与经典方剂

品名	成分	主治	相关方剂
清肺消炎丸	麻黄、石膏、地龙、牛蒡子、葶苈子、牛黄、苦杏仁（炒）、羚羊角	清肺化痰，止咳平喘	麻杏石甘汤去甘草，加地龙、牛蒡子、葶苈子、牛黄、羚羊角
麻杏止咳片	麻黄、苦杏仁、石膏、炙甘草	镇咳、祛痰、平喘	麻杏石甘汤
小儿肺热咳喘口服液	麻黄、苦杏仁、石膏、甘草、金银花、连翘、知母、黄芩、板蓝根、麦冬、鱼腥草	清热解毒，宣肺化痰	麻杏石甘汤加味
小儿咳喘灵颗粒	麻黄、金银花、苦杏仁、板蓝根、石膏、甘草、瓜蒌	宣肺、清热、止咳、祛痰	麻杏石甘汤加味
止嗽立效丸	麻黄（制）、炒苦杏仁、石膏、甘草、葶苈子、罂粟壳、莱菔子	止嗽、定喘、祛痰	麻杏石甘汤加味
风寒感冒颗粒	麻黄、葛根、紫苏叶、防风、桂枝、白芷、陈皮、苦杏仁、桔梗、甘草、干姜	解表发汗，疏风散寒	麻黄汤加葛根、紫苏叶、防风、白芷、陈皮、桔梗、干姜
抗病毒口服液	板蓝根、石膏、芦根、地黄、郁金、知母、石菖蒲、广藿香、连翘	清热祛湿，凉血解毒	白虎汤（石膏、知母、粳米、炙甘草）去粳米加味
少阳感冒颗粒	柴胡、黄芩、人参、甘草、半夏、干姜、大枣、青蒿	解表散热，和解少阳	小柴胡汤加青蒿
感冒疏风颗粒	麻黄、苦杏仁、桂枝、白芍（酒炙）、紫苏叶、防风、桔梗草、大枣、生姜、独活	辛温解表，宣肺和中	麻黄汤（麻黄、桂枝、杏仁、炙甘草）和桂枝汤（桂枝、芍药、甘草、生姜、大枣）加味
小儿柴桂退热颗粒	柴胡、桂枝、葛根、浮萍、黄芩、白芍、蝉蜕	发汗解表，清里退热	小柴胡汤与桂枝加葛根汤主药加浮萍、蝉蜕
葛根汤颗粒	葛根、白芍、麻黄、桂枝、甘草、大枣、生姜	发汗解表，生津舒筋	葛根汤

续表

品名	成分	主治	相关方剂
桂枝颗粒	桂枝、白芍、甘草、生姜、大枣	解肌发表，调和营卫	桂枝汤
桂黄清热颗粒	麻黄、桂枝、苦杏仁、石膏、生姜、大枣、炙甘草	发汗解表，清热除烦	大青龙汤
小青龙颗粒	麻黄、桂枝、白芍、干姜、细辛、炙甘草、法半夏、五味子	解表化饮，止嗽平喘	小青龙汤
苓桂咳喘宁胶囊	茯苓、桂枝、白术（麸炒）、炙甘草、法半夏、陈皮、苦杏仁、桔梗、龙骨、牡蛎、生姜、大枣	温肺化饮，止咳平喘	苓桂术甘汤（茯苓、桂枝、白术、甘草）和二陈汤（半夏、橘红、白茯苓、炙甘草）、桂枝加龙骨牡蛎汤化裁
桂龙咳喘宁片	桂枝、龙骨、白芍、生姜、大枣、炙甘草、牡蛎、黄连、法半夏、瓜蒌皮、炒苦杏仁	止咳化痰，降气平喘	桂枝加龙骨牡蛎汤（桂枝、芍药、生姜、甘草、大枣、龙骨、牡蛎）和小陷胸汤（黄连、半夏、瓜蒌）加炒苦杏仁
玄麦甘桔颗粒	玄参、麦冬、甘草、桔梗	清热滋阴，祛痰利咽	桔梗汤（桔梗、甘草）加味
金嗓利咽丸	茯苓、法半夏、枳实、炒青皮、胆南星、橘红、砂仁、豆蔻、槟榔、合欢皮、炒六神曲、紫苏梗、生姜、蝉蜕、木蝴蝶、制厚朴	疏肝理气，化痰利咽	半夏厚朴汤（半夏、厚朴、茯苓、生姜、苏叶）加味
射干利咽口服液	射干、升麻、桔梗、芒硝、川木通、百合、炙甘草	降火解毒，利咽止痛	《圣济总录》射干汤加芒硝

二、消化系统常用中成药与经典方剂（表1-5-37）

表1-5-37　消化系统常用中成药与经典方剂

品名	成分	主治	相关方剂
固肠胶囊	赤石脂（煅）、黄连、黄柏、诃子（去核）、肉豆蔻（煨）、厚朴（炙）、建曲、吴茱萸、肉桂、干姜、花椒、川芎、牡蛎（煅）、五味子、乌梅（去核）	散寒清热，调和气血，涩肠止泻	乌梅丸去细辛、附子、人参、当归，加赤石脂、肉豆蔻、五倍子、吴茱萸、煅牡蛎、炙厚朴、建曲、诃子、川芎
葛根芩连片	葛根、黄芩、黄连、炙甘草	解肌、清热、止泻	葛根黄芩黄连汤
麻仁丸	火麻仁、苦杏仁、大黄、枳实（炒）、姜厚朴、炒白芍	润肠通便	麻子仁丸（又名脾约丸）
麻仁滋脾丸	大黄（制）、火麻仁、当归、姜厚朴、炒苦杏仁、麸炒枳实、郁李仁、白芍	润肠通便，消食导滞	麻子仁丸加当归、郁李仁
茵栀黄颗粒	茵陈、栀子、金银花、黄芩苷	清热解毒，利湿退黄	茵陈蒿汤化裁

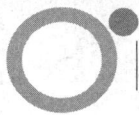

续表

品名	成分	主治	相关方剂
参芪健胃颗粒	党参、当归、山楂、黄芪、茯苓、甘草、白术、桂枝、陈皮、紫苏梗、白芍、海螵蛸、土木香、蒲公英	温中健脾，理气和胃	黄芪建中汤（桂枝、甘草、大枣、芍药、生姜、胶饴、黄芪）和苓桂术甘汤（茯苓、桂枝、白术、甘草）加减
保和丸	焦山楂、炒六神曲、制半夏、茯苓、陈皮、连翘、炒莱菔子、炒麦芽	消食、导滞、和胃	保和丸
枳实导滞丸	枳实（炒）、大黄、黄连（姜汁灸）、黄芩、六神曲（炒）、白术（炒）、茯苓、泽泻	消积导滞，清利湿热	枳实导滞丸
黄芪建中丸	黄芪、肉桂、白芍、甘草（炙）、大枣（去核）	补气散寒，健胃和中	黄芪建中汤
附子理中丸	附子（制）、党参、白术（炒）、干姜、甘草	温中健脾	附子理中丸
桂附理中丸	肉桂、附片、党参、白术（炒）、炮姜、甘草（炙）	补肾助阳，温中健脾	桂附理中丸
党参理中丸	党参、土白术、甘草（炙）、姜（炮）	温中散寒，健胃	理中丸中人参改为党参
小建中颗粒	白芍、大枣、桂枝、甘草（炙）、生姜	温中补虚，缓急止痛	小建中汤
胆石利通片	硝石（制）、白矾、郁金、三棱、猪胆膏、金钱草、陈皮、乳香（制）、没药（制）、大黄、甘草	理气解郁，化瘀散结	硝石矾石散加味
舒胆片	木香、厚朴、枳壳、郁金、栀子、茵陈、大黄、虎杖、芒硝	清热化湿，利胆排石，行气止痛	大承气汤（大黄、厚朴、枳实、芒硝）和茵陈蒿汤（茵陈、栀子、大黄）
利胆排石片	金钱草、茵陈、黄芩、木香、郁金、大黄、槟榔、枳实（麸炒）、芒硝、厚朴（姜炙）	清热利湿，利胆排石	大承气汤加茵陈、黄芩、金钱草、郁金、木香、槟榔
厚朴排气合剂	厚朴（姜炙）、木香、枳实（麸炒）、大黄	行气消胀，宽中除满	小承气汤（大黄、厚朴、枳实）加木香
健肝乐颗粒	甘草、白芍	养血护肝，解毒止痛	芍药甘草汤
气滞胃痛颗粒	柴胡、醋延胡索、枳壳、醋香附、白芍、甘草（炙）	疏肝理气，和胃止痛	四逆散（甘草、枳实、柴胡、芍药）加味

三、妇科常用中成药及经典方剂（表1-5-38）

表1-5-38　妇科常用中成药与经典方剂

品名	成分	主治	相关方剂
妇科养荣丸	当归、熟地、川芎、白芍（酒炒）、香附（醋制）、益母草、黄芪、杜仲、炒艾叶、麦冬、阿胶、甘草、陈皮、茯苓、砂仁	补养气血，疏肝解郁，祛瘀调经	胶艾汤（川芎、阿胶、甘草、艾叶、当归、芍药、干地黄）加味
桂枝茯苓丸	桂枝、茯苓、牡丹皮、赤芍、桃仁	活血、化瘀、消癥	桂枝茯苓丸
新生化颗粒	当归、川芎、桃仁、炙甘草、干姜（炭）、益母草、红花	活血、祛瘀、止痛	桃红四物汤和生化汤化裁
妇炎康复片	败酱草、薏苡仁、柴胡、川楝子、陈皮、黄芩、赤芍	清热利湿，化瘀止痛	薏苡仁附子败酱草散（薏苡仁、附子、败酱草）加柴胡、黄芩、陈皮、赤芍
康妇炎胶囊	蒲公英、败酱草、薏苡仁、赤芍、苍术、当归、川芎、香附、延胡索（制）、泽泻、白花蛇舌草	清热解毒，化瘀行滞，除湿止带	薏苡仁败酱草散和当归芍药散（当归、芍药、茯苓、白术、泽泻、川芎）加味
归芍调经片	柴胡、当归、芍药、茯苓、白术、泽泻、川芎	疏肝理脾，调经止带	当归芍药散加柴胡

四、其他类别的中成药及经典方剂（表1-5-39）

表1-5-39　其他类别的中成药与经典方剂

品名	成分	主治	相关方剂
海马补肾丸	熟地黄、鲜雀肉（带头去嘴爪）、驴肾、狗肾、鹿筋、干海米、附子（制）、肉苁蓉（酒制）、覆盆子、母丁香、淫羊藿（制）、山药、党参、核桃仁、补骨脂（盐制）、茴香（盐制）、菟丝子、沙苑子（盐炒）、当归、山茱萸（酒制）、牛膝、枸杞、五味子（酒制）、茯苓、人参、鹿茸、黄芪、龙骨（煅）、海马、海蛆、狗脊、肉桂、甘草、蛤蚧、豹骨（制）、杜仲（炭）	滋阴补肾，强壮健脑	五子衍宗丸、七宝美髯丹、全鹿丸、人参养荣汤、金匮肾气丸等加减化裁
一清颗粒	黄连、大黄、黄芩	清热泻火解毒	泻心汤
三黄片	大黄、盐酸小檗碱、黄芩浸膏	清热解毒，泻火通便	泻心汤
银翘解毒丸	金银花、连翘、薄荷、荆芥、淡豆豉、牛蒡子（炒）、桔梗、淡竹叶、甘草	疏风解表，清热解毒	银翘散

续表

品名	成分	主治	相关方剂
牛黄解毒片	人工牛黄、雄黄、石膏、大黄、黄芩、桔梗、冰片、甘草	清热解毒	牛黄解毒丸
藿香正气软胶囊	广藿香、紫苏叶、白芷、白术、陈皮、法半夏、姜厚朴、茯苓、桔梗、甘草、大腹皮、大枣、生姜	解表化湿,理气和中	藿香正气散

第六章

识药的落地应用

第一节 药店经营中的"问病荐药"

在解读问病荐药之前，我们一定要了解营销的含义。简而言之，营销 = 营 + 销；"营"是经营，是过程；"销"是销售，是结果。犹如用枪打鸟，举枪瞄准是"营"，打到鸟儿是"销"。而零售药店的问病荐药本来就是营销，所以问病荐药一定是过程性要素和结果性要素的结合体。零售药店的从业者每天面向顾客推荐关乎其健康的商品，问病荐药应该含有专业、有亲和力、有爱心、有承诺的措辞，以及能够给顾客带来信任与亲和力的肢体语言，这些方面的协同运用才能让顾客更加心悦诚服地购买。

一、问病荐药的流程（表 1 - 6 - 1）

表 1 - 6 - 1　问病荐药的流程表

流程	具体内容		
流程 1	看过医生吗		
	情形 1	如看过	进入流程 2
	情形 2	未看过	进入 abc 联合用药
流程 2	用过什么药		
	情形 1	用了某药	进入流程 3
	情形 2	未用药	进入 abc 联合用药
流程 3	效果怎么样		
	情形 1	效果不错	继续使用原药或同类药
	情形 2	效果一般	进入 abc 联合用药

二、问病荐药的话术

1. 专业话术

作为药店从业者，要掌握常见病的病因、疾病的显性与隐性表现、疾病的发展及预后；还要掌握常用药品的适应证（或功能主治）、不良反应、禁忌、服用方法等（表

1-6-2~表1-6-5)。

表1-6-2　顾客购买小儿氨酚黄那敏治疗孩子感冒的案例解析

要点	具体内容
专业知识点	感冒大多是病毒引起的；小儿氨酚黄那敏不含抗病毒成分
专业话术	感冒大多是病毒引起的（病因掌握），给孩子吃感冒药一定要吃含有抗病毒成分（药物成分掌握）的感冒药，效果才最好！
目的	一句话就可能达成含抗病毒成分金刚烷胺的复方氨酚烷胺药物的推荐或者可以达成顾客同时购买抗病毒的其他中西药产品的推荐
点评	需要对疾病病因及药物成分有所掌握

表1-6-3　某60岁老年男性因皮肤瘙痒来购买马来酸氯苯那敏案例解析

要点	具体内容
专业知识点	60岁以上老年男性多有前列腺增生；含有马来酸氯苯那敏、阿托品、颠茄、麻黄碱等成分的药物不适用于有前列腺增生者服用，易加重排尿困难的表现
专业话术	大爷，扑尔敏这类药对于60岁以上的男性前列腺有影响（顾客隐性表现的掌握），选用西地利嗪效果更好，而且对前列腺无影响（药品隐性）
目的	一句话改变了顾客用药习惯，甚至因此达成有关缓解前列腺增生药物的推荐
点评	需要了解药物的不良反应与顾客隐性疾病前列腺增生的关系

表1-6-4　带状疱疹顾客购买阿昔洛韦片的案例解析

要点	具体内容
专业知识点	带状疱疹的并发症是神经痛与疱疹愈后的可能后遗神经痛；阿昔洛韦只针对疱疹病毒，对于并发症和后遗神经痛无效，而维生素EC颗粒可以
专业话术	您一定要加用一段时间的维生素EC颗粒剂，可以最大程度减轻疱疹疼痛和预防将来发生后遗神经痛
目的	一句话可以达成有关缓解神经痛及预防后遗神经痛的药物维生素EC颗粒的推荐
点评	此一句话需要了解顾客并发症和可能的愈后情况

表1-6-5　高血压患者来购买硝苯地平控释片的案例解析

要点	具体内容
专业知识点	高血压的最可怕并发症就是中风发作；安宫牛黄丸是预防及治疗中风发作者（痰热体质）的日常必备药物
专业话术	高血压患者平时家里一定要准备安宫牛黄丸，一来可以预防中风急性发作，二来中风发作时可以为送医院赢得宝贵的抢救时间
目的	一句话可以达成有关高血压人群预防脑中风或中风发作急救用药的推荐
点评	此一句话需要了解顾客高血压并发症和安宫牛黄丸的适用人群

2. 肢体语言

针对颈椎病、腰椎病、膝关节疾病、风湿性疾病等，我们要用外用药物试用装主动对患者病患部位涂抹药物并揉搓（可促进药物更快更好吸收），这都有助于目标顾客和目标药品的问病荐药。我们去诊所、医院看病时，如果医生因为患者发热主动摸摸额头，或其他疾病做触诊（如做急性扁桃体炎下颌淋巴结触诊），我们都会感觉医生很亲切，而且会更进一步相信医生，这就是肢体语言的魅力。肢体语言会无形中增加从业者与顾客之间的亲和力、解决顾客相对信任、表现从业者的专业性，三种合力可以最大化促成问病荐药。

3. 有承诺肯定、暗示的措辞（了解顾客疾病表现和药品性能后针对犹豫不决型顾客使用）（表 1 - 6 - 6）

表 1 - 6 - 6　不同情形的案例与话术

情形	话术	点评
妇科炎症瘙痒表现突出	您就用这个外用洗液吧，用上以后您的瘙痒绝对会减轻的	在真正了解了疾病的难受表现和药物本身的特点以及能够解决的难受表现之后，就可以用肯定或暗示的语言帮助顾客下决心（问病荐药法）
孩子生病吃药怕苦	这个口崩剂型的药物最适合给孩子用，水果口味，一点都不苦的，孩子肯定接受	
顾客关节病具有冷痛麻表现	用了大活络丸配合黄酒送服，绝对会减轻您目前的冷痛麻表现	
顾客舌尖发红，平时心火旺，心烦意乱	您这是有心火，现在就用牛黄清心丸（局方），服用 1 丸 15 分钟后会有一种心情平静甚至眼睛、鼻子冒凉风的感觉	

4. 爱心提示性语言（表 1 - 6 - 7）

表 1 - 6 - 7　不同情形的案例与话术

情形	话术	点评
提示疗程用药	您这溃疡一定要足疗程用药，否则这病会导致穿孔或大出血，那就难治疗啦	爱心提示的方向都是基于预防疾病并发症出现、消除用药当下的不良反应、用药足疗程、日常生活注意事项、运动饮食等
提示消除不良反应	您总吃阿司匹林这药，一定要加点胃舒平，要不您的胃受不了的	

第二节　联合用药技术

科学合理的联合用药的目的很简单，用最优的组合让顾客更快地康复或者降低疾病并发症及复发率。

一、联合用药的重要基础（表 1 - 6 - 8）

表 1 - 6 - 8　联合用药的重要基础

类别	具体内容
识药能力	见本篇的第 1~4 章节部分
识病能力	见本书论述疾病的中西医部分

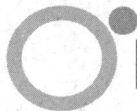

续表

类别	具体内容
学习落地关键要点	疾病的学习要化繁为简，善于归纳总结
	要循序渐进（对疾病与药物种类进行分级管理学习）
	落地要进行"药物＋疾病"或"药＋病＋案例"的巩固及演练
	跟踪考核

二、联合用药的指导思想及原则

1. 增加药物疗效，缩短病程（表1-6-9）

表1-6-9　增加药物疗效的联合用药

举例	好处
氟喹诺酮与氨基糖苷类	可协同杀菌，主要用于肠杆菌引起的感染
蒙脱石散与诺氟沙星	联合之后治疗细菌感染性腹泻效果更明显
胰酶与西咪替丁或等量的碳酸氢钠	联合使用之后，可增强胰酶的疗效
乙酰螺旋霉素片与虎耳草素片	用于治疗支气管炎等呼吸道疾病，联合之后可以使螺旋霉素浓度增加，从而增加疗效并降低螺旋霉素的耐药性

2. 降低或抵消药物不良反应（表1-6-10）

表1-6-10　抵消药物不良反应的联合用药

举例	好处
维生素EC颗粒与避孕药	长时间服用避孕药，可以导致维生素E的流失
抑酸类药物与维生素B_{12}	长期应用会导致维生素B_{12}的缺乏，需要适量补充
胃舒平或硫糖铝与阿司匹林	减少长时间服用阿司匹林带来的胃肠道不良反应
维生素C与含重金属成分中药	可以促进体内某些重金属排出体外
奥美拉唑＋维生素EC颗粒	长时间使用奥美拉唑，可导致胃内细菌总数增加，致使亚硝酸盐转化成致癌的亚硝胺，联合使用维生素C或维生素E，可以限制亚硝酸化合物的形成
多潘立酮＋维生素B_6	维生素B_6可以抑制催乳素分泌，减轻多潘立酮引起的泌乳反应
山莨菪碱或阿托品＋维生素C	可以减轻因为服用山莨菪碱或阿托品引起的口干表现
硫糖铝＋维生素B_6或胃肠舒或山莨菪碱	可以降低硫糖铝引起的便秘及胃部不舒服等不良反应
甘草锌＋氢氯噻嗪和枸橼酸钾或小剂量螺内酯	联合应用后可以减轻胃溃疡因为长时间服用甘草锌引起的水肿等不良反应
磺胺类药物与碳酸氢钠	可以降低因为服用磺胺类药物引起的尿路结晶等不良反应

3. 促进药物吸收与利用（表 1 – 6 – 11）

表 1 – 6 – 11　促进药物吸收的联合用药

举例	好处
维生素 D 与钙制剂	促进钙剂吸收；如维葡磷钙片、碳酸钙 D_3 钙片等的组方
维生素 C 与铁制剂	促进铁剂吸收
维生素 C 与避孕药	维生素 C 可以增强口服避孕药物的作用，使其生物利用度明显提高。如同时服用会影响维生素 C 吸收，可以分开服用

4. 防止后遗症产生或并发症出现（表 1 – 6 – 12）

表 1 – 6 – 12　防止后遗症或并发症的联合用药

举例	好处
维生素 EC 颗粒与神经痛	应用维生素 EC 颗粒不仅可以减低带状疱疹的神经痛，还可以降低后遗神经痛发病率
碳酸氢钠与排尿酸药物	服用排尿酸药物（如苯溴马隆）同时，加服碳酸氢钠，可以大大降低尿路结石产生

5. 对因 + 对症

主要针对无并发症的单一性疾病，例如感冒、慢性胃炎、阴道炎等疾病，具体见疾病各章节联合用药部分论述。

6. 主症药 + 并发症药物

对于有并发症的疾病，如高血压合并糖尿病、高血压合并高血脂、糖尿病合并冠心病等，具体见上述疾病的各章节中并发症联合用药部分的论述。

7. 口服 + 外用

针对妇科炎症、多数五官科疾病、皮肤科疾病等适用，具体见上述疾病各章节的联合用药部分的论述。

三、联合用药的指导思想及原则下的 a + b + c 联合用药法

1. abc 的涵义（表 1 – 6 – 13）

表 1 – 6 – 13　abc 的涵义

项目	具体含义
a	代表针对疾病中最难受的表现用药
b	代表针对疾病的病因用药
c	代表针对疾病中可能出现最危险的表现或并发症的用药

2. a + b + c 的实践应用举例

（1）滴虫性阴道炎（表 1 - 6 - 14）

表 1 - 6 - 14　滴虫性阴道炎的 a + b + c 联合用药法

	具体含义	具体措施	
a	滴虫性阴道炎最难受表现（外阴及阴道瘙痒）用药	如甲硝唑氯己定洗液	
b	针对滴虫性阴道炎病因（滴虫）用药	如口服甲硝唑（也可以是口服 + 外用）	
c	针对滴虫性阴道炎的危险表现用药	对于已婚未育者，可能造成不孕不育	需要男女同治，增加了男性用药，如硝唑类
		对于已婚已育，可造成性伴侣成为带虫者，甚至引起男性前列腺等方面疾病	需要男女同治或使用计生用品，如避孕套等

（2）带状疱疹（表 1 - 6 - 15）

表 1 - 6 - 15　带状疱疹的 a + b + c 联合用药法

	具体含义	具体措施
a	针对带状疱疹最难受表现（疼痛）的用药	如止痛药布洛芬
b	针对带状疱疹病因（带状疱疹病毒）用药	如阿昔洛韦（可以是口服 + 外用）
c	针对带状疱疹最危险表现（神经痛的后遗症）用药	如维生素 EC 颗粒与维生素 B_1

说明 1：对于某些疾病，可能最危险或最难受表现不是很突出，此时就没有必要完全按照 abc 来联合用药，可能会出现 a + b/b + c 等情况，此时应灵活处理。

说明 2：根据本企业实际情况，结合企业商品分类情况，利用上述 abc 联合用药法编纂企业自身系统性的联合用药手册。

第三节　保健食品关联销售技术

在 a + b + c 联合用药基础上进行关联销售时，一般多关联的是保健食品、医疗器械、美容护肤品等商品。经分析发现，能够产生这些商品关联销售的前提就是做好药店经常性光临会员的合理用药指导，通过合理用药指导，使顾客与药店之间建立信任，消费的目标也从单纯的药品向非药品（即所谓的大健康产品）拓展与转移。因此，在 a + b + c 基础上的商品关联销售，其信任起点是联合用药，获利点是药品以外诸如保健食品、美容护肤品、医疗器械推荐销售，这也是未来药店多元化发展的必然选择。

一、认识保健食品

保健食品是指声称具有特定保健功能或者以补充维生素、矿物质为目的的食品，即适用于特定人群食用，具有调节机体功能，不以治疗疾病为目的，并且对人体不产生任何急性、亚急性或者慢性危害的食品（表1-6-16～表1-6-19）。

表1-6-16　普通食品和保健食品共性与区别

类别	具体内容
共性	二者都能提供人体生存所必需的基本营养物质（即食品第一功能），都具有特定的色、香、味、形（即食品第二功能）
区别	保健食品含有一定量的功效成分（即生理活性物质），能调节人体机能，具有特定的功能（食品的第三功能）；而一般食品不强调特定功能（食品的第三功能）
	保健食品一般有特定食用范围（特定人群），而一般食品没有

表1-6-17　保健食品与药品的区别

类别	区别内容
用途	药品是用来治疗疾病的物质；而保健食品的本质仍然是食品，虽然具有调节人体某种机能的作用，但它不是人们赖以治疗疾病的物质
安全性	保健食品不需要通过动物或人群实验来证实有明显的功效作用；而药品必须通过动物或人群实验来证实有明显而且稳定的治疗作用
监管审批	保健食品的批号是"国食健字"，虽食用安全，但没经过功能试验，不允许宣传治疗作用。药品批号是"药准字"，具有很好的治疗作用，但同时也有副作用

表1-6-18　常见保健食品的功能分类

类别	具体内容
有助于增强免疫力	辅酶Q10、牛初乳片、螺旋藻、氨基酸口服液、蛋白质粉
有助于维持血脂健康水平	小麦胚芽油胶囊、蜂胶、大豆卵磷脂、鱼油软胶囊、亚麻籽油软胶囊、果蔬膳食纤维素片、螺旋藻
有助于消化	益生菌粉、猴头菇保健口服液、果蔬膳食纤维素片、天然B族维生素片、人参蜂王浆软胶囊
有助于抗氧化	天然虾青素软胶囊、番茄红素软胶囊、葡萄籽软胶囊、叶黄素软胶囊、β胡萝卜素片、花青素、灵芝孢子粉、辅酶Q10、维生素E
辅助改善记忆	鱼油牛磺酸软胶囊、金枪鱼油软胶囊、银杏叶精华胶囊、蜂王浆胶囊
有助于维持血糖健康水平	蜂胶胶囊、大蒜精油胶囊
改善缺铁性贫血	血尔口服液、阿胶固元膏、铁质叶酸片
缓解视觉疲劳	β胡萝卜素、大豆卵磷脂、葡萄籽软胶囊
缓解体力疲劳	海狗人参丸、西洋参软胶囊
改善骨密度	氨基葡萄糖硫酸软骨素钙胶囊
有助于改善黄褐斑	胶原蛋白粉、羊胎盘软胶囊、小麦胚芽油胶囊
改善睡眠	褪黑素片、氨基酸口服液
有助于控制体内脂肪	左旋肉碱胶囊、果蔬膳食纤维素片

续表

类别	具体内容
有助于改善皮肤水分状况	胶原蛋白大豆提取物软胶囊、芦荟排毒胶囊、天然 B 族维生素片
对化学性肝损伤有辅助保护作用	灵芝孢子粉胶囊、蜂胶
有助于改善痤疮	芦荟软胶囊、熊果酸软胶囊

表 1 – 6 – 19　　保健品全病种功能性作用举例

保健食品	功能性作用
维生素 C	增加机体抵抗力；美容祛斑；促进铁剂人体吸收；解毒作用；阻止致癌物质形成；过敏性疾病治疗；止血；降血脂；用于对各种慢性感染的辅助治疗等
维生素 E	提高免疫力；美容祛斑；用于动脉硬化、心绞痛、心功能不全；习惯性流产、先兆流产、月经过多、更年期、男女不育症、皮肤病等
蜂胶	用于美容（使皮肤光滑细腻）、胃溃疡、口腔溃疡、宫颈糜烂、带状疱疹、牛皮癣、鸡眼、烫伤、皮肤皲裂、手足癣、糖尿病、高脂血症、念珠菌阴道炎等
鱼油	用于降血脂、降血压、抗动脉硬化、预防冠心病和脑血管后遗症、预防脂肪肝等
银杏叶	缓解头痛、头晕、耳聋、耳鸣；改善记忆力减退；预防老年痴呆；预防冠心病；预防血栓形成；预防脑卒中后遗症等

二、保健品基本销售技术

想销售好保健品很重要的前提是要了解使用对象的身体疾病或亚健康情况（我们称之为"识健康"），了解推荐的保健品的辅助功能、剂型、用法、可搭配使用人群、价格等（称之为"识商品"），还要了解顾客的购买能力、购买心理等（称之为"识人"）。在这里我们主要从保健品本身给顾客亚健康状态带来的好处加上疾病用药方面予以举例阐述。

1. 利益法（明确告诉顾客关联搭配保健品可以给其疾病带来的好处）

（1）使用保健品可以降低药物的不良反应。如服用阿司匹林来抗血小板聚集的患者（糖尿病、冠心病、高脂血症等）同时服用月见草油软胶囊 1 ~ 2 个月后，就可以减少阿司匹林的使用量，从而降低了阿司匹林带来的如胃肠道不适、出血等不良反应。

（2）使用保健品可以加强治疗药物作用。如复发性念珠菌性阴道炎（口服伊曲康唑胶囊 + 外用小苏打洗液 + 咪康唑栓 + 蜂胶胶囊，在此关联方案中，伊曲康唑胶囊的作用是杀灭真菌，而蜂胶胶囊有抑制真菌生长繁殖作用）、灰指甲（口服氟康唑 + 蜂胶胶囊或大蒜精油胶囊）。

（3）使用保健品可以逐渐减少药物的使用剂量。如以甘油三酯升高为主的高脂血症（口服苯扎贝特片 + 深海鱼油软胶囊，坚持 1 个月联合使用后，苯扎贝特片药物使用量可以酌减）。

（4）使用保健品可以减少药物的使用时间。如高脂血症者坚持服用亚麻籽油软胶囊或月见草油软胶囊或硫酸软骨素 A 就可以减少他汀类或贝特类药物的使用时间，同时也减少了服用药物带来的不良反应。

（5）使用保健品可以提高机体的抗病能力，缩短疾病病程。如反复感冒的儿童可以给予牛初乳片或氨基酸口服液，以提高机体抗病能力，降低疾病复发率。

（6）使用保健品可以最大化降低并发症的发生，减少未来的经济支出。如对于前列腺增生者，坚持服用番茄红素软胶囊可以最大化降低前列腺癌的发生率；高血压患者在使用降压药物同时，加用大豆卵磷脂或鱼油胶囊（血糖偏高者除外）或维生素 C 或亚麻籽油软胶囊可以最大化预防动脉硬化症的发生；脑血管后遗症患者加服银杏叶精华素软胶囊或鱼油牛磺酸软胶囊可以最大限度防止老年痴呆的发生。

（7）使用保健品可以降低疾病的不舒服表现。如骨质增生者加用氨基葡萄糖硫酸软骨素钙胶囊，可以降低骨质增生造成的疼痛及关节不灵活的表现。

2. 佐证法

对使用过保健品的顾客进行回访追踪，并予以登记造册，尤其对效果良好者，尽量记住姓名、住址以及使用种类和时间等，遇到相类似疾病及相同小区的顾客用以佐证所推荐保健品对疾病的帮助，有助于最大化成交顾客。在社区健康讲座时邀请使用相应保健品且小区内有一定影响力的顾客现身说法，用顾客影响顾客。

三、药店常见慢性病部分保健品的关联使用（表 1 - 6 - 20）

表 1 - 6 - 20　药店常见慢性病部分保健食品的关联使用

保健食品	高血压及冠心病	高脂血症	糖尿病
维生素 C	对于伴有高脂血症患者加服	辅助降血脂（一定程度上减少降脂药使用剂量，降低降脂药物的不良反应）	谨慎大剂量使用，可能加重糖尿病
维生素 E	可以减轻动脉硬化及冠心病的表现即改变心电图，减少硝酸甘油等药物使用量；长期服用会引起血压增高	辅助预防动脉硬化（动脉硬化前提是高脂血症）	
蜂胶	长时间使用可以辅助降低血脂，增加血管弹性，辅助降低血压；减轻动脉硬化及冠心病的表现，已经被收录于《中国药典》	长时间使用可以辅助降低血脂，减少西药降血脂药物使用量及带来的不良反应	用于中医中消的消渴分型，可降低西药降糖药物使用剂量；尤其对于有外伤愈合不好者更适用，可最大化促进伤口愈合
鱼油	因其具有辅助扩血管作用，可以和血管扩张剂类的高血压药物（如地平类）关联，从而减少西药药物使用量；因其辅助舒张血管及抗血小板聚集的作用，可用于冠心病、脑血栓后遗症，而且对人体无副作用	可以辅助降低血液中甘油三酯与胆固醇等脂类物质，升高高密度脂蛋白（对人体有利），进而预防动脉硬化，减少西药降脂药物使用剂量	因其热量大，对于糖尿病患者慎用

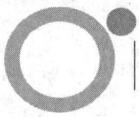

续表

保健食品	高血压及冠心病	高脂血症	糖尿病
银杏叶	可以辅助扩张冠状动脉及脑血管，辅助用于冠心病、脑卒中后遗症；可以辅助抗血小板聚集，防止血栓形成，减少西药如阿司匹林的使用及不良反应；单纯高血压者不建议使用	伴有动脉硬化及高血压者需要口服抗血小板聚集药物者可以辅助使用	伴有动脉硬化及高血压者需要口服抗血小板聚集药物者可以辅助使用
果蔬纤维素	长时间服用可以辅助降血压；辅助调节血脂；适合肥胖型糖尿病患者，满足热量需要还不增加体重，使血糖保持平稳		

第二篇 常见妇科疾病

第一章

女性内生殖器基础解剖及生理知识

一、女性内生殖器的组成

女性的内生殖器指的是阴道、子宫、输卵管、卵巢；其中输卵管及卵巢合称为附件（图 1 - 1 - 1）。

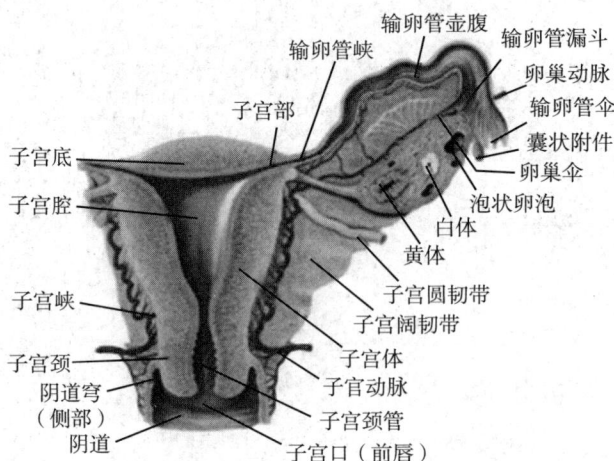

图 1 - 1 - 1　女性内生殖器解剖示意图

与女性内生殖器息息相关的常见疾病有阴道炎、宫颈炎、子宫内膜异位症、子宫腺肌病、子宫肌瘤、输卵管炎、附件炎、盆腔炎、多囊卵巢综合征、月经失调等。

二、女性内生殖器的生理知识

1. 阴道

阴道正常生理内环境的特点：①正常情况下，阴道内菌群以乳酸杆菌为主，其他如厌氧菌等为辅；②偏酸性。阴道内乳酸杆菌可以把阴道黏膜细胞的糖原转化成乳酸，使阴道内环境保持偏酸性的环境；因为偏酸性的特点，阴道具有自洁功能，正常情况下可以不用药物性或保健性洗液等灌洗，而用凉白开水或生理盐水即可。

阴道的特殊生理结构：①阴道穹是子宫颈与阴道间的圆周状隐窝，按位置可分为前后左右四部分，其中以后穹窿为最深；②阴道穹与阴道壁皱褶都属于治疗阴道炎症等疾病时外用药的用药盲区（用药盲区指的是阴道内给药后外用药物不能最大化抵达与接触的地方），因此在使用阴道外用药物的时候要考虑剂型，才可以最大化保证药物疗效，具体见疾病章节阐述。

2. 子宫

子宫的功能是子宫内膜在雌激素及孕激素作用下周期性增厚和脱落形成月经，以及在妊娠期孕育胚胎和胎儿。

3. 卵巢

女性的卵巢左右各一个，它的功能是产生和排出卵细胞，分泌雌激素和孕激素，维持女性性征发育。一般情况下，女性左右卵巢每月交替排出 1 个成熟卵子。

第二章

妇科炎症性疾病

在临床上，目前妇科炎症性疾病主要包括阴道炎、宫颈炎、盆腔炎等。我们将分别从疾病病因、疾病传播方式、临床表现、治疗及辅助治疗、联合用药、爱心提示等方面具体阐述。

第一节　滴虫性阴道炎

滴虫性阴道炎是由阴道毛滴虫引起的常见阴道炎症性疾病，也是常见的性传播疾病，以外阴瘙痒、泡沫状黄白色稀薄分泌物为特征。女性发病率可达10%～25%。

【病因】

由阴道毛滴虫感染引起。有多个性伴侣、患有其他性传播疾病的女性属于该病的高危人群。滴虫属厌氧寄生原虫，对环境适应能力很强（在25～42℃下生长繁殖，在3～5℃时仍能存活21天）因此极易传播。尤其在女性妊娠期和月经前后，阴道pH值升高，可使阴道毛滴虫繁殖，从而导致疾病感染率上升，疾病发病率升高。

【滴虫寄生部位及传播方式】

（1）寄生部位　阴道毛滴虫主要寄生在女性阴道内，也可存在于尿道、尿道旁腺、膀胱和前庭大腺。对于男性而言，则存在于尿道、前列腺、附睾和包皮皱褶中。

（2）传播方式　直接传播（异性性交途径）和间接传播（通过公共浴池、浴具、游泳池、便器、衣物、洗衣机等）。

【临床表现】

通常在月经前后易出现症状。主要症状是白带量多，呈稀薄泡沫状，灰黄色或黄绿色，有臭味。若伴有细菌感染，则呈脓性。白带刺激阴道、外阴引起瘙痒及烧灼感。如合并尿道感染，可有尿频和尿痛（表2-2-1）。

表2-2-1　滴虫性阴道炎的并发症

类别	具体表现
不孕	滴虫能吞噬精子，阻碍阴道内乳酸形成，阴道分泌物可妨碍精子的存活，导致不孕
不良妊娠	胎膜破裂、早产、新生儿出生体重过轻等
其他炎症	部分可并发膀胱炎、尿道炎、前庭大腺炎、盆腔炎等

【治疗】

1. 药物治疗

（1）全身用药

甲硝唑（又称灭滴灵）200mg，3次/日；或甲硝唑（或奥硝唑、替硝唑）2g，一次性投药；一次大剂量无效者，可改用0.4~1g，2次/日，共7日（有效率可达90%~95%）。

（2）局部用药（针对不耐受口服用药或不宜全身用药者）

甲硝唑阴道泡腾片200~400mg或栓剂0.5g放入阴道，每晚1次，7天为1个疗程。为预防复发，可于第2~3次月经干净后重复用药1周。同时，停药后3日取阴道分泌物检查，经连续3次检查均阴性者为治愈。

（3）特殊人群用药

①合并滴虫性阴道炎的孕妇

如没有症状，等到早孕期（指的是妊娠期的前3个月）之后，才使用甲硝唑；对于症状严重者，以局部用药为宜并且取得患者家属同意，这是因为甲硝唑有导致胎儿畸形的可能。对于哺乳期妇女，在使用期间以及用药后24小时不能哺乳。

②复发者的治疗

对于反复发作者，应令其性伴侣同时治疗，口服甲硝唑，方法同上。

（4）联合用药（表2-2-2）

表2-2-2　滴虫性阴道炎的联合用药

指导思想	举例	推荐理由
口服+外用	甲硝唑片+甲硝唑醋酸氯己定洗液	口服加外用起效更快，缩短疾病进程，降低复发率
主药+辅助	甲硝唑栓+洁阴止痒洗液	使用外用栓剂前，要用洗液冲洗阴道，把分泌物清理好，再用栓剂，有利于栓剂药物更好地发挥作用
中药+西药	千金片（龙胆泻肝片）+替硝唑片	适合湿热下注（肝胆湿热）的阴道炎，中西药合用，不易复发
治疗+保养	甲硝唑片+维生素EC颗粒	这个疾病和人体免疫力低有关，维生素E和维生素C不但可以提高机体免疫力，还具有保护卵巢作用
对因+对症	甲硝唑片+洁阴止痒洗液	既可以解决引起疾病的滴虫，还可以解决该疾病导致的外阴瘙痒或异味问题
全身+局部	替硝唑片+洁尔阴洗液	全身给药解决病因，局部给药解决最难受表现

2. 辅助治疗（表2-2-3）

表2-2-3　滴虫性阴道炎的辅助治疗

商品	作用
维生素EC颗粒	口服，可提高机体抗病能力，还具有保护卵巢的作用
84消毒液	用于浴盆、坐便器、坐便套、污染内裤等消毒处理，防止病原体交叉感染或二次感染
冲洗器	用于洗液冲洗阴道
避孕套	用于预防性伴侣男女交叉感染

【爱心提示】（表2-2-4）

表2-2-4　滴虫性阴道炎的生活与用药提示

提示维度	具体内容
日常生活	女性治疗期间注意卫生，避免性交或性交时使用避孕套，每天换洗内裤
	为避免重复交叉感染，对用过的内衣裤等做开水烫洗或消毒处理
	服用甲硝唑或替硝唑的部分患者口中会有金属味，服药期间及停药1周内不得饮酒或含有乙醇成分的制品，因其可以减少乙醇排泄，带来身体伤害，即预防双硫仑反应
	该疾病，男性性伴侣会成为病原体携带者，为防止男女异性之间的传播，要针对此类患者考虑避孕套的使用以及关联消杀类商品的使用。提醒该类患者内衣裤、浴盆、浴巾、坐便器、坐便套、洗衣机等日常清洁消毒处理
	正常女性阴道内环境为弱酸性，如果为健康女性选用护理性质洗液，就应该从洗液的酸碱性是否更适合女性的阴道内生理环境出发来选择，而不是轻易使用所谓的护理洗液，反而容易导致阴道炎
	服药期间，不可同服西咪替丁、雷尼替丁、苯巴比妥等，否则会降低硝唑类自身药物的疗效
	治疗期间，服用甲硝唑、替硝唑可导致尿液呈现深红色，患者不必担心
合理用药	患者用药必须要有全身用药，因为局部用药不易根治，而且局部用药治愈率≤50%，易导致疾病反复发作
	为预防疾病复发，患者可于第2~3次月经干净后重复用药1周
	对于已婚未育妇女，尽量足疗程用药，该病有可能引起不孕不育
	在放阴道药物如栓剂、泡腾片前，应该用偏酸性洗液如1%乳酸或0.5%醋酸洗液清洗阴道；目的是清除阴道内白带，确保投放的药物最大化发挥药效
荐药提醒	阴道泡腾片崩解速度更快，起效相对更迅速；妇科阴道给药，要求尽量接近或放入阴道后穹窿部，因为穹窿部是病原微生物比较容易积聚的地方，也是很多通过阴道给药药物的用药盲区，而泡腾片相对可以解决穹窿盲区给药的问题
	栓剂好处在于药物不受胃肠pH的破坏而失去活性；不会像口服药物受肝脏首过效应破坏；相对于口服给药的干扰因素少；栓剂作用比一般口服作用时间长；对胃肠道反应大的可以选此剂型；相对于阴道片或阴道泡腾片，作用时间更长一些，对于阴道壁皱褶内病原微生物更有效；阴道皱褶内是病原微生物易隐藏的地方，部分药效持续时间短的剂型，则不能最大化处理病原体
	不孕不育是该疾病的一个重要危害，在药店问病荐药中，要善于利用疾病的危害、并发症或疾病远期发生发展的影响，一定建议患者科学合理地按疗程用药，也称之为危机提示荐药

【知识点加油站】

1. 甲硝唑的应用（表2-2-5）

表2-2-5　甲硝唑的应用

疾病种类	使用方法
滴虫性阴道炎	200mg/次，3次/日；共计7~10日
细菌性阴道病	200mg/次，3次/日；共计7~10日
老年性阴道炎	200mg/次，3次/日；共计7~10日
急性附件炎或盆腔炎	200~400mg/次，3次/日，7~10日
肠道阿米巴痢疾	400~600mg/次，3次/日，5~7日
牙周炎	200mg/次，3次/日；共计7~10日
消化性溃疡或慢性胃炎	400mg/次，2~3次/日，7~14日
酒渣鼻	200mg/次，2~3次/日，配合3次/日外涂甲硝唑霜，3周1个疗程
鼻窦炎及破伤风	400mg/次，2~3次/日，7~14日

注：（1）通过上表，培养从业人员掌握一药多用的技能，意思就是从业人员要掌握一种药物可以在多种疾病上使用，从而能够拿过来一种药就可以说出用于哪些病；反过来说出一种疾病可以使用哪些药物。

（2）硝唑类药物对比：替硝唑与甲硝唑相比，疗效比甲硝唑高，疗程短，耐受性好；甲硝唑对于儿童需要慎用，而替硝唑对于儿童可以0.05g/d单次口服使用；甲硝唑药物生物利用度为40%，替硝唑生物利用度为70%，奥硝唑生物利用度相对更高，可达90%。

2. 双硫仑反应

有些药物服用之后若饮酒，会发生面部潮红、眼结膜充血、视觉模糊、头颈部血管剧烈搏动或搏动性头痛、头晕、恶心、呕吐、出汗、口干、胸痛、心肌梗死、急性心衰、呼吸困难、急性肝损伤，惊厥及死亡等。这类药物常见的有头孢菌素类抗生素、硝唑类抗生素、康唑类抗生素、降糖类药物、阿莫西林、红霉素等。

第二节　念珠菌性阴道炎

该病又称为霉菌性阴道炎，现在临床称之为外阴阴道假丝酵母菌病。

【病因】

由白色念珠菌感染引起。孕妇、糖尿病妇女、长期应用广谱抗生素、糖皮质激素和雌激素的妇女易发生念珠菌感染；穿紧身化纤内裤及肥胖女性也属于易患人群。75%的妇女一生中至少患过一次念珠菌性阴道炎，45%的妇女则有2次以上。

【传播方式】

口腔、阴道、肠道的念珠菌可自身相互传染，为此病主要传播方式；其次为直接传播（异性性交）和间接传播（衣物、坐便器、毛巾、洗衣机等）。

【临床表现】

①主要是外阴瘙痒和白带增多。②瘙痒程度可从轻微的瘙痒到难以忍受的奇痒。③伴有烧灼感、尿频、尿急、尿痛及性交痛。④典型的白带呈凝乳状或豆腐渣样，有细菌混合感染时可呈脓性白带。

【治疗】

1. 消除诱因

若有糖尿病，给予积极治疗；及时停用广谱抗生素、糖皮质激素及雌激素。

勤换内裤，用过的内裤、盆及毛巾均应用开水烫洗。

2. 药物治疗

（1）全身用药　适用于不能耐受局部用药者、未婚妇女、不愿采用局部用药者或顽固反复发作者。处方：①伊曲康唑 200mg，1 次/日，连用 3～5 日；或 200mg，2 次/日，连用 2 日。②氟康唑 150mg，顿服。③制霉菌素栓剂 50 万 U/次，3 次/日，连用 7～10 日。

（2）局部用药　2%～4% 小苏打溶液冲洗阴道与外阴后：①硝酸咪康唑栓 200mg，连用 7 日；同时硝酸咪康唑霜涂外阴止痒。②制霉菌素或克霉唑片或栓 1 片（枚），连用 7～14 日；外阴涂 3% 克霉唑膏止痒。

（3）复发性念珠菌阴道炎治疗（一年内发作 4 次以上的为顽固性念珠菌性阴道炎）

在原有治疗基础上，用维持治疗：氟康唑 150mg，每周 1 次，共 6 个月；或伊曲康唑 400mg，每月 1 次，连用 6 个月；或克霉唑栓 500mg，每周 1 次，连用 6 个月。同时，性伴侣同治。

（4）孕妇治疗　选用外用咪康唑或克霉唑（无论孕妇有无症状；在孕期使用安全），以 7 日疗法效果最好，禁止口服给药。

（5）联合用药（表 2-2-6）

表 2-2-6　念珠菌性阴道炎的联合用药

指导思想	举例	推荐理由
口服＋外用	伊曲康唑胶囊＋硝酸咪康唑栓	口服加外用起效更快，更快地杀灭病原体，缩短疾病进程
主药＋辅助	克霉唑栓＋洁阴止痒洗液	使用外用栓剂前，要用洗液冲洗阴道，把分泌物清理干净再用栓剂，有利于栓剂药物更好发挥作用
中药＋西药	妇炎康胶囊（龙胆泻肝片）＋氟康唑胶囊	中医上这个病属于湿热下注（肝胆湿热）的带下病，中西药合用效果更好，不易复发
治疗＋保养	妇科止痒胶囊＋伊曲康唑胶囊＋维生素 EC 颗粒	本病和人体抵抗力低有关，维生素 E 和维生素 C 不但可以提高抵抗力，还具有保护卵巢作用
对因＋对症	康妇消炎栓＋苦参凝胶＋维生素 EC 颗粒	既解决导致疾病的湿热问题，还可以解决疾病导致的外阴瘙痒或异味问题

3. 辅助治疗（表 2 - 2 - 7）

表 2 - 2 - 7　念珠菌性阴道炎的辅助治疗

商品	用途
营养素	如蜂胶胶囊或大蒜精油胶囊等，部分专家认为具有抑制真菌繁殖及减缓炎症等作用，缩短疾病病程以及降低疾病复发率等
避孕套	用于预防男女性伴侣交叉感染
冲洗器	用于洗液冲洗阴道
消杀类	如消毒净、苯扎溴铵（新洁尔灭）等，用于皮肤、内衣裤、坐便器、浴盆等消毒杀菌使用

【爱心提示】（表 2 - 2 - 8）

表 2 - 2 - 8　念珠菌性阴道炎的日常生活与用药提示

提示维度	具体内容
生活方面	对用过内衣裤等进行开水烫洗或消毒处理
	患者必须要考虑使用消杀类商品，对内裤、坐便套、洗衣机等进行消毒处理，从而达到防止交叉感染及疾病再次发作的目的
合理用药	伊曲康唑饭后口服药物利用效果更好
	口服特比萘芬再进食高脂食物，可以使其利用度提高 40%
	伊曲康唑与氟康唑对肝肾功能不全者慎用
	患者采用小苏打溶液用于改变阴道内局部酸碱度，以提高其他阴道外用药物的疗效
	对于性伴侣，尤其是对于复发者一定要考虑性伴侣同治
	患者口服康唑类药物的同时，加用保肝护肝类商品，如强肝糖浆等

【知识点加油站】

1. 广谱抗生素及糖皮质激素（表 2 - 2 - 9）

表 2 - 2 - 9　广谱抗生素及糖皮质激素相关知识点

知识点	具体内容
广谱抗生素	广谱抗生素指的是药物抗菌谱广泛，例如头孢菌素类、四环素类、酰胺醇类（如氯霉素）、人工合成的磺胺类药物（如磺胺甲噁唑）等。正常情况下，阴道内细菌保持一种彼此抑制的平衡，如果大量或长期使用广谱抗生素，就会导致阴道内菌群相互抑制的平衡被打乱，从而引起阴道炎
糖皮质激素	糖皮质激素指的是氢化可的松、泼尼松、地塞米松、倍他米松、曲安奈德等；一般长期应用糖皮质激素的疾病多指的是系统性红斑狼疮、类风湿关节炎、肾病综合征、顽固性的支气管哮喘等。这些疾病使用糖皮质激素的时间大多需要半年至一年，甚至更长。而糖皮质激素用于皮肤病中效果比较好的是：神经性皮炎、脂溢性皮炎、肛门瘙痒、过敏性皮炎、接触性皮炎后期、牛皮癣、干燥综合征等

续表

知识点	具体内容
糖皮质激素应用提示	必须长期应用糖皮质激素类药物的，如出现胃酸过多，则应给予加服抗酸药物；长期大量用药还应增加蛋白饮食，以补偿蛋白质的分解；并适当加服钙制剂，以防钙流失及抽搐发生。停用该药物时，应该逐渐减量停用，不可骤停。长期或大剂量应用糖皮质激素类药物，可引起肥胖、多毛、痤疮、血糖升高、高血压、水肿、血钾降低、消化性溃疡、骨质疏松、伤口愈合不良等
雌激素的应用	①功能性子宫出血；②更年期综合征；③回奶（己烯雌酚 5mg/次，3 次/日，连用 3～5 天）；④绝经期老年性骨质疏松；⑤老年性阴道炎；⑥部分用于避孕药；⑦用于因化疗或放疗导致白细胞减少的患者

2. 用于深部真菌及浅部真菌感染的常用药物（表 2 - 2 - 10）

表 2 - 2 - 10　抗真菌药物分类

类别	常用药物	特点
用于浅部真菌病	酮康唑、克霉唑、咪康唑、益康唑、特比萘芬	毒性大，多局部用药
用于深部真菌病	伊曲康唑、氟康唑、伏立康唑	毒性小，多口服用药；伊曲康唑有心脏毒性及肝损害；氟康唑主要是肝损害

注：（1）在抗真菌药中，灰黄霉素、制霉菌素属于第一代；克霉唑、咪康唑、酮康唑、益康唑、特比萘芬属于第二代；伊曲康唑、氟康唑属于第三代抗真菌药物。（2）特比萘芬对念珠菌多起到抑菌作用，主要用于浅部真菌如皮肤真菌感染的体癣、股癣、甲癣等；而伊曲康唑及氟康唑可用于深部、浅部真菌感染。深部真菌感染指的是发生在皮肤深层、黏膜、内脏等部位的真菌感染性疾病。

3. 碳酸氢钠的使用（表 2 - 2 - 11）

表 2 - 2 - 11　碳酸氢钠的使用

用途	具体使用
中和胃酸	口服碳酸氢钠片 0.25～2g/次，每日 3 次
痛风慢性期患者	在服用丙磺舒或磺吡酮期间，应该加服碳酸氢钠碱化尿液，以防止肾结石的形成。
霉菌性阴道炎	患者在使用外用药物之前，应用 2%～4% 小苏打溶液冲洗阴道与外阴
肾和输尿管结石	口服 0.5～2g/次，2～3 次/日，用于碱化尿液，协助尿路结石排出（主要用于尿酸结石或胱氨酸结石）

第三节　细菌性阴道病

细菌性阴道病是阴道内正常菌群失调所致的一种混合感染，但临床表现及病理特征无炎症改变，因此称之为细菌性阴道病。细菌性阴道病菌群失调与频繁混乱的性生活、多个性伴侣，经常冲洗阴道导致阴道内环境碱化等有关系。

【病因】

患者阴道内菌群失调导致，其中厌氧菌、阴道加德纳菌等大量繁殖，乳酸杆菌减少。

【临床表现】

白带增多，灰白色，稀薄，外阴瘙痒并有灼痛感，阴部鱼腥臭味（尤其性交时或性交后、经期时或经期后臭味加重，鱼腥臭味是因为厌氧菌繁殖同时产生胺类物质所致）。该病可引起子宫内膜炎、盆腔炎。

【治疗】

1. 药物治疗

（1）全身用药

处方：①甲硝唑 400mg/次，2 次/日，共 7 日；或替硝唑 2.0g，单剂量疗法，1 次/日，连续 3 天。②克林霉素适合于甲硝唑治疗失败者，或对甲硝唑过敏、不能耐受者，特别适用于妊娠妇女；口服 300mg/次，每日 2 次，共 7 日。③磷霉素钙 2~4g/d，分 3~4 次/日，共 7~12 日。

（2）局部用药

①甲硝唑阴道泡腾片 200mg，每晚 1 次，睡前置入阴道，共 7 日；或甲硝唑凝胶，每日 2 次，共 5 天；或克林霉素阴道栓，每晚 1 次，共 7 天，或每天 2 次，共 5 天。②聚甲酚磺醛栓，每日 1 次，共 7~10 日。

应用处方①或②的同时，使用酸性洗液冲洗阴道，每日 1 次，共 7 日。

（3）特殊人群用药

①孕妇局部使用甲硝唑或克林霉素；也可口服克林霉素或氨苄西林，但妊娠 3 个月内慎服甲硝唑。②对于反复发作的或难治患者，其男性性伴侣应接受治疗。

（4）联合用药（表 2-2-12）

表 2-2-12 　细菌性阴道病的联合用药

指导思想	举例	推荐理由
口服 + 外用	磷霉素钙片 + 甲硝唑阴道凝胶	口服加外用起效更快，缩短疾病进程
主药 + 辅助	甲硝唑栓 + 复方黄松洗液	使用外用栓剂前，要用洗液冲洗阴道，把分泌物清理好再用栓剂，这样做有利于栓剂药物更好地发挥作用
中药 + 西药	妇炎康复片（龙胆泻肝片）+ 奥硝唑片	中医上这个病属于湿热下注（肝胆湿热）的带下病，中西药合用效果更好，不易复发
治疗 + 保养	金鸡片 + 甲硝唑片 + 维生素 EC 颗粒	本病和人体抵抗力低有关，维生素 EC 颗粒不但可以提高抵抗力，还具有保护卵巢作用
对因 + 对症	甲硝唑醋酸氯己定洗液 + 磷霉素钙片	既解决导致疾病的滴虫问题，还可以解决疾病导致的外阴瘙痒或异味问题

2. 辅助治疗

（1）对于白带量多者，使用栓剂及泡腾片、凝胶等之前需要用阴道冲洗器清理白带，有利于阴道内给药最大化发挥药效，防止受白带分泌物影响。

（2）适当口服维生素 EC 颗粒、B 族维生素等可促进炎症快速恢复，同时有利于预防阴道炎进一步发展成宫颈炎等疾病。

【爱心提示】（表 2 – 2 – 13）

表 2 – 2 – 13　细菌性阴道病的日常护理及用药提示

提示维度	具体内容
合理用药	该疾病可能引起子宫内膜炎或盆腔炎等继发性危害，所以要求顾客做到及时、最大化按疗程用药
	因为该类型阴道炎阴道内环境偏碱性，因此选用偏酸性洗液，用以改变阴道酸碱度，有利于疾病恢复
	选用凝胶剂型的好处在于向阴道内投药物的时候可以更接近阴道穹隆部，相对可最大化解决阴道用药盲区给药的问题
	凝胶剂型药物还可以外阴部涂抹使用，即所谓的"一药二用"，从性价比的角度来看，等于花了一种药物的价钱买了两种药物，对于一些对价格敏感或有性价比要求的顾客更适用
	甲硝唑抑制厌氧菌生长但是不会抑制乳酸菌生长，对支原体效果很差；该病无论选用口服或外用形式给药其效果接近，所以尽量不叠加使用
日常护理	不要过度使用所谓的护理洗液清洗阴道，否则容易引起细菌性阴道病；日常使用生理盐水或凉白开水即可

【知识点加油站】（表 2 – 2 – 14）

表 2 – 2 – 14　甲硝唑与克林霉素、磷霉素钙的对比

品名	适应证	不良反应
甲硝唑	主要用于厌氧菌引起的腹腔、消化道、女性生殖系统、下呼吸道、皮肤及软组织、骨和关节等部位的炎症	主要表现为消化道的恶心、呕吐、食欲下降以及神经系统的头痛、眩晕、肢体麻木、感觉异常等
克林霉素	主要用于腹腔及妇科的厌氧菌感染	过敏性休克为主要不良反应
磷霉素钙	用于敏感菌引起的肠道、泌尿道、呼吸道、妇科阴道及子宫炎症等	毒性较轻，少部分引起皮疹及消化道反应等

第四节　萎缩性阴道炎

萎缩性阴道炎曾称为老年性阴道炎。它的易发人群大多是绝经后妇女（双侧卵巢切除或哺乳期妇女，或药物治疗导致的假绝经妇女）。

【病因】

该疾病是由于女性卵巢功能衰退，雌激素水平低落，阴道黏膜变薄，阴道内缺少糖原致酸度降低，阴道内 pH 增高；阴道黏膜局部抵抗力减弱，使致病菌更易繁殖而引起炎症。另外个人卫生习惯、营养缺乏尤其 B 族维生素的缺乏，亦与本病有关。

【临床表现】

主要症状为白带增多，常为稀薄、黄色水样，感染重者可呈脓性血性白带。外阴有瘙痒感、烧灼感，可伴有尿频、尿痛、性交痛等表现。依据绝经、卵巢手术、药物性闭经及上述表现很容易诊断。

【治疗】

1. 药物治疗

（1）全身用药　采用激素替代疗法（属于西医临床对于该病的主要治疗方法）。年轻者可口服尼尔雌醇，首次 4mg，以后每 2 ~ 4 周 1 次，每次 2mg，维持 2 ~ 3 个月。该治疗方法费用低，剂量小，作用时间长，对子宫内膜影响小，较安全。

（2）局部给药（表 2 – 2 – 15）

表 2 – 2 – 15　萎缩性阴道炎的局部用药

疾病情形	药物及使用
改善阴道酸碱度	1% 乳酸或 1∶5000 的高锰酸钾溶液冲洗阴道，每日 1 次，共 5 ~ 7 日
阴道局部消炎	甲硝唑 200mg 或氧氟沙星 100mg，每日 1 次，7 – 10 日 1 个疗程
症状严重者	每晚阴道放己烯雌酚片 0.125 ~ 0.25mg，每日 1 次，共 7 日；或己烯雌酚软膏涂布

（3）联合用药（表 2 – 2 – 16）

表 2 – 2 – 16　萎缩性阴道炎的联合用药

指导思想	举例	推荐理由
口服 + 外用	甲硝唑片 + 甲硝唑醋酸氯己定洗液	口服加外用起效更快，可缩短疾病进程
主药 + 辅助	甲硝唑栓 + 洁阴止痒洗液	使用外用栓剂前，要用洗液冲洗阴道，把分泌物清理好再用栓剂，有利于栓剂药物更好发挥作用
中药 + 西药	千金片（龙胆泻肝片）+ 替硝唑片	中医上这个病属于湿热下注（肝胆湿热）型带下病，中西药合用效果更好，不易复发
治疗 + 保养	磷霉素钙片 + 维生素 EC 颗粒或蜂王浆	本病和人体抵抗力低有关，维生素 E 和维生素 C 不但可以提高抵抗力，还具有保护卵巢作用
对因 + 对症	甲硝唑片 + 洁阴止痒洗液	既解决导致疾病的滴虫问题，还可以解决疾病导致的外阴瘙痒或异味问题

2. 辅助治疗

（1）目前临床发现，老年性阴道炎患者平时可以补充一定的天然雌激素（大豆异黄酮、蜂王浆、葛根粉等）及蜂胶、B 族维生素、维生素 A（对于预防或缓解老年性阴道炎性疾病具有一定的作用）；如果经济条件良好，还可以考虑补充适量的蛋白质粉。

（2）对于有阴道干涩表现者，使用阴道冲洗器、阴道润滑剂。

（3）加强锻炼增加全身以及阴道局部抵抗力，抑制细菌的生长。保持局部清洁和酸性环境。

【爱心提示】（表 2 - 2 - 17）

表 2 - 2 - 17　萎缩性阴道炎的日常护理及用药提示

提示维度	具体内容
生活提示	保持心情愉快；根据体质情况，日常使用牛黄清心丸（局方）（针对平时心烦心火大者）
	多吃新鲜蔬菜、水果以及大豆类制品，或者葛根粉等（补充天然雌激素）
	日常补充维生素 EC 颗粒或 B 族等多种维生素等
合理用药	如果条件允许，使用海马补肾丸，五虚同补，五脏通调，可以改善更年期一些不舒服表现

【知识点加油站】

1. 常见维生素的归纳总结（表 2 - 2 - 18）

表 2 - 2 - 18　常见维生素的使用

类别	应用
维生素 A	用于维生素 A 缺乏导致的夜盲症、眼干燥症、角膜软化症、皮肤粗糙等；妊娠、哺乳期妇女、儿童补充；食道癌的预防与辅助治疗等
β 胡萝卜素	各种肿瘤的预防与辅助治疗；防治动脉硬化、冠心病、脑卒中、白内障、老年性痴呆；免疫性疾病的辅助用药
维生素 B_1	脚气病、心肌炎、消化不良、糖尿病、慢性腹泻、发热、甲状腺功能亢进、小儿遗尿症、小儿麻痹后遗症、肿瘤患者放化疗及长期服用避孕药、长期服用含鞣质中药者
维生素 B_2	结膜炎、角膜炎、睑缘炎、口角炎、舌炎、阴囊炎、脂溢性皮炎等
维生素 B_6	用于抗肿瘤药引起的恶心、呕吐或妊娠呕吐、婴儿惊厥、白细胞减少；局部涂抹治疗痤疮、脂溢性皮炎、酒渣鼻、高胆固醇血症等
维生素 B_{12}	神经炎、贫血等
维生素 C	过敏性疾病、铁剂吸收、高脂血症、感染性疾病、提高机体抗病能力等
维生素 D	促进钙吸收；防治骨质疏松症、婴儿手足搐搦症等
维生素 E	动脉硬化、心绞痛、习惯性流产、更年期、月经不调、男女不孕不育、免疫力低下者等
维生素 EC（复方制剂）	用于机体免疫力的提高；用于女性卵巢保养、皮肤保养及妇科炎症；用于改善血管的弹性及完整性

2. 各种维生素的具体使用（表 2 - 2 - 19 ~ 表 2 - 2 - 28）

表 2 - 2 - 19　维生素 A 的使用

疾病	联合用药	疗程
夜盲症	杞菊地黄丸或名目地黄丸 + 维生素 A	1 ~ 2 万 U/日，症状改善为止
眼干燥症	人工泪液 + 溴己新或新斯的明 + 环孢素 A 滴眼液 + 维生素 A	需要长期使用

续表

疾病	联合用药	疗程
角膜软化症	口服维生素 A + 维生素 B₁ 或复合维生素；外用鱼肝油滴剂及抗生素眼药膏	7～10 天
皮肤粗糙	口服维生素 A 或维生素 EC 颗粒；外用维 A 酸软膏或水杨酸软膏	7～15 天
妊娠	口服维生素 A + 维生素 D	5000U/日，1～3 个月
哺乳期妇女	口服维生素 A + 维生素 D	5000U/日，1～3 个月
儿童	口服维生素 A + 维生素 D	2000～3000U/日，1～3 个月

表 2 - 2 - 20　β 胡萝卜素的使用

疾病	联合用药	疗程
冠心病	参七心舒胶囊 + β 胡萝卜素	3～6 个月
白内障	拨云退翳丸 + β 胡萝卜素	3～6 个月
老年性痴呆	天麻醒脑胶囊或清宫寿桃丸 + β 胡萝卜素	6 个月以上
免疫性疾病	（1）类风湿关节炎：风湿关节炎丸或大活络丸 + β 胡萝卜素；（2）甲状腺功能亢进：丙硫氧嘧啶 + β 胡萝卜素；或甲巯咪唑片 + 溃疡性结肠炎；（3）银屑病：口服阿维 a 酯 + 青黛丸或大活络丸 + β 胡萝卜素；外用维 A 酸霜；（4）溃疡性结肠炎：柳氮磺吡啶或美沙拉嗪 + β 胡萝卜素 + 大活络丸	（1）类风湿关节炎用药 3～6 个月；（2）甲状腺功能亢进使用丙硫氧嘧啶时，1～3 个月；使用甲巯咪唑片时，12～18 个月；（3）银屑病用药 1～3 个月；（4）溃疡性结肠炎用药 6 个月以上
癌症	放、化疗药物 + β 胡萝卜素 + 牛黄清心丸（局方）	6 个月以上；牛黄清心丸（局方）可以降低癌症患者因放化疗造成的牙齿痛、失眠、烦躁、冒虚汗、骨头痛等不舒服表现

表 2 - 2 - 21　维生素 B₁ 的使用

疾病	联合用药	疗程
发热	布洛芬 + 维生素 B₁	3～7 天
心肌炎	辅酶 Q + 维生素 EC 颗粒 + 维生素 B₁	辅助治疗，15～30 天
消化不良	多潘立酮或西沙必利 + 人参健脾丸或参苓白术散 + 维生素 B₁	7～15 天
糖尿病	二甲双胍 + 湿消丸或消渴降糖片或参芪降糖片 + 维生素 B₁	6 个月以上
慢性腹泻	蒙脱石散 + 乳酸杆菌 + 参苓白术颗粒 + 维生素 B₁	3～6 个月
小儿遗尿症	奥昔布宁 + 缩泉丸或遗尿停胶囊或健脾止遗片 + 维生素 B₁	3～6 个月
长期服用含鞣质中药者	含鞣质的中药有山楂、乌梅、金樱子、锁阳、大黄、地榆、仙鹤草、山茱萸等	1～3 个月

表 2 – 2 – 22　维生素 B_2 的使用

疾病	联合用药	疗程
结膜炎	妥布霉素滴眼液（细菌引起）或干扰素滴眼液（病毒引起）+维生素 B_2+黄连上清丸或防风通圣丸	7～12 天
阴囊炎	西替利嗪+维生素 B_2+龙胆泻肝片+曲安奈德益康唑乳膏（外用）	7～12 天
脂溢性皮炎	葡萄糖酸锌颗粒+湿消丸+维生素 B_2+复方益康唑霜（外用）	7～12 天
口服避孕药	复方去氧孕烯片+维生素 B_2	服用避孕药女性维生素 B_2 缺乏，使用 7～12 天

表 2 – 2 – 23　维生素 B_6 的使用

疾病	联合用药	疗程
药物引起的恶心呕吐	多潘立酮+维生素 B_6	3～5 天
惊厥	牛黄清心丸（局方）+维生素 B_6	5～7 天
高胆固醇血症	阿托伐他汀钙片+维生素 B_6+血脂宁丸或湿消丸	6 个月以上

表 2 – 2 – 24　维生素 B_{12} 的使用

疾病	联合用药	疗程
神经炎	维生素 B_{12}+大活络丸	12～30 天
贫血	维生素 B_{12}+硫酸亚铁叶酸片+益气养血口服液	30～45 天

表 2 – 2 – 25　维生素 C 的使用

疾病	联合用药	疗程
过敏性疾病	（1）过敏性鼻炎：氯雷他定胶囊+维生素 C+辛夷鼻炎丸；（2）荨麻疹：扑尔敏+维生素 C+西咪替丁片+血府逐瘀丸	7～15 天
血脂异常	瑞舒伐他汀钙片+维生素 C+血脂宁丸	6 个月以上
感染性疾病	（1）感冒：维生素 C+复方氨酚烷胺片+感冒清热颗粒；（2）滴虫性阴道炎：甲硝唑片+维生素 C+妇炎康片；（3）咽炎：咽炎片+维生素 C	（1）感冒用药 5～7 天；（2）滴虫性阴道炎用药 15～28 天（3）咽炎用药 1～3 个月

表 2 – 2 – 26　维生素 D 的使用

疾病	联合用药	疗程
婴儿手足搐搦症	维生素 D+葡萄糖酸钙口服液	2～3 个月
骨质疏松症	骨化三醇+海马补肾丸	骨质疏松在中医上一定程度都与肾精亏虚有关；用药 15～30 天

表 2 - 2 - 27　维生素 E 的使用

疾病	联合用药	疗程
心绞痛	大活络丸或血塞通胶囊 + 维生素 E + 阿司匹林	1 ~ 3 个月
更年期	牛黄清心丸（局方）+ 维生素 E + 谷维素	1 ~ 3 个月
月经不调	归脾丸 + 维生素 E	1 ~ 3 个月
不孕不育	五子衍宗丸或海马补肾丸 + 维生素 E + 硫酸锌颗粒	3 ~ 6 个月
服用避孕药者	防止体内维生素 E 的流失及保护卵巢	3 ~ 5 天

表 2 - 2 - 28　维生素 EC 颗粒的使用

疾病	联合用药	疗程
脑卒中后遗症	大活络丸或牛黄清心丸（局方）+ 维生素 EC 颗粒 + 月见草油胶丸	6 个月以上
妇科炎症	妇炎康颗粒 + 维生素 EC 颗粒	1 ~ 3 个月

第五节　宫颈炎

宫颈炎是子宫颈阴道部炎症以及子宫颈管的黏膜炎症；因为子宫颈阴道部与阴道黏膜的相连，所以阴道炎都可以引起宫颈炎。临床上宫颈炎分为急性宫颈炎与慢性宫颈炎，如果急性宫颈炎未及时医治或病原体持续存在，就会导致慢性宫颈炎。因此，慢性宫颈炎由急性宫颈炎迁延而来，也可由引起急性宫颈炎病原体的持续感染导致。

【病因】

急性宫颈炎的病因主要有以下几类（表 2 - 2 - 29）。

表 2 - 2 - 29　急性宫颈炎的病因

类别	具体内容
机械性刺激或损伤	宫颈炎的发生与性生活有关系，自然或人工流产、诊断性刮宫以及分娩都可造成子宫颈损伤而导致炎症。
病原体感染	部分细菌、HPV 病毒、滴虫等都可引起宫颈炎；部分性传播疾病高危人群，如感染淋病奈瑟菌及沙眼衣原体，也可引起宫颈炎
化学物质刺激	用某种酸性或碱性溶液冲洗阴道，或将栓剂放入阴道，都可能引起宫颈炎

【临床表现】

急性期大部分患者无症状，有表现者则出现白带增多，呈黏液脓性，外阴瘙痒及灼热感，如合并尿路感染则出现尿急、尿频、尿痛。

慢性期大多无症状；部分表现如下：①白带增多是主要症状，呈乳白色黏液状或黄色脓性白带；②妇检发现会伴有宫颈糜烂样改变（目前临床已经取消宫颈糜烂这一诊断说法，取而代之的是柱状上皮异位，并且认为这是一种正常生理现象）和宫颈息肉，此类患者会有血性白带和接触性出血；③部分可伴有下腹坠痛和腰骶部酸痛感，每与经期、排便或性生活时加重（疼痛加重是因为经期宫颈扩张、宫颈与直肠解剖毗邻致排便时挤压宫颈、性生活时抵触宫颈造成）。

【治疗】

1. 急性期药物治疗

（1）对于年龄小于 25 岁，有多个性伴侣，并且无保护性性交，在未做病原体具体检验之前，可经验性选用针对衣原体的阿奇霉素，1g/次，单次顿服。或多西环素 100mg，2 次/日，连用 7 日。

（2）检测为淋病奈瑟菌感染者，可口服头孢克肟 400mg，顿服。如为沙眼衣原体，可选用阿奇霉素 1g，顿服或红霉素 500mg，4 次/日，连续 7 日；或氧氟沙星 300mg，2 次/日，连续 7 日；或左氧氟沙星 500mg，1 次/日，连用 7 日。

2. 慢性期药物治疗

（1）全身用药

口服抗宫炎片或宫炎康颗粒＋维生素 EC 颗粒（使用维生素 EC 颗粒有利于炎症快速恢复及提高机体抗病能力，预防急性转化为慢性）；对于持续性炎症者，考虑确定病原体后按照急性期使用抗生素，同时性伴侣治疗。

（2）局部用药

聚甲酚磺醛阴道栓隔日 1 枚，15 日 1 个疗程；或抗生素（氯霉素 500mg）＋糖皮质激素（可的松 250mg）联合阴道给药 12 日，或重组人干扰素 α 栓剂 1 粒，隔日 1 次，连用 6 日为 1 个疗程，一般需用药 3 个疗程。

3. 联合用药（表 2 - 2 - 30）

表 2 - 2 - 30　宫颈炎的联合用药

指导思想	举例	推荐理由
口服＋外用	磷霉素钙片＋维生素 EC 颗粒＋保妇康栓	口服加外用起效更快，缩短疾病进程
主药＋辅助	保妇康栓＋洁阴止痒洗液	使用外用栓剂前，要用洗液冲洗阴道，把分泌物清理好，再用栓剂，有利于栓剂药物更好发挥作用
中药＋西药	宫炎康颗粒（龙胆泻肝片）＋多西环素片	中医上这个病属于湿热蕴毒（肝胆湿热）的带下病，中西药合用效果更好，不易复发
治疗＋保养	阿奇霉素分散片＋维生素 EC 颗粒	这个病和人体抵抗力低有关，维生素 EC 不但可以提高抵抗力，还具有保护卵巢作用
对因＋对症	左氧氟沙星片＋洁阴止痒洗液	既解决导致疾病的衣原体问题，还可以解决疾病导致的外阴瘙痒或异味问题

4. 辅助治疗措施

（1）蛋白质粉、维生素 EC 颗粒或复合维生素：含丰富蛋白质及多种维生素，增强人体细胞免疫功能。

（2）新洁尔灭：对内衣等受污染衣物进行消毒处理。

【爱心提示】（表 2－2－31）

表 2－2－31　宫颈炎的日常护理及用药提示

提示维度	具体内容
日常生活	注意个人卫生，污染内衣裤及洗浴相关用品进行消毒处理
	HPV 感染者不要有太大心理压力，调整好心情与作息，提高机体免疫力后，病原体阳性可以转阴
合理用药	治疗要做到足疗程，尤其在急性期，变成慢性宫颈炎治疗起来就很困难了
	必须做到男女（性伴侣）同治，以防交叉感染
	对于已经有阴道炎的患者，及时予足疗程的正确用药，是防止宫颈炎的重要手段
	栓剂与洗液长时间使用也有可能引起宫颈炎
	要加强清热除湿中药的联合使用，中医上宫颈炎多属于湿热，湿热清除则炎症自然消退

【知识点加油站】

1. HPV 病毒

HPV 病毒是人类乳头瘤病毒的缩写，该病毒主要感染部位是人类表皮和黏膜鳞状上皮，主要类型为 HPV1、2、6、11、16、18、31、33 及 35 型等，目前认为 HPV16 和 18 型感染可能与女性宫颈癌有关（表 2－2－32）。

表 2－2－32　各类型 HPV 病毒引起的疾病统计表

类别	具体病毒类型	疾病
皮肤低危型	HPV－1、2、3、4、7、10、12、15 等	寻常疣、扁平疣、跖疣等
皮肤高危型	HPV－5、8、14、17、20、36、3	外阴癌、阴茎癌、肛门癌、前列腺癌、膀胱癌
黏膜低危型	HPV－6、11、13、32、34、40、42、43、44、53、54 等	会感染生殖器（尖锐湿疣）、肛门、口咽部、食道黏膜
黏膜高危型	HPV－16、18、30、31、33、35、53、39	与宫颈癌、直肠癌、口腔癌等有关

注：（1）HPV 感染途径包括：性交；密切接触；衣物、生活用品、坐便器具等间接接触；母婴传播等。（2）HPV 治疗，外用药物如三氯醋酸、氟尿嘧啶软膏、足叶草酯毒素酊剂；干扰素、胸腺肽、转移因子等。对于已经感染者，预防疫苗无效。

2. 妇科炎症常用的抗生素（表 2－2－33）

表 2－2－33　妇科炎症常用的抗生素

抗生素类别	常用药物	妇科疾病
硝唑类	甲硝唑、替硝唑、奥硝唑	滴虫性阴道炎、细菌性阴道炎、急性盆腔炎
咪唑类	氟康唑、伊曲康唑	念珠菌性阴道炎

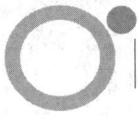

续表

抗生素类别	常用药物	妇科疾病
头孢类	头孢克肟	急性宫颈炎、急性盆腔炎
大环内酯类	罗红霉素、阿奇霉素	急性宫颈炎、急性盆腔炎
沙星类	左氧氟沙星	急性宫颈炎、急性盆腔炎

第六节　盆腔炎性疾病

盆腔炎性疾病指的是女性上生殖道（子宫内膜、输卵管、卵巢等）的一组感染性疾病，主要包括子宫内膜炎、附件炎（指卵巢、输卵管的炎症）、输卵管卵巢脓肿、盆腔腹膜炎等；其中以附件炎最为常见。

盆腔炎性疾病多发生在性活跃期、有月经的妇女，初潮、无性生活、绝经妇女很少发生。盆腔炎性疾病如未得到及时彻底治疗，可导致不孕、输卵管妊娠、慢性盆腔痛，炎症反复发作会给患者本人带痛苦，给家庭带来经济负担。

【病因】

当女性生殖系统自然防御功能（指的是如阴道内弱酸性环境、宫颈管平时有黏液附着、育龄妇女的月经可消除宫内感染等）遭到破坏或机体免疫力下降或内分泌发生改变或外界病原微生物（指的是如滴虫、淋菌、沙眼衣原体、支原体等）侵入，炎症即可发生。

性生活频繁、有多个性伴侣、有性病、经期性交、经期使用不洁护垫、经常性阴道冲洗、机体免疫力低下者、阴道炎及宫颈炎患者，都属于盆腔炎疾病的易发人群。

【感染途径】

（1）阴道炎及宫颈炎的病原体上行至子宫内膜、输卵管、卵巢等引起扩散感染。

（2）病原体接触伤口（如器械流产后感染、宫内节育器感染）。

【临床表现】

因炎症轻重、范围大小、发病部位不同而表现各异。病情轻者无症状或只有阴道炎表现。

常见的共性表现有下腹痛、白带增多、持续性腹痛，活动或性交后加重。病情重者可出现高热、寒战、食欲减退等。月经期发病可导致月经增多、经期延长；如伴有尿路感染，则出现尿频、尿痛、尿急；如有脓肿形成，则下腹有包块及局部压迫表现，如排尿困难、尿频、尿痛、腹泻、里急后重、排便困难等。临床上正确诊断该疾病的准确性不高（表2-2-34）。

表 2 - 2 - 34　急、慢性盆腔炎的区别

分类	主要表现	危害	提示
急性盆腔炎	易发人群多为性活跃期年轻女性。常表现为下腹痛或压痛或反跳痛、阴道脓性分泌物增多，可有臭味。腹痛具有持续性，活动或性交后加重。严重者可出现发热、食欲差、寒战；如有泌尿系统感染则伴有尿频、尿急、尿痛表现。如伴有输卵管炎，妇科检查可触及条索状增粗输卵管，而且压痛明显	盆腔炎的盆腔瘀血还可使月经量增多，经期延长，引起继发性痛经，以及造成输卵管积水或输卵管卵巢囊肿。输卵管粘连阻塞时可造成不孕。大约20%患者急性发作后会有慢性盆腔痛后遗症。30%左右患者或伴有不孕不育	急性期的合理用药与足疗程治疗尤为关键，只要合理用药可完全治愈，一旦转为慢性盆腔炎，身心及经济负担带来双重压力
慢性盆腔炎	（1）多不明显，有时有低热、易疲乏感。病程长者，患者可有神经衰弱症状。大多患者盆腔炎性疾病会在机体抵抗力低下的情况下反复发作 （2）表现为白带增多、下腹部坠胀疼痛以及腰骶部酸痛，常在久站立、劳累、性交及月经期加剧。慢性盆腔痛常发生在急性炎症的 4~8 周后		保持良好的机体抵抗力有利于患者降低疾病复发概率，此时提高机体免疫力的商品对顾客尤为重要

【治疗】

1. 急性期药物治疗

症状轻主要为口服抗生素治疗，而且性伴侣必须同治。处方：①头孢克肟（50mg，2次/日）+甲硝唑（400mg，3次/日）+多环西素（50mg，1次/日），口服14日；②氧氟沙星400mg，2次/日或左氧氟沙星500mg，1次/日同时加服甲硝唑400mg，3次/日，连用14日；③莫西沙星400mg，1次/日，连用14日。④中成药：急性期发热时使用银翘解毒丸或安宫牛黄丸等。

2. 慢性期药物治疗

慢性期的药物治疗应以中药为主；可以按照带下病、癥瘕辨证论治，例如湿热下注者用抗宫炎片、气滞血瘀者用桂枝茯苓片。

3. 联合用药（表 2 - 2 - 35）

表 2 - 2 - 35　盆腔炎的联合用药

指导思想	举例	理由
中药 + 西药	抗宫炎片 + 维生素 EC 颗粒 + 复方黄松洗液	属于湿热下注型，湿热不去，炎症不消
	千金胶囊 + 左氧氟沙星	适合属于湿热蕴结型的附件炎或慢性盆腔炎
	替硝唑片 + 二妙丸	西医属于厌氧菌上行感染，中医属于体内湿毒重，中西药结合效果更好
对因 + 对症	磷霉素钙 + 谷维素 + 归脾丸	适合有细菌感染同时伴有神经衰弱者
	茜芷胶囊 + 金鸡片	适合上节育环后阴道出血者

4. 辅助治疗（表 2 – 2 – 36）

表 2 – 2 – 36　盆腔炎急慢性期的辅助治疗

病程	商品使用	目的
急性期	蛋白质粉、氨基酸口服液、多种维生素	增加营养，提高机体抵抗力
	酒精	高热时物理降温
慢性期	维生素 EC 颗粒	提高机体免疫力，保护卵巢
	避孕套	防止性伴侣交叉感染
	足浴盆及红外贴剂	对于下腹坠胀、腰骶酸痛者、腰腹怕凉者，采用物理疗法，通过温热刺激促进盆腔血液循环，改善局部组织营养，对于促进炎症吸收消退效果良好

【爱心提示】（表 2 – 2 – 37）

表 2 – 2 – 37　盆腔炎的日常生活及用药提示

提示维度	具体内容
日常生活	注意性生活卫生，减少性疾病；能够使用避孕套则使用
	及时治疗阴道炎、宫颈炎
	及时治疗盆腔炎，减少后遗症
合理用药	用药足疗程；确保盆腔炎彻底治疗的前提是合理用药并且足疗程用药
	治疗慢性盆腔炎采用中医辨证疗法；采用中西医联合治疗效果更好
	治疗慢性盆腔炎，必须注重免疫力的改善，如加服维生素 EC 颗粒等

【知识点加油站】（表 2 – 2 – 38）

表 2 – 2 – 38　盆腔炎病原微生物分类

类别	具体表现
外源性	从外界进入生殖系统的衣原体，如沙眼衣原体、支原体、淋病奈瑟菌等性传播疾病的病原体
内源性	寄生于阴道的微生物菌群，如需氧菌、厌氧菌；70%～80% 的盆腔炎症造成的脓肿都与厌氧菌有关

第三章

非炎症性疾病

本章非炎症性疾病主要阐述子宫内膜异位症、子宫腺肌病、子宫肌瘤、卵巢囊肿、多囊卵巢综合征等。

第一节 子宫内膜异位症

【病因】

具有生长功能的子宫内膜组织在子宫腔被覆黏膜以外的身体其他部位出现、生长、浸润。常见于生育年龄的妇女，以 25～45 岁居多，占 76%，约有 20% 的人无症状。西医病因至今不清楚。

【临床表现】

子宫内膜异位症的临床表现分类如下（表 2－3－1）

表 2－3－1　子宫内膜异位症的临床表现

维度	具体表现
痛经和下腹痛	疼痛是该病的主要症状。典型症状为继发性痛经、进行性加重。疼痛多位于下腹、腰骶部、盆腔中部，有时候可放射至会阴、肛门及大腿处，常在月经来潮时出现，并持续整个月经周期。35% 左右患者不伴有痛经
不孕	原发性不孕者中，有 25%～40% 患有子宫内膜异位症；在子宫内膜异位症患者中，有 42% 发生不孕
月经失调	30% 会有月经失调，表现为月经量增多、经期延长或经前点滴出血或淋漓不尽
性交不适	部分患者表现为深部性交痛，月经来潮前性交痛最明显

【诊断】

B 超与腹腔镜检查。

【治疗】

治疗原则为采取个体化方案治疗。

1. 药物治疗

（1）孕激素疗法　适用于有慢性盆腔痛、经期痛经症状明显、有生育要求及无卵

巢囊肿形成的患者。（具体使用见表2-3-2）

表2-3-2 孕激素疗法的处方使用

处方	用法用量	疗程
甲地孕酮	口服，4~8mg/次，1次/日	持续3~6个月
炔诺酮	口服，2.5~5mg/次，1次/日	持续3~6个月
孕三烯酮	口服，2.5mg/次，每周2次	6个月1个疗程
米非司酮	口服，25~50mg/次，1次/日	持续3~6个月

注：米非司酮药物疗法副作用轻，不会造成骨质流失风险。

（2）抑制疼痛的对症治疗　吲哚美辛、萘普生、布洛芬等。

（3）中成药　如桂枝茯苓胶囊、散结镇痛胶囊、宫瘤消胶囊、海马补肾丸、湿消丸等。根据中医辨证选取其中1种，3次/日，持续3个月。

（4）联合用药（表2-3-3）

表2-3-3 子宫内膜异位症的联合用药

指导思想	举例	推荐理由
对因+对症	海马补肾丸+元胡止痛片	属于肾精亏虚型，从益肾养精的角度考虑用药才是解决问题的根本
中药+西药	炔诺酮片+大活络丸或大黄䗪虫丸	既可以解决痛经表现，又可以活血化瘀并且化痰祛湿
治疗+调养	甲地孕酮+八珍丸	适合月经量多、气血亏虚者，需要补益气血

2. 辅助治疗

①阿胶、益气养血口服液等（主要用于平素月经量过多而且身体乏力者）；

②外用调经止痛贴剂等。

【爱心提示】（表2-3-4）

表2-3-4 子宫内膜异位症的日常生活及合理用药提示

提示维度	具体内容
日常生活	少摄入生冷、寒凉、油腻食物，适合摄入补虚益气食物
合理用药	平时有腰膝酸痛者，要考虑益肾填精，例如服用海马补肾丸等
	平时心情烦躁或抑郁者，要考虑疏肝解郁，例如服用舒肝解郁胶囊
	有肥胖表现、体内湿气重者，要考虑去湿化痰

第二节　子宫腺肌病

子宫腺肌病指的是子宫内膜腺体及间质侵入子宫肌层。大多发生于30~50岁的经产妇，其中20%患者合并子宫内膜异位症，大约50%患者合并子宫肌瘤，所有病患中有35%无临床表现。

【病因】

目前认为高水平雌孕激素刺激、多次妊娠及分娩、人工流产、慢性子宫内膜炎均与腺肌病发病有关。

【临床表现】

主要表现是经量过多、经期延长和逐渐加重的进行性痛经，疼痛位于下腹正中，常常在经前 7 天开始，一直到月经结束。35% 患者无表现。该病中月经过多的发生率为 45% 左右，表现数个月经周期中月经出血量多，一般大于 80ml，影响女性日常生活。伴发痛经的比例约 25%。

【治疗】

目前西医没有根治性的有效药物。

1. 对于症状轻、有生育要求及近绝经期患者可以使用达那唑、孕三烯酮等。

2. 对于出血量多者考虑补充铁制剂（如多维铁口服液）及叶酸制剂以及益气补血药（如阿胶益寿口服液、八珍丸、十全大补丸）等。

3. 中成药物使用参照子宫内膜异位症及子宫肌瘤部分。

第三节　子宫肌瘤

子宫肌瘤是女性生殖器中最常见的良性肿瘤。育龄期妇女子宫肌瘤发病率有 20% ～ 30%，常见于 30～50 岁妇女；30 岁以上约有 20% 患子宫肌瘤。根据肌瘤发展过程中与子宫肌壁的关系，分为浆膜下、肌壁间、黏膜下肌瘤 3 种；按照肌瘤生长部位，可以分为子宫体肌瘤（占 90%）和子宫颈肌瘤（占 10%）。

【病因】

西医确切病因不明；目前认为可能与女性性激素有关。中医临床有具体明确病因。

【临床表现】

该疾病多无明显症状（表 2 - 3 - 5），仅在体检时偶然发现。

表 2 - 3 - 5　子宫肌瘤的临床表现

症状	具体表现
月经异常	是最常见最重要的表现，表现为月经量过多、月经频发或经期延长，或不规则阴道出血。长期经量过多患者会伴有贫血症
下腹包块	当肌瘤增大使子宫超过 3 个月妊娠大小，时可从腹部触及
白带增多及压迫	可有阴道分泌物增多及压迫症状，压迫会引起排尿困难或尿潴留等
其他	有下腹坠胀、腰酸背痛，经期加重。也有少部分患者发生下腹疼痛及恶心、呕吐

【诊断】

明确子宫肌瘤的诊断常通过 B 超检查。

【治疗】

无症状者一般不需治疗，特别是临近绝经期妇女。绝经后肌瘤可以萎缩，症状可以消失。

1. 药物治疗

药物治疗适用于肌瘤在 2.5 个月妊娠子宫大小以内、症状不明显者，近绝经年龄或全身情况不能耐受手术者。（表 2 - 3 - 6、表 2 - 3 - 7）

表 2 - 3 - 6　子宫肌瘤药物治疗的处方使用

处方	具体用法
甲睾酮	5mg，舌下含服，3 次/日，每月 20 日，连用 3 个月
他莫昔芬	10mg，2 次/日，3 ~ 6 个月
米非司酮	10mg，1 次/日，3 个月
麦角浸膏	5ml，3 次/日；用于月经过多、频发或经期延长者；有贫血者可以口服铁制剂及叶酸或铁质叶酸片等
中成药	见中成药治疗表 2 - 3 - 7

表 2 - 3 - 7　子宫肌瘤的中成药治疗

药物	用法用量	疗程
桂枝茯苓胶囊	口服，3 粒/次，3 次/日	持续 3 个月
宫瘤清胶囊	口服，3 粒/次，3 次/日	持续 3 个月
止痛化癥胶囊	口服，4 ~ 6 粒/次，3 次/日	持续 3 个月
大黄䗪虫丸	口服，1 ~ 2 丸/次，1 ~ 2 次/日	持续 3 个月

2. 联合用药（表 3 - 8）

表 2 - 3 - 8　子宫肌瘤的联合用药

指导思想	举例	推荐理由
对因 + 对症	止痛化症片 + 多维铁口服液	有贫血表现的子宫肌瘤者
中药 + 西药	大黄䗪虫丸 + 他莫昔芬	他莫昔芬抑制雌激素，从而抑制肌瘤生长；大黄䗪虫丸属于活血破瘀猛药，可从根本上消除肌瘤

3. 辅助治疗

氨基酸口服液、蛋白质粉（适合身体虚弱及营养不良者）、铁质叶酸片等。

【爱心提示】（表 2 - 3 - 9）

表 2 - 3 - 9　子宫肌瘤的日常生活及合理用药提示

提示维度	具体内容
日常生活	平时保持愉快的心情，少生气
合理用药	根据中医辨证分型予以中药，并且坚持疗程治疗（至少 3 个月）
	长时间使用他莫昔芬，要检查肝功能，并添加护肝中成药物，如逍遥丸、柴胡疏肝散等

【知识点加油站】

1. 他莫昔芬的适用人群（表 2 - 3 - 10）

表 2 - 3 - 10　他莫昔芬的适应证

适应证	具体人群
乳腺癌	绝经前、后均可使用，尤其对雌激素受体阳性或孕激素受体阳性患者疗效显著
卵巢癌	化疗无效的晚期患者
子宫内膜癌	用于晚期、复发的患者
乳腺痛	月经前、后乳腺痛者
骨质疏松预防	绝经期妇女
子宫肌瘤	肌瘤在 2.5 个月妊娠子宫大小以内，症状不明显，近绝经年龄或全身情况不能耐受手术者

2. 子宫肌瘤常用中成药的区别（表 2 - 3 - 11）

表 2 - 3 - 11　子宫肌瘤常用中成药的区别

名称	功能主治	组方特点	适用人群
桂枝茯苓胶囊	活血化瘀消癥	属于苓桂（茯苓、桂枝）剂，用于水气上冲（一股气从下而上冲）者，无此表现者用之无效	脐上或左部触诊，腹主动脉搏动增强而且带着硬硬的东西在动的子宫肌瘤、盆腔包块、子宫内膜异位症、卵巢囊肿、经闭、痛经、产后恶露不尽属于瘀血阻滞者
大黄䗪虫丸	活血破瘀，通经消痞	以通为补，去瘀生新，缓中补虚	身体消瘦，吃得多但不胖或肚子胀满无食欲；皮肤粗糙干巴；眼周围有黑眼圈，用于妇科盆腔各种非炎症性疾病、下肢静脉曲张、雷诺氏病、无菌性前列腺炎、前列腺增生、前列腺癌、黄褐斑、肝硬化、肝癌、糖尿病肾病等属于血瘀兼有热证者
宫瘤清胶囊	活血逐瘀，消癥破积	属于大黄䗪虫丸的化裁方	同大黄䗪虫丸适应人群，但症状相对轻者
止痛化癥胶囊	益气活血，散结止痛	以补为主，以攻为辅	平时月经不调、痛经、慢性盆腔炎及盆腔有包块属于气血虚弱兼血瘀者

第四节　卵巢囊肿

卵巢是女性的性腺，主要功能是产生卵子和分泌女性的激素（主要是雌激素、孕激素和少量的雄激素）。雌激素维持及促进女性各生殖器官发育，维持女性第二性征；孕激素在雌激素作用基础上进一步使女性生殖器和乳房发育，为妊娠做准备。

卵巢囊肿属卵巢肿瘤的一种，各种年龄均可患病，但以 20 ~ 50 岁最多见。卵巢肿瘤是女性生殖器常见肿瘤，有各种不同的性质和形态，即一侧性或双侧性、囊性或实性、良性或恶性，其中以囊性多见，有一定的恶性比例；患病率大约在 12% 左右。

【病因】卵巢囊肿的病因如下（表2－3－12）

表2－3－12　卵巢囊肿的病因分类

类别	具体情况
遗传因素	25%的卵巢肿瘤患者有家族史
内分泌因素	体内性激素水平异常
生活方式因素	长期的饮食结构不合理（如高胆固醇饮食，维生素C、维生素E缺乏等）；生活习惯不好；心理压力过大；女性滥用诸如丰乳、减肥及减缓衰老等的激素类药物及滋补品
环境因素	食物的污染，如蔬菜等使用植物生长激素，如家畜、家禽等配方饲料中含瘦肉精类的激素成分

【临床表现】

1. 卵巢囊肿的表现（表2－3－13）

表2－3－13　卵巢囊肿的表现

症状类别	具体表现
下腹不适感	患者有下腹或髂窝部充胀下坠感或压迫感
腹围增大，感觉腹内有肿物	是主诉中最常有的现象。患者觉察自己的衣服或腰带显得紧方才注意到腹部增大，或按腹部发现腹内有肿物，加之腹胀不适
腹痛	如肿瘤无并发症，极少疼痛，患者感觉腹痛尤其突然发生者，多系卵巢囊肿发生扭转

2. 卵巢囊肿的分型（表2－3－14）

表2－3－14　卵巢囊肿的分型

分类	具体表现	备注
生理性囊肿	滤泡囊肿、黄体囊肿	不损害健康
病理性囊肿	巧克力囊肿（子宫内膜异位瘤）、畸胎瘤、浆液性囊腺瘤	大多为良性

【诊断】

通过B超检查确定。

【治疗】

1. 药物治疗（囊肿小于5cm以下的采用药物治疗）

（1）口服短效避孕药，如复方炔诺酮，3～6个月。

（2）合并炎症者，加用抗生素，如替硝唑等。

（3）中成药治疗：选用大黄䗪虫丸、血府逐瘀丸、大活络丸等。

（4）联合用药（表2－3－15）

表 2 - 3 - 15　卵巢囊肿的联合用药

指导思想	举例	理由
中药 + 西药	大黄䗪虫丸 + 复方炔诺酮 + 维生素 EC 颗粒	用于瘀血阻滞型，解决根本才会有效
	二仙汤 + 四物汤 + 五子衍宗丸 + 复方炔诺酮	用于血虚偏阳虚者
	二仙汤 + 四物汤 + 六味地黄丸 + 复方炔诺酮	用于血虚偏阴虚者

2. 辅助治疗

维生素 EC 颗粒、多种维生素片、蛋白质粉等。

【爱心提示】（表 2 - 3 - 16）

表 2 - 3 - 16　卵巢囊肿的日常生活及合理用药

提示维度	具体内容
生活方面	平时合理饮食，多吃维生素、蛋白质含量高的食物；减少胆固醇饮食
	保持愉快的心情，如有心火旺者，可考虑服用牛黄清心丸（局方）
	不轻易使用减肥、丰乳、延缓衰老等西药产品（临床发现上述产品的使用与该疾病发生有关联）
合理用药	一定采用中西医结合的办法治疗，例如大黄䗪虫丸、大活络丸的辨证使用
	使用硝唑类药物时，避免服用含酒精类成分的用品，以免发生双硫仑反应
	服用大黄䗪虫丸可能引起胃肠道不适，根据患者辨证可考虑服用参苓健脾胃颗粒或平胃丸等来缓解

【知识点加油站】（表 2 - 3 - 17）

表 2 - 3 - 17　用于卵巢囊肿的部分活血化瘀药物的区别

名称	功能主治	组方特点	适用人群
血府逐瘀丸	活血祛瘀，行气止痛	桃红四物汤与四逆散为基础方	头痛、肋间神经痛、胸痹痛、失眠多梦、抑郁、黄褐斑等患者（固定位置的疼痛）
大活络丸	祛风止痛，除湿祛痰，舒筋活络	采用攻补兼施、寒热并用、邪正兼顾的配方，通过补气养血、滋阴助阳来达到祛风除湿化痰的目的	中风、痹证（含痛风）、胸痹、跌打损伤、痛经尤其伴有冷痛麻者（游走性的疼痛）
大黄䗪虫丸	活血破瘀，通经消癥	采用以通为补、去瘀生新、缓中补虚的配方	女性下腹部包块性疾病（子宫内膜异位症、多囊卵巢综合症、肌瘤、宫颈癌等）、痛经、月经不调、闭经、肝癌、前列腺增生、糖尿病肾病等患者，尤其身体虚弱、皮肤干燥粗糙、眼圈发黑者

第五节　多囊卵巢综合征

女性从青春期开始到绝经前，卵巢每个月都会发育一批卵泡（3 ~ 11 个），但其中只有一个卵泡可以达到完全成熟，并排出卵子（一般在下次月经来潮前14日左右），其余卵泡发育到一定程度自行退化形成闭锁卵泡，所以女性一生之中只有400~500个卵泡发育成熟并排卵。

多囊卵巢综合征是最常见的妇科内分泌疾病之一，多起病于青春期，是卵巢当中出现了多个不成熟阶段、呈囊性扩张的卵泡及闭锁卵泡，而且无成熟卵泡生成及排卵迹象。临床上以雄激素过高、持续无排卵、卵巢多囊性改变为特征，常伴有胰岛素抵抗和肥胖。

【病因】

西医至今未明确病因，目前认为可能与遗传因素及环境因素（长期不良饮食如食品添加剂、转基因食物以及生活习惯）有关。

【临床表现】（表2-3-18）

表2-3-18　多囊卵巢综合征的临床表现

症状类别	具体表现
月经失调	是最主要表现。多表现为月经稀发（周期大约是35天~6个月）或闭经，闭经前常有经量过少或月经稀发
不孕	生育期女性，因排卵障碍导致不孕
多毛、油脂性皮肤及痤疮	阴毛浓密且呈男性型倾向，延及肛周、腹股沟或腹中线，也有上唇细须或出现乳晕周围长毛
肥胖	50%以上体重指数≥25kg/㎡，呈现中心型肥胖
黑棘皮症	大阴唇、颈背部、腋下、乳房下和腹股沟等处皮肤褶皱处出现灰褐色色素沉着，呈对称性，皮肤增厚，质地柔软

【诊断】

（1）稀发排卵或无排卵。（2）有高雄激素表现。（3）超声显示卵巢多囊改变。（4）以上三项中符合两项并且排除其他高雄激素病因即可确诊。

【治疗】

1. 调整生活方式

控制饮食，加强锻炼，降低体重。

2. 药物治疗（表2-3-19、表2-3-20）

表2-3-19　多囊卵巢综合征的治疗药物

治疗方向	药物及使用
调整月经周期	口服避孕药复方炔诺酮，3~6个月一个疗程，可重复使用。可以有效治疗毛发增长及痤疮
	口服溴隐亭，0.5~1片/次，2~3次/日，到月经恢复正常为止，尤其适合与泌乳素过高有关的多囊卵巢综合征

续表

治疗方向	药物及使用
降低雄激素水平	口服糖皮质激素地塞米松，每晚 0.25g，3~6 个月
	螺内酯，每日 40~200mg，3~6 个月，治疗多毛症时 6~9 个月
	炔雌醇环丙孕酮片，3~6 个月
改善胰岛素抵抗	用胰岛素增敏剂，如二甲双胍，500mg/次，2~3 次/日，6 个月以上
诱发排卵	对生育有要求者需要在生活方式调整、抗雄激素和改善胰岛素抵抗治疗的基础上，服用氯米芬 3~6 个月

表 2-3-20　多囊卵巢综合征的联合用药

指导思想	举例	理由
对因+对症	地塞米松+复方炔诺酮	降低雄激素水平，同时调整月经失调表现
	黄体酮+雌二醇	雌孕激素序贯疗法用于多囊伴功血
中药+西药	湿消丸+二甲双胍缓释片	适合阴虚有湿气，同时有胰岛素抵抗人群
	大黄䗪虫丸+二甲双胍	适合瘀血阻滞而且肥胖伴有胰岛素抵抗者

3. 辅助治疗

选用维生素 EC 颗粒、高纤维燕麦片或高纤维代餐等。

【爱心提示】（表 2-3-21）

表 2-3-21　多囊卵巢综合征的日常生活及合理用药

提示维度	具体内容
日常生活	控制饮食，尤其是高脂肪、高糖饮食
	合理运动，降低体重，使体重指数保持在 24kg/m² 以下
	保持愉快的心情
合理用药	有心情抑郁者，根据辨证服用逍遥丸或柴胡舒肝丸等
	选用中药祛湿减肥类药物（如湿消丸、降脂减肥片、祛湿颗粒、山楂茯苓颗粒等）降低体重，同时配合适度运动
	中成药物必须坚持足疗程用药
	湿消丸主要用于脾肾阴虚表现的肥胖人群
	二甲双胍片在餐前或餐后服用，可减轻胃肠道反应；肠溶片可餐前服用；缓释片需整片吞服，不可嚼碎或掰开服用
	二甲双胍开始小剂量服用，后逐步增量；对于维生素 B_{12}、铁、叶酸缺乏者禁用

第四章

月经病

月经是生育期妇女重要的生理现象，是伴随卵巢周期性变化而出现的子宫内膜周期性脱落及出血。月经初潮（月经第一次来潮）年龄多在 13～14 岁之间，早的可 11 岁，晚的可 15 岁，是女性青春期的重要标志。（表 2－4－1）

中医学认为，凡是月经的周期、经期、经量、经色、经质等方面发生异常现象称为"月经不调"。中医临床把月经病分为月经先期、月经后期、月经先后无定期、月经过少、月经过多、经期延长、经间期出血、崩漏、闭经、痛经、绝经前后诸证等。

表 2－4－1　与月经相关的生理性指标

指标	具体情形
月经周期	月经来潮第 1 日为月经周期的开始，到下次月经来潮的第 1 日的这段时间称为 1 个月经周期。月经周期一般为 28±7 天
经期	每次月经持续的时间一般为 2～8 天，平均 4～6 天
排卵期	下次月经来潮前的 14 天左右；此时女性阴道分泌物增加，并会有类似鸡蛋清的白带流出，而且拉丝度良好
经量	一次月经总的失血量一般为 20～80ml，平均 50ml，超过 80ml 为月经过多
经血特点	色暗红，呈碱性。因经血中含有纤维蛋白溶酶，所以经血不凝，不含有血块
绝经过渡期	出现绝经趋势直至最后一次月经的时期；可始于 40 岁，短的历时 1～2 年，长的 10～20 年
绝经后期	指的是绝经后的生命周期

第一节　经前期综合征

经前期综合征指的是反复在黄体期（黄体是卵巢排卵后形成的富有血管的腺体样结构；黄体期指的是卵巢排卵后的一段时间，也可理解成下次月经来潮前 14 日左右的时间段）出现周期性的以情感、行为和躯体障碍为特征的综合征。月经来潮后，症状自然消失。

【病因】

西医病因不明确；目前认为内分泌、神经、社会精神因素相互作用导致了经前期综合征的发生。

【临床表现】

多见于 25 ~ 45 岁妇女，症状出现于月经前 1 ~ 2 周，月经来潮后迅速减轻直至消失。主要表现为周期性反复发作的经前期易怒、烦躁、抑郁、疲劳，伴有腹部及四肢水肿、乳胀、头痛等身体和精神症状。思想不集中，工作效率低，易有犯罪行为与自杀倾向。易怒、周期性反复发作是其特点（表 2 - 4 - 2）。

表 2 - 4 - 2　经前期综合征的临床表现

症状分类	具体表现
躯体不舒服方面	头痛、背部痛、乳房胀痛、腹部胀满、便秘、肢体水肿、体重增加、运动不协调
精神方面	易怒为主；焦虑，抑郁，情绪不稳定，疲乏，以及饮食、睡眠、性欲改变
行为方面	注意力不集中、工作效率低、记忆力减退、神经质、易激动

【治疗】

1. 非药物治疗

建议患者做心理调适，多参加活动，调整饮食，增加饮食中碳水化合物比例，限制盐和红色肉类，控制烟、酒、咖啡，少量补充维生素 B_6（每天 < 200mg）。

2. 药物治疗

（1）常用药物（表 2 - 4 - 3）

表 2 - 4 - 3　经前期综合征药物分类

种类	适用人群	药物及用法
抗焦虑药	有明显焦虑者	阿普唑仑，经前用药，2 ~ 3 次/日，口服，用到月经来潮的第 2 ~ 3 日
抗抑郁药	有明显抑郁者	氟西汀，黄体期开始用药，1 次/日，口服
利尿剂（醛固酮受体抑制剂）	用于月经前体重增加明显者或水肿者，还可改善精神症状	螺内酯，2 ~ 3 次/日，口服
维生素 B_6	神经系统表现症状明显的，如易怒、抑郁、情绪不稳定等	3 次/日，口服；可以与其他抗焦虑药或抗抑郁药联合使用
避孕药	所有经前综合征人群，但缓解表现不一	短效口服避孕药（炔诺酮），1 粒/次，1 次/日
溴隐亭（多巴胺受体激动剂）	适用于乳房胀痛者	月经周期后半期开始服用，2 次/日

（2）联合用药（表 2 - 4 - 4）

表 2 - 4 - 4　经前期综合征联合用药

指导思想	适用人群	具体药物
中药 + 西药	心情烦躁易怒者	丹栀逍遥丸 + 阿普唑仑 + 维生素 B_6
	乳房胀痛者	柴胡疏肝散 + 溴隐亭
	伴有失眠者	天王补心丸 + 艾司唑仑或佐匹克隆

续表

指导思想	适用人群	具体药物
对因 + 对症	体内痰湿重（肥胖）者，伴有烦躁易怒者	牛黄清心丸（局方） + 维生素 B_6
	平时怕冷伴有月经色暗、有血块且心情抑郁者	大活络丸 + 氟西汀

3. 辅助治疗

复合维生素、螺旋藻（适用于情绪不稳定者）、褪黑素（适用于睡眠欠佳者）。

【爱心提示】（表 2 - 4 - 5）

表 2 - 4 - 5　经前期综合征的日常生活及合理用药提示

提示维度	具体内容
生活方面	平时保持愉快心情；适度运动；饮食清淡
合理用药	采用中西药联合用药，并且足疗程用药；具有依赖性药物如抗抑郁药物等谨慎使用，患者根据中医辨证考虑用牛黄清心丸（局方）替代
	服用氟西汀时，会有口干的不良反应，可以使用维生素 C 或维生素 EC 颗粒予以缓解
	长期服用佐匹克隆者，需要缓慢停药，否则会出现戒断反应
	艾司唑仑长期用药后会产生依赖性，停药后会有激动或忧郁表现
	阿普唑仑用药后会产生成瘾性，长期应用撤药后会导致激动或忧郁
	溴隐亭初始服用剂量较小，根据病情需要逐渐增量；用药时最好固定在每天的同一时间段，可以保证药效的稳定
	服用溴隐亭期间，适量服用维生素 EC 颗粒、富含蛋白质的食物，可降低药物不良反应

第二节　绝经综合征

绝经综合征指的是妇女绝经前后出现性激素波动或减少所致的一系列躯体及精神心理症状（表 2 - 4 - 6）。

绝经分为人工绝经与自然绝经。其中，人工绝经指的是两侧卵巢经手术切除或放射线照射等所致的绝经。单纯切除子宫而保留一侧或双侧卵巢，不能作为人工绝经。需根据临床表现及内分泌测定结果判定绝经时间。本病可参照中医经断前后诸症予以治疗。

表 2 - 4 - 6　绝经前后各期及特点

分期	具体内容
围绝经期	指围绝经的一段时间。包括从接近绝经出现与绝经有关的内分泌、生物学和临床特征起至最后一次月经后一年，即绝经过渡期到最后一次月经后一年。围绝经期的特征是妇女绝经前后由于性激素减少出现卵巢功能衰退、内分泌改变及临床症状
绝经过渡期	月经开始改变，从规律变得不规律，到最末次月经前的时间。此期平均持续时间为 4 年多。临床表现为周期延长、经量减少、经前淋漓出血等，伴有或不伴有其他症状，此期也称为更年期

续表

分期	具体内容
绝经后期	指的是绝经以后的时间。自然绝经后一年即为绝经
老年期	目前 65 岁以后为老年期
早绝经	40 岁以前月经终止为早绝经；也就是卵巢早衰

【病因】

卵巢功能衰退，导致雌、孕等激素水平下降，是引起绝经期各种临床症状的主要因素。

【临床表现】

不是所有妇女在围绝经期都出现症状，大约有 10% ～ 30% 妇女有症状而需要治疗。一般绝经早、雌激素减退快及平时精神状态不够稳定的，较容易出现症状，并且程度往往较重。

1. 近期表现（表 2 - 4 - 7）

表 2 - 4 - 7　绝经期的近期表现

表现类别	具体情形
月经紊乱	月经不调，经期延长，经血增多；有的周期延长，经血逐渐减少，直到停止；也有少数月经骤然停止
血管舒缩症状	面部潮热、出汗等
自主神经失调症状	心悸眩晕、头痛失眠、耳鸣等
精神及神经表现	烦躁易怒、焦虑、不能控制情绪、抑郁等

2. 远期表现（表 2 - 4 - 8）

表 2 - 4 - 8　绝经期的远期表现

表现类别	具体情形
泌尿生殖道	生殖道感染；性器官及第二性征逐渐萎缩；出现因膀胱萎缩引起的尿频、尿失禁等
骨质疏松	钙流失
阿尔茨海默病	老年痴呆
心血管病变	动脉硬化、冠心病、高血脂、高血压、高血糖等
皮肤变化	皮肤变薄、干燥、色素增加形成老年斑；易发生绝经期皮炎、皮肤瘙痒

【实验室检查】

促卵泡激素 ≥40IU/L，雌二醇 ≤10～20pg/ml，提示卵巢功能衰竭。

【治疗】

1. 心理治疗

心理疏导，对其安慰鼓励，使其乐观度过绝经期。

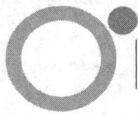

2. 药物治疗（表 2 – 4 – 9 ~ 表 2 – 4 – 11）

表 2 – 4 – 9 　绝经综合征的药物治疗

种类	适用人群	药物及用法
雌激素	所有绝经综合征人群	尼尔雌醇 2mg，每 2 周 1 次
镇静药	失眠及烦躁易怒者	艾司唑仑或地西泮或佐匹克隆
改善自主神经功能紊乱	心悸眩晕、头痛、失眠、耳鸣者	谷维素及复合维生素
钙制剂	预防骨质疏松人群	乳酸钙、碳酸钙、葡萄糖酸钙等
中成药	所有绝经综合征人群，但缓解表现不一；见经断前后诸症辨证用药	短效口服避孕药（炔诺酮），1 粒/次，1 次/日
多巴胺受体激动剂	由于泌乳素过高引起的闭经人群	溴隐亭，1 片/次，2 ~ 3 次/日，持续到月经周期恢复正常

表 2 – 4 – 10 　绝经期综合征对症方面联合用药

难受表现	联合用药
面部潮热、出汗等	尼尔雌醇/替勃龙 + 知柏地黄丸
心悸眩晕	益气养血口服液 + 谷维素
头痛失眠	天麻醒脑胶囊 + 佐匹克隆片
腰痛耳鸣	海马补肾丸 + 大活络丸
烦躁易怒、焦虑、不能控制情绪、抑郁等	逍遥丸 + 维生素 EC 颗粒
白带增多、有异味	妇科白带片 + 洁尔阴洗液
脚后跟痛或腿痛	海马补肾丸 + 葡萄糖酸钙口服液
肥胖、体重增加	湿消丸 + 银杏叶片或卵磷脂胶囊
关节痛、怕冷	大活络丸 + 舒筋丸

表 2 – 4 – 11 　绝经期综合征对因方面联合用药

病因	联合用药
雌激素水平下降（肾精亏虚）	尼尔雌醇 + 维生素 EC 颗粒 + 海马补肾丸
	黄体酮胶囊 + 雌二醇凝胶
卵巢功能衰竭（肾精亏虚）	大豆异黄酮 + 维生素 EC 颗粒 + 金匮肾气丸
血脂增高（痰湿重）	月见草 + 牛黄清心丸(局方)

3. 辅助治疗（表 2 – 4 – 12）

表 2 – 4 – 12 　绝经期综合征的辅助治疗措施

辅助治疗方向	商品
补充天然的雌激素	葛根粉、蜂王浆、大豆异黄酮
预防钙流失及骨质疏松	葡萄糖酸钙、乳酸钙等（有机钙吸收更好）
提高机体抗病能力	维生素 A、维生素 EC 颗粒

续表

辅助治疗方向	商品
缓解情绪	维生素 B 族
预防动脉硬化、冠心病等	维生素 EC 颗粒、胡萝卜素、大豆卵磷脂、鱼油胶囊、血塞通、银杏叶

【爱心提示】（表 2 – 4 – 13）

表 2 – 4 – 13　绝经期综合征日常生活及合理用药提示

提示维度	具体内容
合理用药	佐匹克隆用药时间不宜过长，一般不超过 4 周，可间断使用。不可长期服用佐匹克隆，否则会产生一些不良反应如白天瞌睡、口苦、口干、肌张力减低、酒醉感等；佐匹克隆还会对人体的生殖和性功能也有不良影响，如女性长期使用可能会引起月经不调并影响排卵等
	替勃龙对于乳腺癌及雌激素依赖性恶性肿瘤、不明原因的阴道出血者禁用。对于高脂血症、糖尿病、抑郁症患者慎用。服用替勃龙，最好固定在每天同一时间段而且至少连续服用 3 个月方能获得最佳效果
日常生活	宜清淡饮食，补充适量蛋白质及多种维生素及含钙量高的食物
	保持良好心情，适当锻炼
	从年龄上，针对 50 岁以上的绝经妇女要选择使用预防骨质疏松的商品；从中医的角度建议补益肾气，如海马补肾丸的长期使用

注：药店企业应根据商圈顾客实际情况，开展有关绝经期的健康教育（涵盖预防、平稳过渡、饮食建议、药物及保健品建议、相关会员联谊等内容）。

第三节　功能失调性子宫出血

功能失调性子宫出血简称为功血，指的是异常的子宫出血，经检查后未发现全身及生殖器官器质性病变，是由于神经内分泌系统功能失调所致。

根据排卵与否，又将其分为无排卵性功血和排卵性功血两大类。前者约占 85% 左右，主要发生在青春期及绝经过渡期；后者多见于生育期妇女。

一、无排卵性功血

【病因】

机体受内、外部因素（精神紧张、代谢紊乱、营养不良、慢性疾病、环境及气候变化、饮食紊乱、酗酒及药物等）影响时，可通过中枢神经系统引起神经 – 卵巢分泌调节功能异常而导致功血。

【临床表现】

闭经一段时间后发生出血，出血亦可无规律，量的多少与持续、间隔时间均不定，有的仅表现为经量增多、经期延长。大量出血时，可造成严重贫血。

根据出血特点可分为：①月经过多：周期规则，经期延长（＞7 日）或经量增多

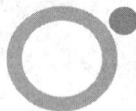

（＞80ml）；②子宫不规则出血过多：周期不规则，经期延长，经量过多；③子宫不规则出血：周期不规则，经期延长而经量正常；④月经过频：月经频发，周期缩短（＜21 日）。

在排除器质性疾病后采用诊断性刮宫术。

【治疗】

1. 治疗原则

对于青春期妇女，以止血、调整月经周期为主，促使卵巢功能恢复；对围绝经期妇女，主要是在止血后设法调整月经周期，防止出血过多、过频，防止子宫内膜病变，使其顺利过渡到绝经期；对于青春期和生育年龄的患者，以止血、调整周期、促排卵为主；对于更年期患者，以止血、促绝经、防止子宫内膜病变为主。

2. 药物治疗

（1）止血药物的使用（表 2-4-14）

表 2-4-14　无排卵性功血的止血药物及使用

药物类别	药物及使用	适用人群
单纯孕激素	服人工合成的炔诺酮 5~10mg，甲地孕酮 8~12mg 或醋酸甲羟孕酮 10~16mg，连服 5 天，均可止血。停药后 3~5 天形成撤药性出血，5~7 天干净	对出血时间不长、失血不多者
	可单独肌内注射黄体酮，10~20mg/d，连用 3~5 天	
	口服炔诺酮 5~7.5mg、甲地孕酮 8mg 或醋酸甲羟孕酮 8~10mg。用药 4~6 次后流血减少，待血止后减少用量，约每 3 天减少原用量的 1/3，直至维持量（炔诺酮每天约 2.5mg、甲地孕酮 4mg，或醋酸甲羟孕酮 4~6mg），维持到血止后 15~20 天	出血时间长、出血量多者
单纯雌激素	己烯雌酚 1~2mg，每日 2~3 次，血止或出血明显减少后，每 3 天约减少原用量的 1/3；当减少到 0.5mg 时，可继续服用 8 天后停药。在停药前 5 天，每天肌内注射黄体酮 10~20mg，共 5 天。口服大剂量己烯雌酚，可同时加服维生素 B_6、维生素 B_1 以减少呕吐反应	出血时间较长、量少和体内雌激素水平不足者
雌、孕激素联合用药	去氧孕烯炔雌醇片、复方孕二烯酮片或炔雌醇环丙孕酮片，1~2 片/次，每 8~10 小时 1 次，血止 3 天后，逐渐减到 1 片，连服 21 日	上述各类人群

（2）调整月经周期药物　应用性激素止血后，必须调整月经周期（表 2-4-15）。

表 2-4-15　无排卵性功血调整月经周期的方法及适用人群

治疗方式	药物及使用	适用人群
雌、孕激素序贯法（人工周期法）	从上述撤药性出血第 5 日开始，妊马雌酮 1.25mg 或戊酸雌二醇 2mg，每晚 1 次，连服 21 日；服雌激素 11 日起加用醋酸甲羟孕酮，每日 10mg，连用 10 日。连续 3 个周期是 1 个疗程。若正常月经周期建立，应重复上述疗法	适用于生育期及生育年龄无排卵性功血、内源性雌激素水平低的患者

续表

治疗方式	药物及使用	适用人群
雌、孕激素联合法	从撤药性出血第 5 日开始，口服避孕药每日 1 片，连服 21 日，1 周为撤药性出血间隔，连续 3 个周期为 1 个疗程。病情反复，则延长到 6 个周期	适用于有避孕需求的患者
孕激素法	于月经周期后半期（撤药性出血的第 16～25 日）服用醋酸甲羟孕酮片 10mg，1 次/日；或地屈孕酮 10～20mg，每日 1 次；或肌内注射黄体酮 20mg，每日 1 次，连用 10～14 日	适用于青春期或活检病理结果为增生期内膜功血的患者

（3）联合用药（表 2－4－16）

表 2－4－16　无排卵性功血的联合用药

指导思想	用药	推荐理由
中药＋西药	海马补肾丸＋炔诺酮/黄体酮胶囊	适合肾虚型出血时间长（短）者
	人参归脾丸＋炔诺酮/黄体酮胶囊	适合脾虚出血时间长（短）者
	宫血宁胶囊＋炔诺酮/黄体酮胶囊	适合血热型血时间长（短）者
	益母草膏＋炔诺酮/黄体酮胶囊	适合血瘀型出血时间长（短）者
	丹栀逍遥丸＋炔诺酮/黄体酮胶囊	适合血热型伴有心烦易怒、胸胁乳房胀痛、出血时间长（短）者

3.（止血方面）辅助治疗

维生素 K（辅助止血）、铁剂＋叶酸（对于中重度贫血者）、抗生素（出血时间长、严重贫血、抵抗力差、甚至有感染表现的患者）。还可以考虑同时使用维生素 EC 颗粒、复合 B 族维生素、阿胶、蛋白质粉、氨基酸口服液、铁质叶酸片等。

【爱心提示】（表 2－4－17）

表 2－4－17　无排卵性功血的日常生活及合理用药提示

提示维度	具体内容
合理用药	口服避孕药，对于有血栓类疾病、心脑血管疾病高危因素者及 40 岁以上吸烟者不适用
	根据中医月经不调的辨证分型，配合使用中成药，疗效更好；使用中成药可以从根本上降低发病率
	在使用黄体酮时，会引起嗜睡、头晕目眩等不良反应，如不可耐受者，可以用阴道给药方式代替口服给药
生活提示	多摄入富含维生素及蛋白质的食物以及具有补益气血作用的药食同源的食物
	适当摄入含铁量高的食物，如木耳、动物肝脏等；减少肥甘厚腻、生冷食品摄入

二、排卵性功血

排卵性功血多发生于生育年龄妇女，有时也出现在围绝经期；分为月经过多（指的是月经周期规则、经期正常、经量增多）和月经周期间出血。月经周期间出血又分为黄

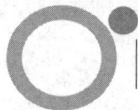

体功能异常（分为黄体功能不全、子宫内膜不规则脱落两类）和围排卵期出血（指的是在两次月经中间，即排卵期发生出血）。

1. 月经过多

【病因】

该类型病因不确定，认为与子宫内膜分泌的一些酶及某些物质因子有关。

【临床表现】

一般表现为周期规则、经期正常，但是经量增多（>80ml）。

【药物治疗】

（1）止血药物　如维生素K。

（2）孕激素疗法（药物刮宫法）　如炔诺酮，首次5mg，每8小时1次，2～3日止血后每隔3日递减1/3量，直至维持量每日2.5～5.0g，持续用药21日停药。停药后3～7日发生撤药性出血，也可用左炔诺孕酮1.5～2.25mg/d，血止后按照同样原则减量。

2. 月经周期间出血

（1）黄体功能不全

【病因】

由于黄体孕激素分泌不足或黄体过早衰退，导致子宫内膜分泌反应不良。

【临床表现】

月经周期缩短，患者不易受孕或在妊娠早期流产。

【药物治疗】

①对因治疗：针对病因促使卵泡发育与排卵。月经第5日起，每日口服妊马雌酮0.625mg或戊酸雌二醇1mg，连续5～7日。也可月经第3～5日口服氯米芬50mg，连服5日。

②口服避孕药：尤其对于有避孕需求的患者。一般周期性使用口服避孕药3个周期，病情反复者可延长到6个周期。

（2）子宫内膜不规则脱落

【病因】

临床认为该病由于神经系统调节卵巢功能紊乱等引起黄体萎缩不全，子宫内膜持续受孕激素影响，以致不能如期完整脱落。

【临床表现】

一般表现为月经周期正常，但是经期延长，长达9～10日，而且出血量多。

【药物治疗】

下次月经前10～14日，开始每日口服甲羟孕酮10mg，连服10日。对于无生育要求者，也可口服单相避孕药，自月经周期第5日开始，每日1片，连续21日为1个疗程。

（3）围排卵期出血

【病因】

该病认为与排卵前后雌激素水平波动有关。

【临床表现】

出血期≤7日，多数1~3日，血停数日后又出血，量少，时有时无。

【药物治疗】

可使用复方短效口服避孕药（具体见女性避孕药物章节）。

第四节　痛　经

月经前后及行经期间，可伴有下腹疼痛、坠胀、腰酸、乳房胀痛及乏力等感觉，可影响生活及工作。痛经多见于青年未婚妇女，分为原发性与继发性两种。原发性痛经指生殖器官无明显的器质性病变，常发生在月经初潮及初潮后不久，见于未婚或未孕妇女，占痛经90%以上。继发性痛经指的是生殖器官有器质性病变，如子宫内膜异位症、盆腔炎症引起的痛经。在此，我们主要讲述原发性痛经。

【病因】

认为与子宫内膜中的前列腺素（该物质可造成子宫平滑肌过强收缩，血管痉挛，造成子宫缺氧、缺血而出现痛经）含量增高有关，部分还与精神、子宫屈曲程度等有关。

【临床表现】（表2-4-18）

表2-4-18　痛经的临床表现

表现维度	具体内容
易患人群	在青春期常见，多在初潮后6~12个月发病
疼痛特点	疼痛多在月经来潮后开始，最早出现在经前12小时。经期第1天最重，呈痉挛性疼痛，通常位于下腹部耻骨上，可放射到腰骶部和大腿内侧
伴随症状	可伴发恶心、呕吐、出冷汗、头晕、乏力等。妇科检查无异常，持续月经期下腹疼痛
妇检	妇检可排除其他引起痛经的疾病

【鉴别诊断】

与原发性痛经不同，继发性痛经经常在初潮后数年才出现症状，多有妇科器质性疾病史或宫内节育器放置史等。

【治疗】

1. 药物治疗（表2-4-19、表2-4-20）

表2-4-19　痛经的药物治疗

药物类别	具体药物及使用
解热镇痛药	阿司匹林0.3~0.6g，3次/日；吲哚美辛（消炎痛）25~50mg，3次/日；布洛芬200~400mg，3次/日

续表

药物类别	具体药物及使用
激素类药物	①有避孕要求者，可采用短效口服避孕药（复方18-甲基炔诺酮片）1粒，1次/日；②孕激素：醋酸甲羟孕酮每日5~10mg，炔诺酮2.5~5mg，或甲地孕酮4~8mg，每日1次，月经第5日开始服用，连服20~22天，共3个周期。③雌激素：常用于子宫发育欠佳者，每晚服用己烯雌酚1mg，月经周期第5天开始服用，连服20天，重复3个周期
钙通道阻滞剂	硝苯地平10mg，每日3次，痛时舌下含服
中药制剂	根据中医痛经辨证分型，采用相适应的中药，见后边中医痛经部分

表2-4-20　痛经的联合用药

指导思想	具体案例	适宜人群
中药+西药	大活络丸+布洛芬	有冷痛麻表现者
对因+对症	四物膏+炔诺酮	有气血虚弱表现者
	海马补肾丸+己烯雌酚	有腰膝酸软，肾精亏虚者
口服+外用	艾附暖宫丸+痛经贴	有虚寒表现者

2. 辅助治疗

（1）物理治疗　采用脊柱推拿术，患者侧卧，下面腿伸直，上面腿屈曲，在胸10至骶1之间，及髂关节处，反复快速按摩。

（2）维生素B族（缓解疼痛与稳定情绪）、足浴盆（针对遇寒痛经加重者）、铁质叶酸片（对于出血多者）、痛经贴。

【爱心提示】（表2-4-21）

表2-4-21　痛经的日常生活及合理用药提示

提示维度	具体内容
日常生活	消除紧张与顾虑，保证足够休息与睡眠，适度锻炼，戒烟等
	忌食生冷寒凉食物；尤其月经期间注意保暖
合理用药	采用中西药结合疗法，可以大大降低疾病发作概率
	对于伴有出血多、月经不调者，服用炔诺酮；出血少者，服用黄体酮胶囊

第五章

常见妇科疾病中医论治

第一节 带下过多

西医学中的阴道炎、宫颈炎、盆腔炎、盆腔炎性疾病及生殖器良性肿瘤（如子宫肌瘤、卵巢囊肿等）引起的带下过多，均可参照带下过多进行辨证施治。

带下过多是带下病中最常见的类型之一。带下病是指带下的期、量、色、质、气味发生异常，并伴有局部或全身症状。带下病包括带下过多、带下过少。

带下病有广义与狭义之分。通俗地说，广义带下病指的是所有的妇科疾病，狭义的带下病指的是与白带异常有关的疾病。这里阐述的就是狭义的带下病。之所以称为带下，为了记忆理解方便，可以理解成是腰带以下的疾病，而事实上带下病指的是中医所说的带脉（大约在腰带附近位置环腰部，有健脾利湿、调经止带的功能；带脉与痛经、月经不调、赤白带下、经闭、疝气、腰痛、子宫脱垂、盆腔炎等有关）以下位置的疾病。

学习带下病，一定要了解正常带下的表现，也就是生理性白带的表现。生理性白带一般无色，部分呈白色，无味，在两次月经中间的时候白带的量最多。

带下过多，中医临床上分为脾阳虚型、肾虚型（阳虚及阴虚）、湿热下注型、湿毒蕴结型。

【辨证论治】

1. 脾虚型

病因：（表2-5-1）

表2-5-1　脾虚型带下病的病因

类别	具体病因
饮食不节	主要是指饮食不规律，如不节制或偏食肥甘厚腻或不洁净饮食。长期饮食不节，造成脾胃负担加重、脾胃运化功能受损，导致湿浊产生，伤及带脉发病
劳倦过度	主要指体力、脑力劳动或房室生活过度；劳倦过度造成中气耗伤，影响脾的运化功能，产生湿浊
忧思	思虑过度导致气机不畅，日久脾虚则影响脾的运化功能而生湿

症状：（局部）带下量多，色白或淡黄，质稀薄，无臭气，绵绵不断。（全身）面色㿠白或萎黄，四肢不温，精神疲倦，纳少便溏或足部浮肿，舌苔白腻（脾虚的表现）。

治法：健脾益气，升阳除湿。

用药：止带片 + 补中益气丸或归脾丸或乌鸡白凤丸。

2. 肾阳虚型

病因：（表 2 - 5 - 2）

表 2 - 5 - 2　肾阳虚型带下病的病因

类别	具体病因
素禀肾虚	先天属于肾阳虚体质，以致脾气虚而生湿
寒邪伤肾	外界寒气侵入人体伤害肾阳或者长期食用寒凉食物或夏季贪凉饮冷等，导致肾阳虚衰，则脾虚生湿
房事过度	房事过度使肾阳虚损，以致气化失常，水湿内停

症状：（局部）白带清冷量多，质稀薄或淋漓不断。（全身）头晕耳鸣，面色晦暗，腰痛如折，小腹冷痛，畏寒肢冷、小便频数，夜尿多，大便溏冷，舌苔薄白。（因火少导致虚寒的表现突出）

治法：温肾培元，固涩止带。

用药：止带片 + 内补丸或桂附地黄丸或固精补肾丸或右归丸。

3. 肾阴虚型

病因：（表 2 - 5 - 3）

表 2 - 5 - 3　肾阴虚型带下病的病因

类别	具体病因
素禀肾虚	先天属于肾阴虚体质，阴虚者易肝阳上亢，肝木克脾土，脾虚而生湿
房事过度	房事过度导致肾阴虚损，阴虚阳亢而脾虚生湿

症状：（局部）带下色黄或赤白，量不是很多，质黏或气臭，阴部干涩或灼热。（全身）头晕目眩或面部有似火烘烤的烘热感，五心（指两手两足心发热，并自觉心胸烦热）烦热，腰膝酸软，失眠多梦，尿黄便结，舌苔红或黄腻。（因水少导致虚热的表现突出）

治法：益肾滋阴，清热止带。

用药：止带片 + 湿消丸或知柏地黄丸或六味地黄丸或左归丸。

4. 湿热下注型（该辨证分型属于带下过多发病率最高的一种分型）

病因：平时脾虚，湿气内生，湿久化热；或情志不畅，肝气犯脾，脾虚生湿或感受湿热外邪。

症状：（局部）带下量多，色黄或黄绿，质稠或呈泡沫状，有臭味，阴部瘙痒。（全身）口苦，咽干，胸闷心烦，胃口差或小腹胀痛，小便黄少，舌红，苔黄腻。

治法：清热利湿止带。

用药：妇科止带片＋洁阴止痒洗液；对于头晕目眩，烦躁易怒、口苦咽干、大便干、小便颜色深者，属肝经湿热下注，用龙胆泻肝片＋洁阴止痒洗液治疗。

5. 湿热蕴毒型（该种辨证分型相当于西医附件炎、盆腔炎及盆腔炎性疾病）

病因：月经期或产后身体虚弱忽视卫生，或经期同房或手术损伤，导致外邪入侵。

症状：（局部）带下量多，黄绿如脓，或赤白相兼，状如米泔，臭秽难闻；（全身）口苦咽干，小腹疼痛，腰骶酸痛，小便短赤，舌红，苔黄腻。

治法：清热解毒除湿。

用药：①蒲公英片＋金鸡片或千金片或妇炎康片＋洁阴止痒洗液；②抗宫炎片＋左氧氟沙星片＋洁阴止痒洗液。

【知识点加油站】

1. 中医学中脾的功能（表 2 – 5 – 4）

表 2 – 5 – 4　　中医学中脾的功能

脾的功能		病理表现
主运化	运输营养物质	如脾虚，则运送能力下降，导致营养不充足，则肌肉消瘦，倦怠无力
	运输水液	如脾虚，则水液不能及时运走而发生停留，停在胃部则恶心呕吐腹胀；停在肠，则肠鸣腹泻；停在肌肤，则肌肤水肿
主统血	统摄血液在血管中运行	如脾虚，则血液不受控制，血离管道，发生出血表现，如便血、月经过多等；所以脾虚的出血，多发生在下部；脾虚出血可考虑用归脾丸
开窍于口，其华在唇	口味的异常可以反映脾的病变	如脾虚，则口淡无味；如脾热，则口甜；如脾湿，则口腻

2. 治疗脾虚常用中成药对比（表 2 – 5 – 5）

表 2 – 5 – 5　　治疗脾虚常用中成药对比

名称	成分	作用	特点
四君子颗粒	人参、白术、茯苓、炙甘草	益（脾）气健脾	平补脾胃（气虚）
六君子丸	半夏、陈皮＋四君子汤	益气健脾，燥湿化痰（舌苔白腻）	脾虚偏痰湿
香砂六君丸	木香、砂仁＋六君子丸	可用于脾虚气滞；嗳气食少，腹胀	脾虚偏气滞
理中丸	炮姜、党参、白术、炙甘草	可用于脾胃虚寒	温补脾胃（虚寒）
附子理中丸	制附子、干姜、党参、白术、甘草	可用于脾胃虚寒，脘腹冷痛，呕吐泄泻，手足不温	温补脾胃强于理中丸
健脾丸	党参、白术、陈皮、枳实、山楂、麦芽	健脾益气，开胃消食；可用于气滞食积	偏于食积气滞

续表

名称	成分	作用	特点
人参健脾丸	人参、白术、茯苓、山药、陈皮、木香、砂仁、炙黄芪、当归、酸枣仁、远志	健脾益气,和胃止泄;可用于胃脘胀满	和胃止泻,安神
参苓白术散	人参、白术、茯苓、山药、莲子、扁豆、薏苡仁、砂仁、桔梗、炙甘草(四君子打底)	益气健脾肺,渗湿止泻;化痰	健脾止泻(湿浊内盛)
参苓健脾胃颗粒	北沙参、白术、茯苓、薏苡仁、山药、扁豆、砂仁、陈皮、莲子、甘草	用于脾胃虚弱、气阴不足者	气阴两虚
补中益气丸	黄芪(升举+补)、党参、白术、陈皮、升麻、柴胡、炙甘草、当归、大枣	用于脾虚气陷(下垂或空坠、崩漏),气虚发热(手心热于手背,可能伴自汗)	以补为主,兼举升脾阳
归脾丸	党参、炒白术、炙甘草、炙黄芪、茯苓、制远志、炒酸枣仁、龙眼肉、当归、木香、大枣	益气健脾、养血安神;可用于心悸健忘失眠(血不养心)、便血、崩漏、月经提前或带下(脾不统血)	心脾气血两虚证
人参归脾丸	人参、黄芪、甘草、当归、龙眼肉、白术、木香、茯苓、酸枣仁、远志	益气补血,健脾养心;可用于心脾两虚导致的心悸失眠	与归脾丸相比,药性偏温热,会导致上火表现

3. 中医学中肾的功能（表2-5-6）

表2-5-6　中医学中肾的功能

肾的功能		病理表现	
藏精,主生殖发育	肾的精气指的是肾阴和肾阳;正常下保持动态平衡;平衡打乱则出现肾阴虚、阳虚、肾精亏虚的表现	肾阴虚(虚热)	潮热盗汗,五心烦热,男子遗精,女子梦交等
		肾阳虚(虚寒)	精神疲惫,腰膝冷痛,形寒肢冷,小便频数,男子阳痿早泄,女子宫寒不孕等
		肾精亏或肾气虚	腰膝酸软无力,头晕耳鸣目眩,健忘,无明显寒热象
主水	主导人体水液代谢	肾的气化功能降低	水液代谢发生障碍,则出现水肿
主纳气	人体吸入之气有肾气摄纳,呼吸才通畅	肾虚	出现喘息表现
主骨生髓其华在发	骨髓由肾精化生,骨髓供给骨骼营养;头发表现反映肾的功能	肾虚	骨骼无力,发育不良,如小孩囟门闭合晚;肾虚者,腰腿酸软无力,健忘思维迟钝;老年人牙齿活动脱落
开窍于耳及二阴	听觉与肾气盛衰有关;大小便由肾主导	肾虚	听力减退耳聋;小便频数、失禁、遗尿、尿不干净;大便溏泄

4. 治疗肾虚常用中成药对比（表2-5-7）

表2-5-7　治疗肾虚常用中成药对比

名称	成分	作用	特点
六味地黄丸	熟地黄、山茱萸、山药、牡丹皮、茯苓、泽泻	用于肾阴亏损，头晕耳鸣，腰膝酸软，骨蒸潮热，盗汗遗精	单纯肾阴亏虚者，寓泻于补，补力平和
知柏地黄丸	在六味基础上加了知母、黄柏	滋阴清热。用于潮热盗汗，耳鸣遗精，口干咽燥	侧重于肾阴亏虚并伴有虚火旺盛的表现
杞菊地黄丸	在六味基础上加了枸杞、菊花	用于肝肾阴亏的眩晕、耳鸣、目涩畏光、视物昏花	侧重于肝肾阴亏并伴有眩晕、目涩畏光、视物昏花等表现
麦味地黄丸	在六味基础上加了麦冬、五味子	滋肾养肺。用于肺肾阴亏，潮热盗汗，咽干，眩晕耳鸣，腰膝酸软	侧重于肺肾阴亏并伴有咽干、咽痒等表现
明目地黄丸	在杞菊地黄丸基础上加了当归、白芍、蒺藜、煅石决明	滋肾，养肝，明目。用于肝肾阴虚，目涩畏光，视物模糊，迎风流泪	侧重于肝肾阴虚并伴有目涩畏光、视物模糊、迎风流泪等表现
桂附地黄丸	在六味基础上加了肉桂、附子	温补肾阳。用于肾阳不足，腰膝酸冷，小便不利或反多，痰饮喘咳	侧重于肾阳不足，属于补泻兼施
金匮肾气丸	在六味基础上加了牛膝、车前子、附子	温补肾阳，化气行水。用于肾虚水肿，腰膝酸软，小便不利，畏寒肢冷	侧重于肾阳不足伴有水肿、小便不利表现
五子衍宗丸	枸杞、菟丝子（炒）、覆盆子、五味子（蒸）、车前子（盐炒）	补肾益精。用于肾虚精亏所致的阳痿不育、遗精早泄、腰痛、尿后余沥	侧重于补肾阳并有阳痿不育者
固精补肾丸	熟地黄、山茱萸、枸杞子、五味子、覆盆子、石菖蒲、山药、金樱子、茯苓、牛膝、小茴香、杜仲、巴戟天、肉苁蓉、远志、菟丝子、甘草	温补脾肾。用于脾肾虚汗，食减神疲，腰酸体倦	侧重于脾肾阳虚者，表现为食减神疲、腰膝酸软、怕冷
左归丸	熟地、山药、枸杞、山茱萸肉、川牛膝、菟丝子、鹿胶、龟甲胶	用于真阴不足，腰酸膝软，盗汗，神疲口燥	侧重于肾阴亏虚重者，属于纯补不泻，补力较大，非阴阳双补之方
右归丸	熟地黄、附子（炮附片）、肉桂、山药、山茱萸（酒炙）、菟丝子、鹿角胶、枸杞、当归、杜仲（盐炒）	温补肾阳，填精止遗。用于肾阳不足，命门火衰，腰膝酸冷，精神不振，畏寒怕冷，阳痿遗精，大便溏薄，尿频而清	侧重于肾阳亏虚，属于纯补不泻，非阴阳双补之方
海马补肾丸	熟地黄、鲜雀肉（带头去嘴爪）、驴肾、狗肾、附子（制）、肉苁蓉（酒制）、淫羊藿（炙）、菟丝子、人参、鹿茸、海马、蛤蚧等36味	滋阴补肾，强壮健脑。用于身体衰弱，气血两亏，肾气不足，面黄肌瘦，心跳气短，腰酸腿疼，健忘虚喘	集合六味地黄丸、十全大补丸、人参养荣丸、五子衍宗丸、左归丸、右归丸、七宝美髯丹、参附汤等之大成；属于五虚（阴阳气血精）同补，五脏通调之品

【作业】带下病知识点及用药归纳（表2-5-8）

根据以下示例表，结合上述带下病专业知识与带下病常用的中成药，予以带下病各型药物列表归纳。

表2-5-8　带下病用药总结表

名称	作用	特点
杏香兔耳风胶囊	清热解毒，祛湿。用于湿热下注之带下病	组方单一，该药主要用于带下病轻症，热表现不突出、湿表现不明显者
抗宫炎片	清湿热，化瘀，止带下。用于湿热下注所致白带量多	用于湿热下注兼有气滞血瘀轻症及带下赤黄者
妇炎净胶囊	清热祛湿，调经止带。用于湿热蕴结所致的带下病、月经不调、痛经；慢性盆腔炎、附件炎见上述证候者	该药侧重于清热祛湿，养血活血
千金片	清热除湿，益气化瘀。用于湿热瘀阻所致的带下病。症见带下量多、色黄质稠、臭秽，小腹疼痛，腰骶酸痛，神疲乏力；慢性盆腔炎、子宫内膜炎、慢性宫颈炎见有上述证候者	该药擅长清热利湿、活血补血，兼益气收涩；主要针对湿热瘀阻所致的带下病
妇炎康片	清热利湿，理气活血，散结消肿。用于湿热下注，毒瘀互阻所致带下病。症见带下量多、色黄、气臭，小腹痛，腰骶痛，口苦咽干；阴道炎、慢性盆腔炎见上述证候者	适用于湿热瘀阻导致的带下病重症者患者，如果有气虚者更适宜
宫炎平片	清热利湿，祛瘀止痛，收敛止带。用于急、慢性盆腔炎。症见小腹胀痛，腰痛，带下增多，月经不调，为湿热下注瘀阻胞宫所致	该药擅长清热利湿、益气活血散结；还兼有止血功效，对于赤白带下者亦适用

第二节　经行头痛

每值经期或行经前后，出现以头痛为主的病症，称为经行头痛。西医学中，经前期综合征出现的头痛按此辨证论治。

【辨证分型】

1. 气血虚弱证

病因：平时身体虚弱，或大病久病，耗伤气血，或劳倦伤脾，气血生化不足。本来平时气血就不足，来月经时气血更加不足，导致气血不能很好上行滋养头部，而致头痛。

表现：经期或经后，头痛头晕，月经量少，色淡质稀，心悸气短，神疲体倦，面色苍白，舌淡，苔薄，脉细弱。

治法：益气养血，活络止痛。

药物：八珍丸或益气养血口服液。

2. 阴虚阳亢证

病因：平时阴虚体质或房事过度，耗伤精血以致肾阴亏损。来月经时，经血下行胞宫，肾阴更虚，导致肝阳亢进而生风（肝阳生风的机制可理解成火大而导致气体流动变化成风），风上行干扰头部而致头痛。

表现：经前或经期头痛，或巅顶痛，头晕目眩，经量少，色鲜红，口干咽燥，烦躁易怒，腰酸腿软，手足心热，舌红苔少，脉细数。

治法：滋阴潜阳，疏风止痛。

药物：杞菊地黄丸、湿消丸或海马补肾丸。

3. 瘀血阻滞证

病因：情志不畅或经期产后身体受寒热外邪，余血内留胞宫，导致瘀血阻滞。月经时气血下注胞宫，冲脉气盛，冲气携瘀血上逆，阻滞头部脑络，不通则痛，导致头痛。

表现：经前或经期头痛如锥刺，经色紫暗有块，伴小腹疼痛拒按，胸闷不舒，舌紫暗，边尖有瘀点，脉细涩或弦涩。

治法：活血化瘀，通窍止痛。

药物：妇女痛经丸、大活络丸、血府逐瘀丸或调经活血片 + 大川芎口服液。

4. 痰湿中阻证

病因：平素身体肥胖，属痰湿体质；或喜欢肥甘厚腻饮食伤脾，而致痰湿内生，痰湿阻滞冲任。来月经时，冲脉气盛，冲气夹痰湿上逆，阻滞脑络，不通则痛。

表现：经前或经期头痛，头晕目眩，形体肥胖，平日带下量多质黏稠，月经量少色淡，胸闷泛恶，面色白，舌淡胖，苔白腻，脉滑。

治法：燥湿化痰，通络止痛。

药物：半夏天麻丸、眩晕宁颗粒或天麻眩宁口服液。

【知识点加油站】

任脉与冲脉的基础知识

中医学中经脉分为十二经脉和奇经八脉。冲脉、任脉属于奇经之列，出入于十二经脉之间，调节正经气血。在正经中，如果气血充盈，则藏蓄在奇经中；如果正经中气血不足，奇经中的气血则适时进行调节。因此，古人把正经比作江河，奇经比作湖海。

①任脉解读："任"有两个意思，一是担任，即担任一身阴脉之经气，因此称之为"阴脉之海"；另外是妊养之意，因为任脉起源于胞宫，因此与妊养胎儿有关，因此有"任脉主胞宫"的说法。任脉起于胞宫，出会阴，沿着胸腹正中线上行，至下口唇内，然后分左右二支，上行至眼部。（男性是脐下，神阙穴 3 寸，即关元穴；令患者食指、中指、无名指、小指并拢，以中指横纹处为准，四指横呈作为 3 寸。）任脉主要有调节阴经气血、调节月经的作用。它的主要病症包括疝气、带下、少腹肿块、不孕等。

②冲脉解读："冲"是要冲的意思。冲脉上至于头，下至于足，总领诸经的气血，能调节十二经的气血，因此有"十二经之海"和"血海"之称。冲脉是五脏六腑、十二经脉之海，五脏六腑都禀受它的气血濡养。冲脉起于胞宫，出于会阴，沿着腹腔前壁，夹肚脐上行于脊柱内。其主要病症包括月经不调、经闭、崩漏、乳少。

第三节　经行眩晕

每值经期或行经前后，出现头晕目眩、视物昏花为主的病症，称为经期眩晕。本病以月经时头晕目眩、视物昏花、伴随月经周期而发作为临床特征，多与肾虚、血虚的月经后期、月经过少等病同时出现。西医学经前期综合征出现眩晕可参照本病辨证论治。

【辨证分型】

1. 气血虚弱证

病因：平时身体虚弱，或大病久病，耗伤气血，或劳倦伤脾，而致气血化源不足，来月经时气血更虚，脑络失养，而发眩晕。

表现：经期或经后，头晕目眩，月经量少，色淡质稀，少腹绵绵作痛，神疲肢倦，怔忡心悸（怔忡为病名，中医学指心悸。心脏剧烈跳动，感到很不舒服。见于心律失常、器质性心脏病等），舌淡苔薄，脉细弱。

治法：益气养血，调经止晕。

药物：补中益气丸、八珍丸、八珍益母丸等。

2. 阴虚阳亢证

病因：平时属于肝肾亏损体质，精血不足；或产多乳众，或久病大病，精血耗伤，以致肾阴亏损。月经时，经血下行胞宫，肾阴更虚，肝阳亢进生风，风上行扰头部，而致眩晕。

表现：经前或经期，头晕目眩，月经量少，色鲜红，心烦易怒，腰酸腿软，口燥咽干，颧红唇赤，大便干结，舌红，苔少，脉弦细数。

治法：育阴潜阳，息风止晕。

药物：杞菊地黄丸或海马补肾丸＋天麻钩藤颗粒。

3. 痰浊上扰证

病因：平时属痰湿内盛体质，或脾虚运化失职，痰湿内生，痰湿滞于冲任。来月经时，冲脉气盛，冲气夹痰湿上行脑部，阻滞脑络，而发眩晕。

表现：经前或经期，头重眩晕，平时带下量多，色白质黏，月经量少，色淡，胸闷泛恶，纳呆腹胀，大便不爽，舌淡胖，苔厚腻，脉濡滑。

治法：燥湿化痰，息风止晕。

药物：半夏天麻丸或眩晕宁颗粒。

第四节　经行身痛

每到经期或行经前后，出现以身体疼痛为主的病症，称之为经行身痛。西医学经前期综合征出现身痛可参照本病辨证论治。

【辨证分型】

1. 气血虚弱证

病因：平时身体虚弱，或大病久病，耗伤气血，导致气血虚弱。来月经时气血更虚，全身肢体失于濡养，导致身痛。

表现：经行或经后肢体酸痛或麻木，月经量少，色淡质稀，神倦乏力，心悸气短，舌淡红，苔薄白，脉细弱。

治法：补气养血，通痹止痛。

药物：抑眩宁颗粒、养血清脑颗粒或丹黄颗粒。

2. 瘀血阻滞证

病因：经期产后，胞宫余血未尽，感受寒湿外邪，血结成瘀，或七情所伤使气滞血瘀，以致瘀血阻滞经络。月经时，气血下注冲任，冲脉气盛，瘀血阻滞经络更甚，以致不通则痛。

表现：经行肢体胀痛或刺痛，屈伸不利，小腹疼痛拒按，经血色暗有块，块下痛减，舌紫暗，或有瘀点，脉弦涩。

治法：活血化瘀，通络止痛。

药物：正天丸、都梁丸、大川芎口服液或大活络丸。

第五节　经行浮肿

每到经前或经期，头面四肢浮肿，称之为经行浮肿。本病以经前或经期出现眼睑、颜面浮肿或四肢肿胀不适为特点。若不治疗，月经后也可逐渐自行消退。西医学经前期综合征出现的浮肿可参照本病辨证论治。

【辨证分型】

1. 脾肾阳虚证

病因：平时或先天脾肾虚弱，或劳倦过度、思虑伤脾，或多产房劳，久病伤肾，月经之时，脾肾更虚，而致运化失职，水湿内停；或气化不利，而致浮肿。

表现：经前或经期面浮肢肿，腰膝冷痛，疲倦乏力，脘闷纳呆，大便溏薄，或经量多，色淡质薄，舌淡苔白，脉沉弱。

治法：温肾健脾，化气行水。

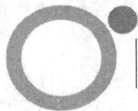

药物：济生肾气丸或调经促孕丸或金匮肾气丸＋参苓白术散；还少丹。

2. 气滞湿郁证

病因：平时抑郁或暴躁易怒，而致气机不畅。月经之时，气血下注，冲任血壅气滞，气机升降失常，水湿宣泄不利，致浮肿。

表现：经前或经期面浮肢肿，脘闷肋胀，乳房胀痛，经前小腹胀满，月经量少，色暗红，或夹小血块，苔白腻，脉弦滑。

治法：理气行滞，化湿消肿。

药物：八珍丸＋湿消丸。

【知识点加油站】（表2－5－9）

表2－5－9　济生肾气丸与金匮肾气丸、桂附地黄丸的区别

品名	成分	侧重
济生肾气丸	熟地黄、山茱萸（制）、牡丹皮、山药、茯苓、泽泻、肉桂、附子（制）、牛膝、车前子	用于肾阳不足及肾虚水肿者
金贵肾气丸	地黄、山药、酒萸肉、茯苓、牡丹皮、泽泻、桂枝、附子（炙）、牛膝（去头）、盐车前子	用于肾阳不足并伴有肾虚水肿的表现
桂附地黄丸	肉桂、附子（制）、熟地、酒萸肉、牡丹皮、山药、茯苓、泽泻	用于肾阳不足、腰膝酸冷、小便不利

从以上三个药物成分可以看出，济生肾气丸用的是熟地黄和肉桂，与金匮肾气丸相比，其温肾阳的效果相对好一些；而桂附地黄丸没有牛膝和车前子的成分，所以肾阳不足及水湿内停造成的水肿者不宜选用。

第六节　经行乳房胀痛

每到经前或经期乳房胀，甚则胀满疼痛，或伴有乳头痒者，称之为经行乳房胀痛。本病特点是以经前两周之内出现乳房胀痛为主要症状，严重者可出现乳房胀满似有结块，症状呈周期性反复发作。西医学中乳腺囊性增生亦可参照本病辨证施治。

【辨证分型】

1. 肝郁气滞证

病因：平时抑郁或暴躁易怒，导致肝经瘀滞。月经前或行经时冲脉气血充盛，肝司冲脉，冲脉过乳，乳络气血瘀滞不畅，导致乳痛或痒。

表现：经前乳房胀痛或乳头痒痛，痛甚不可触衣，疼痛拒按，经前或经期小腹胀痛，胸胁胀满，烦躁易怒，经行不畅，色暗红，舌红苔薄，脉弦。

治法：疏肝理气，通络止痛。

药物：柴胡疏肝散；如在上述辨证基础上，月经先期，量多，色红，质稠，有血块，伴心烦口苦，尿黄便结者，可选用血府逐瘀丸＋金银花颗粒或丹栀逍遥丸。

2. 胃虚痰滞证

病因：平时脾胃虚弱，或饮食不节制，或劳倦思虑过度损伤脾胃；或平时郁怒伤肝，乘脾犯胃，导致脾虚湿滞，胃虚痰滞，经前或月经时冲气偏盛，胃、冲二脉过乳，冲气带痰湿阻于乳络，乳络不畅，导致乳痛。

表现：经前或经期乳房胀痛，痛甚不可触衣，胸闷痰多，食少纳呆，平时带下量多，色白黏稠，月经量少，色淡，舌淡胖，苔薄腻，脉缓滑。

治法：健胃祛痰，活血止痛。

药物：四物膏＋二陈丸。

第七节　经行情志异常

每到经前或经期，烦躁易怒，或情绪抑郁，悲伤欲哭，或坐卧不宁，月经后又如常人者，称之为经行情志异常。本病以经前情绪易于失控，无端悲伤、易怒，而月经周期的其他时间精神情绪又完全正常为特点。西医学经前期综合征出现的精神症状可参照本病辨证论治。

【辨证分型】

1. 心血不足证

病因：先天不足，平时怯弱而心血偏虚；或忧思劳倦伤脾，脾虚则化源不足而血少，经期气血下注冲任，心血更不足，神失所养，而情志异常。

表现：经前或经期精神恍惚，心神不宁，无故悲伤，心悸失眠，月经量少。色淡，舌淡，苔薄白，脉细。

治法：补血养心，安神定志。

药物：安神补心丸、夜宁颗粒、养心安神片或天王补心丸。

2. 肝经郁热证

病因：平时抑郁或暴躁易怒，而致肝气郁结，郁而化热，经期气血下注冲任，冲脉气盛，冲气夹肝热上逆，扰犯神明（神明指神志或精神）而情志异常。

表现：经前或经期烦躁易怒，或抑郁不舒，头晕目眩，口苦咽干，胸胁胀满，不思饮食，月经量多，色深红，舌红，苔黄，脉弦数。

治法：清肝泄热，解郁安神。

药物：丹栀逍遥丸＋夏枯草片。

3. 痰火上扰证

病因：平时痰湿内盛或情志所伤，肝木乘（乘是乘机侵袭的意思）脾，脾虚生湿，湿聚成痰，痰积日久化热，痰火内盛，经期气血下注冲任，冲气偏盛，冲气夹痰火上逆，上蒙心窍，扰动心神而致情志异常。

表现：经前或经期精神狂躁，烦乱不安，或语无伦次，头痛失眠，或面红目赤，尿黄便结，或心胸烦闷，不思饮食，或经量偏少，色红或深红，质黏稠，或夹有小血块，舌质红，苔黄腻，脉滑数有力。

治法：化痰开窍，清热安神。

药物：牛黄清心丸（局方）。

第八节　绝经前后诸证

妇女在绝经前后，出现烘然而热，面赤汗出，烦躁易怒，失眠健忘，精神倦怠，头晕目眩，耳鸣心悸，腰背酸痛，手足心热或伴有月经紊乱等与绝经有关的症状，称之为经断前后诸症。西医学的围绝经期综合征、双侧卵巢切除后或放疗后双侧卵巢功能衰竭出现绝经综合征者均可参照本病辨证论治。

【辨证分型】

1. 肾阴虚型

病因：平时属于肾阴虚体质，精血亏少或忧思已久，阴血暗耗；或房事不节，精血耗伤，肾阴更亏，导致冲任衰少，脏腑失养，导致经断前后诸症。

表现：经断前后，头晕耳鸣，腰腿酸软，烘热汗出，五心烦热（五心指的是手心、脚心、心口窝），失眠多梦，口燥咽干，或皮肤瘙痒，月经周期紊乱，量少或多，经色鲜红，舌红苔少，脉细数。

治法：滋肾益阴，育阴潜阳。

药物：六味地黄丸或海马补肾丸。

（1）若肾水不足，不能上济心火，以致心肾不交，表现为心烦失眠，心悸易惊，甚至情志失常，头晕健忘，腰酸乏力。治疗应滋阴补血，养血安神。药物选用：天王补心丸。

（2）若情志不遂，以致肝郁化热，表现为头晕目眩，口苦咽干，心胸烦闷，口渴饮冷，便秘溲赤（指小便短赤，常见于热象）。治疗应疏肝解郁清热。药物选用：丹栀逍遥丸。

2. 肾阳虚型

病因：肾阳素虚或房事不节，损伤肾气，命门火衰，冲任失调，脏腑失去温煦，导致经断前后诸症。

表现：经断前后，头晕耳鸣，腰痛如折，腹冷阴坠，形寒肢冷，甚至冷汗淋漓，小便频数或失禁，带下量多，月经不调，量或多或少，色淡质稀，精神萎靡，面色晦暗。舌淡苔薄白，脉沉细而迟。

治法：温肾壮阳，填精养血。

药物：右归丸或桂附地黄丸或海马补肾丸。

（1）若出现腰膝酸痛，食少腹胀，四肢倦怠，或四肢浮肿，大便溏薄。舌淡胖，苔薄白，脉沉细缓，则脾肾阳虚，治疗宜温肾健脾。用药：右归丸＋理中丸。

（2）若出现时而畏寒恶风，时而潮热汗出，腰酸乏力，头晕耳鸣，五心烦热。舌淡苔薄，脉沉细。治疗宜补肾扶阳，滋肾养血。用药：二仙口服液。

第九节　痛　经

妇女正值经期或行经前后，出现周期性小腹疼痛，或痛引腰骶，甚至剧痛晕厥者，称为痛经。本病以经行小腹疼痛，伴随月经周期发作为主要特征。该病是由于气血不畅、气滞血瘀、气血虚弱、寒湿凝滞胞中、湿热下注、肝肾虚损使经行涩滞，不通则痛。西医学中的原发性痛经、子宫内膜异位症、子宫腺肌症及盆腔炎疾病引起的继发性痛经均以此病辨证论治。

【辨证分型】

1. 气滞血瘀型

病因：平素抑郁，或暴躁易怒而伤肝，肝郁气滞，气滞血瘀；或经期产后，余血内留，感受外邪，邪与血搏，血瘀气滞。经前、经期气血下行胞脉，则胞脉气血更阻滞，不通则痛而发痛经。

表现：经行前或经行时，血色紫黑，夹有血块，块下痛减，月经量少，淋漓不畅（局部症状）；小腹胀痛拒按，胸胁、乳房发胀，舌紫暗或有瘀点，脉弦涩等（全身症状）。

治法：行气活血，祛瘀止痛。

药物：血府逐瘀丸＋逍遥丸（元胡止痛片、大黄䗪虫丸、云南白药胶囊、独一味胶囊、七制香附丸）。

2. 寒凝血瘀型

病因：经期、产后感受寒邪或过食寒凉生冷，寒与血互搏，以致瘀阻冲任，气血凝滞不畅，经前、经期气血下行胞脉，则胞脉气血更阻滞，不通则痛。

表现：经前或经行时，月经量少，或周期后延，经血色泽不鲜或如黑豆汁，色暗有血块（局部症状）；小腹冷痛或绞痛拒按，扪之痛甚，得热痛减，形寒怕冷，面色青白，舌暗苔白，脉沉紧等（全身症状）。

治法：温经散寒，祛瘀止痛。

药物：大活络丸、田七痛经胶囊、痛经宝颗粒、妇科再造丸、少腹逐瘀颗粒＋桂附紫金膏。若行经期间，小腹绵绵而痛，喜暖喜按，月经量少，色淡质稀，畏寒肢冷，腰骶冷痛，面色淡白，舌淡苔白，脉沉细而迟或细涩，则为虚寒所致痛经。

治疗：温经养血止痛。

药物：温经颗粒、艾附暖宫丸、大活络丸、龟龄集。

3. 气血虚弱型

病因：素体虚弱，气血不足，或大病久病，耗伤气血，或脾胃虚弱，化源不足，而致气血虚弱；月经后冲任脉气血更虚，胞脉充灌不足而失濡养；再加上冲任气弱，无力流通血气，则血行迟滞，而发痛经。

表现：行经期或行经后，月经色淡量少而质清稀（局部症状）；小腹隐痛，喜按压，得按则痛减，面色苍白，头晕心悸，精神倦怠，气短懒言，乏力、失眠多梦（全身症状）。

治法：补气养血，和中止痛。

药物：妇康宁片、八珍益母口服液、十全大补丸（当归片）或乌鸡白凤丸。

4. 肾气亏损型

病因：先天肾虚，或房劳多产，或久病虚损，伤及肾气，肾虚则精亏血少，冲任血虚。经后精血更虚，胞脉失于濡养，不荣则痛，发为痛经。

表现：月经量少，色淡质稀（局部症状）；行经或行经后小腹隐隐作痛，喜按压，头晕耳鸣，腰骶酸痛腿软，小便清长，面色晦暗，舌淡苔薄，脉沉细等（全身症状）。

治法：补肾填精，养血止痛。

药物：六味地黄丸或海马补肾丸＋当归调经片。

5. 湿热蕴结证

病因：素有湿热内蕴，或经期、产后余血未尽，感受湿热之邪，湿热与血搏结，以致瘀血冲任，气血凝滞不畅。经前、经期气血下注冲任，胞脉气血更加壅滞，不通则痛，故发痛经。

表现：经量多或经期长，经色紫红，质稠或有血块，平素带下量多，黄稠臭秽（局部症状）；经前或经期，小腹灼痛拒按，痛连腰骶，或平时小腹痛，至经前疼痛加剧，或伴有低热，小便黄赤，舌红苔黄腻，脉滑数（全身症状）。

治法：清热除湿，化瘀止痛。

药物：四物颗粒＋花红片。

【知识点加油站】

1. "不荣则痛"与"不通则痛"

"不通则痛"与"不荣则痛"是从中医病理上概括了中医疼痛虚、实的两个方面。

中医学认为，劳倦过度、饮食所伤、情志失调、房事不节、久病不愈，以上诸因皆可使脏腑功能失调（低下）进而造成化源（可理解成营养）不足，气血衰耗，气虚则清阳不能充达、上升，或不能载血以濡养（濡养可理解成滋养），血虚则不能滋养脏腑、脉络。人体在气（气滞）、血（血瘀）、经络（寒、湿、热邪入侵）等阻滞不通时，身体机能不能正常运行，就会出现各种疾病并且伴有疼痛。

2. 中医痛经的虚实鉴别（表 2 – 5 – 10）

表 2 – 5 – 10　中医痛经的虚实鉴别

分型	病因	疼痛表现	经血表现（色、质等）
实型痛经	与寒、血瘀、气滞、热滞有关	疼痛多发生在月经来之前，月经后痛减；痛经时小腹拒按揉	颜色深或暗，有血块
虚型痛经	与血虚、气虚有关	月经后疼痛不减轻甚至加重；痛经时小腹可按揉	颜色淡，稀薄

【作业】中医痛经用药归纳

根据以下示例表提示，结合上述中医痛经专业知识与日常用于痛经的中成药，请予以痛经药物归纳总结（表 2 – 5 – 11）。

表 2 – 5 – 11　中医痛经常用中成药

名称	功能主治	特点
痛经宝颗粒	温经化瘀，理气止痛	以温经活血为主，尤其活血化瘀更为明显；用于经行腹痛、喜温怕冷、有血块、舌质紫暗者效果更好
少腹逐瘀颗粒	温经活血，散寒止痛	该药温经止痛作用更为明显。用于喜温怕冷、舌质紫暗者效果更好。适合实寒性痛经
田七痛经胶囊	活血止血，温经止痛	与痛经宝相比，活血化瘀弱一些；重在温肾痛经，暖肝散寒；兼有止血开窍作用。适合实寒性痛经
定坤丹	滋补气血，调经舒郁	主要用于气滞血瘀、气血两虚的痛经；该药补益气血及肝肾之力更强
艾附暖宫丸	理气养血，暖宫调经	该药温补之力强，活血行气作用也很突出
复方益母草膏	养血调经，化瘀生新	该药活血之力强一些，活血利水作用弱；无益气作用；对于血虚有瘀者适用
调经止痛片	养血调经，化瘀生新	该药擅长活血利水，调经止痛，补益之力弱；对于血虚严重、气虚轻者的痛经更适合

第十节　月经先期

月经周期提前 7 ~ 10 天，甚或一月两潮，经期正常，连续 2 个月以上月经周期者，称为"月经先期"，亦称"经行先期""经早"等。本病的主要特点是月经先期伴有月经过多者，有可能发展为崩漏。月经先期常见证型主要是气虚型和血热型；气虚型又分脾气虚和肾气虚；血热型又分为阳盛血热型、阴虚血热型、肝郁化热型。西医学中有排卵性黄体不健的功血和盆腔炎性所致的经期提前可参照本病辨证论治。

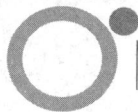

【辨证分型】

1. 气虚型

（1）脾气虚型

病因：素体脾虚，或久病伤气，或劳倦过度，思虑不解，饮食失节，损伤脾气，中气虚弱，失于统摄，冲任不固，不能制约经血，故月经提前。

表现：经行提前，量多，色淡质清稀（局部症状）；神疲肢倦，气短懒言，纳少便溏，小腹空坠，舌淡红，苔薄白，脉弱缓（全身症状）。

治法：补脾益气，固冲调经。

药物：补中益气丸；如在上述基础上同时还伴有失眠多梦、心悸怔忡，则属于心脾两虚，可用归脾丸。

（2）肾气虚型

病因：先天禀赋不足，肾气虚衰，或房劳多产，或久病伤肾，耗伤肾气，则冲任不固，不能制约经血，导致月经提前。

表现：经期提前，量少，色暗淡，质清稀（局部表现）；腰腿酸软，头晕耳鸣，小便频数，面色晦暗或有暗斑，舌淡暗，苔薄白，脉沉细（全身表现）。

治法：补肾益气，固冲调经。

药物：海马补肾丸或二仙口服液。

2. 血热型

（1）阳盛血热型

病因：素体阳盛，或过食温燥辛辣之品，或感受热邪，蕴而化热，热伤冲任，扰动血海，迫血妄行，致月经提前。

表现：月经提前，量多，色深红或紫红，质稠（局部症状）；心胸烦闷，面红口干，渴喜冷饮，尿黄便结，舌红，苔黄，脉滑数（全身症状）。

治法：清热凉血调经。

药物：清经颗粒。

（2）阴虚血热型

病因：素体阴虚，或失血伤阴，或多产房劳，耗损精血，或思虑过度，阴血耗伤，阴虚生内热，热扰冲任，冲任不固，经血失于制约，致月经提前。

表现：经期提前，量少，色红质稠（局部症状）；颧赤唇红，手足心热，咽干口燥，舌红少苔，脉细数（全身症状）。

治法：养阴清热，凉血调经。

药物：固经丸、丹贞颗粒、六味地黄胶囊、妇科止血灵片或湿消丸。

（3）肝郁化热型

病因：平时抑郁，或情志内伤，抑郁不舒，肝气郁结，郁久化热，热伤冲任，扰及血海，致月经提前。

表现：经行先期，量或多或少，经色紫红，质稠有块，经行不畅（局部症状）；经前乳房、胸胁、小腹胀痛，心烦易怒，口苦咽干，舌红苔黄，脉弦数（全身症状）。

治法：疏肝解郁，凉血调经。

药物：丹栀逍遥丸＋妇科调经片。

第十一节　月经后期

月经周期错后 7 天以上，甚至 3～5 个月一行，经期正常，连续 2 个月经周期以上，称为"月经后期"，亦称"经期错后""经迟"。本病特点是月经周期超过 35 天，在 6 个月以内，关键是经期还正常。临床常见证型有血虚、血寒（本型又分为实寒型与虚寒型）、气滞、肾虚、痰湿五型。西医学中的月经稀发可参照本病辨证论治。

【辨证分型】

1. 血虚型

病因：数伤于血，或产多乳众，病后体虚，饮食减少；化源不足，营血衰少，导致冲任不足，血海不能按时满溢，致月经错后。

表现：经期错后，量少，色淡，质稀（局部症状）；小腹空痛，头晕眼花，心悸失眠，皮肤不润，面色苍白或萎黄，舌淡，苔薄，脉细无力（全身症状）。

治法：补血养营，益气调经。

药物：人参养荣丸。

2. 血寒型

（1）实寒型

病因：经产之时感受寒邪，或过服寒凉，寒邪搏于冲任，血为寒凝，胞脉不畅，血行迟滞，血海不能按时满溢，遂致月经错后。

表现：经期错后，量少，经色紫暗有块（局部症状）；小腹冷痛拒按，得热痛减，畏寒肢冷，舌暗苔白，脉沉紧或沉迟（全身症状）。

治法：温经散寒，活血调经。

药物：温经颗粒或少腹逐瘀丸。

（2）虚寒型

病因：素体阳虚，或久病伤阳，阳虚内寒，脏腑失于温养，生化失期，气虚血少，冲任不足，血海不能按时溢满，致经行错后。

表现：经期错后，量少，色淡质稀（局部症状）；小腹隐痛喜按，喜温痛减，腰酸无力，小便清长，面色白，舌淡苔白，脉沉迟无力（全身症状）。

治法：温经扶阳，养血调经。

药物：鹿胎胶囊＋归附丸（方剂）或艾附暖宫丸。

3. 气滞型

病因：平素抑郁，情志不遂，气不畅达，血为气滞，冲任失畅，气血运行迟滞，血海不能按时溢满，致经行错后。

表现：经期错后，量少，经色暗红或有血块（局部症状）；小腹胀满，精神抑郁，胸闷不舒，舌正常，脉弦（全身症状）。

治法：理气行滞，活血调经。

药物：妇科调经片、舒尔经颗粒、调经活血片、调经丸、气血和胶囊、妇科得生丸或得生丸。

4. 肾虚型

病因：先天禀赋不足，肾气亏虚，或房事不节，或早婚多产，损伤肾气，肾虚则冲任不足，血海不能按时溢满，致月经错后。

表现：经期错后，量少，色暗淡、质清稀（局部症状）；头晕耳鸣，腰腿酸软，面色晦暗，或面部有暗斑，舌淡暗，苔薄白，脉细（全身症状）。

治法：补肾益气，补血调经。

药物：大补元煎丸、调经促孕丸、复方鸡血藤膏或海马补肾丸。

5. 痰湿型

病因：素体肥胖，痰湿内盛，或劳逸过度，饮食不节，损伤脾气，脾失健运，痰湿内生，痰湿下注冲任，壅滞胞脉，气血运行缓慢，血海不能按时溢满，致经期错后。

表现：经期错后，量少，色淡，质黏，带下量多（局部表现）；头晕体胖，心悸气短，脘闷恶心，舌淡胖，苔白腻，脉滑（全身表现）。

治法：燥湿化痰，活血调经。

药物：二陈丸 + 四君子丸。

【知识点加油站】

营血，其实应为营气与血的简称。中医学里的"营气"有两方面的意思，一是营运，二是营养。营气是由脾胃水谷精微所化生，是水谷之气中较富有营养的物质；这种物质由脾胃转运输到肺，然后进入脉道之中，成为血液而营养全身。由于营气与血同行于脉中，二者关系极为密切，可分而不可离，因此常以"营血"并称。

第十二节　月经先后无定期

月经周期或前或后 1~2 周者，经期正常，连续 3 个月经周期以上者，称为"月经先后无定期"，又称为"经水先后无定期""月经衍期""经乱"。青春期月经初潮后 1 年内及绝经前期，月经先后无定期者，不作疾病论。临床常见的证型有肾虚、肝郁、脾虚型。西医学中排卵性功血病的月经不规律可参照本病辨证论治。

【辨证分型】

1. 肾虚型

病因：素体肾气不足，房劳多产，或少年肾气未充，更年期肾气渐衰，或久病大病，肾精亏耗，肾气不守，封藏失司（指肾贮藏精气及司大小便的功能失调。主要证候有遗精、滑精、早泄、小便失禁、夜尿频多、黎明泄泻等），冲任失调，血海蓄溢失常，导致月经先后无定期。

表现：经行或先或后，量少色淡质稀（局部症状）；头晕耳鸣，视物昏花，腰酸腿软，夜尿频数，舌淡苔薄，脉沉细（全身症状）。

治法：补肾益气，养血调经

药物：海马补肾丸或二仙口服液。

2. 脾虚型

病因：素体脾虚，饮食失节，或思虑过度，损伤脾气，脾虚生化不足，统摄无权，冲任失调，血海蓄溢失常，以致经行先后无定期。

表现：经行或先或后，量多，色淡质稀（局部症状）；神倦乏力，脘腹胀满，纳呆食少，舌淡苔薄，脉缓（全身症状）。

治法：补脾益气，养血调经。

药物：归脾丸或人参归脾丸。

3. 肝郁型

病因：平素抑郁，或愤怒过度，肝气逆乱，气乱则血乱，冲任失司，血海蓄溢失常，遂致月经先后无定期。

表现：经行或先或后，经量或多或少，色暗红，有血块，或经行不畅（局部症状）；胸胁、乳房、少腹胀痛，精神抑郁，胸闷不舒，时欲太息（时时都要叹息出长气的意思），嗳气食少，舌质正常，苔薄，脉弦（全身症状）。

治法：疏肝解郁，和血调经。

药物：逍遥丸或柴胡舒肝丸＋调经活血片或妇科调经颗粒。

第十三节 崩 漏

经血非时而下，或阴道突然大量出血，或淋漓下血不断者，称之为崩漏。前者称之为崩中，后者称之为漏下。若经期延长达2周以上，应属中医学"崩漏"范畴。一般突然出血，来势急，血量多称为崩；淋漓下血，来势缓，血量少称为漏。尽管名称不同但是发病机制一样，而且可以相互转化。西医学中的无排卵性功血、盆腔炎性疾病及其后遗症和某些生殖器良性肿瘤（如子宫肌瘤）引起的非经期不规则阴道出血，可以参照本病辨证论治。该病中医临床上分为肾虚、脾虚、血热、血瘀四种类型。

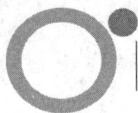

【辨证分型】

1. 肾虚型

病因：先天肾气不足，青春期少女肾气稚弱，更年期肾气渐衰，或早婚多产，房事不节，损伤肾气。如耗伤精血，则肾阴虚损，阴虚内热，热伏冲任，迫血妄行，以致经血非时而下；或命门（命门可理解成肾脏）火衰，肾阳虚损，封藏失职，冲任不固，不能制约经血，导致经血非时而下，变成崩漏。因此肾虚型崩漏又分为肾阴虚与肾阳虚两种。

（1）肾阴虚型

表现：经血非时而下，出血量或多，淋漓不断，血色鲜红，质稠，头晕耳鸣，腰膝酸软，手足心热，颧赤唇红，舌红，苔少，脉细数。

治法：滋肾益阴，固冲止血。

药物：左归丸或葆宫止血颗粒＋炔诺酮。

（2）肾阳虚型

表现：经血非时而下，出血量多，淋漓不尽，色淡质稀，腰痛如折，畏寒肢冷，小便清长，大便溏薄，面色晦暗，舌淡暗，苔薄白，脉沉弱。

治法：温肾助阳，固冲止血。

药物：大补元煎丸＋鹿角胶颗粒；右归丸＋黄芪颗粒或全鹿丸或海马补肾丸。

2. 脾虚型

病因：素体脾虚，饮食失节，忧思不解，或劳倦过度，损伤脾气，中气下陷，冲任不固，血失统摄，非时而下，产生崩漏。

表现：经血非时而下，量多如崩，或淋漓不断，色淡质稀，神疲体倦，气短懒言，不思饮食，四肢不温，或面浮肢肿，面色淡黄，舌淡胖，脉缓弱。

治法：健脾益气，固冲止血。

药物：补中益气丸或人参养荣丸；如有心悸怔忡、失眠多梦，可选用人参归脾丸。

3. 血热型

病因：素体阳虚，或情志不遂，肝郁化火，或感受热邪，或过食辛辣助阳之品，火热内盛，热伤冲任，迫血妄行，非时而下，导致崩漏。

表现：经血非时而下，量多如崩，或淋漓不断，血色深红，质稠，心烦少寐，渴喜冷饮，头晕面赤，舌红苔黄，脉滑数。

治法：清热凉血，固冲止血。

药物：断血流片、宫血宁胶囊、荷叶丸、止血宝颗粒、四红丸或十灰散。如伴有肝郁化火，兼有胸胁、乳房胀痛，心烦易怒，时欲叹息，脉弦数等，则平肝清热止血，药物用丹栀逍遥丸。

4. 血瘀型

病因：经期产后，余血未尽，过食生冷，或感受寒、热之邪，寒凝或热灼滞瘀，或七情内伤，气滞血瘀；瘀阻冲任，血不循经，非时而下，变为崩漏。

表现：经血非时而下，量多或少，淋漓不净，面色紫暗有块，小腹疼痛拒按，舌紫暗或有瘀点，脉涩或弦涩有力。

治法：活血祛瘀，固冲止血。

药物：益母草浸膏或复方益母口服液。

第十四节　月经过多

月经周期正常，经量明显多于既往者，或每次经血总量超过 80ml，称为"月经过多"，亦称"经水过多""月水过多"。本病相当于西医学排卵型功能失调性子宫出血病引起的月经过多，或子宫肌瘤、盆腔炎症、子宫内膜异位症等疾病引起的月经过多。宫内节育器引起的月经过多，也可按本病治疗。

【辨证分型】

1. 气虚证

病因：素体虚弱，或饮食失节，劳倦过度，大病久病，损伤脾气，中气不足，冲任不固，血失统摄，遂致经行量多。

表现：行经量多，色淡红，质清稀，神疲体倦，气短懒言，小腹空坠，面色㿠白，舌淡苔薄，脉缓弱。

治法：补气升提，固冲止血。

药物：补中益气丸或人参养荣丸＋参芪颗粒。

2. 血热证

病因：素体阳盛，或恣食辛燥，感受热邪，七情过极，郁而化热，热扰冲任，迫血妄行，遂致经行量多。

表现：经行量多，色鲜红或深红，质黏稠，口渴饮冷，心烦多梦，尿黄便结，舌红苔黄，脉滑数。

治法：清热凉血，固冲止血。

药物：固经丸＋安坤颗粒或宫宁颗粒。

3. 血瘀证

病因：素性抑郁，或忿怒过度。气滞而致血瘀，或经期产后余血未尽，感受外邪或不禁房事，瘀血内停，瘀阻冲任，血不归经，遂致经行量多。

表现：经行量多，色紫暗，质稠有血块，经行腹痛，或平时小腹胀痛，舌紫暗或有瘀点，脉涩有力。

治法：活血化瘀，固冲止血。

药物：益母草膏＋宫宁颗粒或女金丹丸。

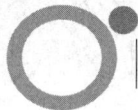

第十五节　月经过少

月经周期正常，经量明显少于既往经量的 1/2，或经血量少于 20ml，或经期不足 2 天，甚或点滴即净者，称"月经过少"，亦称"经水涩少""经量过少"。本病相当于西医学中性腺功能低下、子宫内膜结核、炎症或刮宫过深等引起的月经过少。月经过少伴月经后期者，可发展为闭经。本病如属西医学上器质性病变者，病程较长，疗效较差。

【辨证分型】

1. 肾虚证

病因：先天禀赋不足，或房劳久病，损伤肾气，或屡次堕胎，伤精耗气，肾精亏损，肾气不足，冲任亏虚，血海满溢不多，遂致月经量少。

表现：月经量少，不日即净，或点滴即止，血色淡暗、质稀，腰酸腿软，头晕耳鸣，小便频数，舌淡苔薄，脉沉细。

治法：补肾益精，养血调经。

药物：归肾丸（方剂）或海马补肾丸。

2. 血虚型

病因：数伤于血，大病久病，营血亏虚，或饮食劳倦，思虑过度，损伤脾气，脾虚化源不足，冲任气血亏虚，血海满溢不多，致经行量少。

表现：月经量少，不日即净，或点滴即止，经色淡红、质稀，头晕眼花，心悸失眠，皮肤不润，面色萎黄，舌淡苔薄，脉细无力。

治法：补血益气调经。

药物：八珍益母丸或四物膏 + 参芪颗粒。

3. 血瘀型

病因：经期产后，余血未净之际，七情内伤，气滞血瘀，或感受邪气，邪与血结，瘀滞冲任，气血运行不畅，血海满溢不多，致经行量少。

表现：经行涩少，色紫黑有块，小腹刺痛拒按，血块下后痛减，或胸胁胀痛，舌紫暗，或有瘀斑紫点，脉涩有力。

治法：活血化瘀，理气调经。

药物：复方益母草膏、调经活血片或调经化瘀丸。

4. 痰湿证

病因：痰湿体质或脾虚湿聚成痰，冲任受阻，血不畅行而经量少。

表现：经量少，色淡红，质黏腻如痰；体肥胖，胸闷呕恶，或带下多而黏腻，舌淡苔白腻，脉滑。

治法：化痰燥湿调经。

药物：二陈丸 + 四君子丸。

第十六节　经期延长

月经周期正常，经期超过 7 天以上，甚或 2 周方净者，称为"经期延长"，又称"经事延长"。本病相当于西医学中排卵型功能失调性子宫出血病的黄体萎缩不全者、盆腔炎症、子宫内膜炎等引起的经期延长。宫内节育器和输卵管结扎后引起的经期延长也按本病治疗。

【辨证分型】

1. 气虚证

病因：素体虚弱，或劳倦过度，损伤脾气，中气不足，冲任不固，不能制约经血，以致经期延长。

表现：经行时间延长，经量多，经色淡红、质稀，肢倦神疲，气短懒言，面色㿠白，舌淡苔薄，脉缓弱。

治法：补气升提，固冲调经。

药物：补中益气丸＋参芪颗粒。

2. 阴虚血热证

病因：素体阴虚，或久病伤阴，产多乳众；或忧思积念，阴血亏耗，阴虚内热，热扰冲任，冲任不固，不能制约经血以致经期延长。

表现：经行时间延长，经量少，经色鲜红、质稠，咽干口燥，潮热颧红，手足心热，大便燥结，舌红苔少，脉细数。

治法：养阴清热，凉血调经。

药物：固经丸、丹贞颗粒、六味地黄胶囊、妇科止血灵片或湿消丸。

3. 血瘀型

病因：素体抑郁，或大怒伤肝，肝气郁结，气滞血瘀；或经期交合阴阳，以致外邪客于胞内，邪与血相搏成瘀，瘀阻冲任，经血妄行。

表现：经行时间延长，经量或多或少，经色紫暗有块，经行小腹疼痛拒按，舌紫暗或有小瘀点，脉涩有力。

治法：活血祛瘀，固冲调经。

药物：复方益母草膏、调经活血片或调经化瘀丸。

4. 湿热蕴结型

病因：经期产后，血室正开，失于调摄；或房事不禁，湿热之邪乘虚而入，湿热蕴结冲任，扰动血海，导致行经时间延长。

表现：行经时间延长，量不多，或色暗、质黏稠；或带下量多，色赤白或黄；或小腹热痛，舌红、苔黄腻，脉滑数。

治法：清热祛湿，止血调经。

药物：固经丸＋鱼腥草片＋败酱草配方颗粒。

【知识点加油站】

1. 中气下陷

因脾气是中焦之气，又称中气，因此中气下陷其实就是脾气下陷。本病症是由于脾气虚弱，不能上升反而下陷，不能提摄脏器所致。多见于内脏下垂（如子宫脱垂、脱肛、胃下垂等）以及慢性腹泻、慢性痢疾、小便失禁等。上文中所提中焦，也就是现在常用的上焦、中焦、下焦的概念，与原来中医六腑之一的三焦的意义有所不同。现在常用人体部位划分，也就是横膈膜以上为上焦，包括心、肺两脏；横膈膜以下到肚脐为中焦，包括脾、胃两脏；肚脐以下为下焦，包括肝、肾、大小肠、膀胱等。

2. 中医月经病问诊总结（表 2-5-12）

表 2-5-12　月经病问诊及致病原因

问诊	情形类别	致病原因
问经期	先期（提前 8~9 天）	①热迫血妄行，多见于阴虚火旺； ②气虚不能摄血，血行无制约，多见于脾气虚证； ③肝气郁结，气郁化火，火迫血行
	后期（错后 8~9 天）	①寒凝气滞，血行不畅；多见于实寒； ②血少任脉不能按时充盈，多见于血虚； ③肝郁气滞，其不能引导血行； ④痰湿内阻，气滞血瘀
	先后不定期（或前或后）	多因肝气郁滞，或脾肾虚损，或瘀血积滞
问经量	月经过多	多因血热，冲任受损，或气虚不能摄血
	月经过少	多因血虚生化不足，或因寒凝、血瘀、痰湿阻滞等
	闭经（停经 3 个月以上）	①因生化不足，气血虚少，属于虚证； ②因血瘀不通或血寒凝滞，属于实证
问经色、质	色淡红质稀	血少不荣，属虚证
	色深红质稠	血热内炽，属实证
	色紫暗有块	寒凝血滞，或为瘀血
问行经腹痛	痛经	行经前或经期间，腰腹作痛，甚则不能忍受，经后即止，多属于寒凝、气滞或瘀血
	小腹胀痛	多属于气滞血瘀
	小腹冷痛	遇暖则缓，多属于寒凝
	经后小腹隐痛、腰酸	为血气亏损，脉络失养

第十七节　癥　瘕

西医学中的女性生殖系统肿瘤、盆腔炎性包块、卵巢子宫内膜异位囊肿（巧克力囊肿）等可按照癥瘕论治。

癥瘕指的是下腹有结块，或胀或满或痛。癥指的是腹内的结块有形，固定不移，痛有定处，多病在脏；瘕指的是腹内结块聚散不定，痛无定处，多病在腑。常见证型有气滞、血瘀、痰湿、热毒等。病因多因脏腑不和（不协调、不一致之意）、气机阻滞、瘀血内停、气聚为瘕、血聚为癥。

【辨证论治】

1. 气滞证

病因：平时心情抑郁或暴躁易怒，导致肝气郁结。气滞则血瘀，滞于胞脉，结块于小腹。

表现：小腹有包块，积块不坚硬，推之可移动，时聚时散，或上或下，时感疼痛，痛无定处，小腹胀满，胸闷不舒，精神抑郁，月经不调，舌红，苔薄，脉沉弦。

治法：疏肝解郁，行气散结。

药物：香棱丸。

2. 血瘀证

病因：在月经期间或产后身体气血虚弱时，行房事或外邪入侵，导致气血凝结；或暴躁易怒伤肝或平时多忧思伤脾导致气血凝滞。

表现：小腹有包块，坚硬，固定不移，疼痛拒按，肌肤少光泽，口干而不渴，月经延后或淋漓不断，面色晦暗，舌紫暗，苔厚而干，脉沉涩有力。

治法：活血破瘀，散结消癥。

药物：桂枝茯苓丸、宫瘤清胶囊；若血瘀严重者，肌肤甲错（肌肤甲错指的是皮肤粗糙，干燥、角化过度如鳞状），两目暗黑（似有黑眼圈），用大黄䗪虫丸。

3. 痰湿证

病因：脾虚造成湿浊产生，湿久化痰，痰湿阻滞胞脉成癥。

表现：小腹有包块，不坚硬，偶尔疼痛，白带多，色白、质黏稠，胸腹闷胀，偶有恶心表现，月经延期或闭经，舌体淡胖，苔白腻，脉弦滑。

治法：除湿化痰，散结消癥。

药物：二陈丸或大活络丸＋香棱丸。

4. 热毒证

病因：在月经期间或产后身体气血虚弱时，行房事或湿热外邪入侵；或脾虚生湿，湿久化热。

表现：小腹有包块，拒按，小腹或腰骶部疼痛，白带多，色黄或浓稠，经期提前或延长，经血量多，经前腹痛加重，烦躁易怒，发热口渴，大便干，小便黄，舌红，苔黄腻，脉弦滑数。

治法：解毒除湿，破瘀消癥。

药物：金银花颗粒＋血府逐瘀丸＋香棱丸。

第六章

女性日常保健与避孕药物使用

第一节　女性日常保健

针对目前国内医院实际情况，妇女保健工作（表2-6-1）并不是医院独立能够完成的，社区药店等机构可以在一定程度上作为医院保健工作的一个重要补充，也是社区药店大健康发展的重要组成部分。

表2-6-1　妇女不同生理阶段的保健措施

生理阶段	保健内容	社区药店开展形式
青春期	身心健康方面（营养指导、卫生指导，包括保护皮肤，预防痤疮；保护大脑，开发智力；保护眼睛；性教育包括认识性及月经）	与学校或教育部门共同举办青少年健康讲座、论坛、联谊会、表演等
婚前期	女性的性行为保护；妇科常见疾病预防；皮肤保护与化妆品使用；避孕药物正确使用；营养	与企事业单位或妇联等共同举办健康讲座
孕前保健	孕前避孕药物使用（如使用长效避孕药物者，改用工具避孕后半年才可以受孕）；孕前营养素补充（如孕前3个月补充叶酸或含叶酸的多种维生素，降低胎儿神经管畸形发生）	讲座与店内提示
妊娠中期保健	补充营养素（如适当补充铁剂与钙剂）	店内提示（微信、公众号等）
哺乳期保健	母乳喂养；哺乳期妇女营养；乳房保护与疾病预防	店内提示（微信、公众号等）
绝经期保健	绝经期营养（如蛋白质、维生素、微量元素补充）；绝经期疾病预防（高血压、骨质疏松等）	与居委会联合举办健康讲座、联谊会、聚会
老年期保健（65岁以上）	老年人的营养与保健；疾病控制；预防与养生等	与居委会、老龄委联合开展健康讲座、联谊会、广场舞等

【知识点加油站】

社区药店妇科疾病健康教育（表2-6-2）是药店满足妇科品类需求、打造女性会员忠诚度的重要措施之一，今后在药店服务中将成为新常态。

表 2 – 6 – 2　社区药店妇科疾病健康教育的开展与实施

类别	具体实施内容
社区药店健康教育的目的	普及社区周边女性对生殖道感染的认识及预防感染的重要性；打造社区妇科品类顾客忠诚度，提高商圈妇科品类渗透率等
社区药店健康教育的前期准备	社区选择；社区顾客数据评估；讲座内容及讲座人确定；社区听众通知（微信、电话、社区居委会协助）；赞助商及参与员工确定；讲座前员工内训
社区药店健康教育的流程及具体内容	讲座前暖场（小互动、免费检测、赠送礼品及代金券、问题收集等）；讲座开展（时间掌控）；现场讲课后互动及抽奖、调查表等
社区药店健康教育活动总结	后期代金券回收情况；老会员受众反馈情况；预估与事实；改进点以及措施

第二节　女用避孕药

女用避孕药物，指的是女性使用的甾体激素，其成分是雌激素和孕激素。根据药物在体内吸收代谢的速度不同，有短效和长效避孕药之分，前者多用于短期探亲时使用，后者作用持久，可每月用药 1 次，较为方便。

1. 复方短效口服避孕药（表 2 – 6 – 3）

表 2 – 6 – 3　常用复方短效口服避孕药成分及用法用量

品名	成分及含量	用法及用量
复方炔诺酮片（避孕药 1 号）	炔诺酮 0.625mg/片，炔雌醇 0.035mg/片	于月经第 5 天开始，每日 1 片，如漏服，在 12~24 小时内补服，连用 22 日，停药后 3~7 天来经；在月经第 5 天服下一周期药物。若漏服，需及早补服，而且警惕妊娠；如漏 2 片，补服后加用其他避孕措施；漏服 3 片应停药，待出血后，重新开始下一周期服药
复方甲地孕酮片（避孕药 2 号）	甲地孕酮 1.0mg/片，炔雌醇 0.035mg/片	
复方避孕片（避孕药 0 号）	炔诺酮 0.3mg/片，甲地孕酮 0.5mg/片，炔雌醇 0.035mg/片	
复方炔诺孕酮片	炔诺酮 0.3mg/片，炔雌醇 0.03mg/片	
复方去氧孕烯片	去氧孕烯 0.15mg/片，炔雌醇 0.03mg/片	于月经第 1 天开始，连服 21 日，停药 7 日后用第 2 周期药物。若漏服，需及早补服，而且警惕妊娠；如漏 2 片，补服后加用其他避孕措施；漏服 3 片应停药，待出血后，重新开始下一周期服药
复方孕二烯酮片	孕二烯酮 0.075mg/片，炔雌醇 0.03mg/片	
炔雌醇环丙孕酮片	炔雌醇 0.035mg/片，环丙孕酮 2.0mg/片	
屈螺酮炔雌醇片	炔雌醇 0.03mg/片，屈螺酮 3.0mg/片	
三相口服避孕药（左炔诺孕酮/炔雌醇三相片）	第一相（1~6 片）左炔诺孕酮 0.05mg/片，炔雌醇 0.03mg/片 第二相（7~11 片）左炔诺孕酮 0.075mg/片，炔雌醇 0.04mg/片 第三相（12~21 片）左炔诺孕酮 0.125mg/片，炔雌醇 0.03mg/片	于月经第 5 天开始服第一相片，1 片/日，共 6 天；第 11 天服用第二相片，1 片/日，共 5 天；第 16 天第三相片，1 片/日，共 10 天

注：复方短效口服避孕药主要作用为抑制排卵，若正确使用避孕有效率可达 100%。

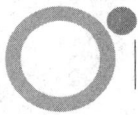

2. 复方长效口服避孕药（表2-6-4）

表2-6-4　常用复方长效口服避孕药成分及用法用量

品名	成分及含量	用法及用量
复方炔诺孕酮长效避孕片	甲基炔诺酮12mg/片，炔雌醚2mg/片	月经第5天服1片，间隔20天服第2次；以后就以第2次服药日为每月服药日期，每月1片
复方甲基炔诺酮片	18-甲基炔诺酮12mg/片，炔雌醚3mg/片	

注：由于口服长效避孕药物促进子宫内膜转化成分泌期，引起子宫出血；由于其孕激素含量高，不良反应严重，现在使用比较少。目前对于口服避孕药物有明显胃肠道反应者，一般会推荐长效避孕针，有效率98%以上，尤其适合哺乳期妇女。

3. 探亲避孕药（表2-6-5）

表2-6-5　探亲避孕药成分及用法用量

品名	成分及含量	用法及用量
炔诺酮探亲片	含炔诺酮5mg/片	探亲当晚服1片，连续14日，超过14日改服短效避孕药
甲地孕酮探亲片1号	含甲地孕酮2mg/片	房事前10小时先服1片，当晚加1片，以后每晚服1片，探亲结束再服一片，连续12片，服完12片改用短效避孕药
18-甲基炔诺酮探亲片（炔诺孕酮）	含18-甲基炔诺酮3mg/片	探亲前1日服1片，以后每晚服1片，连服15片，服完15片改短效避孕药
53号避孕药（双炔失碳酯）	含双炔失碳酯7.5mg/片，咖啡因20mg/片，维生素$_6$30mg/片	每次性交后服1片，第一次性交后次晨加服1片，连服12片，服完12片后改用短效避孕药
甲醚抗孕丸	含甲地孕酮0.5mg/片，醋炔醚0.8mg/片	探亲当日中午服1片，以后每次性交后服1片

注：该类药物目前使用很少。

4. 紧急避孕药

紧急避孕药是指本周期内，偶尔1次未采取避孕措施或避孕方法失败，为防止妊娠而采取的措施，从而起到紧急避孕作用的药物（表2-6-6）。

表2-6-6　紧急避孕药成分及用法用量

品名	成分及含量	用法用量
米非司酮片（抗孕激素制剂）	米非司酮25mg/片	在无保护性生活后72小时内口服25mg，1片即可；有效率85%，妊娠率2%
左炔诺孕酮片（单孕激素制剂）	左炔诺孕酮0.75mg/片	在无保护性生活后72小时内服1片，12小时再重复1片；妊娠率4%

5. 其他避孕药（表2-6-7）

缓释避孕药：①缓释阴道避孕环（甲地孕酮硅胶环），放置1次，避孕1年；②避孕贴片，贴皮肤上，每周1片，连用3周，停用1周，每月共用3片。

表 2 - 6 - 7　其他类型的避孕药成分及用法用量

类别	品名	成分及含量	用法
长效避孕针	醋酸甲羟孕酮	醋酸甲羟孕酮 150mg	肌内注射
	庚炔诺酮	庚炔诺酮 200mg	
皮下埋植剂	左炔诺孕酮硅胶棒 I 型	左炔诺孕酮 36mg/根	皮下埋植
	左炔诺孕酮硅胶棒 I 型	左炔诺孕酮 75mg/根	
	依托孕烯植入剂	依托孕烯 68mg/根	
缓释阴道避孕环	甲地孕酮硅胶环	甲地孕酮 200mg 或 250mg	阴道放置
	左炔诺孕酮阴道避孕环	左炔诺孕酮 100mg/环	

【爱心提示】

1. 短效避孕药的使用注意事项（表 2 - 6 - 8 ～ 表 2 - 6 - 10）

表 2 - 6 - 8　口服短效避孕药的禁用、慎用情况

类别	具体内容
禁用情况	血栓静脉炎或血栓栓塞性疾病、深部静脉炎或静脉血栓栓塞史；脑血管或心血管疾病
	高血压：血压大于 160/100mmHg
	已知或可疑乳腺癌；已知或可疑雌激素依赖性肿瘤；良恶性肝脏肿瘤
	糖尿病伴肾或视网膜病及其他心血管病
	肝硬化；肝功能损害；病毒性肝炎活动期
	妊娠及哺乳期妇女
	原因不明的阴道异常出血
	吸烟每日 ≥20 支，特别是 ≥35 岁的女性
慎用情况	高血压：血压小于 160/100mmHg，需要定期检测血压
	高脂血症
	吸烟
	糖尿病无并发血管性疾病，在严密监视下可使用
	年龄 ≥40 岁，可能增加心血管风险
	良性乳腺肿块，但需要定期检查
	胆道疾病，在检测下使用；胆汁淤积史及妊娠期胆汁淤积史
	严重偏头痛
	服用利福平、巴比妥类药物，因为诱导肝酶可降低避孕药效果

表 2 - 6 - 9　口服短效避孕药的不良反应及处理方式

类别	不良反应	处理方式
类早孕反应	10% 的人出现食欲不振、恶心、呕吐、乏力、头晕等	轻症不需处理，历时数日可减轻或消失；严重者需 1 ～ 3 周可消失，可以考虑更换制剂或停药

续表

类别	不良反应	处理方式
不规则道出血	服药期间发生不规则阴道出血，称为突破性出血；多发生在漏服药物后，少数人未漏服也可发生	轻者点滴出血不用处理；流血偏多者，如在前半期出现，为雌激素不足以维持内膜的完整性所致。每晚增服炔雌醇 0.005 ~ 0.015mg，与避孕药同时服用至 22 日停药。如在后半期出血，多为孕激素不足所致，每晚增服避孕药 0.5 ~ 1 片，同时服用至 22 日。如出血量多如月经，应停药，待出血第 5 日再开始下一周期服药或换药
闭经	2% 出现闭经，发生于月经不规律女性	原有月经不规律者，慎用避孕药；月经不来潮，停药 7 日后可继续服药
体重改变	体重增加	考虑换用体重影响小的如屈螺酮炔雌醇片
皮肤	少数妇女颜面部出现淡褐色色素沉着如妊娠斑；有痤疮者可以改善	皮肤色素沉着者加用维生素 EC 颗粒及逍遥丸
其他	头痛、复视、乳房胀痛等	对症处理；严重者停药观察

表 2 - 6 - 10　口服短效避孕药的注意事项

类别	注意事项
并发症	服药妇女，定期检查乳房、血压情况等，以便发现异常
	服药期间如出现下肢肿胀疼痛、头痛情况，应考虑血栓栓塞性疾病或其他血管疾病
	如出现视力障碍、复视、视盘水肿、视网膜血管病变等，应立即停药检查，以排除视网膜病变
	服药妇女出现右上腹疼痛，考虑与避孕药有关的肝腺瘤，应立即停药
	有心理抑郁的女性服药间症状加重，应停药；吸烟妇女服药，建议其戒烟
	避孕药会引起体液潴留，可能使抽搐、偏头痛、哮喘或心肾功能不全加重
营养素补充	服药期间应注意维生素 B_6、叶酸、维生素 EC 的补充
怀孕及哺乳期	服药期间避孕失败，一般建议中止妊娠。停药后立即妊娠的妇女，出生婴儿畸形发生率不增加。有妊娠期黄疸的妇女，如服药间出现黄疸，应停药。服药后一般间隔 6 个月可以考虑怀孕（但短期服药者例外）。哺乳妇女不宜服用，会影响乳汁分泌

2. 长效避孕药的服用注意事项

（1）口服长效口服避孕药的慎用、禁用情况及注意事项

与短效口服避孕药基本相同，但长效避孕药使用后，停药 6 个月后妊娠安全。

（2）长效避孕药的服药方法（表 2 - 6 - 11）

表 2 - 6 - 11　长效避孕药的服药方法

类别	具体内容
服药方法	长效避孕药在服药后 1 周左右有月经样出血，但是服药必须按规定日期，不能一见出血又从第 5 日开始服药
停药与月经恢复	较多妇女停药后会有一个闭经阶段，平均 3 个月左右，待体内的外源性雌激素消除，月经可以自然恢复

3. 低剂量孕激素避孕药适用、禁用情况及注意事项

（1）适用、禁用情况　除妊娠是绝对禁忌证外，绝大多数妇女（包括不同年龄、是否吸烟）均可适用。尤其作为产后哺乳期避孕首选。其他不适用复方避孕药的情况，均可选用。

（2）注意事项　不要漏服，并坚持每日同一时间服药，以免影响避孕效果及发生月经异常。

4. 紧急避孕药使用注意事项（表 2 - 6 - 12）

表 2 - 6 - 12　紧急避孕药使用注意事项

类别	具体内容
使用原则	只能作为无保护性交后 1 次有效，因其孕激素含量高（是短效避孕药 8 天的含量），不良反应大，不能将紧急避孕药当作长效避孕用
	只能备用，而非常规避孕；最好在 12 小时内服用，超过 36 小时避孕效果减弱。非保护性交后仅需服用 1 片，而非多次服用，否则对身体伤害大
注意事项	月经周期前 15 天服用，造成月经不调的概率高一些
	为了防止产生恶心、呕吐感，考虑饭后服用
	1 年服用最好不超过 3~4 次；每月最好只用 1 次，否则会导致内分泌紊乱，还可能导致子宫内膜增生、内膜炎、盆腔炎等疾病
	使用期间为了减少不良反应，可以加用维生素 EC 颗粒以及补益肾气药物（如海马补肾丸）或疏肝理气药物（如逍遥丸等）

5. 长期应用激素类避孕药对人体的影响（表 2 - 6 - 13）

表 2 - 6 - 13　长期应用激素类避孕药对人体的影响

维度	具体表现
代谢	引起糖耐量改变，但不会引起糖尿病，停药后可恢复；甘油三酯升高
心血管	增加脑卒中及心肌梗死发病概率
凝血功能	增加血栓性疾病发生概率
肿瘤	减少子宫内膜癌发生概率；降低卵巢癌发病风险；对于乳腺癌影响目前有争议
生育	复方短效口服避孕药停药后不影响妊娠；复方长效避孕药需要停药 6 个月后妊娠才安全

第七章

妇科疾病问诊及联合用药

一、妇科疾病的问诊

妇科疾病的问诊内容包括以下方面。

（1）问月经的期、量、色、质、味。

（2）问白带量、颜色、有无异味及性状（质）。

（3）问外阴瘙痒程度。

（4）问有无下腹坠痛、腰骶部酸痛感及乳房不舒服感觉。

（5）问全身其他部位不舒服感。

二、妇科疾病联合用药

1. 西医妇科基本用药思维

对因 + 对症、口服 + 外用、足疗程用药。

2. 中医妇科基本用药思维

主症 + 兼症、全身 + 局部、足疗程用药。

3. 妇科疾病联合用药

（1）a + b + c 联合用药法

a 代表缓解疾病中最难受症状药物 + b 代表防止引发疾病最危险症状药物 + c 代表针对该疾病的病因药物。

（2）a + b + c 联合用药案例（表 2 - 7 - 1、表 2 - 7 - 2）

表 2 - 7 - 1　滴虫性阴道炎的 abc 联合用药法

	a（难受）	b（危险）	c（病因）
abc	瘙痒	易传染而且易反复发作；或造成不孕不育	滴虫感染
药物使用	洗液	内裤、坐便套等消毒处理，推荐消杀类商品；防止性伴侣交叉传染，需要男女同治，同房需用安全套	用硝唑类药物
话术	可以迅速缓解瘙痒和异味表现	内衣裤不能与其他人混洗而且尽量消毒处理，否则会交叉感染；性伴侣必须同治，否则会反复发作	用针对病因的硝唑类药物效果才是最好的

表 2 - 7 - 2　寒凝血瘀证痛经的 abc 联合用药法

	a（难受）	b（危险）	C（病因）
abc	小腹冷痛	引起癥瘕	感受寒凉
药物使用	痛经宝颗粒	足疗程用药	大活络丸

4. abc 联合用药法的执行落地

在实际日常用药中，疾病的药物治疗都尽量采用对因加对症的方法，从而缩短顾客疾病病程。对于药店从业者而言，有义务指导患者改变一种药物就可以解决疾病的认识，而应该联合用药，以期快速解决患者病痛问题。

第八章

妇科常见疾病测试题及参考答案

（扫码查看测试题）

第三篇　乳腺疾病

乳房由皮肤、脂肪组织、纤维组织和乳腺构成。乳腺被结缔组织分隔成 15～20 个乳腺叶，每个乳腺叶又分为若干个乳腺小叶，每一个腺小叶又由 10～100 个腺泡组成，每个乳腺叶有一个排泄管，称为输乳管。输乳管在靠近乳头处膨大为输乳管窦，其末端变细，开口于乳头（图 3－1－1、图 3－1－2）。

与乳房有关的常见病有急性乳腺炎、乳腺囊性增生病、乳腺纤维腺瘤、乳腺癌等。

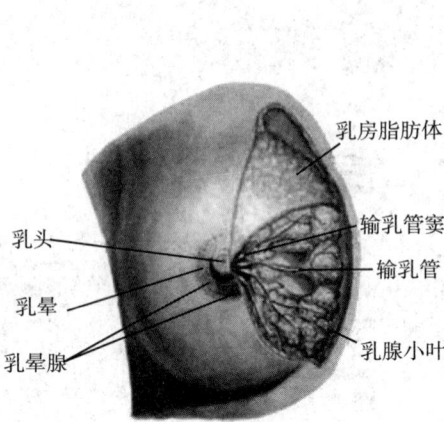

图 3－1－1　乳房解剖结构示意图 1

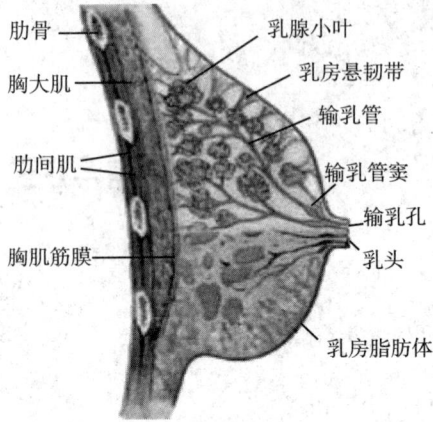

图 3－1－2　乳房解剖结构示意图 2

第一章

乳房自我健康检查与日常养护

乳房自我健康检查主要是通过视诊及触诊来检查乳房的形态、乳房皮肤表面、乳头乳晕、乳房肿块、乳头溢液以及区域淋巴结等。乳房检查是检查乳房是否发生异变的常规检查。检查乳房的最佳时间一般是月经结束后的第7～10天左右，因为此时雌激素对乳腺的影响最小，乳腺处于相对静止状态，乳腺的病变或异常容易被发现。而绝经后的女性则可随意选择检查乳房的时间。

一、乳房的检查内容、方法及日常养护（表3-1-1～表3-1-3）

表3-1-1　女性乳房检查内容

检查项目	检查内容
形态	乳房外观、大小及位置是否对称
皮肤表面	乳房皮肤的色泽及有无水肿、皮疹、溃破、浅静脉怒张、皮肤皱褶及橘皮样改变
乳头乳晕	乳头有无畸形、抬高、回缩、凹陷、糜烂及脱屑；乳晕颜色是否异常，有无湿疹样改变等
乳房肿块	肿块的位置、形态、大小、数目、质地、表面光滑度、活动度及有无触痛等；主要通过触诊来检查。一般来讲，双侧多发并伴有周期性乳痛的肿块良性病变可能性大；而单侧单发的无痛性肿块则有恶性病变的可能
乳头溢液	乳头有无溢液，并详查其是自行溢出还是挤压后溢出、单侧还是双侧、溢液的性状如何等
淋巴结情况	由于乳腺癌常发生腋下及锁骨上区淋巴结转移，故乳房部的体格检查应常规检查上述区域淋巴结的大小、质地及活动度等

表3-1-2　女性乳房自我检查步骤及方法

步骤	具体检查方法
望	上半身完全裸露，直立于镜前，将双手举起再放下，对比观察双侧乳房是否对称，大小有无改变，有无肿胀隆起或凹陷，皮肤颜色有无变化，有无溃破，两侧乳房是否在同一水平线上
触	检查时手指并拢，以指腹部接触乳房，并选择轻、中、重不同力度进行触诊，一般左手检查右乳房，右手检查左乳房，以手指指腹轻压乳房，感觉是否有硬块，由乳头开始做环形顺时针方向检查，逐渐向外（约3～4圈），至全部乳房检查完为止。同时，轻轻挤压乳头，注意有无分泌物。此外，要特别注意乳房外上1/4及腋窝处，摸摸是否有不寻常的皮下肿块，进行腋下淋巴结检查时以手放平触之，不可提抓腋下组织或腋下皮肤，发现异常情况，应及时就诊

续表

步骤	具体检查方法
卧	平躺下来，在左肩后垫个小枕头或浴巾，因肩部垫高，乳房重心会往内侧移，使得乳房变得平扁而易于检查。右手指头并拢，将乳房看成以乳头为中心的圆，由外往内一圈圈按压检查，再轻挤乳头，注意是否有分泌物

表 3 - 1 - 3　女性乳房的日常养护

维度	日常养护的具体内容
戴合适乳罩	根据乳房大小选择佩戴合适的乳罩，因为日常劳动、运动时乳房来回摆动，会使乳房血液循环发生障碍，影响乳房正常发育
避免束胸	青春期女性尽量避免束胸，以免影响乳腺正常发育
注意姿势	坐要端正，不要含胸、驼背。走路时应抬头、挺胸、收腹、紧臀、直膝，保持体态，睡眠不要俯卧，应仰卧或侧卧
避免损伤	运动时做好防护，避免乳房受伤；做好避孕措施，减少流产，尽量降低乳房疾患发生风险
合理饮食	要合理饮食，保证营养充足，使乳房饱满，避免经常食用含性激素的食品，多摄入高纤维食品及新鲜水果、蔬菜
情绪稳定	保证睡眠充足和心情平和，学会控制情绪，防止过度抑郁、生气及情绪激动
适当运动	适当锻炼身体，肌肉强健有利于保持乳房形态与健康

二、临床乳房常见检查手段

1. 乳腺钼靶 X 光

此法被公认为早期发现乳腺癌的重要检查手段。临床应用证实，它能发现小于 5mm 的癌肿，可以比临床手检至少提前 1 年发现乳腺癌。

2. 彩色 B 超检查

无痛苦、无损伤，不会受到致密型腺体的影响，能比较准确地鉴别囊、实性病变。乳腺 B 超检查最大的优点在于它可以观察动态的乳腺影像。但 B 超发现小于 5mm 肿块的能力较差。

第二章

乳腺疾病西医治疗

第一节 急性乳腺炎

急性乳腺炎为乳腺的急性化脓性感染，最常见于哺乳期妇女，尤其是初产妇。哺乳期的任何时间均可发生，而开始哺乳时最为常见。

【病因】

急性乳腺炎的病因多是乳汁的淤积和细菌的侵入，致病菌多为金黄色葡萄球菌，少数为链球菌。细菌可直接经乳管或乳头小创口侵入；也可由婴儿体内的病原菌（如口腔、鼻咽部感染）在哺乳时直接沿乳腺管逆行侵入乳腺小叶，在淤积的乳汁中生长繁殖而引起乳腺感染。

【临床表现】

初期主要是乳房的胀痛，局部皮温高、压痛，出现边界不清的硬结，有触痛。中期出现寒战、高热、头痛、无力、脉快等全身症状。后期脓肿形成。

【治疗】

1. 一般治疗

患侧暂停哺乳，用吸乳器吸出乳汁。同时局部冷敷（炎症初期）或热敷（炎症发展到化脓阶段），每日 3~4 次，每次 20 分钟。

2. 药物治疗（脓肿形成之前）

罗红霉素 150mg，2 次/日，7~10 日；或头孢拉定 0.5g，3 次/日或头孢羟氨苄 0.5g，3 次/日。急性乳腺炎的联合用药见表 3-2-1。

表 3-2-1 急性乳腺炎的联合用药

指导思想	举例	推荐理由
口服 + 外用	罗红霉素 + 芒硝（外敷）+ 布洛芬	适用于高热同时需要回乳者
中药 + 西药	逍遥丸 + 维生素 EC 颗粒	适用于有抑郁或生气情绪者

3. 辅助治疗

（1）若长期不愈者，则应回奶，具体回奶的方法见表 3 - 2 - 2。

表 3 - 2 - 2　回奶的方法

回奶药	服用方法
炒麦芽	炒麦芽 60g，分 2 次煎服（指的是药物煎汁服下）
己烯雌酚	5mg/次，3 次/日，连用 3 日；产后乳汁不多者，效果更佳
溴隐亭	分娩后不打算哺乳的第 1 日服 2.5mg，以后 2.5mg/次，2 次/日，连用 14 天。断奶的 2.5mg/次，1 次/日，3 天后，改成 2 次/日，连用 14 天
生麦芽	60～90g，水煎当茶饮，1 剂/日，连服 3～5 日
芒硝	外敷；200g 捣碎，用纱布包裹，置于两侧乳房上，24 小时取下。如 1 次未见效，可再敷 1～2 次；产后乳房不胀者，此法无效
免怀散	红花 6g，赤芍药 15g，当归尾 15g，川牛膝 20g；水煎服，连服 3 剂

（2）保健食品及器械销售

蛋白质粉（需要补充足够蛋白质提高机体抗病能力）、维生素（补充多种维生素，提高机体抗病能力）；乙醇（用于消毒等处理）、脱脂棉球、棉签、吸乳器。

【爱心提示】（表 3 - 2 - 3）

表 3 - 2 - 3　急性乳腺炎的日常生活及合理用药

提示维度	具体内容
生活方面	保持乳头清洁，经常用温肥皂水洗净，如有乳头内陷者更应注意清洁，次选 70% 乙醇擦洗
	养成良好的习惯，定时哺乳，每次将乳汁吸尽，如吸不尽时要挤出，不让婴儿含乳头睡觉
	如有乳头破损，要停止哺乳，用吸乳器吸出乳汁，在伤口愈合后再行哺乳
	乳母应保持精神舒畅，避免情绪激动，断乳时应逐渐减少哺乳次数，然后再行断乳
合理用药	疾病初期避免大量使用抗生素或过用寒凉中药，以防导致乳房局部结块变硬，数月难消
	为减少罗红霉素对胃的刺激，可选择肠溶片剂型
	罗红霉素与溴隐亭合用时，尽量间隔 2 小时以上，因为二者药效互相影响

【知识点加油站】

1. 举一反三练习（表 3 - 2 - 4）

表 3 - 2 - 4　金黄色葡萄球菌与溶血性链球菌引起的常见疾病与抗生素选用

感染细菌种类	可以起的常见疾病	首选抗生素
金黄色葡萄球菌	急性化脓性乳腺炎、毛囊炎、疖、痈、脓疱疮等	青霉素类
溶血性链球菌	急性咽扁桃体炎、急性肾小球肾炎、风湿热等	青霉素类

2. 炎症

炎症，就是平时人们所说的"发炎"，是机体对于外界刺激的一种防御反应。绝大多数急性炎症都具有红、肿、热、痛的四大典型表现。炎症可以是感染病原体如病毒、细菌、真菌、寄生虫、支原体等引起，所以不要一看到炎症就只选用抗菌药；炎症也可能是外伤、日光、化学物质、过敏原、低温等引起的非感染性炎症,从治疗角度,当我们不能够确定疾病病因的时候,应该考虑从改善疾病突出的不舒服表现来为顾客问病售药。

第二节 乳腺纤维腺瘤

乳腺纤维腺瘤是发生在乳腺小叶内纤维组织和腺上皮的混合性瘤,占乳腺良性肿瘤的首位,约占乳腺良性肿瘤的3/4,极少发生恶变。乳腺纤维腺瘤可发生于青春期后的任何年龄段的女性,但以18~25岁的青年女性多见。

【病因】

本病发生与内分泌失调、激素分泌失衡有关,如雌激素相对或绝对升高。临床认为,怀孕(体内雌激素水平增高)、使用雌激素类药物是诱发因素。

【临床表现】

常在无意中发现乳腺肿块,大多数肿块大小在1~3cm,少部分达10cm;大多无痛;无乳头异常分泌。肿块部位多在乳腺外上方,呈圆形、卵圆形或扁形,边界清楚,表面光滑,质地坚实,活动度大,与表皮或胸肌无粘连;大多数单发,腋窝淋巴结不肿大;月经周期对肿块无影响。部分有恶变的可能。

【治疗】

1. 原则上手术切除。

2. 药物治疗

可按中医乳癖病、乳核辨证用药。

【爱心提示】(表3-2-5)

表3-2-5　乳腺纤维腺瘤的日常生活及合理用药提示

提示维度	具体内容
日常生活	女性应坚持乳房自查,在每月的月经干净后进行
	30岁以上的女性每年到乳腺专科进行1次体检,40岁以上的女性每半年请专科医生检查1次,做到早发现早治疗
	避免使用含雌激素的药物或化妆品
合理用药	辨证后坚持中成药物的疗程使用
	选用乳癖散结胶囊,以45天为1个疗程
	针对月经过多者,因乳癖散结胶囊成分中含有活血化瘀成分,经期慎服

第三节 乳腺囊性增生

乳腺囊性增生病是以乳腺小叶、小导管及末端导管高度扩张形成的囊肿为主要特征，同时伴有乳腺结构不良病变的疾病。本病多见于 25 ~ 45 岁的育龄期女性，绝经后发病率下降，该病恶变的危险性较正常妇女增加 2 ~ 4 倍。

【病因】

其发生与女性内分泌失调有关，主要是孕激素水平低下而雌激素分泌过量，长期作用在乳腺组织的结果。临床认为不良情绪是诱因。

【临床表现】

1. 乳房胀痛

与月经周期密切相关，常经前加重，经后缓解；可持续性，也可周期性，多不规律。常见为单侧或双侧乳房胀痛或触痛，病程为 2 个月至数年不等，大多数患者具有周期性疼痛的特点，随情绪改变（生气或抑郁）、月经周期变化，月经前期发生或加重，月经后减轻或消失。

2. 乳房肿块

常表现为单一肿块、区域性多肿块或肿块分布弥漫性；同侧乳房内出现不同形态（片状、结节、颗粒状等）肿块；肿块表面光滑，边界清楚，可自由推动。

【治疗】

1. 药物治疗

西药主要是对症治疗（表 3 - 2 - 6、表 3 - 2 - 7）。

表 3 - 2 - 6   乳腺囊性增生的药物治疗

疾病情形	药物使用
伴有月经不调者	在每次月经周期末期，使用甲羟孕酮（安宫黄体酮）4mg，2 次/日，连用 5 ~ 10 日
乳腺胀痛重者	他莫昔芬（三苯氧胺）10mg，2 次/日，连用 3 个月

表 3 - 2 - 7   乳腺囊性增生的联合用药

指导思想	举例	推荐理由
中药 + 西药	逍遥丸 + B 族维生素	适用于有抑郁或平素好生气者
对因 + 对症	他莫昔芬 + 黄体酮	他莫昔芬缓解乳房疼痛，黄体酮调节体内雌、孕激素水平
	乳癖消 + 他莫昔芬 + 散结止痛膏	适合肝肾亏虚同时伴有乳房疼痛者

2. 辅助治疗

B 族维生素、维生素 A（配合上述西药使用更有利于病情恢复）、螺旋藻（含丰富氨基酸及维生素）、果蔬纤维素（含膳食纤维，可以做到低脂饮食）。

【爱心提示】（表 3 – 2 – 8）

表 3 – 2 – 8　乳腺囊性增生的日常生活及合理用药提示

提示维度	具体内容
日常生活	保持愉快心情
	少吃油腻食物，多运动，多吃蔬菜水果，防止肥胖
	禁用含激素的化妆品
合理用药	平时增加 B 族维生素或维生素 A 的使用
	长期服用他莫昔芬增加子宫内膜癌风险，应定期检查血常规及肝功能
	黄体酮并不是所有的自发性流产都适用
	长期使用黄体酮，有可能引起脑梗、心肌梗死、血栓静脉炎等疾病

第四节　乳腺小叶增生

乳腺小叶增生是一种常见的非肿瘤、非炎症性增生性疾病，是由内分泌失调所致的一种常见的乳腺小叶变大、小叶内腺细胞数量增多的良性病变。

【病因】

主要与内分泌失调或精神情志有密切关系。情绪不稳定，过食含有激素的药品、滋补品，长期使用含有激素成分的化妆品以及高蛋白饮食等都可以成为诱发因素。

【临床表现】

在经期前 3 ~ 5 天乳房疼痛或肿块较为明显，经后症状减轻甚至消失，并且会随着心情变化而发生变化。

【治疗】

以中药为主；参照乳癖辨证用药。

第五节　乳腺癌

乳腺癌是发生在乳腺腺上皮组织的恶性肿瘤。99% 乳腺癌发生在女性，被称为"粉红杀手"，位居女性恶性肿瘤的首位，男性仅占 1%。

【病因】

病因不清，临床认为雌激素与其发病有直接关系。好发于 40 岁以上，未孕、肥胖、有乳腺癌家族史或伴有糖尿病、长期高热量饮食者。乳腺癌的易发人群还包括：月经初潮早（＜12 岁）、绝经迟（＞55 岁）者；未婚、未育、晚育、未哺乳者；患乳腺良性疾病未及时诊治者；经医院活检（活组织检查）证实患有乳腺非典型增生者；胸部接受过高剂量放射线照射者；长期服用外源性雌激素者；长期过量饮酒人群等。

【临床表现】（表 3 - 2 - 9）

表 3 - 2 - 9　乳腺癌的临床表现

类别	具体表现
乳房肿块	患者常无意中发现乳腺肿块，多为一侧乳房外上象限、单发、大小不一、形态不规则、边界不清、活动度差、表面有结节的球形肿物
乳房皮肤变化	患侧乳房皮肤会表现酒窝征或橘皮样变（癌细胞阻塞淋巴管时的表现）；乳腺癌晚期，癌细胞沿淋巴管、腺管或纤维组织浸润到皮内并生长，在主癌灶周围的皮肤形成散在分布的质硬结节，即所谓"皮肤卫星结节"
乳头溢液	非妊娠期从乳头流出血液、浆液、乳汁、脓液，或停止哺乳半年以上仍有乳汁流出者，称为乳头溢液；可表现为浆液性或血性
乳房疼痛	大约1/3患者有患侧乳房疼痛或胀感，部分患者腋下淋巴结肿大
乳头、乳晕异常	肿瘤位于或接近乳头深部，可引起乳头回缩。肿瘤距乳头较远，乳腺内的大导管受到侵犯而短缩时，也可引起乳头回缩或抬高
腋窝淋巴结	初期可出现同侧腋窝淋巴结肿大，肿大的淋巴结质硬、散在、可推动。随着病情发展，淋巴结逐渐融合，并与皮肤和周围组织粘连、固定。晚期可在锁骨上和对侧腋窝摸到转移的淋巴结

【治疗】

1. 化疗

（1）化疗方式（表 3 - 2 - 10）

表 3 - 2 - 10　乳腺癌的常见化疗方式

方式	适应证
辅助化疗	术后的全身化疗，适用于浸润性乳腺癌伴有腋窝淋巴结转移者或腋窝淋巴结阴性而高危复发者
新辅助化疗	实施手术或放疗前的全身化疗，适用于肿块大于5cm、腋窝淋巴结转移、有保乳意愿但肿瘤大小与乳房体积比例大难以保乳者

（2）化疗药物（表 3 - 2 - 11）

表 3 - 2 - 11　乳腺癌的常见化疗药物

药物类别	代表药物	不良反应	其他
蒽环类药物	多柔比星、表柔比星等	①心脏毒性、骨髓抑制、消化道反应等；②过敏反应、红斑	焦虑及抑郁者可以使用奥氮平
紫杉类	紫杉醇、多西他赛等		
其他	环磷酰胺、卡培他滨等	消化道反应、手足综合征（麻木、疼痛、无知觉或感觉异常）、皮炎及脱发等	手足综合征患者根据辨证可以考虑大活络丸的使用

2. 内分泌治疗

适合激素受体阳性的各期乳腺癌患者（表3-2-12）。

表3-2-12　乳腺癌常见的内分泌治疗药物

药物类别	代表药物	不良反应	其他
抗雌激素药物	三苯氧胺（他莫昔芬）、托瑞米芬等	潮热、恶心、呕吐、静脉血栓形成、子宫内膜癌、眼部视力下降或造成白内障、抑郁、阴道干燥或分泌物增多	每12个月妇科检查1次。有抑郁者可以考虑奥氮平使用，中成药考虑加味逍遥丸或柴胡疏肝散的使用
芳香化酶抑制剂	依西美坦、阿那曲唑、来曲唑等	骨性病变如骨质疏松、关节疼痛等	每6个月进行骨密度检查；如发生骨质疏松，给予维生素D和钙片治疗，并考虑双磷酸盐使用；中成药根据辨证考虑补益肾气类药物，如海马补肾丸等
其他	戈舍瑞林、亮丙瑞林、氟维司群等	面部潮红、多汗、性欲下降、皮疹、情绪改变等	面部潮红、多汗及情绪改变者可以考虑牛黄清心丸（局方）的使用

3. 靶向治疗

适用于HER-2（人表皮生长因子受体-2）阳性的乳腺癌患者（表3-2-13）。

表3-2-13　乳腺癌的常用靶向治疗药物

靶向治疗的代表药物	不良反应	其他
拉帕替尼、曲妥珠单抗、帕妥珠单抗等	心脏毒性、骨髓抑制、消化道反应等	可以和化疗药物或内分泌药物联合使用

4. 辅助治疗

（1）灵芝孢子粉、辅酶Q10等适用于放化疗患者，可以减轻放化疗带来的不良反应等。

（2）针对淋巴结清扫造成水肿患者，使用大黄和芒硝打成面状外敷患处，每天至少使用3次以上。

【爱心提示】（表3-2-14）

表3-2-14　乳腺癌的日常生活及部分用药提示

提示维度	具体内容
日常生活	保持愉快心情特别重要
	少吃油腻食物，多运动，多吃蔬菜水果，防止肥胖
	避免食用含雌激素多的食物（花类、豆制品等）
合理用药	根据辨证联合使用相应的中成药效果更好，如牛黄清心丸（局方）、逍遥丸、海马补肾丸、大活络丸等
	根据辨证，针对术后胳膊水肿者可选用口服五苓散等
	术后为防止胳膊水肿或减轻水肿，可用芒硝+大黄粉（芒硝与大黄粉配比3∶1）外敷腋下处，每日不限次数，如果渗出液将敷粉变湿则予以更换，根据病情12～15天为1个疗程；宫颈癌术后为预防腿部水肿也可用此法敷药于腹股沟处，疗效很好

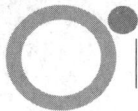

第三章

乳腺疾病中医论治

第一节 乳 痈

乳痈是由于乳房结块、红肿疼痛、乳汁排出不畅以致化脓成痈，并伴有恶寒发热等全身表现。多见于妇女产后，以初产妇居多；该病相当于西医学的急性化脓性乳腺炎。

【辨证分型】

1. 肝胃郁热证

病因：平时生气或抑郁，导致肝气不舒，乳汁分泌失调；或饮食不节，胃中积热，导致乳汁分泌淤积。

表现：乳房肿胀疼痛，结块或有或无，皮肤色泽不变或微红，排乳不畅；伴有恶寒发热，胸闷不舒，大便干结，舌红苔白或黄，脉浮数或弦数。

治法：疏肝清胃，通乳消肿。

药物：四逆散+清胃黄连丸。

2. 热毒炽盛证

病因：风热毒邪侵袭；或乳儿含乳而睡，口中热气从乳窍入内；或乳汁淤积，宿乳未排，化热成脓。

表现：乳房肿痛加重，结块增大，皮肤灼热；或脓出不畅，红肿热痛不消；伴高热不退，口渴喜饮，便秘；舌质红，苔黄，脉洪数。

治法：清热解毒，托里透脓。

药物：安宫牛黄丸+龙珠软膏或京万红软膏。

3. 正虚邪滞证

病因：病久迁延不愈，耗伤正气导致。

表现：溃后乳房肿痛减轻，脓液清稀，淋漓不尽，日久不愈，或乳汁从疮口溢出；伴面色少华，神疲乏力，或低热不退，食欲不振；舌质淡，苔薄，脉细。

治法：益气和营，排毒生肌。

药物：八珍丸或益气养血颗粒。

第二节 缺 乳

哺乳期内，产妇乳汁甚少，或全无，称为缺乳。西医学中的产后缺奶、泌乳过少按照本病辨证论治。

【辨证分型】

1. 气血虚弱证

病因：平时气血虚弱，再加上生产时失血耗气；或平时脾胃虚弱，因而气血生化不足，以致气血虚弱，导致奶汁不足。

表现：产后乳少，甚或全无，乳汁清稀，乳房柔软，无胀满感，神倦食少，面色无华，舌淡，苔少，脉细弱。

治法：补气养血，佐以通乳。

药物：通乳颗粒、催乳片、补血生乳颗粒、乌鸡增乳胶囊、麦当乳通颗粒、益气增乳胶囊；如消化不良，大便稀软，则可加参苓白术颗粒。

方剂：通乳丹〔人参30g，生黄芪30g，当归60g，麦冬15g，木通0.9g，桔梗0.9g，七孔猪蹄（去壳爪）2个，水煎服〕。

2. 肝气郁滞证

病因：平时心情抑郁；或生产后七情所伤，气血失畅。

表现：产后乳汁涩少、浓稠或乳汁不下，伴乳房变硬、胀痛，情志抑郁，胸胁胀闷，食欲不振，或身有微热，舌正常，苔薄黄，脉弦细或弦数。

治法：疏肝解郁，活络通乳。

药物：下乳涌泉散。

【知识加油站】

1. 中医学中肝的功能（表3-3-1）

表3-3-1　中医学中肝的功能与异常表现

肝的功能	功能具体表现	功能异常表现
主疏泄	保证气机的舒畅通达，从而保证情志与消化正常	当肝气疏泄不好时，则出现抑郁
		当肝气疏泄太过时，则出现亢奋，如急躁易怒，失眠多梦
主藏血	贮藏与调节血液的功能	如肝郁气滞，可致血瘀，气血滞于肝经，则出现胸胁刺痛；滞于子宫则出现月经不调及血块
主筋，其华在爪	肢体运动有力与灵活，反映在手及指甲的荣枯变化上	肝血虚，则运动无力、不灵活，爪甲无光泽、干枯
开窍于目	肝血是否充足，体现在眼睛上	肝血虚，则两眼干涩、视物不清或夜盲等

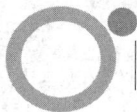

2. 日常其他下乳方法

①猪蹄 2 只，通草 24g，炖熟，去通草，食蹄饮汤，3～5 天；

②鹿角粉 4.5g，每日 2 次，温开水送服，3～5 天；

③豆芽 60g，生南瓜子 30g，鲫鱼 100g，通草 20g，水煎服，3～5 天。

第三节　乳　核

乳核是指发生在乳房部的良性肿瘤。其临床特点是好发于 20～25 岁青年妇女。乳中结核，形如丸卵，边界清楚，表面光滑，推之活动。本病相当于西医学的乳腺纤维腺瘤。

【辨证分型】

1. 肝气郁结证

病因：平时心情抑郁或烦躁易怒，导致肝脏疏泄失常而郁结。

表现：肿块较小，发展缓慢，不红不热，不觉疼痛，推之可移动；伴胸闷、喜叹息；苔薄白，脉弦。

治法：疏肝解郁，化痰散结。

药物：逍遥丸。

2. 血瘀痰凝证

病因：忧思伤脾，脾失运化，痰湿内生而气滞痰凝；或冲任失调，导致气滞血瘀痰凝。

表现：肿块较大，坚硬木实，重坠不适；伴胸胁牵痛，烦闷急躁，或月经不调、痛经等症；舌质暗红，苔薄腻，脉弦滑或弦细。

治法：疏肝活血，化痰散结。

药物：逍遥丸 + 四物膏。

第四节　乳　癖

本病相当于西医学的乳腺增生病。

【辨证分型】

1. 肝郁痰凝证

病因：平时心情抑郁或烦躁易怒，导致肝脏疏泄失常而郁结。

表现：多见于青壮年妇女。患者乳房有肿块，质韧不坚，伴胀痛或刺痛，症状随喜怒消长；伴有胸闷胁胀，善郁易怒，失眠多梦，心烦口苦；苔薄黄，脉弦滑。

治法：疏肝解郁，化痰散结。

药物：逍遥丸＋乳癖消；青乳消颗粒、乳宁颗粒、乳块消片、乳结康丸、散结止痛膏。

2. 冲任失调证

病因：肝肾不足，导致冲任失调而气血瘀滞；或脾肾阳虚，痰湿内结，而成乳房结块。

表现：多见于中年妇女。乳房肿块于月经前加重，经后减缓，乳房疼痛较轻或无疼痛感；伴有腰酸乏力，神疲倦怠；月经失调，量少色淡，或闭经；舌淡，苔白，脉沉细。

治法：调摄冲任，和营散结。

药物：乳癖散结胶囊＋四物膏；乳癖消或消核片＋散结止痛膏。

第五节　乳　岩

乳岩是指发生在乳房部的恶性肿瘤，包括西医学的乳腺癌、乳腺肉瘤、恶性叶状肿瘤等。其临床特点是：乳房肿块质地坚硬，凹凸不平，边界不清，推之不移，按之不痛，或乳头溢血，晚期可见溃烂凸如泛莲或菜花，是女性最常见的恶性肿瘤之一。

【辨证分型】

1. 肝郁痰凝证

病因：平时心情抑郁或烦躁易怒，导致肝脏疏泄失常而郁结；或饮食不节，喜欢肥甘厚腻，日久化生痰湿。

表现：乳房部肿块皮色不变，质硬而边界不清；伴情志抑郁，或心情急躁，胸闷胁胀，或伴经前乳房作胀或少腹作胀；苔薄，脉弦。

治法：疏肝解郁，化痰散结。

药物：逍遥丸＋二陈丸。

2. 冲任失调证

病因：肝肾不足，导致冲任失调而气血瘀滞；或脾肾阳虚，痰湿内结，而成乳房结块。

表现：乳房结块坚硬；经期紊乱，素有经前期乳房胀痛；或婚后从未生育，或有多次流产史；舌淡，苔薄，脉弦细。

治法：调摄冲任，理气散结。

药物：乳癖散结胶囊＋逍遥丸。

3. 正虚毒盛证

病因：久病体虚，正气虚弱，感受毒邪之气而致病。

表现：乳房肿块扩大，溃后愈坚，渗流血水，不痛或剧痛；精神萎靡，面色晦暗或苍白，饮食少进，心悸失眠；舌紫或有瘀斑，苔黄，脉弱无力。

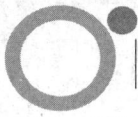

治法：调补气血，清热解毒。

药物：八珍丸或牛黄清心丸（局方）。

4. 气血两亏证

病因：病后体虚，脾胃虚弱，气血生化失源。

表现：多见于癌肿晚期或手术、放化疗后，患者形体消瘦，面色萎黄或㿠白，头晕目眩，身倦乏力，少气懒言；术后切口皮瓣坏死糜烂，时流渗血，皮肤灰白，腐肉色暗不鲜；舌质淡，苔薄白，脉沉细。

治法：补益气血，宁心安神。

药物：人参养荣丸或牛黄清心丸（局方）。

5. 脾虚胃弱证

病因：大病之后，邪气耗伤正气，机体虚弱引起脾胃虚弱。

表现：手术或放化疗后食欲不振，神疲肢软，恶心欲呕，肢肿倦怠；舌淡苔薄，脉细弱。

治法：健脾和胃。

药物：参苓白术散或理中汤加减。

第四篇 常见呼吸系统疾病

第一章

呼吸系统基本解剖知识

　　呼吸系统是人体与外界空气进行气体交换的一系列器官的总称。临床上把呼吸系统分为上、下呼吸道。上呼吸道是由鼻腔、咽部、喉部组成，下呼吸道是由气管、主支气管、支气管、毛细支气管、肺组成。呼吸系统主要功能是呼吸及辅助发声等（如图4-1-1）。

　　药店员工要在记住基本解剖知识的前提下，了解在药店所服务的社区中有哪些常见疾病，学习并掌握常见疾病发生部位及特点，能够做到说出解剖部位就能对应说出部位疾病，例如鼻部常见疾病有急性鼻炎、慢性鼻炎、过敏性鼻炎等；咽部常见疾病有急性咽炎、慢性咽炎、咽扁桃体炎、咽结膜炎。

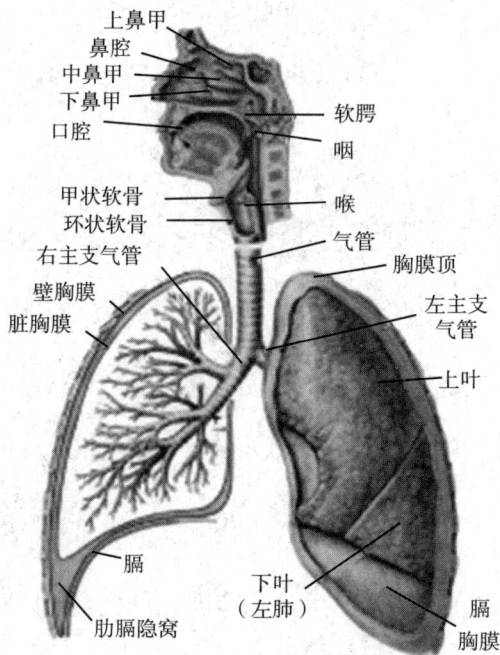

图 4-1-1　呼吸系统解剖结构示意图

第二章

上呼吸道感染

上呼吸道感染，简称上感，指的是鼻腔、咽部或喉部急性炎症的概称。是人类最常见的传染病之一，多发生在冬、春季节，主要通过患者喷嚏和含有病毒的飞沫经空气传播，或经污染的手和用具接触传播。

【病因】

上感中70%～80%由病毒感染引起，另有20%～30%为细菌感染引起，可单纯发生或继发于病毒感染之后，其中以口腔定植菌、溶血性链球菌为多见。但是接触病原体未必发病，还可能因淋雨、受凉、气候改变、过度劳累导致呼吸道防御功能下降，病原体繁殖而诱发本病。急性上感常见的疾病有急性鼻炎、咽炎、咽结膜炎、扁桃体炎等。

第一节 急性鼻炎

急性鼻炎又称为普通感冒，或上呼吸道卡他，俗称"伤风"。

【病因】

急性鼻炎病因同急性上感的病因。

【临床表现】

起病急，主要表现为鼻部症状，如鼻塞、鼻痒、打喷嚏、流鼻涕（初期清水样，2～3天变稠）、发热、咳嗽、咽痒等。2～3天后，可出现咽痛、轻微头痛，以前额疼痛为常见，伴味觉迟钝、呼吸不畅等。一般5～7天痊愈。

【并发症】

少数患者可以并发急性鼻窦炎、中耳炎、气管－支气管炎。

【实验室检查】

如果是病毒感染，白细胞计数正常或偏低，伴有淋巴细胞比例升高；如果是细菌感染，可伴有白细胞计数与中性粒细胞增多和核左移现象。

【鉴别诊断】

1. 普通感冒与流行性感冒的区别（表4-2-1）

表4-2-1　普通感冒与流行性感冒的区别

疾病	病因	临床表现
普通感冒	80%由病毒引起，病毒种类包括鼻病毒、冠状病毒、腺病毒、流感及副流感病毒及呼吸道合胞病毒、埃可病毒等	起病急，以鼻部症状为主
流行性感冒	由流行性流感病毒（分甲、乙、丙型流感病毒）引起	起病急，鼻部症状轻，以全身症状为主（高热、头痛等）；甚至有腹泻、腹痛；有的有肺炎表现；而且是一定范围内人群集中爆发

2. 普通感冒与过敏性鼻炎的区别（表4-2-2）

表4-2-2　普通感冒与过敏性鼻炎的区别

疾病	病因	临床表现
普通感冒	80%由病毒引起，病毒种类包括鼻病毒、冠状病毒、腺病毒、流感及副流感病毒及呼吸道合胞病毒、埃可病毒等	起病急，以鼻部症状为主
过敏性鼻炎	患者多有接触过敏因素如接触花粉、螨虫、灰尘、动物皮毛、低温刺激等	由于过敏原刺激后，引起连续性的喷嚏、清水样鼻涕，眼结膜发痒并伴有一定的充血。如脱离过敏原，数分钟至1~2小时后症状即消失

【治疗】

1. 药物治疗（表4-2-3、表4-2-4）

表4-2-3　急性鼻炎的对因和对症治疗

方式	具体表现	药物
对症治疗	头痛、发热表现	扑热息痛、布洛芬等
	鼻塞	麻黄碱、萘甲唑啉、扑尔敏。儿童鼻塞，考虑使用小儿氨酚黄那敏颗粒等
	咳嗽有痰	盐酸氨溴索片
	干咳无痰	右美沙芬片
对因治疗	有白细胞升高、咽部脓苔、咳黄痰和流鼻涕等	抗菌药物如阿莫西林胶囊或头孢克肟分散片等（见备注）
	如无发热、免疫力正常且无细菌感染，发病超过2日	无须抗病毒药物
	如无发热、免疫力正常且无细菌感染，发病未超过2日	利巴韦林或奥司他韦
	根据中医感冒辨证分型	使用中成药物

　　注：在鼻涕变稠、伴有咳黄痰或咽部有痰液附着时考虑加抗生素，可以选用口服青霉素、第一代头孢（如头孢氨苄、头孢拉定、头孢氢氨苄等）、大环内酯类（如红霉素、克拉霉素、阿奇霉素等）或喹诺酮类（如诺氟沙星、

氧氟沙星等）药物。针对感冒等上呼吸道感染，选用抗生素须知：①无青霉素过敏史，首选青霉素 V 钾片口服；②针对慢性支气管炎合并抽烟者，首选氨苄西林、阿莫西林或头孢克洛口服；③针对青霉素过敏者可改用红霉素、阿奇霉素口服；④应用以上药物的同时可以根据顾客体质情况加用中成药物，如清热解毒中药。

表 4 - 2 - 4　感冒的联合用药

指导思想	举例	推荐理由
对因 + 对症	利巴韦林颗粒 + 氨溴索口服液	既可抑制引起感冒的病毒，又缓解咳嗽有痰的难受表现
中药 + 西药	风寒感冒颗粒 + 复方氨酚烷胺片	中医上这个病属风寒感冒，中西药合用效果更好
治疗 + 保养	氨咖黄敏胶囊 + 维生素 EC 颗粒或葡萄糖酸锌口服液（儿童）	反复感冒考虑机体抵抗力差，要加提高机体免疫力的药物

注：感冒联合用药原则：对症药物（针对咳嗽、鼻塞或发烧等）＋ 对因药物（针对病毒或细菌）＋ 提高人体免疫力的药物或保健品（针对感冒反复发作者）＋ 器械或消杀类商品（针对发烧或流行性感冒）。

2. 辅助治疗（表 4 - 2 - 5）

表 4 - 2 - 5　感冒的辅助治疗措施

治疗目的	辅助措施	备注
提高机体抵抗力及清除病原体的能力	维生素 EC 颗粒、维生素 C、葡萄糖酸锌口服溶液	感冒期间 1 次／日，连用 7 ~ 10 天
提高机体抵抗力	蛋白质粉	非感冒期间使用，1 次／日，连用 30 天
监测体温	温度计、额温枪	
辅助退热及缓解鼻塞	退热贴、通气鼻贴	
防止家庭传播	食醋及洗手液、酒精、84 消毒液等	使用食醋室内熏蒸；每立方米空间食醋 5 ~ 10ml，加水 1 ~ 2 倍，加热熏蒸 2 小时，1 日 1 次或隔日 1 次，经空气消毒，预防传染
出行及公共场所	N95 口罩	2 ~ 3 天更换 1 次

【爱心提示】（表 4 - 2 - 6）

表 4 - 2 - 6　感冒的日常生活及合理用药提示

提示维度	具体内容
合理用药	含有麻黄碱药物对于前列腺肥大者慎用，容易加重不舒服表现
	含有萘甲唑啉药物滴鼻时不能长时间使用，容易造成萎缩性鼻炎，不可逆转
	选用清热解毒中药退热持续，不反弹，对肝肾伤害小
	高热不退或反复高热，选用安宫牛黄丸，退热更快，不反复
	抗病毒药物在发病 2 天内使用（在 48 小时内使用效果最好，因为此时病毒复制比较活跃，所以奥司他韦通常要求在流感 36 小时内使用）；如不发烧，平时免疫功能正常或已超过 2 天，不需使用

续表

提示维度	具体内容
日常生活	勤洗手、戴口罩；感冒季节做好居家室内消毒及通风
	反复感冒者，平时多吃维生素、蛋白质含量高的食物

【知识点加油站】（表4-2-7～表4-2-9）

表4-2-7 常见抗病毒西药及适应证

常用药物	适应证及其他
利巴韦林（病毒唑）	用于皮肤疱疹病毒感染，病毒性感冒、病毒性肺炎及支气管炎等
金刚烷胺	用于部分流感感染发热，以及震颤麻痹
阿昔洛韦	多用于单纯与带状疱疹等疾病
阿糖腺苷	用于带状疱疹及水痘等
奥司他韦	用于成人和1岁及1岁以上儿童的甲型和乙型流感治疗；用于成人和13岁及13岁以上青少年的甲型和乙型流感的预防。在疾病发生的48小时内使用效果最好
拉米夫定	用于慢性乙型肝炎的治疗以及与其他抗反转录病毒药联合用于人免疫缺陷病的病毒感染
阿德福韦	用于乙肝病毒感染以及人免疫缺陷病的病毒感染
扎那米韦	用于流感病毒感染以及社区内A型和B型流感

表4-2-8 常见抗菌药物的适应证及联合用药

类别	适应证	联合用药	代表药物
青霉素类	用于敏感菌导致的呼吸道、胆道、尿道、耳鼻喉、皮肤软组织感染等	与氯霉素、红霉素、四环素、磺胺类药物不适合联合使用，因其药性受干扰；如必须联合则应分开服用	阿莫西林、青霉素V钾片、氨苄西林等
头孢菌素类	用于敏感菌导致的呼吸道、胆道、尿路、宫颈炎、淋病、耳鼻喉、皮肤及软组织感染等	可以与氨基糖苷类联合使用	头孢氨苄（1代）、头孢丙烯（2代）、头孢克肟（3代）、头孢泊肟（3代）等
氨基糖苷类	用于敏感菌导致的肺炎、骨和关节炎、胆道感染、尿路感染、皮肤软组织感染、败血症等	与头孢类、青霉素类联合使用可以获得协同作用。与红霉素、万古霉素、阿司匹林等联合使用，毒性增加	庆大霉素、链霉素、卡那霉素等
大环内酯类	用于敏感菌引起的轻中度呼吸系统感染，如扁桃体炎、咽炎、鼻窦炎、支气管炎、支原体肺炎、支原体泌尿生殖系统感染；淋病等	不适合与氯霉素及林可霉素合用，会发生拮抗；避免与β-内酰胺类等繁殖期杀菌剂如青霉素V钾、氨苄西林等使用	红霉素、阿奇霉素、罗红霉素、克拉霉素、螺旋霉素等

续表

类别	适应证	联合用药	代表药物
喹诺酮类	用于敏感菌导致的呼吸系统感染，如肺炎、支气管炎等；骨骼系统感染；皮肤软组织、五官科及外伤感染；胃肠道感染如细菌性痢疾；泌尿生殖系统感染，如尿路感染、前列腺炎、淋菌性尿道炎、宫颈炎等	避免与利福平、氯霉素、抗酸药物、碱性药物如小苏打合用，会影响药物疗效	诺氟沙星、环丙沙星、左氧氟沙星等

注：青霉素类、头孢菌素类等均属于 β - 内酰胺类药物。

表 4 - 2 - 9　口罩的区别

分类	作用	应用场所
普通口罩	用于防灰尘和保暖，对于防菌效果几乎没有。棉布、海绵、活性炭、纱布等只能防尘、防雾霾，不能防止细菌、病毒传播	普通工作场合
普通医用口罩	医务人员在普通门急诊、住院诊疗或护理一般患者时都是佩戴这种口罩的，这种口罩对颗粒和细菌的过滤效率要求低于医用外科口罩和医用防护口罩，所以在医疗机构内这种口罩不适用于特殊诊疗操作或诊疗特殊患者时佩戴	可在非人员密集的公众场所使用
医用外科口罩	可以阻挡直径大于 $4\mu m$ 的颗粒，主要用于在医疗机构内外科手术或在有创操作过程中阻止血液、体液或分泌物飞溅的防护。这种口罩的安全系数相对较高，对颗粒、细菌和病毒的阻挡能力也较强，需符合我国医药行业标准 YY 0469 - 2004《医用外科口罩技术要求》。医用外科口罩一般分为 3 层，外层有阻水作用，可防止飞沫进入口罩里面；中层有过滤作用，可阻隔 > 90% 的 $5\mu m$ 颗粒；近口鼻的内层用以吸湿	防护效果优于普通医用口罩，可在公共场合人员密集处佩戴
医用防护口罩（N95/KN95）	需符合国家标准 GB 19083 - 2003《医用防护口罩技术要求》，并有严格的尺寸要求。N95 口罩主要由口罩面体和拉紧带组成，密封性和防护性高，它能阻止经空气传播直径 $\leq 5\mu m$ 的感染因子或近距离（$\leq 1m$）接触经飞沫传播的疾病而发生的感染。口罩滤料的颗粒过滤效率不小于 95%。这种口罩主要用于传染病区医务人员、病毒实验室人员、传染病流行期间各类人员的防护	一线医护人员与确诊或疑似新冠肺炎患者接触时、发热门诊、现场调查采样和检测人员使用，人员高密集场合或密闭公共场所也可佩戴

注：口罩更换。①N95 口罩如果没有污染，没有沾染飞沫，没有变形，口罩和面部贴合紧密，一般可以佩戴 3 天。但是如果接触了新冠肺炎患者，或者感觉佩戴时有呼吸困难，需要及时丢弃。② 外科口罩及医用口罩一般连续佩戴 4 小时进行更换，污染或潮湿时随时更换。

第二节　病毒性咽炎和喉炎

【病因】

主要由鼻病毒、腺病毒、流感病毒、副流感病毒、呼吸道合胞病毒等引起。

【临床表现】

急性咽炎表现为咽痒和灼热感，后期出现咽痛，吞咽时明显；全身表现不明显；咳嗽少见。无并发症者一般1周痊愈。急性咽炎变慢性之后，会有咽干、咽痒及晨呕、灼热感、异物感等表现，刺激性咳嗽；常有黏稠分泌物附着于咽后壁。慢性多见于成人，病程长，较难治愈。

急性喉炎表现为明显的嘶哑、讲话困难、可有发热、咽痛或咳嗽，咳嗽时咽喉疼痛加重。可见喉部充血、水肿，下颌淋巴结轻度肿大与触痛，有时能听到喉部喘息声。

【实验室检查】

患者血液常规检查化验后，如果白细胞计数正常或偏低，伴淋巴细胞比例升高，则多为病毒感染。如白细胞与中性粒细胞增多并有核左移现象，则为细菌感染。

【治疗】

1. 咽炎的药物治疗（表4-2-10）

表4-2-10　咽炎急性期与慢性期的药物治疗

分期	治疗方式	药物
急性期	对症	复方硼砂含漱液、西地碘含片、薄荷喉片等
	对因	咽炎片、穿心莲片、玄麦甘桔含片、冬凌草片、蓝芩口服液、利巴韦林、阿奇霉素等
慢性期	对症	含漱液或喷雾剂（如金喉健喷雾剂、复方一枝黄花喷雾剂、咽炎含片）＋茶饮配合（双花麦冬各3~5g，胖大海2枚泡水喝，可长期用）
	对因	柴胡疏肝散、养阴清肺丸、半夏厚朴汤（方剂）等

注：对于干燥性咽炎（咽部黏膜干燥、萎缩变薄，一般咽部会附着黏稠分泌物或有臭味的痂皮），可加服维生素A、维生素B_2、维生素C、维生素E、维生素EC颗粒等。

2. 急性喉炎的药物治疗

根据病因选用抗病毒药物或抗生素（如青霉素类或头孢类），喉部症状严重者可加服糖皮质激素类药物。中药可选用黄氏响声丸、清音丸、铁笛丸、苦金片、玉叶清火片、猴耳环颗粒、西瓜霜润喉片等。

3. 咽炎的联合用药（表4-2-11）

表4-2-11　咽炎的联合用药

指导思想	举例	推荐理由
对因＋对症	利巴韦林＋咽炎片＋西地碘含片	适合病毒感染引起的急性咽炎
治疗＋保养	柴胡疏肝散＋维生素EC颗粒	适合肝气郁结且伴有咽干、咽痒的慢性咽炎者

【爱心提示】（表4-2-12）

表4-2-12　咽炎的日常生活与合理用药提示

提示维度	具体内容
生活方面	慢性咽炎患者日常做到戒烟限酒；饮食少辛辣刺激
合理用药	没有细菌感染指证，不要使用抗生素
	治疗时，加用维生素类有利于缩短病程，缓解咽炎症状
	慢性咽炎的中医治疗一定要辨证用药，不可盲目用药

第三节　急性咽结膜炎

【病因】

多由腺病毒、柯萨奇病毒引起。

【临床表现】

患者有发热表现，体温可达38℃以上，咽痛、畏光、流泪以及咽部和结膜明显充血；耳前淋巴结肿大；病程4~6天，多发生于夏季，由游泳传播，儿童多见。（该病既有咽部炎症表现，同时又有结膜炎的表现。）

【治疗】

1. 药物治疗（表4-2-13、表4-2-14）

表4-2-13　急性咽结膜炎的对因及对症治疗

类别	药物
对因用药	干扰素滴眼液或阿昔洛韦滴眼液等针对病毒感染药物
	银翘解毒片、牛黄解毒丸、清开灵滴丸、银黄滴丸等清热解毒类中成药
	维生素EC颗粒、转移因子口服液等提高机体免疫力药物
对症用药	对乙酰氨基酚等退烧药
	地塞米松滴眼液针对充血等

表4-2-14　急性咽结膜炎的联合用药

指导思想	举例	理由
中药+西药	银黄滴丸+干扰素滴眼液	中药治本；西药解决眼睛部位难受的表现
治疗+调养	阿昔洛韦滴眼液+银黄滴丸+维生素EC颗粒	从解决病因、不舒服表现并结合提高机体抗病能力方面入手
白天+晚上	阿昔洛韦滴眼液+阿昔洛韦眼膏	白天滴眼液，晚上涂抹眼药膏，有利于病情快速恢复

2. 辅助治疗

纱布、脱脂棉、温度计、医用眼罩等配合使用。

【爱心提示】（表 4 - 2 - 15）

表 4 - 2 - 15　急性咽结膜炎的日常生活及合理用药提示

提示维度	具体内容
日常生活	在发生结膜炎流行季节，尽量不要去泳池游泳
	结膜炎患者不要与他人共用毛巾及脸盆，以免交叉感染
合理用药	患者体温超过 38.5℃时，再使用退热药
	遇到高热不退，而且体温超过 38.5℃的患者，可以考虑使用安宫牛黄丸
	地塞米松滴眼液避免频繁长期用药，容易引起真菌性角膜炎

第四节　急性扁桃体炎

【病因】

急性扁桃体炎由机体免疫力下降后感染细菌引起。病原体多为溶血性链球菌，其次为流感嗜血杆菌、肺炎链球菌、金黄色葡萄球菌等。

【临床表现】

起病急，咽痛明显，常放射至耳部；发热、畏寒，体温可达 39℃以上；食欲下降、乏力、全身不适等；咽部明显充血，扁桃体肿大。可伴有颌下淋巴结肿大、压痛。但肺部查体，无异常体征。

局部并发症：可致扁桃体脓肿、急性鼻窦炎、急性淋巴结炎等。

全身并发症：该病可诱发急性风湿热、急性关节炎、心肌炎及急性肾炎等疾病。

【治疗】

1. 一般治疗

因具有传染性，需适当隔离。

2. 药物治疗（表 4 - 2 - 16、表 4 - 2 - 17）

表 4 - 2 - 16　急性扁桃体炎的对因与对症治疗

类别	药物
对因用药	阿莫西林克拉维酸钾、氨苄西林胶囊、头孢克肟分散片等针对细菌感染药物
	六神丸、牛黄解毒丸、清开灵滴丸、银黄滴丸等清热解毒类中成药
	维生素 EC 颗粒、转移因子口服液等提高机体免疫力药物
对症用药	对乙酰氨基酚、布洛芬等退烧药（针对发烧或咽部剧痛）
	复方硼砂含漱液、西地碘含片等（针对咽喉充血及疼痛等）

表 4 - 2 - 17　急性扁桃体炎的联合用药

指导思想	举例	推荐理由
对因 + 对症	阿莫西林 + 复方硼砂液漱口 + 对乙酰氨基酚	适合急性扁桃体炎伴有疼痛者
治疗 + 保养	头孢克肟分散片 + 银黄滴丸 + 维生素 EC 颗粒 + 西地碘含片	适合急性扁桃体炎伴有机体免疫力差者

2. 辅助治疗

维生素 EC 颗粒、温度计、退热贴、含漱液、酒精、酒精棉等。

【爱心提示】（表 4 - 2 - 18）

表 4 - 2 - 18　急性扁桃体炎的日常生活及合理用药提示

提示维度	具体内容
日常生活	患儿要做到饮食平衡，不偏食、不挑食
	反复发作的扁桃体炎患儿，平时要加强机体免疫力的提高
合理用药	糖皮质激素与六神丸不可同服，容易产生有毒物质，对人体不利
	不同类型解热镇痛药不要叠加使用，会增加肝毒性或肾毒性
	尽量保守治疗，足疗程用药；不要轻易切除扁桃体，因为它是人体重要的免疫器官
	六神丸含雄黄等，不可长期服用，因其中雄黄含有重金属砷化合物等

【知识点加油站】

1. 根据测量的人体腋窝温度将发热程度进行分级（表 4 - 2 - 19）

表 4 - 2 - 19　发热体温分级

等级	温度范围
低热型	37.5℃ ~ 38℃
中热型	38.1℃ ~ 39℃
高热型	39.1℃ ~ 40℃
超高热型	>41℃

注：当孩子体温低于 38.5℃ 时，可以不用退热药，最好是多喝开水，同时密切注意病情变化，或者应用物理降温方法；若是体温超过 38.5℃ 时，可以服用退热药。成人在 39℃ 时，可以先考虑物理降温，如效果不理想，再考虑服用退烧药。

物理降温：在没有冷风直吹的情况下，脱去过多的衣服或松开衣服有利于散热，给小儿使用 35% ~ 45% 的酒精或温水进行擦浴，主要是在大血管分布的地方，如前额、颈部、腋窝、腹股沟及大腿根部，这样能达到退热的效果；有条件可用毛巾包裹冰块（冰棍）之类数在额头，有一定效果。

2. 门店常见解热镇痛药物（非甾体抗炎药）归纳（表4-2-20、表4-2-21）

表4-2-20　常见解热镇痛药物分类

作用机制	药物类别	代表药物	注意事项
非选择性COX抑制剂	水杨酸类	阿司匹林	有普遍的肝肾、胃肠不良反应；不适用于有胃肠疾病患者
	乙酰丙胺类	对乙酰氨基酚	
	芳基乙酸类	双氯芬酸，吲哚美辛	
	芳基丙酸类	萘普生、布洛芬	
	吡唑酮类	安乃近、氨基比林	
选择性COX-2抑制剂	昔康类	美洛昔康	适用于有胃肠疾病患者，不适用于有心肌梗死及脑卒中患者
	昔布类	塞来昔布	
	萘酰碱铜类	尼美舒利	

注：①COX是一种酶，此种物质增多会造成炎症、痛感加重；COX-2是COX其中的一种，它存在于炎症组织中，利于炎症、痛感恢复。②安乃近在解热方面一般不作为首选药物，仅在急性高热且病情危重，又没有特效药的情况下用于紧急退热。上表中药物除了对乙酰氨基酚，即扑热息痛外，均有较强的抗炎、抗风湿作用。对于炎性引起的疼痛，使用吲哚美辛、氯芬那酸等效果较好；其次为氨基比林、保泰松、阿司匹林。氨基比林及安乃近毒性比较大，可引起粒细胞缺乏，目前单方制剂已经淘汰，复方制剂应该谨慎使用。

表4-2-21　常见解热镇痛药物对比

品名	适应证	不良反应	儿童使用
对乙酰氨基酚	解热镇痛，抗炎作用弱；用于感冒发烧、关节痛、神经痛及偏头痛、癌性痛及后止痛；还可用于对阿司匹林过敏、不耐受或不适用用阿司匹林者	长期使用或服用剂量过大可引起肝脏损害；不引起胃肠出血	儿童首选解热镇痛药
阿司匹林	用于发热、头痛、神经痛、肌肉痛、风湿热，是急性风湿及类风湿关节炎、风湿热的首选药物；还可用于痛风、抗血小板聚集等	解热镇痛剂量不良反应少；长期应用会引起胃肠道反应，如恶心、呕吐、疼痛、出血、溃疡等	儿童解热镇痛使用以直肠给药为主
吲哚美辛（消炎痛）	急慢性风湿关节炎、痛风性关节炎及癌性疼痛；也可用于滑囊炎、腱鞘炎及关节囊炎等；还可用于癌症发热或其他难以控制的发热；用于胆绞痛、输尿管结石引起疼痛、偏头痛、月经痛；可以防血栓形成但不如阿司匹林	胃肠道不良反应（同阿司匹林）；头痛、头晕；肝功能损害、血尿、过敏、高血压、再生障碍性贫血等	儿童及老年人慎用
双氯芬酸	用于类风湿关节炎、神经炎、红斑狼疮及癌症、手术后疼痛；各种原因导致的发热等	胃肠道反应；头痛、眩晕、记忆障碍、焦虑、震颤等	儿童慎用
布洛芬	用于风湿及类风湿关节炎，抗炎、解热镇痛作用与阿司匹林类似，比对乙酰氨基酚好	长期使用可有消化道不良反应；3%可出现头痛、嗜睡、眩晕和耳鸣等表现	儿童可用
尼美舒利	用于类风湿关节炎、骨关节炎、痛经、术后痛、发热等	胃热、恶心、胃痛、出汗、面部烘热、兴奋、失眠等	12岁以下儿童不适用
美洛昔康	用于类风湿关节炎和骨关节炎对症治疗	胃肠道反应、肝酶升高等	15岁以下儿童禁用

续表

品名	适应证	不良反应	儿童使用
塞来昔布	用于类风湿关节炎和骨关节炎对症治疗	过敏、焦虑、失眠、口腔溃疡等。长期使用引起心脑血管疾病	18岁以下儿童不用

第五节　流行性感冒

流行性感冒简称流感，是流感病毒引起的急性呼吸道感染，也是一种传染性强、传播速度快的疾病。其主要通过空气中的飞沫、人与人之间的接触或与被污染物品的接触传播。

【病因】

该病是由流感病毒引起，流感病毒可分为甲（A）、乙（B）、丙（C）三型，甲型和乙型病毒经常发生抗原变异，传染性大，传播迅速，极易发生大范围流行；与甲型和乙型流感病例相比，丙型流感病例发生较少。因此，在季节性流感疫苗中仅包括甲型和乙型流感病毒。

【临床表现】

潜伏期一般为1~3天；不同类型的流感表现不一（表4-2-22）。典型的临床症状是：急起高热、全身疼痛、显著乏力和轻度呼吸道症状。一般秋冬季节是高发期，所引起的并发症和死亡现象非常严重。主要影响鼻、喉、支气管，偶尔影响肺部。感染通常持续1周。

表4-2-22　流行性感冒的临床表现

类型	具体表现
单纯型	常突然起病，畏寒高热，体温可达39~40℃，多伴头痛、全身肌肉关节酸痛、极度乏力、食欲减退等全身症状，常有咽喉痛、干咳，可有鼻塞、流涕、胸骨后不适等。颜面潮红，眼结膜外眦轻度充血。如无并发症，呈自限性过程，多于发病3~4天后体温逐渐消退，全身症状好转，但咳嗽、体力恢复常需1~2周。轻症流感与普通感冒相似，症状轻，2~3天可恢复
胃肠型	除发热外，以呕吐、腹痛、腹泻为显著特点，儿童多于成人。2~3天即可恢复
肺炎型	多见于老年人、儿童、原有心肺疾患的人群。主要表现为高热持续不退，剧烈咳嗽、咳血痰或脓性痰、呼吸急促、发绀，肺部可闻及湿啰音。胸片提示两肺有散在的絮状阴影。痰培养无致病细菌生长，可分离出流感病毒。可因呼吸循环衰竭而死亡
中毒型	表现为高热、休克、呼吸衰竭、中枢神经系统损害及弥散性血管内凝血等严重症状，病死率高

【治疗】

1. 对于疑似或确诊患者予以隔离。

2. 药物治疗（表 4 – 2 – 23）

表 4 – 2 – 23　流行性感冒的对因及对症治疗

治疗方式	具体表现	药物
对症治疗	头痛发热表现	扑热息痛、布洛芬等解热镇痛药
	鼻塞	麻黄碱、萘甲唑啉等
	咳嗽有痰	盐酸氨溴索片、愈创甘油醚片
	干咳无痰	右美沙芬片
对因治疗		金刚烷胺、金刚乙胺、奥司他韦、扎那米韦等抗病毒药

3. 联合用药、辅助治疗及爱心提示　参照感冒部分。

第六节　过敏性鼻炎

过敏性鼻炎是发生在鼻黏膜的变态反应性疾病，在普通人群的患病率为 10% ~ 25%，该病常伴有鼻窦的变态反应性炎症。在临床上分为常年变应性鼻炎和季节性变应性鼻炎（该类型又称为花粉症）。

【病因】

又称变应性鼻炎，其发病与遗传及环境关系密切，多有过敏因素如植物花粉、螨虫、灰尘、动物皮毛、低温等刺激引起。

【临床表现】

鼻塞、鼻痒、嗅觉减退、连续性的喷嚏、清水样的鼻涕，有些会伴有结膜充血；部分患者伴有过敏性哮喘。如脱离过敏原，数分钟至 1 ~ 2 小时症状即消失。花粉症的鼻塞相对更重。该疾病的并发症有变应性鼻窦炎、支气管哮喘和分泌性中耳炎，尤其伴发哮喘为多。

【治疗】

治疗原则是提醒顾客避免接触过敏原，并采用药物治疗。

1. 药物治疗

（1）糖皮质激素　口服或外用，抗过敏反应，如泼尼松等；

（2）抗组胺药物　缓解鼻塞、鼻痒、喷嚏等过敏表现，如扑尔敏等；

（3）减鼻部充血药物　缓解鼻塞等表现，如萘甲唑啉滴鼻液等。

（4）联合用药（表 4 – 2 – 24）

表 4 - 2 - 24　过敏性鼻炎的联合用药

指导思想	具体用药	推荐理由
口服 + 外用	氯雷他定 + 通窍鼻炎片 + 萘甲唑啉滴鼻液	既解决打喷嚏的表现，又解决鼻塞及流鼻涕表现
中药 + 西药	西替利嗪 + 维生素 EC 颗粒或葡萄糖酸钙口服液 + 补中益气丸	适合脾气虚弱、机体免疫力差人群的过敏性鼻炎

2. 辅助治疗

蜂胶胶囊、维生素 EC 颗粒、钙制剂等（以上商品具有提高机体免疫力及增强抗过敏药物抗过敏作用）；口罩（用于花粉季节出行时佩戴）。

【爱心提示】（表 4 - 2 - 25）

表 4 - 2 - 25　过敏性鼻炎的日常生活及合理用药提示

提示维度	具体内容
合理用药	萘甲唑啉等减轻鼻部充血药物连续使用不可以超过 7 天，以防引起药物性鼻炎
	加用维生素 EC 颗粒或钙制剂具有提高机体免疫力及增强抗过敏药物抗过敏作用；钙制剂还有抗鼻部渗出作用
	2 岁以下不予使用氯雷他定；2 岁以下可以使用地氯雷他定或左西替利嗪
	长期应用糖皮质激素，平时要增加蛋白质饮食，以补偿蛋白质的分解，并且适当加服钙制剂及维生素 D，以防钙质流失及抽搐发生
	对于病毒性感染者，糖皮质激素慎用，因为使用了糖皮质激素抑制了机体的免疫功能，会导致病毒感染扩散和加重
日常生活	对于花粉症患者，季节出行时应佩戴口罩
	使用糖皮质激素容易造成钾流失，日常可摄入补钾食物，如香蕉、猕猴桃等

【知识点加油站】

1. 变态反应

也叫超敏反应，是指免疫系统对一些与机体无危害性的物质如花粉、动物皮毛等过于敏感而发生免疫应答，对自身机体造成伤害。日常遇到的皮肤过敏、食物过敏、药物过敏、湿疹、类风湿关节炎等都是变态反应。

2. 常见抗过敏（变态反应）药物（表 4 - 2 - 26）

表 4 - 2 - 26　常见抗过敏药物归纳总结表

药物	适应证	不良反应	药物代别
氯苯那敏（扑尔敏）	过敏性鼻炎、感冒、鼻窦炎、过敏性皮肤病如荨麻疹、过敏性药疹、湿疹、血管神经性水肿、虫咬所致的瘙痒	嗜睡、疲劳、口干、咽干等；少部分兴奋表现有中枢神经抑制作用	第 1 代抗组胺药
苯海拉明	皮肤黏膜的过敏性疾病、晕动病的恶心呕吐；乳膏可以用于神经性皮炎、虫咬、瘙痒症等	嗜睡、疲劳、口干、咽干等；长期应用超 6 个月可引发贫血（绿茶可拮抗本品不良反应）有中枢神经抑制作用	第 1 代抗组胺药

续表

药物	适应证	不良反应	药物代别
异丙嗪（非那根）	荨麻疹、血管神经性水肿、过敏性鼻炎、晕动病，还可用于镇静催眠	增加皮肤光敏性，嗜睡，反应迟钝，眩晕，低血压，有中枢神经抑制作用	第1代抗组胺药
西替利嗪	过敏性鼻炎、过敏性结膜炎、荨麻疹及各种过敏性瘙痒性皮肤病	偶见嗜睡、头晕、头痛；无明显中枢抑制作用	第2代抗组胺药
左西替利嗪	同西替利嗪（比西替利嗪作用强而持久）	同西替利嗪	第3代抗组胺药
氯雷他定	过敏性鼻炎、慢性荨麻疹及其他过敏性瘙痒性皮肤病；过敏性结膜炎，花粉症，食物、药物、昆虫性的变态反应等（起效快强持久）	较少	第2代抗组胺药
地氯雷他定	同氯雷他定；用于12岁以上者	同氯雷他定	第3代抗组胺药
赛庚啶	荨麻疹，血管性水肿，过敏性鼻炎、结膜炎、过敏性瘙痒性皮肤病	光敏性皮炎、药疹、嗜睡，乏力、头痛、口干；长期应用可致食欲增加。有中枢神经抑制作用	第1代抗组胺药
色甘酸钠	外用可用于过敏性鼻炎、结膜炎，哮喘，该药属肥大细胞膜稳定剂	不良反应较少	—

注：①第1代抗组胺药物被称为镇静性抗组胺药，大多具有抗胆碱能作用，会导致口干、视物模糊、尿潴留、便秘等；第2代则被称为非镇静性（轻微中枢抑制），但具有引起严重甚至致命的心脏疾病并发症风险；第3代无中枢抑制作用，心脏并发症疾病明显降低；第1代服药30分钟后可产生作用，持续3~6小时；第二三代服后作用可持续24小时，大多1日1次服药即可；嗜睡作用轻，更适合白天及工作服用。②联合使用两种结构类型不同的抗组胺药，可增强疗效。例如西替利嗪＋氯雷他定。③色甘酸钠不属于抗组胺药物，属于过敏反应介质阻滞释放药。

第七节　慢性鼻炎

慢性鼻炎是鼻腔黏膜和黏膜下层的慢性炎症性疾病。

【病因】

具体病因不明，多数认为与如下因素有关。①急性鼻炎的反复发作未获得彻底治疗；②鼻窦炎引起；③鼻腔外用药长期使用；④粉尘性工作环境以及烟酒过度；⑤贫血、糖尿病、风湿、便秘等慢性疾病；⑥营养不良如缺乏维生素A、维生素C等，以及内分泌疾病如甲状腺功能减退。

【临床表现】

慢性鼻炎临床上分为慢性单纯性鼻炎与慢性肥厚型鼻炎，表现如下。

（1）鼻塞　特点是白天、运动、夏季时轻；夜晚、静坐、冬季时重；变换体位时鼻腔阻塞交替，居下位的鼻腔阻塞，居上位的鼻腔通气（肥厚性鼻炎则不具有交替性鼻塞表现）。

（2）多鼻涕　黏液鼻涕多，有细菌感染则为脓性。有时有头痛、头晕表现；有时会有轻度嗅觉减退（肥厚性鼻炎会有闭塞性鼻音、耳鸣表现）。

（3）慢性单纯性鼻炎对麻黄碱滴鼻有明显反应，而肥厚性则不明显。

【治疗】

1. 对因治疗

针对病因，找出引起鼻炎的病因，及时治疗。

2. 对症治疗（表 4 - 2 - 27、4 - 2 - 28）

表 4 - 2 - 27　　慢性鼻炎的对症治疗药物

药物	使用目的
糖皮质激素	是慢性鼻炎首选外用药物，具有良好抗炎作用，并可产生减少鼻部黏膜充血的效果；可长期使用，如布地奈德鼻喷雾剂、丙酸氟替卡松鼻喷雾剂等
生理盐水	鼻内分泌物较多或黏稠时用于鼻腔冲洗
羟甲唑啉喷雾剂	属于鼻腔内减充血剂，连续使用不得超过 7 天；如需要连续使用，中间间隔 3 ~ 5 天

表 4 - 2 - 28　　慢性鼻炎的联合用药

指导思想	具体用药	理由
口服 + 外用	通窍鼻炎片 + 羟甲唑啉滴鼻液	适合风热蕴肺的慢性鼻炎
对因 + 对症	维生素 EC 颗粒 + 辛芳鼻炎胶囊 + 布地奈德鼻喷雾剂	口服药解决病因及炎症恢复问题；外用药解决鼻部黏膜充血（通气）及炎症消退问题

3. 辅助治疗（表 4 - 2 - 29）

表 4 - 2 - 29　　慢性鼻炎的辅助治疗商品

类别	具体	辅助作用
维生素类	维生素 A、维生素 B、维生素 EC、β 胡萝卜素	有利于炎症恢复，症状消除，降低复发概率
提高免疫力类	蛋白质粉、氨基酸口服液	提高机体抗病能力
器械类	通气鼻贴	改善鼻部通气情况

【爱心提示】（表 4 - 2 - 30）

表 4 - 2 - 30　　慢性鼻炎的日常生活及合理用药提示

提示维度	具体内容
合理用药	布地奈德鼻喷雾剂使用不可超过 3 个月
	丙酸氟替卡松鼻喷雾剂会引起鼻部出血，可以适当服用维生素 C
	在中医辨证的基础上坚持使用中药至少 3 个月，可从根本上缓解
日常生活	患者日常注意保暖和提高机体免疫力，防止感冒发生
	养成正确的擤鼻子方法，以免引起中耳炎

第八节　萎缩性鼻炎

萎缩性鼻炎是一种以鼻黏膜萎缩或退行性病变为其病理学特征的慢性炎症，发展缓慢，病程长，女性多见。

【病因】

认为与内分泌紊乱、维生素缺乏（主要指的是维生素 A、维生素 B、维生素 D、维生素 E 等）、微量元素缺乏（锌、铁等）以及慢性鼻炎的分泌物长时间刺激等因素有关。

【临床表现】

鼻塞，有时因鼻塞张口呼吸；鼻咽部干燥感；鼻出血；嗅觉丧失；恶臭（又称之为臭鼻症）；头痛，头晕。不及时治疗，将来会并发鼻窦炎、泪囊炎、鼻背塌陷等。

【治疗】

1. 局部治疗

（1）鼻腔冲洗　生理盐水或 1∶2000 高锰酸钾溶液，每日 1～2 次，目的是清洁鼻腔，去除脓痂和臭味。

（2）鼻内用药　清鱼肝油滴鼻；50% 葡萄糖滴鼻；1% 新斯的明涂抹；1% 链霉素滴鼻。

2. 全身治疗（表 4-2-31）

表 4-2-31　萎缩性鼻炎的全身治疗用药

药物类别	具体药物	作用
维生素类	维生素 A、维生素 B、维生素 D、特别是维生素 E 和维生素 C	增加鼻部黏膜抗感染能力；扩张与改善血管循环，改善鼻部干燥不舒适表现
微量元素	补充铁、锌制剂	利于症状减轻，缩短病程

【爱心提示】（表 4-2-32）

表 4-2-32　萎缩性鼻炎的日常生活及合理用药提示

提示维度	具体内容
合理用药	使用清鱼肝油可以润滑鼻黏膜，促进鼻黏膜血液循环，软化脓痂便于擤出
	用 50% 葡萄糖滴鼻，可以促进鼻黏膜腺体分泌
	1% 新斯的明涂抹可以促进鼻黏膜血管扩张
	1% 链霉素滴鼻可以抑制细菌生长，减少炎性糜烂，利于鼻黏膜上皮生长
	避免使用减充血剂类药物，以免加重黏膜萎缩
日常生活	日常饮食多食用含有锌（如生蚝等）、铁（动物血制品等）的食物
	平时要进行鼻腔冲洗和润滑，确保鼻腔环境卫生

第三章

下呼吸道疾病

下呼吸道疾病一般指发生在气管、支气管、肺部的疾病。常见的有急性气管－支气管炎、慢性阻塞性肺疾病、支气管哮喘、支气管扩张、肺炎、肺癌等。

第一节　急性气管－支气管炎

急性气管－支气管炎是由生物、物理、化学刺激或过敏等因素引起的急性气管支气管黏膜炎症。多为散发，无流行倾向，常发生于寒冷季节或气候突变时。也可由急性上呼吸道感染迁延不愈所致。

【病因】（表4－3－1）

表4－3－1　急性气管－支气管炎的病因

类别	具体内容
病原体	病毒、细菌、支原体等感染
理化因素	粉尘、烟雾、刺激性气体等导致
过敏因素	花粉、皮毛、蛋白质等引起过敏反应

【临床表现】

临床症状主要为咳嗽和咳痰。年老体弱者易感；起病急，全身症状轻，可有发热。初为干咳或少量的黏痰，随后痰量增加，咳嗽加剧，咳嗽、咳痰可延续2～3周，反复发作可变成慢性支气管炎。伴支气管痉挛时，可出现程度不等的胸闷气促表现。

【鉴别诊断】

急性上呼吸道感染鼻咽部症状突出，咳嗽轻微，一般无痰。

【治疗】

1. 对症治疗（表4－3－2）

表4－3－2　急性气管－支气管炎的对症治疗

针对症状	用药
咳嗽无痰或少痰	用右美沙芬或喷托维林（咳必清）镇咳
咳嗽有痰而不容易咳出	氨溴索、溴己新（必嗽平）、桃金娘油或棕色合剂（兼具止咳化痰双重功能）

续表

针对症状	用药
哮喘发作	选用茶碱类药物或受体激动剂，如氨茶碱、沙丁胺醇
发热	选用解热镇痛药

2. 对因治疗

有细菌感染时，使用抗菌药物，如大环内酯类、青霉素类，或头孢菌素类、喹诺酮类。

3. 联合用药（表4-3-3）

表4-3-3　急性气管-支气管炎的联合用药

指导思想	具体用药	理由
对因+对症	阿奇霉素分散片+氨溴索口服液	有咳痰表现，有细菌感染需要使用抗生素；有痰不易咳出用氨溴索
中药+西药	百贝益肺胶囊+右美沙芬片	适用于阴虚干咳的慢性支管炎
	清肺消炎丸+复方鲜竹沥口服液+复方甘草片	适用于痰热郁肺的慢性支气管炎并伴有咳嗽有痰者

4. 辅助治疗（表4-3-4）

表4-3-4　急性气管-支气管炎的辅助治疗商品

类别	具体	辅助作用
维生素类	维生素EC颗粒	增强体质、提高机体抵抗力
补益类	氨基酸口服液	增强体质、提高机体抵抗力
器械类	口罩、家用空气净化器	防止粉尘刺激

【爱心提示】（表4-3-5）

表4-3-5　急性气管-支气管炎的生活与用药提示

提示维度	具体内容
日常生活	患有老年人慢性支气管炎的患者，平时注意保暖，防止感冒诱发急性发作
	寒冷天气外出时佩戴口罩，以防冷空气诱发刺激性咳嗽
	平时多食用含维生素及蛋白质丰富的食物
合理用药	尽量中医辨证后采用中西药结合治疗，而且坚持疗程用药，效果更好
	成瘾性的镇咳药如磷酸可待因、福尔可定等不宜久用，以防成瘾
	尽量选用非成瘾性镇咳药如右美沙芬、枸橼酸喷托维林等

第二节　慢性支气管炎

慢性支气管炎是气管、支气管黏膜及其周围组织的慢性非特异性炎症。临床以咳嗽、咳痰为主要症状，每年发病持续3个月，连续2年或2年以上。排除具有咳、痰、喘的其他疾病（如心脏病、支气管哮喘、食管反流病等）。

【病因】

病因还不十分清楚，认为是多种因素相互作用的结果。同急性支气管炎病因。

【临床表现】

缓慢起病，病程长，反复急性发作而病情加重。主要症状为咳嗽、咳痰，或伴有喘息。病情加重的主要原因是呼吸道感染，病原体可以是细菌、病毒、支原体或衣原体等。咳嗽一般以晨间咳嗽为主，睡眠时有阵咳或排痰；一般痰液为白色黏液和浆液泡沫性，偶尔带血，清晨痰液较多；喘息明显者成为喘息性支气管炎，部分合并支气管哮喘。如伴有肺气肿，可表现为劳动或活动后气急。

【治疗】

1. 药物治疗（表4-3-6、表4-3-7）

表4-3-6　慢性支气管炎急性加重期的药物治疗

治疗方向	药物
控制感染	抗菌药物可选用喹诺酮类、大环内酯类、β-内酰胺类或磺胺类药物口服
镇咳祛痰	按照咳嗽有痰、咳嗽少痰或无痰选用止咳化痰药物或镇咳药物
平喘	有气喘者可加用解痉平喘药物，如氨茶碱0.1g，3次/日；或茶碱类控释剂或长效 $β_2$ 激动剂（如沙丁胺醇、特布他林等）加糖皮质激素吸入

表4-3-7　慢性支气管炎缓解期的药物治疗

治疗方向	药物
增强体质，防感冒	使用维生素C、β胡萝卜素等
反复呼吸道感染者	使用免疫调节剂（如银耳多糖、人工冬虫夏草菌粉胶囊等）或辨证选用中药

2. 辅助治疗、联合用药等参考急性支气管炎。

【知识点加油站】

1. 常见止咳、化痰的西药（表4-3-8、表4-3-9）

表4-3-8　常见止咳药归纳总结表

类别	药物名称（别名）	属性及不良反应
中枢镇咳药	磷酸可待因（甲基吗啡）	成瘾；心理变态及幻想
	福尔可定（吗啉吗啡、福可定）	成瘾；嗜睡
	枸橼酸喷托维林（咳必清、维静宁）	非成瘾；主要用于上感的无痰干咳；轻微的便秘导致的头痛、头晕
	右美沙芬（美沙芬）	非成瘾；便秘，嗜睡
	苯丙哌林（咳快好）	中枢兼外周；非成瘾；胃部烧灼，食欲减退

续表

类别	药物名称（别名）	属性及不良反应
外周镇咳药	二氧丙嗪（克咳敏）	较强镇咳平喘作用，镇咳强于可待因；嗜睡与乏力
	那可丁	镇咳强于可待因；嗜睡与头痛

注：①以上药物均不适用于多痰患者，在使用时还需注意与祛痰药配合，以防呼吸道积痰而影响治疗。②成瘾性镇咳药物不宜久用，以防成瘾。③非成瘾性镇咳药物尽管镇咳效果不如成瘾性，但是不良反应轻、少见，对呼吸影响很弱或不影响，相对安全。

表4-3-9 常见祛痰药归纳总结表

类别	药物名称（别名）	属性及不良反应
恶心性祛痰	氯化铵（卤沙）	可增强四环素与青霉素抗菌作用；易造成恶心呕吐，肝肾不全者禁用
	愈创酚甘油醚	头晕，嗜睡，恶心，胃肠不适
黏痰溶解稀释剂	溴己新（必嗽平）	可增强四环素与青霉素抗菌作用；恶心、胃部不适；胃溃疡慎用
	氨溴索（沐舒坦）	阿莫西林、阿莫西林克拉维酸钾、氨苄西林、红霉素等合用可增强抗生素疗效；仅少数出现胃肠道等不良反应（高剂量250~500mg可治疗痛风）
	乙酰半胱氨酸（痰易净）	可减弱青霉素、四环素、头孢菌素抗菌作用；必须间隔4小时使用；可引起呛咳、支气管痉挛、恶心、呕吐等；支气管痉挛与胃炎、哮喘禁用
	羧甲司坦（强力痰片）	用于小儿非化脓性中耳炎，有预防耳聋作用；头晕、恶心、胃部不适及溃疡者慎用

注：以上药物用于呼吸道炎症引起的咳嗽有痰；另外桔梗流浸膏、远志流浸膏亦属于恶心性祛痰药。

2. 咳嗽与咳痰

（1）咳嗽 急性发作的刺激性干咳伴有发热、声嘶，常为急性喉、气管和支气管炎。常年咳嗽，秋冬季加重提示慢性阻塞性肺疾病。急性发作咳嗽伴有胸痛，可能是肺炎。发作性干咳，尤其在夜间规律发作，可能是咳嗽性哮喘，高亢的干咳伴有呼吸困难可能是支气管肺癌累及气管和主支气管。

（2）咳痰 痰液由白色泡沫或黏液状转为脓性的，多为细菌感染，大量黄色脓痰常见于肺脓肿及支气管扩张，铁锈样痰可能是肺炎链球菌感染；红棕色胶冻样痰可能是肺炎克雷伯杆菌感染。伴大肠杆菌感染时，脓痰有恶臭。咖啡样痰可能是肺阿米巴病，果酱样痰可能是肺吸虫病。肺水肿时，可能咳粉红色稀薄泡沫痰。

第三节 支气管哮喘

由多种细胞以及细胞组分参与的慢性气道炎症性疾病。

【病因】（表4-3-10）

表4-3-10 支气管哮喘的病因

类别	具体内容
个体因素	过敏体质（与遗传因素有关）
环境因素	吸烟、非母乳喂养、肥胖、宠物饲养、花粉、食物（如鱼虾、蟹、蛋类、牛奶等）、药物（如阿司匹林、普萘洛尔等）、感染（细菌、病毒等）

【临床表现】（表4 – 3 – 11、表4 – 3 – 12）

表4 – 3 – 11　支气管哮喘的临床表现

维度	具体内容
主要表现	反复发作性喘息、气促，伴或不伴胸闷或咳嗽，同时伴有气道高反应性和可变的气流受限，随着病程延长可导致气道结构改变，即气道重塑。夜间及晨间多发，常与接触变应原、冷空气、物理性、化学性刺激以及上呼吸道感染、运动等有关根据白天、夜间哮喘症状出现的频率和肺功能检查结果，将慢性持续期哮喘病情严重程度分为间歇状态、轻度持续、中度持续和重度持续4级。（见表4 – 3 – 12病情严重程度分级表）
体征	发作时及部分未控制的慢性持续性哮喘，双肺可闻及散在或弥漫性哮鸣音
持续性	上述症状和体征可经治疗缓解或自行缓解

表4 – 3 – 12　支气管哮喘病情严重程度分级表

级别	具体表现
间歇状态（第1级）	症状＜每周1次；夜间哮喘症状≤每月2次
轻度持续	症状≥每周1次，但＜每日1次；夜间哮喘症状＞每月2次，但＜每周1次
中度持续	每日有症状；夜间哮喘症状≥每周1次
重度持续	每日有症状；经常出现夜间哮喘症状

【治疗】

1. 脱离过敏原

部分患者可以找到引起哮喘的过敏原，减少过敏原的接触是防治哮喘最有效的办法。

2. 药物治疗

（1）药物分类（表4 – 3 – 13）

表4 – 3 – 13　支气管哮喘药物的分类

治疗类别	使用方向	药物类别
控制药物	需要每天使用并长时间维持的药物，这些药物主要通过抗炎作用使哮喘维持临床控制	吸入性糖皮质激素（ICS）、全身性激素、白三烯调节剂、长效 β_2 受体激动剂（LABA）、缓释茶碱、甲磺司特、色甘酸钠等
缓解药物（急救药物）	在有症状时按需使用，通过迅速解除支气管痉挛从而缓解哮喘症状	速效吸入和短效口服 β_2 受体激动剂、吸入性抗胆碱能药物、短效茶碱和全身性激素等
重度哮喘附加治疗药物	重度哮喘附加治疗	主要为生物靶向药物，抗IgE单克隆抗体、抗IL – 5单克隆抗体、抗IL – 5受体单克隆抗体和抗IL – 4受体单克隆抗体等，其他还有大环内酯类药物等

（2）支气管哮喘各类常用药物（表4-3-14~表4-3-18）

表4-3-14 β₂受体激动剂常用药物

类别	药物	作用特点及不良反应
非选择性β受体激动剂	麻黄碱	作用持续3~4小时；甲亢、高血压、动脉硬化、心绞痛等禁用；长期使用可引起震颤、焦虑、失眠、头痛、心悸、出汗等不良反应
	异丙肾上腺素	除哮喘外，还可用于休克、心脏骤停等；冠心病、甲亢等禁用；偶有心悸、头痛、头晕、恶心、软弱无力、出汗等不良反应
短效β₂受体激动剂	沙丁胺醇	疗效持续4~6小时；缓解发作可用气雾剂，预防发作可口服；心血管疾病、高血压、糖尿病、甲亢患者须慎用；长期使用易耐药；可有头痛、头晕、失眠、心悸等不良反应。短期反复使用，可产生耐药
	特布他林	疗效持续5~8小时；心功能损害者禁用；高血压、冠心病、糖尿病、甲亢患者须慎用；久用易耐药；少数有口干、胸闷、鼻塞、手颤等不良反应
长效β₂受体激动剂	福莫特罗	2~5分钟见效，可持续12~20小时；同时具有抗过敏作用；高血压、糖尿病、甲亢患者须慎用；偶见心动过速、早搏、面部潮红、头痛、头晕、发热等不良反应
	沙美特罗	用药后10~20分钟起效，可持续12小时；甲亢、心动过速、严重哮喘等禁用；偶有恶心、呕吐、震颤、心悸、头痛等不良反应

注：β₂受体激动剂是控制哮喘发作的首选药物。

表4-3-15 抗胆碱能药物

药物	作用及特点
异丙托溴铵	气雾吸入5分钟见效，持续4~6小时；尤其适用于因用β受体激动剂产生肌肉震颤、心动过速不能耐受者；禁用于对阿托品过敏及幽门梗阻者；前列腺增生、青光眼等慎用；常见口干、头痛、鼻黏膜干燥、咳嗽、震颤等不良反应
噻托溴铵	对于急性哮喘发作无效；药效可持续24小时；老年人慎用；18岁以下禁用；有口干、声音嘶哑等不良反应

表4-3-16 茶碱类药物

药物	作用及特点
氨茶碱	药效可持续12~24小时；与β受体激动剂合用可提高疗效；在哮喘持续状态下，可与肾上腺皮质激素配伍治疗；主要副作用是胃肠道症状（恶心、呕吐）、心血管症状（心动过速、心律失常、血压下降）及尿多，偶尔可兴奋呼吸中枢，严重可引起抽搐及死亡；急性心肌梗死、心律失常、消化性溃疡者禁用

表4-3-17 抗白三烯药物

药物	作用及特点
孟鲁司特	用于对阿司匹林敏感的哮喘，预防运动性哮喘。对激素已耐药患者也有效。药效持续时间5~10小时；对于哮喘急性发作无效；有轻度头痛、头晕、嗜睡、兴奋以及恶心、呕吐、腹痛等不良反应
扎鲁司特	主要用于阿司匹林敏感性哮喘或激素抵抗型哮喘；可有轻度头痛、咽炎、鼻炎及胃肠道不良反应

表 4 – 3 – 18　糖皮质激素

药物	作用及特点
倍氯米松	局部应用；抗炎及抗过敏作用是泼尼松的 75 倍，是氢化可的松的 300 倍；作用持续 4 ~ 6 小时；少数患者发生嘶哑及口腔念珠菌感染
布地奈德	局部应用；抗炎作用是倍氯米松的 2 倍，氢化可的松的 600 倍，少数患者发生嘶哑及口腔念珠菌感染或皮肤皮疹、荨麻疹等
氟替卡松	局部应用；脂溶性是目前已知吸入性糖皮质激素最高的；起效比布地奈德快 60 分钟；持续时间超过 6 小时；不良反应同上

（3）急性发作期的药物治疗

急性发作期的治疗目的是尽快缓解气道阻塞，纠正低血氧症，恢复肺功能，预防进一步恶化或发作，防止并发症。（表 4 – 3 – 19）

表 4 – 3 – 19　支气管哮喘急性发作的轻中重度表现及联合用药

病情程度	表现	治疗药物及联合用药
轻度	步行或上楼时才会气短；平时体位可平卧；讲话可连续成句；精神状态尚好；平时不出汗	每日定时吸入糖皮质激素（如二丙酸倍氯米松 200 ~ 500ug）；出现症状时，间断吸入短效 β_2 受体激动剂；效果不佳时加用 β_2 受体激动剂控释片或小剂量氨茶碱控释片，或加用抗胆碱药异丙托溴铵气雾剂吸入
中度	稍事活动就会气短；平时喜欢坐位体位；讲话常中断；平时会有精神焦虑或烦躁表现；会出汗	中度吸入剂量一般为每日 500 ~ 1000 μg 二丙酸倍氯米松；规则吸入 β_2 受体激动剂或联合抗胆碱药吸入或口服长效 β_2 受体激动剂。亦可加用口服白三烯受体拮抗剂，若不能缓解，可持续雾化吸入 β_2 受体激动剂（或联合用抗胆碱药吸入），或口服糖皮质激素（ <60mg/d）。必要时可用氨茶碱静脉注射
重度	休息时就会气短；平时端坐呼吸体位；讲话方式为单字表达；精神经常焦虑或烦躁；总表现大汗淋漓之态	持续雾化吸入 β_2 受体激动剂，或合并抗胆碱药；或静脉滴注氨茶碱或沙丁胺醇。加用口服白三烯受体拮抗剂。静脉滴注糖皮质激素如琥珀酸氢化可的松、甲泼尼龙或地塞米松。待病情得到控制和缓解后（一般 3 ~ 5 天），改为口服给药

（4）非急性发作期的药物治疗

通过急性期治疗，症状得到控制但哮喘慢性炎症仍存在，所以必须制定哮喘长期治疗方案（表 4 – 3 – 20）。

表 4 – 3 – 20　支气管哮喘的长期治疗方案

药物	第 1 级	第 2 级	第 3 级	第 4 级	第 5 级
首选缓解药物	处方维持和缓解治疗的患者按需使用低剂量的 ICS + 福莫特罗				
推荐选择控制药物	按需使用 ICS + 福莫特罗	规律使用低剂量 ICS 或按需 ICS + 福莫特罗	规律使用低剂量 ICS + LABA	规律使用中剂量 ICS + LABA	加抗 LgE 单克隆抗体或加抗 1L – 5 或抗 1L – 5R 或 1L – 4R 药物

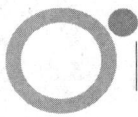

续表

药物	第1级	第2级	第3级	第4级	第5级
其他可选控制药物	按需使用 SABA 时即联合低剂量 ICS	白三烯受体拮抗剂（LTRA）+低剂量茶碱	中剂量 ICS 或低剂量 ICS + LTRA 或加茶碱	高剂量 ICS + LAMA 或 + LTRA 或加茶碱	高剂量 ICS + LABA 加其他治疗，如 LAMA 或氨茶碱或低剂量口服激素

【爱心提示】（表4-3-21）

表4-3-21 支气管哮喘的日常生活及合理用药提示

提示维度	具体内容
日常生活	树立信心，相信通过长期、适当、充分的治疗，完全可以有效地控制哮喘发作
	结合个人情况，找出自己哮喘的发作因素（如烟雾、冷空气、动物皮毛、螨虫等），避免诱发因素
	患者要熟悉哮喘发作的先兆表现及相应处理办法
合理用药	沙丁胺醇不可与普萘洛尔的 β 受体拮抗剂合用，否则会抵消自身扩气管作用
	长时间使用沙丁胺醇会产生耐药性，降低药效
	使用沙丁胺醇气雾剂可能引起真菌性口腔炎，所以每次用药后需要用水漱口，以降低口腔炎风险
	漏用沙美特罗，如果时间小于两次用药时间间隔的一半，可补用，超过则不补用，以防过量中毒
	孟鲁司特的颗粒剂适合1~2岁儿童；咀嚼片适合2~14岁儿童；片剂适合15岁以上及成人使用
	异丙托溴铵对于前列腺增生者慎用，会增加尿潴留症状

第四节 慢性阻塞性肺疾病

慢性阻塞性肺疾病（简称"慢阻肺"）是以持续存在的气流受限为特征，病情呈现进行性发展并且伴有相应的呼吸系统疾病症状的一组肺部疾病。

【病因】

慢性阻塞性肺病的病因分个体因素和环境因素两类（表4-3-22、表4-3-23）。

表4-3-22 导致慢性阻塞性肺疾病的个体因素

个体因素类别	具体内容
遗传因素	慢性阻塞性肺疾病有遗传易感性
年龄和性别	年龄越大，慢性阻塞性肺疾病患病率越高；女性对烟草烟雾的危害更敏感
肺生长发育	妊娠、出生和青少年时期直接和间接暴露于有害因素时可以影响肺的生长，肺的生长发育不良是慢性阻塞性肺疾病的危险因素
支气管哮喘（简称哮喘）和气道高反应性	哮喘不仅可以和慢性阻塞性肺疾病同时存在，也是慢性阻塞性肺疾病的危险因素；气道高反应性也参与慢性阻塞性肺疾病的发病过程
低体重指数	体重指数越低，慢性阻塞性肺疾病的患病率越高

表 4 - 3 - 23　导致慢性阻塞性肺疾病的环境因素

环境因素类别	具体内容
吸烟	是慢性阻塞性肺疾病最重要的环境致病因素；被动吸烟也会导致呼吸道症状及慢性阻塞性肺疾病的发生。与非吸烟者比较，吸烟者的肺功能异常率较高，第一秒用力呼气容积（FEV1）年下降率较快，死亡风险增加
燃料烟雾	燃料所产生的室内空气污染与吸烟具有协同作用。燃烧时产生的大量烟雾可能是不吸烟女性发生慢性阻塞性肺疾病的重要原因
空气污染	空气中 PM2.5（空气中的细粒物质直径小于 $2.5\mu m$）的浓度超过 35 $\mu g/m^3$ 时，慢性阻塞性肺疾病的患病危险度明显增加
职业性粉尘	职业环境接触的刺激性物质、有机粉尘及过敏原等可导致气道反应性增高，通过这一途径导致慢性阻塞性肺疾病的发病
呼吸道感染和慢性支气管炎	呼吸道感染是慢性阻塞性肺疾病发病和加剧的重要因素，病毒和（或）细菌感染是慢性阻塞性肺疾病急性加重的常见原因
社会经济地位	室内外空气污染程度不同、营养状况等与社会经济地位的差异可能存在一定内在联系

【临床表现】

1. 主要临床表现

早期慢性阻塞性肺疾病患者可能没有明显的症状，随病情进展日益显著；咳嗽、咳痰症状通常在疾病早期出现，而后期则以呼吸困难为主要表现。晚期患者出现体重下降及食欲减退等。其病理改变主要表现为慢性支气管炎及肺气肿（表 4 - 3 - 24）。

表 4 - 3 - 24　慢性阻塞性肺疾病的主要临床表现

症状	具体表现
慢性咳嗽	是慢性阻塞性肺疾病常见的症状。咳嗽症状出现缓慢，迁延多年，以晨起和夜间阵咳为主
咳痰	多为咳嗽伴随症状，痰液常为白色黏液浆液性，常于早晨起床时剧烈阵咳，咳出较多黏液浆液样痰后症状缓解；急性加重时，痰液可变为黏液脓性而不易咳出
气短或呼吸困难	早期仅在劳力时出现，之后逐渐加重，以致日常活动甚至休息时也感到呼吸困难；活动后呼吸困难是慢性阻塞性肺疾病的"标志性症状"
胸闷和喘息	部分患者有明显的胸闷和喘息，此非慢性阻塞性肺疾病特异性症状，常见于重症或急性加重患者

2. 并发症及体征

（1）体征　胸廓前后径增大、剑突下胸骨下角（腹上角）增宽；呼吸变浅、呼吸频率增快、辅助呼吸肌（如斜角肌和胸锁乳突肌）参加呼吸运动。重症患者可见胸腹呼吸矛盾运动，部分患者在呼吸困难加重时采用缩唇呼吸方式和（或）前倾体位；合并低血氧症时可见患者黏膜和皮肤发绀；触诊可有剑突下心脏抬举感等。

（2）并发症　主要为慢性呼吸衰竭、自发性气胸、慢性肺源性心脏病、骨质疏松、甚至肺癌等。

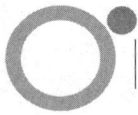

【诊断及鉴别诊断】

1. 诊断

主要以肺功能检查为主，肺功能检查表现为持续气流受限是确诊慢性阻塞性肺疾病的必备条件，吸入支气管舒张剂后 $FEV_1/FVC < 70\%$ 即明确存在持续的气流受限。（FEV_1 是最大深吸气后做最大呼气，最大呼气第 1 秒呼出的气量容积；FVC 是用力肺活量，尽力最大吸气后，尽力尽快呼气呼出的最大气量；正常人 3 秒内可将肺活量全部呼出，第 1、2、3 秒所呼出气量各占 FVC 的百分率正常分别为 83%、96%、99%；$FEV_1/$FVC 正常 >83%。）

根据 FEV_1 对慢性阻塞性肺疾病程度进行分级，见表 4 – 3 – 25。

表 4 – 3 – 25　慢性阻塞性肺疾病的严重程度分级

分级及严重程度	肺功能（基于使用支气管舒张剂后 FEV_1）	
1/轻度		FEV_1 占预计值% ≥80%
2/中度	使用支气管舒张剂后 $FEV_1/FVC < 70\%$	50% ≤FEV_1 占预计值% <80%
3/重度		30% ≤FEV_1 占预计值% <50%
4/极重度		FEV_1 占预计值% <30%

2. 鉴别诊断（表 4 – 3 – 26）

表 4 – 3 – 26　慢性阻塞性肺疾病、慢性支气管炎、哮喘的区别

疾病	病因	主要表现	并发症	主要鉴别点
慢性阻塞性肺病症	感染、吸烟、理化、遗传	慢性渐进的咳嗽、咳痰、喘息及呼吸困难	肺气肿、肺源性心脏病、呼吸衰竭、肺癌	实验室检查
慢性支气管炎	感染、吸烟、气候、理化、遗传、过敏	咳嗽、咳痰、喘息	肺气肿、肺源性心脏病	中老年患病
哮喘	过敏、感染、遗传	发作性；有先兆，突然性，哮鸣音，呼气性呼吸困难，严重端坐呼吸	肺气肿、支气管炎、肺源性心脏病	突发性及有过敏史，多数幼年开始

【治疗】

（一）稳定期的治疗

1. 个人管理

患者戒烟；因环境（如粉尘、刺激性气体）导致者，应脱离致病环境。

2. 药物治疗

（1）支气管扩张药（表 4 – 3 – 27）

表4-3-27　　慢性阻塞性肺疾病稳定期支气管扩张药的使用

类别	代表药物	使用
β₂ 受体激动剂	沙丁胺醇气雾剂	1~2 喷/次，每24 小时不超过 8~12 喷
	沙美特罗替卡松粉吸入剂	2 次/日
抗胆碱能药	异丙托溴铵气雾剂	1~2 喷/次，3~4 次/日
	噻托溴铵粉吸入剂	18μg/次，1 次/日
茶碱类	氨茶碱控释片	0.2g/次，1 次/12 小时

（2）祛痰药　具体见慢性支气管炎祛痰药部分。

（3）糖皮质激素　对于重度及极重度患者或反复加重患者使用。常用的是沙美特罗加氟替卡松、福莫特罗加布地奈德。

3. 辅助治疗

长期家庭氧疗；主要针对有呼吸衰竭倾向以及呼吸困难的患者。

（二）急性加重期的治疗

1. 药物治疗（表4-3-28、表4-3-29）

表4-3-28　　慢性阻塞性肺疾病急性期的治疗用药

治疗手段	具体药物
支气管扩张药	同稳定期
抗生素	β 内酰胺类（阿莫西林），β 内酰胺酶抑制剂（阿莫西林克拉维酸钾），第二代头孢（头孢呋辛酯），大环内酯类（阿奇霉素分散片），喹诺酮类（左氧氟沙星、莫西沙星）
糖皮质激素	口服泼尼松龙 30~40mg/d
祛痰剂	同稳定期用药
吸氧	低流量吸氧

表4-3-29　　慢性阻塞性肺疾病的联合用药

指导思想	具体	理由
口服+外用	生脉饮+沙丁胺醇气雾剂	用于气阴两虚型慢性阻塞性肺疾病
治疗+调养	异丙托溴铵气雾剂+维生素 EC 颗粒	缓解喘的表现，同时提高机体抵抗力
中药+西药	生脉饮+补肺丸+沙丁胺醇气雾剂	适合肺虚虚损的慢性阻塞性肺疾病者
	参蛤补肺胶囊+海马补肾丸/金匮肾气丸+噻托溴铵粉吸入剂	适合肾虚不纳气的慢性阻塞性肺疾病者

2. 辅助治疗（表4-3-30）

表4-3-30　　慢性阻塞性肺疾病急性期的辅助治疗

类别	具体	作用
维生素类	维生素 EC 颗粒	增强体质、提高机体抵抗力
补益类	氨基酸口服液	增强体质、提高机体抵抗力
器械类	口罩、家用制氧机	防止粉尘刺激、吸氧缓解呼吸困难表现

【爱心提示】（表 4 - 3 - 31）

表 4 - 3 - 31　慢性阻塞性肺疾病的日常生活及合理用药提示

提示维度	具体内容
日常生活	戒烟；远离粉尘、有害气体环境；佩戴口罩
	加强体育锻炼；提高机体免疫力（使用维生素 EC 颗粒）
合理用药	使用激素类药物，适当补充钙制剂，预防骨质疏松
	沙丁胺醇气雾剂使用时如果发生心动过速或血压波动，需要减量，严重者停用
	噻托溴铵粉吸入剂一次不可以使用 2 倍剂量，以免中毒
	噻托溴铵粉的口干不良反应可以服用维生素 C 缓解

第五节　睡眠呼吸暂停低通气综合征

睡眠呼吸暂停低通气综合征指的是各种原因导致的睡眠期间反复发作的呼吸暂停（每晚呼吸暂停发作 30 次以上；呼吸暂停指的是睡眠中口鼻呼吸气流完全停止 10 秒以上）和（或）低通气（每小时睡眠中呼吸暂停加低通气的次数 ≥5 次），从而发生一系列病理、生理改变的临床综合征。大多数属于阻塞性低通气综合征；病情逐渐发展可出现高血压、心律失常、脑血管意外等严重并发症。可以参照中医嗜睡辨证论治。

【病因】

认为与遗传因素有关，多数有上呼吸道鼻咽部狭窄病理基础，如肥胖、扁桃体肥大、舌体肥大等。

【临床表现】

这种患者多为肥胖体型，甚至脖颈粗大；具体临床表现见表 4 - 3 - 32。

表 4 - 3 - 32　睡眠呼吸暂停低通气综合征的临床表现

表现维度	具体表现
白天表现	①嗜睡：属于最常见的症状，日间学习、工作时间困倦、瞌睡。②头晕乏力。③精神行为异常：注意力不集中、精细操作能力下降，记忆力与判断力下降。④头痛：常在清晨或夜间出现，隐痛多见，不剧烈。⑤性格改变：烦躁、易激动、焦虑，部分出现性功能下降等
夜间表现	①打鼾：属于主要症状，表现鼾声 - 气流停止 - 喘气 - 鼾声交替出现，一般气流中断时间为 20 ~ 30 秒。②呼吸暂停：呼吸暂停多随喘气、憋醒或响亮的鼾声而终止。③憋醒：呼吸暂停后突然憋醒，常伴有翻身等。④多动不安：夜间翻身、转动较频繁。⑤多汗：出汗较多，以颈、胸部为多。⑥夜尿：夜间小便次数增多，个别患者会遗尿。⑦睡眠行为异常：表现恐惧、惊叫、呓语、夜游、幻听等
并发症	该类人群高血压发病率可达 45%，而且使用降压药物效果不好，容易并发冠心病等疾病

【治疗】

1. 一般治疗

①减肥：饮食控制、药物或手术。②睡眠体位改变：侧位睡眠，抬高床头。③戒烟酒，避免服用镇静剂。

2. 药物治疗（表4-3-33）

可以试用乙酰唑胺、甲羟孕酮（安宫黄体酮20mg，3次/日）、普罗替林、莫达非尼（可以改变白天嗜睡表现）等。伴有过敏性鼻炎与鼻阻塞的患者可以选用缩血管药物喷鼻，能减轻症状。

表4-3-33　睡眠呼吸暂停低通气综合征的联合用药

指导思想	具体用药	理由
中药+西药	香砂六君子丸+莫达非尼	适用于脾气虚弱且伴有白天嗜睡者
	附子理中丸+莫达非尼	适用于肾阳虚衰且伴有白天嗜睡者

3. 辅助治疗（表4-3-34）

表4-3-34　睡眠呼吸暂停低通气综合征的辅助治疗商品

类别	具体	作用
保健品类	复合膳食纤维素片、卵磷脂	辅助降血脂
	B族维生素、锌制剂	平复异常情绪
器械类	家用制氧机	缓解呼吸困难及暂停

第四章

肺系疾病中医论治

第一节 感 冒

凡是普通感冒（伤风）、流行性感冒（时行感冒）及其他上呼吸道感染而表现感冒特征者，可参照本病辨证论治。

【病因】

因风、寒、暑、湿、燥、火六淫之邪及时行病毒侵入人体而致病。

【辨证分型】

1. 风寒感冒

病因：冬春季节感寒而致。

症状：恶寒重、发热轻、鼻塞流清涕，或鼻痒喷嚏，无汗，周身酸痛，咳嗽，痰白质稀，舌苔薄白，脉浮或紧。

治法：辛温解表，宣肺散寒。

药物：正柴胡饮颗粒、荆防颗粒、感冒软胶囊、感冒清热颗粒、通宣理肺丸等。

2. 风热感冒

病因：为春、夏、秋感受风热之邪发病。

症状：发热重，恶寒轻，头痛鼻塞有汗，口渴、咽干或咽痛，咳嗽痰黄稠，舌尖红，舌苔薄白干或薄黄，脉浮数。

治疗：辛凉解表，宣肺清热。

药物：复方西羚解毒片、蒲地蓝消炎片、抗病毒口服液、风热感冒颗粒、桑菊感冒片、银翘解毒片、桑姜感冒片等。

3. 暑湿感冒

病因：多为夏秋感受暑湿之邪而发病。

症状：发热略怕风，汗出不畅，肢体困重或酸痛，头重如裹，胸闷脘痞，鼻塞、流鼻涕，大便溏、小便赤，舌苔白腻或黄腻，脉濡数。

治疗：解表化湿。

药物：午时茶颗粒、霍香正气软胶囊、暑湿感冒颗粒、保济丸。

4. 阴虚感冒

病因：素体阴虚或久病伤阴等。

症状：发热恶寒，无汗、微汗或盗汗，干咳少痰，头晕心烦，口干甚至口渴，舌红少苔，脉细数。

治疗：滋阴解表。

药物：百贝益肺胶囊、养阴清肺丸、百合固金丸、加减葳蕤汤（方剂）。

5. 气虚感冒

病因：身体素虚，抵抗力低，平时易出汗，不耐风寒。

症状：恶寒重，或合并发热，鼻塞流涕，气短乏力，自汗，咳嗽痰白，咳嗽无力，平时神疲体弱，或容易感冒，舌淡苔薄白，脉浮无力。

治法：扶正祛邪，益气解表。

药物：参苏丸、玉屏风颗粒。

【知识点加油站】

1. 如何选用风热感冒中成药？

对于有热证表现的风热感冒及咳嗽，不要单纯使用只有清热解毒的中成药物，如双黄连、板蓝根、银黄颗粒、蒲地蓝消炎片等，而应该选择既含有清热解毒成分的同时又含有滋阴润燥、生津润肺成分（如玄参、地黄、麦冬、芦根、桑叶、知母、贝母等）的中成药，比如清肺化痰丸（含贝母）、抗病毒口服液（含芦根、生地、知母）、风热感冒颗粒（含芦根、桑叶）、桑菊感冒片（含芦根、桑叶）等。因为肺属于娇脏，而风热感冒属于热邪侵入人体，最容易化燥伤肺，而清热解毒的中成药里含有苦寒成分，也容易化燥伤肺，所以治疗与肺热相关的病症一定要加温润之药。

2. 六淫之邪

正常情况下，风、寒、暑、湿、燥、火是一年中季节的气候变化，但是在气候异常（比如冬天该冷不冷，夏天该热不热；或者未到春天而有春天气候表现）的条件下就会成为致病因素，由此成为六淫之邪（表4－4－1）。

表4－4－1　六邪性质及特点

六邪	性质及特点
风	与风邪有关的疾病一般都会有风性表现，即游走无定处，突然迅速。比如中医的风疹，突然皮肤发红，瘙痒，无固定之处，此起彼伏；比如中风，突然发作，昏倒而不省人事；比如感冒，不知不觉间开始流涕，浑身酸痛等
寒	与寒邪有关的疾病，一般会有怕冷、疼痛、无汗等表现。比如中医胃痛中的寒邪客胃证（可以理解成胃寒型胃痛）一般会表现出胃部怕冷、喜暖，不敢吃寒凉食物，否则胃痛加重；比如中医寒性痛经会表现出下腹部怕冷、喜暖，吃寒凉或受寒凉疼痛会加重，而且经血内有血块；比如风寒感冒，怕冷、无汗喜暖，寒会使经脉收缩，最终造成经脉不畅通，所谓"不通则痛"

续表

六邪	性质及特点
暑	与暑邪有关的疾病，一般会表现出汗、发烧、心烦口渴等。比如中暑初期会有心烦口渴、体温升高、出汗等表现；暑湿感冒会有发烧、心烦或寒热阵发等表现
湿	与湿邪有关的疾病一般会表现出浑身、四肢困重酸沉，头晕；白带、小便不正常；大便黏腻不爽（拉完大便，用水冲不干净，还有黏附在便池上）；疾病多迁延难治等。比如中医暑湿感冒，表现浑身酸痛，四肢困重，腹泻及大便不爽；中医湿热下注带下病，也有浑身酸重乏力，白带色黄淋漓不断；中医湿痹（风湿与类风湿）的典型表现为浑身酸痛、四肢关节不灵活疼痛等
燥	与燥邪有关的疾病，一般会表现口鼻干燥、咽干口渴、大便干燥、小便少，或者干咳少痰等。比如中医中的风燥咳嗽会有口鼻干燥、咽干口渴、少痰表现
火	与火邪有关的疾病，一般会表现心烦、口渴、出汗、大便干燥、发高热等；表现多在人体上部即火性上炎之意。比如中医中的风热感冒，就会表现口渴、出汗、发烧或大便干燥；中医中的肝火旺表现为眼睛发红、口苦、急躁易怒，心火旺则心烦失眠、口舌生疮，胃火旺则口渴喜冷饮、牙齿疼痛等

第二节 咳 嗽

咳嗽是指由于外感或内伤等因素导致肺失宣肃，肺气上逆，冲击气道发出咳声或伴咯痰为临床特征的一种病症。历代将有声无痰称为咳，有痰无声称为嗽，有痰有声谓之咳嗽。临床上多为痰声并见，很难截然分开，故以咳嗽并称。

西医学中的急、慢性支气管炎、部分支气管扩张症、慢性咽炎等以咳嗽为主要表现的疾病均可参照下面内容辨证施治。

【辨证分型】

1. 风燥咳嗽证

病因：燥邪随风邪从口、鼻或皮肤入侵肺部而致。

表现：连续性干咳，喉痒，咽喉干痛，唇鼻干燥，无痰或痰少而黏，不易咳出，或痰中带有血丝，口干，初期或伴有鼻塞、头痛微寒、身热等表征，舌质红干而少津，苔薄白或薄黄。

治法：疏风清肺，润燥止咳。

药物：罗汉果玉竹颗粒、雪梨止咳糖浆、蜜炼川贝琵琶膏。

2. 痰湿蕴肺证

病因：经常吃肥甘厚腻、辛辣之品而酿湿生痰或者脾虚不运，饮食精微变生痰浊，肺脉连胃，痰邪上犯，变成咳嗽。

表现：咳嗽反复发作，咳声重浊，痰多，因痰而嗽，痰出咳平，痰黏腻或稠厚成块，色白或带灰色；或食后咳痰甚多，进甘甜食物加重，胸闷脘痞，呕恶食少，体倦，大便时溏，舌苔白腻。

治法：燥湿化痰，理气止咳。

药物：二陈丸、蛇胆陈皮液、橘红化痰片、祛痰止咳颗粒、杏仁止咳糖浆。

3. 痰热郁肺证

病因：脾虚生湿，湿久化热及生痰。

表现：咳嗽，气息粗促，或喉中有痰声，痰多质黏稠或稠厚，咯吐不爽，或有热腥味，或咯血痰，胸肋胀满，咳时隐痛，面赤或有身热，口干而黏，欲饮水，舌质红，舌苔薄黄腻。

治法：清热肃肺，豁痰止咳。

药物：清肺消炎丸、岩果止咳液、复方百部止咳糖浆、枇杷止咳颗粒、川贝枇杷露、强力枇杷露、清肺化痰丸、清肺抑火片、橘红颗粒。

4. 肝火犯肺证

病因：情志不遂，郁怒伤肝，肝失条达，气机不畅，日久气郁化火，气火循经犯肺，发为咳嗽。

表现：上气咳逆阵作，咳时面赤，咽干口苦，常感痰滞咽喉而咯之难出，量少质黏，或如絮条，胸胁胀痛，咳时隐痛，随情绪波动而增减，舌红或舌边红，舌苔薄黄少津，脉弦数。

治法：清肺泻肝，顺气降火。

药物：黛蛤散。

5. 肺阴亏虚证

病因：肺部疾病迁延不愈，久病伤阴，肺主气功能失常，导致速降无权，肺气上逆作咳。

表现：干咳，咳声短促，痰少黏白，或痰中带血丝，或声音逐渐嘶哑，口干咽燥，或午后潮热，颧红，盗汗，日渐消瘦，神疲，舌质红少苔。

治法：滋阴润肺，化痰止咳。

药物：百合固金丸、养阴清肺膏、百贝益肺胶囊或二冬膏。

6. 风寒袭肺证

病因：经鼻部或皮毛外感风寒之邪侵肺而发咳嗽。

表现：咳嗽声重，气急，咽痒，咳痰稀薄色白，常伴鼻塞、流清涕、头痛、肢体酸楚，或见恶寒发热、无汗等表证，舌苔薄白，脉浮或浮紧。

治法：疏风散寒，宣肺止咳。

药物：风寒咳嗽颗粒、杏苏止咳颗粒、宁嗽露。

7. 风热犯肺证

病因：经鼻部或皮毛外感风热之邪侵肺而发咳嗽。

表现：咳嗽频剧，气短或咳声嘶哑，喉燥咽痛，咳痰不爽，痰黏稠或黄，咳时汗出，常伴鼻流黄涕、口渴、头痛、身楚，或见恶风、身热等表证，舌苔薄黄，脉浮数或浮滑。

治法：疏风清热，宣肺止咳。

药物：百咳静糖浆。

【知识点加油站】

中医咳嗽及咳痰特点鉴别见表4-4-2、表4-4-3。

表4-4-2　咳嗽特点鉴别

咳嗽特点	咳嗽病因
白天多于夜间，咳而急剧，声重，或咽痒则咳发作；或者咳声嘶哑，病势急而病程短	多属于外感风寒、风热或风燥咳嗽
病势缓而病程长	阴虚或气虚
咳声粗浊	风热或痰热伤津
早晨咳嗽，阵发加剧，咳嗽连声重浊，痰出咳减	痰湿或痰热
午后至黄昏咳嗽加重，或夜间有单声咳嗽，咳声轻微短促	肺燥阴虚
夜卧咳嗽较剧，持续不已，少气或伴气喘	虚寒
咳声低气怯	虚性咳嗽
洪亮有力	实性咳嗽
饮食肥甘、生冷加重	痰湿咳嗽
情志郁怒加重	与气火有关
劳累受凉加重	多为痰湿虚寒

表4-4-3　咳痰特点鉴别

咳痰特点（主要从痰液的色、质、量、味来鉴别）	病因
咳而少痰	多属燥热、气火阴虚
痰多	常痰湿、痰热、虚寒
痰白而稀薄	属风、属寒
痰黄而稠	属热
痰白质黏	属阴虚、燥热
痰白质稀，透明呈泡沫	属虚、属寒
咯吐血痰	多为肺热或阴虚
脓血相兼	痰热瘀结成痈
咯吐粉红色泡沫痰，咳而气喘，呼吸困难	多属心肺阳虚，气不主血
咳痰有热腥味，或腥臭气	痰热
咳痰味甜	痰湿
咳痰味咸	肾虚

注：其他如妇科病中的白带和月经、泌尿系统疾病中的尿液、消化系统中的粪便等也要考虑色、质、量、味，以协助疾病诊断，这就要求日常学习中学会化繁为简的归纳法。

第三节 鼻 窒

中医学中的鼻窒是以长期鼻塞，时轻时重，或双侧交替性鼻塞，甚至不闻香臭，反复发作，经久不愈为主要表现的疾病。西医学中慢性鼻炎等可参照此病辨证论治。

【辨证分型】

1. 肺经蕴热证

病因：伤风鼻塞失治、误治，迁延不愈，浊邪留肺，久蕴不去，肺经蕴热，失于宣降，熏蒸鼻窍，肌膜肿胀，鼻窍不通而发。

表现：鼻塞间歇性或交替性，时轻时重，鼻涕色黄而黏，可伴有口干，咳嗽痰少而黄。鼻腔黏膜充血暗红，下鼻甲肿胀，表面光滑，触之柔软有弹性。舌尖红或舌质红，苔薄黄，脉数。

治法：清热散邪，宣肺通窍。

药物：鼻胆丸、鼻渊舒口服液、鼻窦炎口服液、鼻炎康片、鼻炎片等。

2. 肺脾气虚证

病因：肺卫不足，或久病体弱，肺气耗伤，肺失清肃，邪毒留滞鼻窍。或饮食劳倦，病久失养，损伤脾胃，水湿失运，浊邪滞留鼻窍而发。

表现：鼻塞间歇性或交替性，遇寒加重，鼻涕白而黏或稀清，量较多。头晕头重，倦怠乏力，少气懒言，面色㿠白，咳嗽痰稀，恶风怕冷，易感冒。鼻腔黏膜肿胀，色淡红。舌淡苔白，脉浮无力或缓弱。

治法：补益肺脾，散邪通窍。

药物：肺气虚者，用辛芩颗粒、通窍鼻炎片等；脾气虚者，用补中益气丸、通窍鼻炎片等；伴有经常感冒者，合用玉屏风颗粒。

3. 气滞血瘀证

病因：素体虚弱，或伤风鼻塞失治，邪毒久犯，正虚邪滞，气血不行，浊邪久滞，壅阻鼻窍，气滞血瘀。

表现：鼻塞重，或持续性鼻塞，鼻涕黏白或黏黄，鼻音重，或嗅觉减退，头痛头胀，可伴有耳胀闷堵塞、听力下降等症状。舌质暗红或有瘀点，脉弦或弦细。

治法：行气活血，化瘀通窍。

药物：千柏鼻炎片、康乐鼻炎片等。

口服以上三种类型药物同时，均可用1%麻黄素液或糖皮质激素类滴鼻剂滴鼻；还可用柴胡、当归、丹参等注射液作雾化经鼻吸入。

第四节　鼻　鼽

中医学中的鼻鼽是以突然和反复发作的鼻痒、喷嚏、流清涕、鼻塞等为特征的一种常见、多发性鼻病。西医学中过敏性鼻炎等可参照此病辨证论治。

【辨证分型】

1. 肺气虚寒证

病因：肺气虚寒，卫表不固，则腠理疏松，风寒乘虚而入，邪聚鼻窍，邪正相搏，肺气不宣，津液停聚，遂致喷嚏、流清涕、鼻塞等，发为鼻鼽。

表现：鼻痒，喷嚏频频，清涕如水，鼻塞，嗅觉减退；全身可伴有畏风怕冷、自汗、气短懒言、语声低微、面色苍白等表现，舌质淡，苔薄白，脉虚弱。

治法：温肺散寒，益气固表 。

药物：玉屏风颗粒＋苍耳子胶囊；辛芩颗粒、通窍鼻炎片。

2. 脾气虚弱证

病因：脾气虚弱，化生不足，鼻窍失养，外邪或异气从口、鼻侵袭，停聚鼻窍而发为鼻鼽。

表现：鼻塞，鼻痒，清涕连连，喷嚏突发；面色萎黄，消瘦，食少纳呆，腹胀便溏，四肢倦怠，少气懒言等。舌淡胖，边有齿痕，苔薄白，脉弱无力。

治法：益气健脾，升阳通窍。

药物：补中益气颗粒。

3. 肾阳不足证

病因：肾阳不足，则摄纳无权，气不归元，温煦失职，腠理、鼻窍失于温煦，则外邪、异气易侵，而发为鼻鼽。

表现：喷嚏频频，清涕如水，鼻塞鼻痒，喷嚏多在早上或晚上，面色㿠白，形寒肢冷，精神不振，腰膝酸软，耳鸣耳聋。舌质淡，苔白，脉沉细无力，尺部尤甚。

治法：温肾壮阳，固肾纳气。

药物：金匮肾气丸。

4. 肺经蕴热证

病因：肺经素有郁热，肃降失职，邪热上犯鼻窍，发为鼻鼽。

表现：鼻痒，喷嚏频频，流清涕，鼻塞，常在闷热天气发作。全身可见咳嗽、咽干咽痒等症状，舌质红，苔白或黄，脉数。

治法：清宣肺气，通利鼻窍。

药物：辛夷鼻炎丸、滴通鼻炎水等。

治疗以上四型鼻鼽，在口服中成药的同时，均可外用西药滴鼻药物等。

第五节 喉 痹

中医学中的喉痹是指以咽部红肿疼痛，或干燥、异物感，或咽痒不适、吞咽不利等为主要临床表现的疾病。西医学中的急、慢性咽炎可以按此辨证论治。

【辨证分型】

1. 外邪侵袭证

病因：气候骤变，起居不慎，肺卫失固，易为风邪所中。风邪多夹寒夹热，风热外邪乘虚侵袭，邪从口鼻而入，内犯于肺，宣降失司，邪热上壅咽喉，而为喉痹；风寒之邪外袭，外束肌表，卫阳被遏，不得宣泄，壅结咽喉，发为喉痹。

表现：咽部疼痛，吞咽不利。偏于风热者，咽痛较重，吞咽时痛增，发热，恶风，头痛，咯痰黄稠，舌苔薄黄，脉浮数。偏于风寒者，咽痛较轻，伴恶寒发热，身痛，咳嗽痰稀，舌质淡红，脉浮紧。

治法：疏风散邪，宣肺利咽 。

药物：风热者，金嗓子含片、清咽丸、金蓝气雾剂、玉叶清火片等；风寒者，荆防颗粒、桂枝颗粒、正柴胡饮颗粒等。

2. 肺胃热盛证

病因：外邪不解，壅盛传里，或过食辛热、醇酒之类，肺胃蕴热，复感外邪，内外邪热搏结，蒸灼咽喉而为病。

表现：咽部疼痛较剧，吞咽困难。发热，口渴喜饮，口气臭秽，大便燥结，小便短赤，舌质红，舌苔黄，脉洪数。

治法：清热解毒，消肿利咽。

药物：冰硼散、蓝芩口服液、热炎宁颗粒、冬凌草片、牛黄消炎片、六神丸等。

3. 肺肾阴虚证

病因：温热病后，或劳伤过度，耗伤肺肾阴液，使咽喉失于滋养，加之阴虚则虚火亢盛，上炎而灼于咽喉，发为喉痹。

表现：咽干，灼热疼痛，午后较重，或咽部哽哽不利，干咳痰少而稠，或痰中带血，手足心热，舌红少津，脉细数。

治法：滋养阴液，降火利咽。

药物：肺阴虚者，用玄麦甘桔颗粒、余麦口咽合剂、慢咽宁袋泡剂、金参润喉合剂、金果饮含片、养阴清肺膏、橘红梨膏、罗汉果玉竹颗粒；肾阴虚者，用六味地黄丸、百合固金丸等。

4. 脾胃虚弱证

病因：因思虑过度，劳伤脾胃，或饮食不节，或久病伤脾，致脾胃受损，水谷精微生化不足，津不上承，咽喉失养，发为喉痹。

表现：咽喉哽哽不利或痰黏着感，咽燥微痛。口干而不欲饮或喜热饮，易恶心，或时有呃逆反酸，若受凉、疲倦、多言，则症状加重，平素倦怠乏力，少气懒言，胃纳欠佳，或腹胀，大便不调，舌质淡红，边有齿印，苔薄白，脉细弱。

治法：益气健脾，升清利咽。

药物：补中益气丸。

5. 脾肾阳虚证

病因：房劳过度，或过用寒凉之品，以致脾肾阳虚，肾阳虚则虚阳浮越，上扰咽喉；或脾肾阳气亏损，失去温运固摄功能，寒邪凝闭，阳气无以上布于咽喉而为病。

表现：咽部异物感，哽哽不利，痰涎稀白，面色苍白，形寒肢冷，腰膝冷痛，腹胀纳呆，下利清谷，舌质淡嫩，舌体胖，苔白，脉沉细弱。

治法：补益脾肾，温阳利咽。

药物：附子理中丸。

6. 痰凝血瘀证

病因：饮食不节，损伤脾胃，运化失常，水湿停聚为痰，凝结咽喉；或喉痹反复发作，余邪滞留于咽喉，久则经脉瘀滞，咽喉气血壅滞而为病。

表现：咽部异物感，痰黏着感，或咽微痛，痰黏难咯，咽干不欲饮，易恶心呕吐，胸闷不适，舌质暗红，或有瘀斑、瘀点，苔白或微黄，脉弦滑。

治法：祛痰化瘀，散结利咽。

药物：橘红痰咳颗粒/止咳橘红丸 + 桔梗冬花片 + 丹参片。

第六节　喘　证

中医学中的喘证是以呼吸困难、短促急迫甚则张口抬肩、鼻翼煽动、不能平卧为主要表现的疾病。轻者仅表现为呼吸困难，不能平卧；重者稍动则喘息不已，甚则张口抬肩，鼻翼煽动；严重者则喘促持续不解，烦躁不安，面青唇紫，肢冷，汗出如珠，脉浮大无根，发为喘脱。

西医学中的慢性阻塞性肺疾病、肺炎、肺源性心脏病、心源性哮喘等属于本病范畴，可参照本节辨证论治；肺结核、硅肺等发生呼吸困难时，也可参照本病辨证论治。

【病因】（表4-4-4）

表4-4-4　喘证病因分类

类别	具体内容
外邪侵袭	外感风寒，伤肺卫之气，肺气不宣；或感受风热之邪，肺失肃降，肺气上逆；或肺内蕴热，热蒸水液成痰，痰热壅肺，肺失宣降而喘
饮食不当	过食生冷肥甘或嗜酒，损伤脾胃导致痰浊内盛，向上输布于肺，致肺气壅阻而喘促

类别	具体内容
情志所伤	心情不畅，忧思气结；或烦躁易怒，肝气上逆致肺气不得宣降而气喘
劳欲久病	久咳伤肺，或久病肺虚，导致气阴亏耗而气促

【辨证分型】

1. 风寒壅肺证

表现：喘息咳逆，呼吸急促，胸部胀闷，痰多色白清稀，常伴恶寒无汗，头痛鼻塞，或有发热，口不渴，舌苔薄白而滑，脉浮紧。

治法：宣肺散寒。

药物：风寒感冒颗粒（基础方是麻黄汤与华盖散）。

2. 表寒肺热证

表现：喘逆上气，息粗鼻扇，胸胀或痛，咳而不爽，吐痰稠黏，伴形寒，身热，烦闷，身痛，有汗或无汗，口渴，舌质红，苔薄白或黄，脉浮数或滑。

病机：寒邪束表，热郁于肺，肺气上逆。

治法：解表清里，化痰平喘。

药物：咳喘灵或麻甘颗粒（基础方是麻杏石甘汤）。

3. 痰热郁肺证

表现：喘咳气涌，胸部胀痛，痰多质黏色黄，或为血痰，伴胸中烦闷，身热有汗，口渴而喜冷饮，面赤咽干，小便赤涩，大便或秘结，舌质红，苔黄腻，脉滑数。

病机：邪热蕴肺，蒸液成痰，痰热壅滞，肺失清肃。

治法：清热化痰，宣肺平喘。

药物：清肺消炎丸、清肺化痰丸。

4. 痰浊阻肺证

表现：喘咳痰鸣，胸中满闷，甚则胸盈仰息，痰多黏腻色白，咳吐不利，呕恶纳呆，口黏不渴，舌质淡，苔白腻，脉滑或濡。

治法：祛痰降逆，宣肺平喘。

药物：二陈丸＋苏子降气丸。

5. 肺气郁痹证

表现：每遇情志刺激而诱发，突然呼吸短促，息粗气憋，胸胁闷痛，咽中如窒，喉中痰鸣不著，平素多忧思抑郁，或失眠心悸，或心烦易怒，面红目赤，舌质红，苔薄白或黄，脉弦。

治法：开郁降气平喘。

药物：四磨汤＋沉香降气丸。

6. 肺气虚耗证

表现：喘促短气，气怯声低，喉有鼾声，咳声低弱，痰吐稀薄，自汗畏风，或咳呛，痰少质黏，烦热口干，咽喉不利，面颧潮红，舌质淡红，或舌红少苔，脉软弱或细数。

治法：补肺益气。

药物：生脉散＋补肺丸。

7. 肾虚不纳证

表现：喘促日久，动则喘甚，呼多吸少，气不得续，形瘦神惫，跗肿，汗出肢冷，面青唇紫，或见喘咳，面红烦躁，口咽干燥，足冷，汗出如油，舌质淡，苔白或黑润，或舌红少津，脉沉弱或细数。

治法：补肾纳气。

药物：金匮肾气丸/海马补肾丸＋参蛤补肺胶囊。

8. 正虚喘脱证

表现：喘逆剧甚，张口抬肩，鼻翼煽动，不能平卧，稍动则咳喘欲绝，或有痰鸣、心悸烦躁，四肢厥冷，面青唇紫，汗出如珠，脉浮大无根，或脉微欲绝。

治法：扶阳固脱，固摄肾气。

药物：四逆汤口服液＋黑锡丹。

【知识点加油站】

1. 中医学中肺的功能（表 4 - 4 - 5）

表 4 - 4 - 5　肺的功能

功能	具体功能	病理表现
司呼吸	肺的呼吸作用是由肺气来推动，喉为门户，鼻为肺窍，肺部的疾病都会在鼻、喉有所表现	肺气虚表现为低语懒言，声音低微；如果肺阴虚，则不能滋润喉咙，就会出现喑哑，甚至失音；如果肺受风寒，就会出现喉咙红肿疼痛
主全身之气，为后天宗气来源	人体全身之气都与肺有关，宗气是肺吸入之气与水谷精气的结合；宗气之所以能运行全身，因为全身经脉均汇聚于肺	肺气不足者，除了有少气，呼吸微弱外，若影响到一身之气，就会出现肢体疲乏无力、周身倦怠的表现
主宣发与肃降	肺气宣发卫气和输布津液到达全身，起到滋润肌肤的作用	如肺气不宣，就会郁而上逆，发生咳嗽；壅盛，出现气喘；肺气闭而化热，出现呼吸喘粗、口鼻干燥等。如肺气不能肃降而上逆，就会出现喘咳

注：①卫气就是保卫之气，类似于西医学中的防御与免疫力，它与脾气、肾气、肺气有关，可理解成三者各出一部分组成。②肃降就是清肃下降的意思，人体气的运动方式可以归纳为升、降、出、入四种形式，其中升降是气的上下运动。肺气是上焦之气，在上之气以下降为顺，在下之气以上升为和。

2. 中医学中"痰"的理解

中医中的痰指的是脏腑病理变化过程中，由于津液不能及时布散，凝聚变化而成。痰分为有形与无形。有形者可见、可触摸，如咯吐之痰液；无形者，看不见、摸不到，但表现为眩晕、恶心、呕吐、气短、心悸、昏不识人等。

（1）痰的形成

主要与肺、脾、肾等脏腑有关。因为这几个脏腑都关系到人体的气化，关系到人体津液输布、水液代谢。因此，在病理情况下，气化功能失调，影响到津液输布与排泄，导致水湿停滞成痰。①如风寒袭肺，肺气不能宣降，水津不能输布，便可停聚成痰；又如肺气虚弱，宣降无力，津液聚而为痰。②脾主运化水湿，如运化水湿功能失调，水湿不运，而为痰。常见脾气不足，运化无力，水湿不行，聚而成痰。③肾阳主蒸化水液，如肾阳不足，则蒸化无力，水不能化气，停而为痰。

（2）痰的证候特点（表4-4-6）

表4-4-6　痰聚集部位及临床表现

聚集部位	临床表现
痰浊阻肺，宣降失职	咳喘痰多，喉中痰鸣
痰浊在心，蒙蔽心窍	心悸、神昏，癫狂，精神错乱
痰浊在脾，运化失常	肠鸣泄泻
痰浊在胃，胃气不降而上逆	胸闷，恶心，呕吐
痰浊在头，阻塞清阳 （清阳指的是水谷化生的轻清阳气）	眩晕神昏
痰阻胸胁，气机闭塞	胸满而喘，咳嗽及胸背作痛
痰浊流串四肢，气血不通	四肢麻木或疼痛

第五章

常见呼吸系统疾病测试题及参考答案

（扫码查看测试题）

第五篇　常见消化系统疾病

第一章

消化系统基础知识

人体消化系统是由消化道和消化腺两部分组成。口腔、咽、食管、胃、小肠（小肠包括十二指肠、空肠、回肠）、大肠（大肠包括盲肠、结肠、直肠）组成了消化道，而十二指肠以上的部分又称为上消化道。而消化腺则包括散在于消化管各部的管壁内的小消化腺和由三对唾液腺（腮腺、下颌下腺、舌下腺）、肝、胰组成的大消化腺（图 5-1-1）。

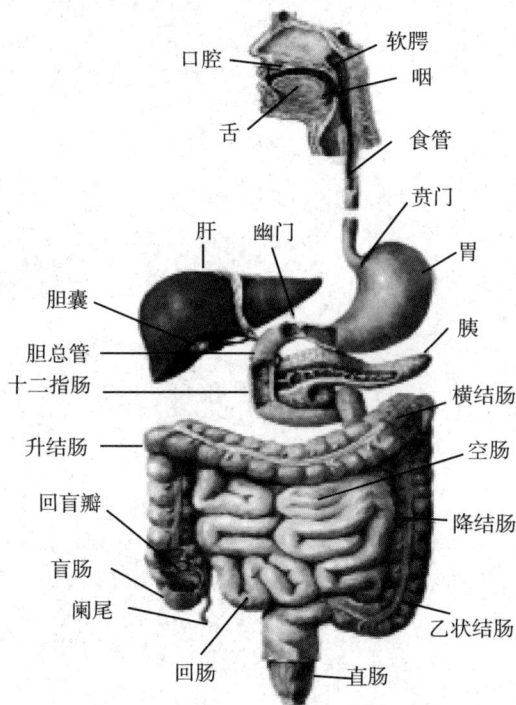

图 5-1-1　消化系统解剖结构示意图

人体消化系统的基本功能主要是消化食物（在胃部研磨与腐熟食物；在十二指肠中对脂肪、蛋白质进行分解）、吸收营养（在小肠内营养吸收、在大肠内部分水分、无机盐吸收）、供给能量、排泄残渣（大肠与直肠）等。胃是人体最主要的消化器官（图 5-1-2）。

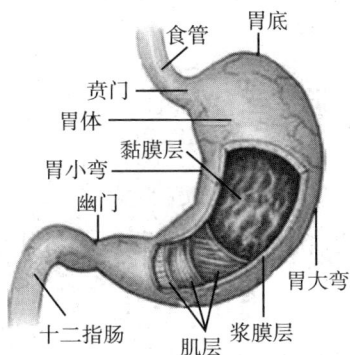

图 5 - 1 - 2　胃解剖结构示意图

🔺 **学习提示**

　　在学习基础解剖知识中，我们一定要记住肝、胆、胃、胰、十二指肠等器官的大致位置，有助于在患者出现腹痛、便血、黑便等疾病表现时能初步判断出病变器官。比如胃在左上腹部，肝在右上腹部，胆囊在肝脏下部；比如大便中出现新鲜血液就要考虑在上、下消化道哪个部位可能出问题了；比如大便柏油状要考虑应该是上消化道中的某个部位的器官病变出血。

第二章

功能性消化不良

消化不良分为功能性消化不良与器质性消化不良；本章重点阐述功能性消化不良。功能性消化不良是由胃和十二指肠功能紊乱引起的症状，经检查排除引起这些症状的器质性疾病的一组临床综合征。主要症状包括上腹痛、上腹灼热感、餐后饱胀和早饱之一种或多种，可同时存在上腹胀、嗳气、食欲不振、恶心、呕吐等。

【病因】

病因尚不十分清楚，多数认为与胃和十二指肠动力障碍及精神、心理等因素有关，如胃排空延迟、胃十二指肠运动协调失常、情绪波动、睡眠状态、休息不好、烟酒刺激等。大约50%的功能性消化不良患者有幽门螺杆菌感染及由此引发的慢性胃炎。

【临床表现】

主要症状为断断续续地有上腹部不适（上腹痛、上腹灼热感）、餐后饱胀和早饱（早饱即吃点东西就感觉饱腹），同时存在烧心（反酸）、嗳气、腹胀、恶心、呕吐、食欲不振等。起病缓慢，病程可经年累月，持续反复发作，多数由饮食、精神等因素诱发。

【诊断标准】

（1）有上腹痛、上腹灼热感、餐后饱胀和早饱一种或多种症状，呈持续或反复发作的慢性过程。（2）排便后上述症状不能缓解。（3）排除器质性消化不良疾病。

【治疗】

1. 药物治疗

西医临床上治疗功能性消化不良主要是对症治疗（表5-2-1、表5-2-2），从这点可以看出中医在治疗消化不良（见中医胃痛部分）方面还是很有优势的。

表5-2-1 功能性消化不良的对症治疗

不舒服表现	对症用药
上腹痛、上腹灼热感	选用抑制胃酸分泌药物（表5-2-4）
餐后饱胀、早饱感	选用促胃动力药（表5-2-5）
以上表现疗效不佳者	抑胃酸药+促胃动力药（餐前服用，疗程2~8周）；健脾开胃中药+促胃动力药+抑胃酸分泌药

续表

不舒服表现	对症用药
失眠、焦虑者	予以镇静药，如阿米替林、帕罗西汀等；中成药根据辨证选用牛黄清心丸（局方）、枣仁安神颗粒、天王补心丸等
反复发作的患者	加用根治幽门螺杆菌的抗生素

表 5 - 2 - 2　功能性消化不良的联合用药

原则	具体	理由
对因 + 对症	西咪替丁片 + 多潘立酮片	适合单用疗效不佳或者有胃胀、胃酸的表现患者
中药 + 西药	健胃消食片 + 西沙必利片 + 奥美拉唑肠溶片	适合饮食伤胃的消化不良者
	香砂养胃丸 + 兰索拉唑片	适合脾胃虚寒的功能性消化不良者

2. 辅助治疗

褪黑素（伴有睡眠不好者）、维生素 B 族（伴有焦虑情绪不稳定者）、益生菌胶囊、植物酵素、羊胎素胶囊（调理肠胃以减轻消化不良表现）等。

【爱心提示】（表 5 - 2 - 3）

表 5 - 2 - 3　功能性消化不良的日常生活及合理用药提示

提示维度	具体内容
日常生活	保持愉快心情；合理作息；饮食规律；避免烟酒；避免服用非甾体类药物等
	有下列报警体征和症状的人要考虑具有器质性消化不良性疾病：45 岁以上，近期出现消化不良症状；有消瘦、贫血、呕血、黑粪、吞咽困难、腹部肿块、黄疸等；消化不良症状进行性加重
合理用药	抑酸药或促胃动力药要在餐前服用
	抑酸药西咪替丁与抗酸药合用，可以缓解十二指肠溃疡疼痛，但西咪替丁的吸收也减少，因此两药合用最少间隔 2 小时
	使用氢氧化铝会导致维生素 A 吸收减少，因此要加用维生素 A
	奥美拉唑与阿莫西林联用，可以提高阿莫西林清除幽门螺杆菌的作用
	奥美拉唑可以提高胰酶的生物利用度，使用胰酶时可以适当考虑联用奥美拉唑
	奥美拉唑会导致胃内细菌增加，从而使亚硝酸盐转化为致癌的亚硝胺，为抑制亚硝酸化合物的形成，使用奥美拉唑时要联合使用维生素 EC 颗粒
	硫糖铝可以干扰脂溶性维生素的吸收，在使用时注意脂溶性维生素的补充
	长时间服用氢氧化铝可造成骨质疏松，应加服磷酸盐类药物，如阿仑磷酸钠片

【知识点加油站】（表 5 - 2 - 4、表 5 - 2 - 5）

表 5 - 2 - 4　药店常见抑酸药物表

类别	药物	备注
H₂ 受体拮抗剂	西咪替丁（甲氰咪胍）	除抑酸作用外，还有抗雄激素作用，可用于多毛症和痤疮；可用于癌症患者，增强免疫反应，从而阻止肿瘤转移与延长存活期；还可用于治疗带状疱疹；对消化、泌尿、神经等多个系统会产生不良反应
	雷尼替丁	作用比西咪替丁强 5 ~ 8 倍，对性激素分泌无影响；不良反应小；长期使用可导致维生素 B_{12} 的缺乏
	法莫替丁	作用强度比西咪替丁、雷尼替丁均大；作用时间比前两种药物长 30%；对性激素分泌无影响；不良反应少
质子泵抑制剂	奥美拉唑	属于弱碱性药物；不良反应少，长期使用会导致维生素 B_{12} 缺乏或萎缩性胃炎或胃部类癌。治疗十二指肠溃疡疗程 4 ~ 8 周
	兰索拉唑	不推荐长期使用，因长期使用经验不足。治疗十二指肠溃疡疗程 6 周；治疗胃溃疡、反流性食管炎疗程 8 周
	泮托拉唑	不良反应较少，偶尔可引起头痛和腹泻等反应。治疗十二指肠溃疡疗程 2 ~ 4 周；治疗胃溃疡及反流性食管炎疗程 4 ~ 8 周。总疗程不超过 8 周
	雷贝拉唑	起效迅速，作用持续时间长，可出现血液、消化、精神系统等方面的异常表现。十二指肠溃疡疗程 2 ~ 4 周；胃溃疡疗程 4 ~ 6 周；反流性食管炎疗程 6 ~ 10 周，均应早晨服用
选择性抗胆碱药	哌仑西平	可明显减少消化性溃疡患者疼痛，减少抗酸药用量；不影响中枢神经系统；前列腺肥大、青光眼禁用
胃泌素受体拮抗药	丙谷胺	对胃黏膜有保护和修复作用，还有利胆排石作用，并预防结石形成；临床已不用其单独治疗溃疡，可与非甾体抗炎药合用，预防后者对胃黏膜伤害

注：奥美拉唑抑制胃酸分泌后，胃内细菌生长较快，菌群发生明显变化，细菌总数增加，会导致亚硝酸盐变成有致癌作用的亚硝胺。为限制亚硝胺化合物形成，可以同时服用维生素 C、维生素 E 或复合制剂维生素 EC 颗粒。

表 5 - 2 - 5　药店常见促胃动力药物表

药品	备注
甲氧氯普胺	又称胃复安或灭吐灵。具有镇吐作用，对乳量严重不足的产妇可用于催乳；主要不良反应为镇静作用，倦怠、嗜睡、头晕等
多潘立酮	可用于各种原因引起的呕吐、恶心；不良反应少，较大剂量会引起非哺乳期泌乳，加用维生素 B_6 可抑制催乳素分泌；还可以用作胃溃疡的辅助治疗药物，减少胃窦部潴留
西沙必利	除增加胃动力外，还可作为慢性便秘患者的长期治疗用药，因其可以恢复结肠的推进性运动；会引起心律失常等，在反流性食管炎中作为二线药物使用；镇吐作用不理想
伊托必利	除增加胃动力外，还具有中等强度镇吐作用；不良反应有皮肤过敏反应如皮疹、瘙痒等，以及腹泻、腹痛、便秘、头痛、睡眠障碍等
莫沙必利	主要增加胃动力，对结肠运动几乎无影响；主要不良反应为腹痛、腹泻、口干、头晕、倦怠、心悸等
红霉素	适用于老年人慢性便秘、胃食管反流病、小肠功能紊乱的消化不良者；3 次/日，0.125 ~ 0.25g/次，餐前 1 小时或餐后 3 ~ 4 小时服用。目前国内没有批准使用，但国外已如此使用

第三章

肠易激综合征

肠易激综合征是一种以腹痛或腹部不适伴排便习惯改变为特征的功能性（功能性指的是没有器官损害，只有器官功能改变的意思）肠病，检查后可排除引起这些症状的器质性疾病。

【病因】

病因不是十分清楚，目前认为与胃肠动力异常或肠道感染、炎症反应或精神心理异常（焦虑、抑郁等）等有关。

【临床表现】

该病不易发觉，发患者群以中青年居多。病程长达数年甚至数十年以上，主要表现是出现腹痛（以下腹和左下腹居多，多于排便或排气后缓解）、腹泻（一般每日 3～5 次左右，多呈糊状便伴有黏液）、便秘、腹痛与便秘交替存在，同时伴有排便次数（每天多于 3 次或每周小于 3 次）和粪便性状改变（粪便附着有黏液，呈稀水样或硬块样；正常人大便多呈棕黄色且成形，有臭味，肉食粪便比素食臭味强烈，但不会出现恶臭等特殊臭味）；部分患者伴有消化不良表现；精神与饮食因素会导致疾病复发或者症状加重。临床上分为腹泻型、便秘型和腹泻便秘交替型。

【诊断标准】

病程半年以上，而且最近 3 个月持续存在腹部不适或腹痛，同时伴有下列特点至少 2 项：（1）症状在排便后改善。（2）症状发生随排便次数改变。（3）症状发生伴随粪便性状改变。

【治疗】

1. 药物治疗

肠易激综合征的治疗，主要以对症治疗为主（表 5 - 3 - 1、表 5 - 3 - 2）。

表 5 - 3 - 1　肠易激综合征的药物治疗

伴随症状	药物种类	具体药物
腹痛	胃肠解痉药	如颠茄片、阿托品、消旋山莨菪碱片
腹泻	止泻药	如复方樟脑酊、地芬诺酯（又称为苯乙哌啶）、炭片、蒙脱石散、洛哌丁胺（属于长效抗腹泻药物）
	调节菌群药	如地衣芽孢杆菌活菌（整肠生）、金双歧

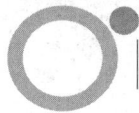

续表

伴随症状	药物种类	具体药物
便秘	泻药	如酚酞片、硫酸镁、乳果糖（属于容积性泻药，吸收肠道中水分，使粪便内含水量增加，容积增大，刺激肠蠕动，口服后在胃和小肠内不被消化分解）
抑郁或焦虑失眠	抗抑郁药	如多虑平（其外用膏剂用于治疗慢性单纯性苔癣、湿疹、过敏性皮炎、特应性皮炎）或中成药牛黄清心丸（局方）
	镇静药	地西泮或阿普唑仑

表5-3-2　肠易激综合征的联合用药

原则	具体	理由
中药＋西药	固肠胶囊＋乳酸菌素片	用于病因属于寒热错杂虚实互见的肠易激综合征；中药对因，西药配合调理胃肠道菌群（乳酸菌素片）或解决胃肠道功能紊乱的疼痛、排便异常、胃肠不适等表现（匹维溴铵片）
	固肠胶囊＋匹维溴铵片	
对因＋对症	牛黄清心丸（局方）＋柴胡舒肝丸	用于心烦焦虑失眠、肝气不舒的腹胀、腹痛者

2. 辅助治疗

对于伴有便秘者，推荐果蔬纤维素、螺旋藻、芦荟胶囊等保健食品，因为高纤维食物有助于改善便秘。

【爱心提示】（表5-3-3）

表5-3-3　肠易激综合征的日常生活及合理用药提示

提示维度	具体内容
合理用药	选用胃肠解痉药：①如使用时造成口干感觉，可向顾客推荐维生素C予以缓解；②禁用于前列腺增生以及尿路阻塞性疾病，因为可导致完全性尿潴留；③禁用胃食管反流病患者，因可使胃排空延缓，造成胃潴留，增加胃食管反流；④阿托品与西咪替丁合用能有效控制夜间胃酸分泌，缓解夜间溃疡疼痛，但是二者应分开服用，最少间隔2小时
	地芬诺酯不要长期使用，因具有中枢神经抑制作用，长期应用会产生依赖性
	炭片具有吸附肠道内毒性物质作用，服用本品后6～8小时可服用硫酸镁，加速体内吸附的毒性物质排除
	选用蒙脱石散：①胃炎、结肠炎、肠易激综合征患者应在饭前服用；腹泻在两餐中间服用；胃食管反流及食管炎患者在餐后服用；②与诺氟沙星合用可提高对致病菌的杀菌作用；③可以降低红霉素对胃肠道的不良反应，并且提高红霉素疗效
	调节菌群药物与抗生素、铋剂、炭片等不能同时合用，因为会造成活菌失去活性或被吸附，降低其疗效
	酚酞片不要长期过量使用，否则会产生依赖性，甚至引起结肠病变
	因硫酸镁还具有利胆作用，因此对于有胆囊炎等相关疾病的便秘者可首选推荐使用
	乳果糖不能与抗酸药物合用，否则会降低乳果糖的疗效
	伴有抑郁表现的患者，首先尽量按照辨证考虑中成药物如牛黄清心丸（局方）的使用，其次再考虑西药

续表

提示维度	具体内容
合理用药	开塞露解决不了便秘的病因，只能用于临时性润滑直肠；因为便秘与直肠蠕动有关，开塞露影响不了直肠的蠕动
	老年人食欲不振、胃胀满、大便稀、腹泻与便秘交替且经久不愈者可以联合使用蜡样芽孢杆菌活菌胶囊，起到预防与治疗作用
日常生活	保持规律作息、合理饮食等良好习惯
	避免使用产气食物，如乳制品、大豆等；日常可食用高纤维食物，如芹菜、韭菜、竹笋等，有助于缓解便秘表现

【知识点加油站】（表5-3-4~表5-3-6）

表5-3-4　常见胃肠解痉药物表

药品	药物属性
阿托品	口服药物用于胃肠功能紊乱引起的腹痛；但对于胆绞痛、肾绞痛效果不稳定；滴眼液可以用于结膜炎与虹膜睫状体炎；还可以用于严重心动过缓与散瞳；注射剂可用于有机磷中毒、急性毒蕈碱中毒等。禁用于心律失常、冠心病、心动过速、胃食管反流病、青光眼、溃疡性结肠炎、前列腺增生等
山莨菪碱	可用于血管神经性头痛、脑栓塞、胃十二指肠、胆管、输尿管引起的绞痛；三叉神经痛、坐骨神经痛等；眩晕病、突发性耳聋；滴眼液可用于假性近视。禁用于青光眼、前列腺增生、恶性肿瘤者；服用本药若口干可含酸梅或加用维生素C
匹维溴铵	适用于肠易激综合征患者的腹痛、排便紊乱及肠道不适的对症治疗；与胆道功能障碍有关的疼痛；可用于合并尿潴留、前列腺增生、青光眼的肠易激综合征者
曲美布丁	可用于肠易激综合征及慢性胃炎的一些胃肠道症状；老年人慎用

表5-3-5　常见（西药）止泻药物表

药品	药物属性
地芬诺酯（苯乙哌啶）	用于急、慢性功能性腹泻及慢性肠炎，长期服用可产生依赖性
洛哌丁胺（易蒙停）	用于急性及各种原因引起的慢性腹泻；尤其适用于临床上应用其他止泻药效果不显著的慢性功能性腹泻。禁用于2岁以下儿童；严重中毒或感染性腹泻时慎用，以免止泻后加大中毒症状。不可以单独用于伴有发烧和便血的细菌性痢疾患者
蒙脱石散（思密达）	用于急慢性腹泻，尤其儿童的急性腹泻疗效佳；也用于食管炎与胃十二指肠溃疡、结肠性疾病有关疼痛的对症治疗。影响其他药物吸收，必须合用时应在服用本品前1小时服用其他药物；与诺氟沙星合用可提高对致病性细菌感染的疗效；与红霉素合用可减轻红霉素胃肠道反应，提高红红霉素疗效

表5-3-6　常见调节胃肠道菌群药物表

药品	药物属性
乳酶生	分解糖类生成乳酸，使肠内酸度升高，抑制肠内病原体繁殖，用于消化不良、肠发酵、小儿饮食不当引起的腹泻。不宜与抗菌药物（红霉素、氯霉素、土霉素）合用；若需使用，最好间隔3小时以上

续表

药品	药物属性
乳酸菌	适用于消化不良、肠内异常发酵、小儿饮食不当引起的腹泻及营养不良等；使用抗生素、化疗后引起的菌群失调性的腹泻；急性胃肠炎、腹泻、痢疾等
双歧杆菌（丽珠肠乐）	口服后直接寄生于肠道，成为肠道内正常生理菌群；可抑制肠道内肠杆菌科细菌繁殖，调整肠道内细菌平衡
地衣芽孢杆菌（整肠生）	用于细菌、真菌引起的急慢性腹泻及各种原因引起的肠道菌群失调
嗜酸乳杆菌	用于急、慢性腹泻的对症治疗，因本品菌株已经灭活，因此可以同抗生素同服
枯草杆菌肠球菌二联活菌	治疗和预防抗生素性腹泻、旅行者腹泻及其他腹泻，用于肠易激综合征及炎症性肠病的辅助治疗；可以和青霉素、氨苄西林、头孢唑林、诺氟沙星、红霉素、新诺明、克林霉素等合用
双歧杆菌嗜酸乳杆菌肠球菌三联活菌（金双歧或培菲康）	用于肠道菌群失调引起的腹泻、腹胀（包括小儿厌食、婴幼儿腹泻），也可用于慢性腹泻和轻中度型急性腹泻，以调节肠道功能；对缓解便秘有较好疗效，还可以用于肝硬化、急慢性肝炎及肿瘤化疗的辅助用药；不可与抗菌药物同服
双歧杆菌四联活菌	比三联活菌多蜡样芽孢杆菌；其作用等同三联活菌

第四章

胃食管反流病

胃食管反流病是指胃、十二指肠内容物反流入食管引起烧心、反酸、反胃（在不恶心、无用力情况下，胃内容物涌入口腔，含酸味或仅为酸水），以及咽喉、气道等食管临近组织损害等症状的疾病。临床上以反流性食管炎常见。

【病因】

胃食管反流病是多种因素造成的消化动力障碍性疾病，多认为是抗反流防御机制减弱和反流物对食管黏膜攻击的结果。

【临床表现】

（1）烧心（胸骨后或剑突下的烧灼感，常在胸骨下段向上延伸）和反流（酸）是本病最常见的症状，而且具有特征性，因此被称为典型症状。烧心和反流（酸）常在餐后1小时发生；卧位、弯腰或夜间入睡时发生或加重。

（2）除烧心和反流之外的食管症状　胸骨后疼痛，严重时可剧烈疼痛，可放射到后背、胸部、肩部、颈部等，类似心绞痛（该疼痛属于非心源性疼痛，也就是其疼痛发生和心脏没有关系）以及食管痉挛或食管狭窄造成的吞咽困难；部分患者还伴有咳嗽、声音嘶哑等表现。

（3）并发症　有上消化道出血、食管狭窄等。食管黏膜因为反流物中的胃酸等烧灼发生糜烂及溃疡，表现为呕血（和）或黑便、贫血。

【治疗】

主要治疗原则是控制症状、治愈食管炎、减少复发和防止并发症。

1. 一般治疗

改变生活方式与饮食习惯。

2. 药物治疗（表5-4-1）

（1）抑酸药物（抑制胃酸分泌）＋促胃动力药（降低或防止反酸发生）。

（2）中成药的使用，如左金丸、香砂六君子丸辨证使用等。

表 5 - 4 - 1　胃食管反流病的联合用药

原则	具体	理由
中药 + 西药	奥美拉唑 + 左金丸	用于肝胃郁热型反流性食管炎；左金丸可以用于胃气上逆造成的反酸、呕吐等
	泮托拉唑 + 香砂六君丸	用于肝胃虚寒型反流性食管炎
对因 + 对症	法莫替丁 + 西沙必利	既可以解决反酸原因（胃动力差），又可以解决胃酸分泌过多表现（抑酸药）

3. 辅助治疗

对于胃酸过多者可以加用螺旋藻（碱性食物，有助于中和胃酸，减缓症状）、猴头菇口服液（改善消化不良表现，调理肠胃）。

【爱心提示】（表 5 - 4 - 2）

表 5 - 4 - 2　反流性食管炎日常生活及合理用药提示

提示维度	具体内容
合理用药	抑酸药最好选用质子泵类药物，俗称拉唑类药物，效果更好一些
	用 H_2 受体拮抗剂的疗程一般为 8 ~ 12 周；用质子泵类药物一般疗程为 4 ~ 8 周；部分反酸严重患者可以加黏膜保护剂；对于症状轻者可选用抗酸药物，如氢氧化铝凝胶、碳酸氢钠、碳酸钙等
	促胃动力药如多潘立酮等，用于症状轻者效果好一些
	维 U 颠茄铝这类药物针对有前列腺增生者尽量不用，会加重尿潴留表现
	含有氢氧化铝成分的药物会导致便秘，考虑加用芦荟胶囊等来缓解
	支气管哮喘患者合并胃食管反流病，可加重或诱发哮喘症状，尽量避免应用茶碱类或多巴胺受体激动剂如沙丁胺醇等，应加大胃反流药物的治疗
生活方面	睡眠要抬高上半身或将床头抬高
	避免增加腹压的活动如发怒、抬重物、弯腰等
	睡前 2 小时勿进食，白天进餐后不要立即卧床；少吃甜食、含脂肪高的食物及辛辣食物；少饮咖啡、茶、巧克力等，忌烟酒
	日常出现黑便一般考虑上消化道有出血、食用动物血制品、服用铁剂及铋剂药物等

【知识点加油站】

抗酸药物

抗酸药物是一类能够中和胃酸、降低胃内容物酸度，迅速缓解胃灼热、疼痛等症状的弱碱性无机化合物。理想的抗酸药物应该具备以下几个特点：中和胃酸作用持久；与胃酸作用后不产生 CO_2；不引起腹泻和便秘；不易吸收，不碱化体液；有收敛保护作用。目前，单一抗酸药物不能完全满足上述要求，因此优良的抗酸药物多为复方制剂，例如氢氧化铝凝胶、三硅酸镁（表5-4-3）。

表5-4-3 常用抗酸药物表

名称	适应证	特点及不良反应	使用提示
氢氧化铝	抗酸及上消化道出血等	对酸的中和能力不如镁制剂和碳酸钙，但高于碳酸铝；会引起便秘，严重者肠梗阻	长期便秘者慎用，为防止便秘可以与三硅酸镁及氧化镁交替使用。治疗胃出血时，用凝胶剂最好
氧化镁	用于伴有便秘的胃酸过多者	抗酸作用比碳酸氢钠强，缓慢而持久，不产生CO_2；会造成腹泻	对于无便秘者带来的腹泻，可以服用碳酸钙纠正
铝碳酸镁	用于胃酸过多，诸如胃十二指肠溃疡、急慢性胃炎、反流性食管炎的胃酸过多	作用持续时间是碳酸氢钠的6倍；由于含有镁、铝两种金属离子，所以抵消了便秘与腹泻等不良反应	仅个别出现胃肠道反应及腹泻等；十二指肠溃疡6周1个疗程；胃溃疡8周1个疗程
碳酸钙	用于胃酸过多及机体钙缺乏，作为骨质疏松症的辅助治疗	会产生CO_2引起腹胀和嗳气；大量长期口服会引起高钙血症、肾结石和碱中毒；长期服用会便秘	纤维素、含咖啡因饮料不能同服；维生素D、避孕药、雌激素能增加钙的吸收

第五章

慢性胃炎

胃炎是指任何病因引起的胃黏膜炎症。按发病的急缓和病程的长短，将胃炎分为急性胃炎和慢性胃炎（是指任何病因引起的慢性胃黏膜炎症）。我国慢性胃炎发病率为60%。本章主要论述慢性胃炎。

【分类】

1. 根据病变部位、病变组织学及病因

慢性胃炎分为浅表性胃炎（现在称之为非萎缩性胃炎）、萎缩性胃炎（表5-5-1）。

表5-5-1 浅表性胃炎与萎缩性胃炎的定义

类别	定义
浅表性胃炎	不伴有胃黏膜萎缩性改变等的胃炎
萎缩性胃炎	是发生了胃黏膜萎缩性改变；萎缩性胃炎如果发生异形增生则变成了胃癌前病变

2. 按发病部位

慢性胃炎分为胃窦胃炎、胃体胃炎、全胃炎。一般幽门螺杆菌首先感染胃窦部产生胃炎，然后发展成全胃炎；而自身免疫引起的则是胃体慢性胃炎，这种类型会伴有恶性贫血。

【病因】（表5-5-2）

表5-5-2 慢性胃炎的病因

类别	具体内容
细菌	幽门螺杆菌（Hp）感染是最常见病因；90%以上慢性胃炎患者有Hp感染
饮食与环境	高盐饮食、酗酒、浓茶、咖啡、过冷过热饮食、刺激性饮食（辛辣刺激等）、缺乏新鲜蔬菜与水果
自身免疫	免疫机制紊乱导致自身免疫反应
其他	服用解热镇痛药物（如阿司匹林、吲哚美辛等）引起

注：①人是目前唯一被确认的Hp传染源。传染途径为口口传染或粪-口传染，只要感染Hp，机体一般难以清除而变成慢性炎症。15%~20%感染者将来会发生消化性溃疡。②自身免疫指的是在正常情况下，人体的免疫系统只对自身以外的异物抗原发生反应，但由于某些原因对自身构成成分引起免疫反应。

【临床表现】

幽门螺杆菌感染者大多无明显症状，部分患者可有上腹饱胀不适、无规律的上腹痛、恶心、呕吐、嗳气、反酸等消化不良症状（这里的消化不良属于器质型消化不良）。部分

患者有时会有上腹部轻压痛。自身免疫性胃炎患者会伴有贫血，除贫血外，典型恶性贫血还可伴有维生素 B_{12} 缺乏，最终确诊需要通过实验室胃镜及组织活检等检查手段。

【治疗】

1. 药物治疗（表 5 - 5 - 3、表 5 - 5 - 4）

表 5 - 5 - 3　慢性胃炎的药物治疗

治疗方向	药物	备注
针对 Hp 感染药	质子泵抑制剂 + 第一抗生素（克拉霉素）+ 第二抗生素（阿莫西林或甲硝唑或痢特灵）	属于对因治疗；三联或四联疗法，疗程 7 ~ 14 天
增强胃黏膜防御药	胃黏膜保护剂如胶体铋（如枸橼酸二钾铋、果胶铋）	1 个疗程 28 天
促胃动力药	多潘立酮等	伴有腹胀等消化不良者使用
助消化药	乳酶生等	
抗抑郁药	地西泮、艾司唑仑、谷维素、坦度螺酮等	有些西药会产生依赖或自杀倾向，所以尽量首选中成药，次选西药抗焦虑或抗抑郁药
抗焦虑药	丙米嗪、阿米替林、多虑平、氟西汀、西酞普兰、度洛西汀、舍曲林等	

表 5 - 5 - 4　慢性胃炎的联合用药

原则	具体	理由
对因 + 对症	奥美拉唑 + 克拉霉素 + 阿莫西林	根治 Hp 至少三联用药
	兰索拉唑 + 克拉霉素 + 甲硝唑 + 果胶铋	根治 Hp 四联疗法
中药 + 西药	温胃舒 + 三联用药	针对有胃寒或吃寒凉胃痛者
	柴胡舒肝丸 + 三联用药	针对平时生气而胃部不舒服者

2. 辅助治疗

蜂胶胶囊（辅助消炎）、螺旋藻（辅助中和胃酸）、维生素 B 族（改善消化不良等表现）等。

【爱心提示】（表 5 - 5 - 5）

表 5 - 5 - 5　慢性胃炎的日常生活及合理用药提示

提示维度	具体内容
合理用药	萎缩性胃炎发生异形增生的顾客，提醒其正确以及足疗程使用药物，以防疾病变成胃癌
	一定要提醒顾客根除幽门螺杆菌的重要意义，根除幽门螺杆菌有利于预防消化性溃疡及可能降低胃癌发生危险性
	根除 HP 感染至少使用三联疗法才更有效
	氟西汀、帕罗西汀、舍曲林、西酞普兰、氟伏沙明、艾司西酞普兰等药物在严重抑郁症使用初期有自杀倾向或行为，需要严密监控
	长期使用氟西汀会导致性功能减退，可以根据辨证考虑海马补肾丸等的使用；也会导致食欲减退，可以根据辨证考虑使用大山楂丸、健脾丸等
	多塞平可以用于慢性酒精性精神病的治疗
	地西泮、艾司唑仑、阿普唑仑等苯二氮䓬类药物长时间使用会产生耐药性和依赖性，应谨慎选择

续表

提示维度	具体内容
日常生活	减少高盐饮食，养成食用新鲜蔬菜和水果的习惯
	尽量不要与慢性胃炎及胃溃疡者共用餐具，以防感染 Hp
	不要口对口给幼儿喂饭，防止 Hp 感染

【知识点加油站】（表5-5-6、表5-5-7）

表5-5-6　药店常见的胃黏膜保护剂

药品	药物属性
枸橼酸铋钾	有杀灭幽门螺杆菌作用，服药期间舌、粪便黑色，但停药后消失；不可和牛奶、抗酸剂、碱性药物同服
胶体果胶铋	效果优于枸橼酸铋钾，其余同上
硫糖铝	与 H_2 受体拮抗剂合用，连续服用不宜超过8周；习惯性便秘者禁用；会干扰维生素 A、维生素 D、维生素 E、维生素 K 的吸收；不宜与胃蛋白酶合用。不良反应主要为便秘、恶心、腹痛。为减少不良反应，应与胃肠舒、维生素 B_6、山莨菪碱合用
麦滋林-S 颗粒	含有水溶性薁和 L-谷氨酰胺，不良反应少而轻，少数人可有恶心、便秘、腹痛等
甘草锌	除用于胃、十二指肠的溃疡外，还可用于口腔溃疡、刀口、创伤、烧伤的愈合；儿童的厌食、异食癖、生长发育不良、青春期痤疮；疗程4~6周；如果服用时间长，为防止排钾潴钠和轻度水肿的不良反应，可同时加服氢氯噻嗪和枸橼酸钾或小剂量螺内酯
复方铝酸铋（胃必治）	口服后，铝酸铋可形成保护膜，碳酸氢钠、碳酸镁可中和部分胃酸，还可消除大便秘结和胃肠胀气作用。不良反应是恶心、腹泻，大便黑色；不宜长期服用，以防发生铋性脑病
胃仙 U	属于复方制剂的双层片，服药后外层溶解中和胃酸，而后内层维生素 U 形成保护膜。服药期间勿食用脂肪、刺激性食物
氢氧化铝凝胶	除有胃黏膜保护作用外，还有轻微中和胃酸作用，但易引发便秘，慎用于肾功能不全者，不可与四环素合用

表5-5-7　药店常用的助消化药物

药品	药物属性
胃蛋白酶	用于蛋白型食物过多引起的消化不良及慢性萎缩性胃炎、胃癌、恶性贫血所致的胃蛋白酶缺乏。需要同服稀盐酸。不宜与抗酸药、铝制剂同服
胰酶	用于各种原因引起的胰腺外分泌功能不足的替代治疗，以缓解消化功能不良或食欲减退等症状。不宜与酸性药物同服，与等量碳酸氢钠服用可增加疗效
多酶片	用于多种消化酶缺乏而引起的消化不良
干酵母	用于消化不良、营养不良、食欲不振、腹泻及腹胀气；剂量过大可引起腹泻

第六章

消化性溃疡

消化性溃疡是指发生在胃（中老年多发生在胃部）和十二指肠球部的溃疡（青壮年多发生在十二指肠部位）。因溃疡形成与胃酸、胃蛋白酶消化胃肠道黏膜的作用有关，故称之为消化性溃疡。

【病因】

胃、十二指肠溃疡的发生主要与幽门螺杆菌感染（主要通过人与人之间的口－口、粪－口传播）、长时间使用非甾体抗炎药以及胃酸与胃蛋白酶对胃肠黏膜的消化作用有关，而胃酸在溃疡过程中的决定性作用是溃疡形成的直接原因。

【临床表现】

慢性、周期性、节律性、复发性的上腹痛（疼痛性质多为灼痛），是消化性溃疡的主要症状，还有一部分无症状或轻微，而最终以出血、穿孔等并发症为首发症状。具体表现如下：①胃溃疡疼痛（饭后痛）的节律为餐后 0.5～1 小时出现，下餐前自行缓解；②十二指肠溃疡疼痛（饭前痛、夜间痛）的节律为餐后 2～4 小时或夜间痛。二者同时可伴有消化不良症状，如腹胀、嗳气、反酸等。

溃疡活动时，胸骨剑突下可有固定而局限的压痛点，一般胃溃疡压痛点在正中或偏左，十二指肠溃疡压痛点偏右。治疗不及时或不坚持，则产生消化性溃疡的并发症，如出血、穿孔、幽门梗阻、癌变。其中，出血是消化性溃疡最常见的并发症，也是上消化道出血最常见的病因，约占上消化道出血病因的 50%。

【治疗】

治疗目的是消除病因、缓解症状、愈合溃疡、防止复发和预防并发症。

1. 药物治疗

从 3 个方面进行药物治疗，从而根除幽门螺杆菌、抑制胃酸药物、保护胃黏膜。

（1）第一步：根除 Hp 方案（表 5－6－1）

表 5－6－1　消化性溃疡的三联、四联用药

用药方式	具体药物
三联用药	PPI＋克拉霉素＋阿莫西林或甲硝唑（此组用药根除 Hp 根除率最高）
	PPI＋左氧＋阿莫西林

续表

用药方式	具体药物
四联用药	PPI + 胶体铋 + 四环素 + 甲硝唑
	PPI + 枸橼酸铋钾 + 克拉霉素 + 甲硝唑

注：①Hp 代表幽门螺杆菌；PPI 代表质子泵类抑酸药物；H_2 受体拮抗剂指的是替丁类抑酸药物。②三联用药是以 PPI 或胶体铋为基础再加两种抗生素，根除 Hp 率较高）

（2）第二步：根除 Hp 之后持续治疗溃疡

①十二指肠溃疡质子泵类药物每天 1 次，2~4 周；H_2 受体拮抗剂类药物 4~6 周。

②胃溃疡质子泵类药物每天 1 次，4~6 周；H_2 受体拮抗剂类药物 6~8 周。

2. 辅助治疗

蜂胶胶囊（具有良好的抗炎、快速促使糜烂面愈合及止痛作用）、螺旋藻（属于碱性食物，有利于疾病恢复及简单中和胃酸作用）、维生素 B 族（针对伴有消化不良及情绪不佳者）、辅酶 Q10、维生素 EC（预防癌变）等。

3. 联合用药（参考慢性胃炎部分）

【爱心提示】（表 5-6-2）

表 5-6-2　消化性溃疡的日常生活及合理用药提示

提示维度	具体内容
合理用药	凡有幽门螺杆菌感染的消化性溃疡，无论初发或复发、活动或静止、有无合并症，都必须予以根除幽门螺杆菌的治疗
	长时间使用奥美拉唑药物，需要同时加用维生素 EC 颗粒，可以限制致癌物亚硝酸化合物等的形成
	根除 Hp 感染至少使用三联、四联疗法才更有效
日常生活	生活规律，避免过度劳累及紧张
	注意饮食规律，戒烟酒
	日常慎用解热镇痛药物

【知识点加油站】

卓－艾综合征

我们看到有些药品的包装盒上写有卓－艾综合征，该病是由于胰腺非 β 细胞瘤分泌大量胃泌素所致，又称胃泌素瘤。肿瘤生长缓慢，半数为恶性；大量胃泌素可刺激胃壁细胞生长，分泌大量胃酸，使上消化道处于高酸环境而导致多发性溃疡的疾病。

第七章

腹泻及急性胃肠炎

第一节 腹 泻

腹泻指排便次数明显超过平日的频率（>3次/日），粪质稀薄，水分增加，可伴有黏液、脓血或含未消化的食物。临床上，腹泻按病程长短分为急性腹泻（发病急，病程2~3周）和慢性腹泻（病程在4周以上，常超过6~8周）；按病因分为感染性腹泻与非感染性腹泻。

【病因】（表5-7-1）

表5-7-1 腹泻的分型与病因

腹泻类型		具体原因
急性腹泻		大多为细菌、病毒、毒物（发芽马铃薯、白果、毒蘑菇、部分药物）等引起
慢性腹泻	胃肠道疾病	如萎缩性胃炎、慢性菌痢、肠易激综合征、肠道菌群失调、溃疡性结肠炎、肠道肿瘤等
	肝胆、胰腺疾病	如慢性肝炎、肝硬化、肝癌、慢性胰腺炎等
	全身性疾病	如糖尿病、动脉粥样硬化、食物过敏、甲状腺功能亢进等

【临床表现】

急性腹泻起病骤然，病程较短、多为感染或食物中毒所致；而慢性腹泻起病缓慢，病程较长。急性感染性腹泻每天排便次数多达10次以上。如为细菌感染，常有黏液血便或脓血便；如为阿米巴痢疾，则粪便呈暗红色或果酱样。急性腹泻常有腹痛，尤以感染性腹泻较为明显。

发生在小肠疾病的腹泻疼痛常在脐周，便后腹痛缓解不明显；发生在结肠疾病部位的腹泻疼痛多在下腹，且伴有里急后重（里急后重的意思是解完大便后感觉还有，但是蹲下却没有的表现），便后疼痛常可缓解。

【治疗】

1. 药物治疗

急性感染性腹泻针对病因治疗，见急性胃肠炎部分。慢性腹泻找到病因，予以对症

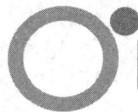

加对因治疗（表 5 - 7 - 2）。

（1）止泻药 蒙脱石散、洛哌丁胺等。

（2）调节胃肠道菌群药 乳酸菌素片、双歧杆菌活菌制剂等。

（3）中药使用 固肠胶囊、胃肠安胶囊、肠胃宁片、四神丸、人参健脾丸等。

表 5 - 7 - 2 腹泻的联合用药

原则	具体用药	理由
主药 + 辅助用药	蒙脱石散 + 葡萄糖酸锌口服液	既缩短病程，又可降低腹泻不舒服的表现程度（适合儿童）
中药 + 西药	参苓白术颗粒 + 乳酸菌素片	中药调理脾胃，西药调理胃肠道菌群，标本兼治，效果更明显

2. 辅助治疗

多种维生素、锌制剂、螺旋藻、蜂胶等。

【爱心提示】（表 5 - 7 - 3）

表 5 - 7 - 3 腹泻的日常生活及合理用药提示

提示维度	具体内容
合理用药	慢性腹泻要对因治疗，不可盲目使用止泻药与止痛药，以免贻误病情
	儿童腹泻患者，补液同时需要服用锌制剂
	止泻药不可长期使用，过量使用会导致便秘
	微生物制剂不可以和抗菌药同服，会导致微生态制剂无效
	地芬诺酯长期应用会产生依赖性
	蒙脱石散在治疗急性腹泻时，第一次使用剂量应加倍
	蒙脱石散用于食管炎患者要在饭后服用，其他情况下宜在饭前服用
日常生活	注意食物卫生及充分休息，提高机体免疫力
	避免进食高纤维食物，如韭菜、芹菜等
	腹泻时不要饮用奶制品，因为蛋白质不容易被人体消化

【知识点加油站】（表 5 - 7 - 4）

表 5 - 7 - 4 常用的止泻药物

药品	适应证	注意事项
地芬诺酯	用于急、慢性功能性腹泻及慢性肠炎	长期服用会产生依赖和成瘾性，因其属于吗啡类似物；会产生中枢神经抑制作用；儿童慎用
洛哌丁胺	用于急性腹泻及各种原因引起的慢性腹泻；对胃肠切除术和甲亢引起的腹泻也有效；尤其适用于应用其他止泻药效果不显著的慢性功能性腹泻	禁用于 2 岁以下儿童；不良反应轻微；感染性腹泻慎用；不能单独用于伴有发烧和便血的菌痢

续表

药品	适应证	注意事项
蒙脱石散	用于急、慢性腹泻，尤其对儿童急性腹泻疗效好；也可用于食管炎、胃及十二指肠、结肠疾病有关的疼痛治疗	本品会影响其他药物吸收，必须合用时应在服用本品之前1小时服用其他药物。少部分出现便秘。本品可减轻红霉素胃肠道反应，提高红霉素疗效
药用炭	用于腹泻、胃肠胀气、食物中毒等	同其他药物不能合用，需分开服用
碱式碳酸铋	胃肠功能不全及吸收不良引起的腹胀、腹泻等；用于胃炎、胃溃疡；外用糊剂可以用于轻度烧伤、溃疡、湿疹	3岁以下不用；用药期间有黑舌、黑粪表现，剂量过大会发生便秘
消旋卡多曲	可以减少因炎症造成的肠道水和电解质过度分泌；用于成人急性腹泻的治疗；亦可用于1个月以上婴儿和儿童的急性腹泻，必要时可以和口服补液盐联合使用	会出现嗜睡、便秘、恶心、腹痛等不良反应；连续使用5天后症状不缓解则改用其他方案

第二节　急性胃肠炎

急性胃肠炎是夏、秋季节的胃肠道的常见病与多发病。

【病因】（表5-7-5）

表5-7-5　急性胃肠炎的病因

病因种类		具体内容
感染性因素	细菌	小儿常见的致病菌是大肠埃希菌、沙门菌、志贺菌等；成人的常见致病菌是沙门菌、痢疾杆菌、大肠埃希菌、副溶血弧菌等
	病毒	轮状病毒、诺如病毒、腺病毒、星状病毒等
	寄生虫	阿米巴、贾第虫等
非感染性因素		进食生冷食物；服用某些药物如水杨酸类、磺胺等；误服强酸或强碱农药、胃肠道刺激药物（如阿司匹林）；其他如烧烤酗酒、海鲜过敏、蘑菇等

【临床表现】

常有集体发病或家庭多发的情况，如食用被污染的饭菜、海产品等。

（1）消化道表现　恶心、呕吐、腹痛、腹泻是本病的主要症状。腹痛以中上腹痛多见，严重可呈阵发性绞痛。腹泻表现为水样便，每天数次到数十次不等，伴有恶臭，多为深黄色或绿色便，很少带脓血，无里急后重感（一般小肠部位炎症无里急后重，而结肠部位炎症则有）。

（2）全身表现　全身症状轻微，严重者有发热、脱水等表现。

【治疗】

1. 药物治疗（表 5 – 7 – 6、表 5 – 7 – 7）

表 5 – 7 – 6　急性胃肠炎的药物治疗

疾病表现	药物
有细菌感染指征	使用抗菌消炎药，如黄连素、复方新诺明、氟哌酸、诺氟沙星、环丙沙星、庆大霉素、阿奇霉素等（腹泻严重时加用止泻药物），疗程 3 ~ 5 天
有腹痛	口服阿托品、山莨菪碱等解痉止痛
恶心、呕吐	使用甲氧氯普胺（灭吐灵）或维生素 B_6
呕吐严重	使用口服补液盐（成分组成：氯化钠 2.6g，氯化钾 1.5g，枸橼酸钠 2.9g，无水葡萄糖 13.5g）

表 5 – 7 – 7　　急性胃肠炎的联合用药

原则	具体药物	理由
对因 + 对症	诺氟沙星胶囊 + 甲氧氯普胺片/蒙脱石散	用于确定有细菌感染，且伴有呕吐、腹泻严重表现时
治疗 + 调养	葛根芩连片 + 环丙沙星片 + 葡萄糖酸锌口服液	用于湿热型急性腹泻，同时纠正腹泻造成的微量元素丢失
中药 + 西药	藿香正气软胶囊 + 诺氟沙星 + 维生素 B_6	用于寒湿型急性腹泻，同时伴有恶心呕吐者

2. 辅助治疗

给予多种维生素、维生素 EC 颗粒、氨基酸口服液、葡萄糖酸锌、蛋白质粉、钙制剂等，用来纠正腹泻导致的营养失衡等。

【爱心提示】（表 5 – 7 – 8）

表 5 – 7 – 8　急性胃肠炎的日常生活及合理用药提示

提示维度	具体内容
合理用药	儿童患者适当补充锌制剂，可减少疾病复发；儿童腹泻后也需要补锌，补充腹泻造成的微量元素流失，10 ~ 20mg/d，连续 10 ~ 14 天
	病毒性腹泻一般属于自限性疾病，不需要使用抗病毒药
	明确具体病因后，再使用抗生素，防止错误使用
	18 岁以下不予使用沙星类药物，因其可影响骨骼发育等
	洛哌丁胺对于发热或明显腹痛的因感染导致的腹泻避免使用，因其可导致毒素、细菌等不能及时排出体外，反而加重病情
	微生物制剂对病毒感染导致的水样腹泻有效；对细菌感染导致的腹泻效果不明显；对抗生素造成的腹泻有效
	消旋卡多曲治疗急性腹泻有效

提示维度	具体内容
日常生活	注意卧床休息，多吃清淡、低盐、低脂、低糖食物
	如果浑身乏力，可以适当吃些香蕉补充钾，恢复体力
	忌食生冷，尤其夏季吃没洗干净的生冷食物

【知识点加油站】

急性腹泻脱水

急性腹泻会出现口干、口渴、恶心、脉搏细弱、精神萎靡、少尿、血压下降等脱水表现，可分为轻度、中度、重度三种情况。

（1）轻度脱水　失水量大概为体重的3%～5%，会出现口干、口渴、疲乏、头晕等症状。

（2）中度脱水　失水量约为体重的5%～10%，表现为皮肤弹性下降、口干舌燥、恶心呕吐、脉搏细弱、尿量减少、眼窝深陷、视物模糊等症状。

（3）重度脱水　失水量大概为体重的10%～15%，会表现为少尿或无尿、表情淡漠、精神萎靡、血压下降、脉搏快而弱等，严重的甚至会导致休克或死亡。

第八章

便　秘

便秘是指每周排便少于 3 次，粪便干硬且排便困难。当便秘的时间持续超过 12 周则为慢性便秘。临床上女性发病率高于男性。

【病因】（表 5 - 8 - 1）

表 5 - 8 - 1　便秘的分类及病因

分类	病因	具体内容
器质性便秘	结肠肛门疾病	先天巨结肠、炎症性肠病、肠梗阻、痔疮、肛裂等
	肠外疾病	脑梗、抑郁、厌食、甲状腺疾病、糖尿病、子宫内膜异位症、前列腺疾病等
功能性便秘	日常习惯	排便、饮食、运动、情绪、生活环境改变等引起
	药物性因素	吗啡类药、抗胆碱能药、钙通道阻滞剂、神经阻滞药、镇静剂、抗抑郁药以及含钙、铝的制酸剂等使肠肌松弛引起便秘

【临床表现】

排便次数减少，一周内少于 3 次，粪便干结、排便困难，还可能伴有腹部胀痛、食欲减退、疲乏无力等表现。如果不能得到有效治疗，可以引起痔疮、肛裂、直肠脱垂等并发症。

【治疗】

便秘的治疗以缓解症状、恢复肠道动力和排便功能为目的。

1. 药物治疗（表 5 - 8 - 2）

（1）泻药　如比沙可啶、液体石蜡、开塞露等。

（2）促胃动力药　如西沙必利、伊托必利、普卡普利等。

（3）微生态制剂　乳酸菌素片、益生菌等。

表 5 - 8 - 2　便秘的联合用药

原则	具体药物	理由
对因 + 对症	补中益气丸 + 开塞露	适用气虚型便秘，同时又可缓解当下排便困难
治疗 + 调养	六味能消胶囊 + 纤维素	适用于气机郁滞型便秘，同时服用纤维素可缓解日常便秘表现
中药 + 西药	通舒口爽胶囊 + 乳果糖	适用于肠胃积热引起的便秘，同时亦可缓解当下便秘表现

2. 辅助治疗

可选用纤维素、螺旋藻、芦荟胶等辅助缓解便秘的商品。

【爱心提示】（表 5 - 8 - 3）

表 5 - 8 - 3   便秘的日常生活及合理用药提示

提示维度	具体内容
日常生活	老年人群合并心脑血管、高血压疾病时，不要用力排便，否则可能会引发意外
	合理饮食（清淡、易消化、含膳食纤维多者），运动，建立规律排便习惯
	孕妇便秘要积极治疗，防止流产等发生
合理用药	不可以长期频繁使用泻药，尤其是刺激性泻药，如比沙可啶、酚酞等，防止产生依赖性
	老年人要选用容积性和渗透性泻药，严重者选用刺激性泻药，而且不可久用
	妊娠期妇女选用乳果糖、聚乙二醇安全性较好，避免使用蒽醌类、蓖麻油等刺激性药物
	作用快的泻药如蓖麻油，在清晨空腹服用；作用慢的泻药如大黄、酚酞，在临睡前服用
	液体石蜡会影响脂溶性维生素的吸收，需补充相应维生素
	治疗孕妇便秘，慎用导泻药，以防引起流产等
	儿童最好选用开塞露或生理盐水灌肠；或者小麦纤维素、乳果糖、聚乙二醇更安全有效。对于年老体弱的老人或小儿可以选用甘油栓

【知识点加油站】（表 5 - 8 - 4）

表 5 - 8 - 4   常见泻药列表

分类	作用机制	代表药物	其他
容积性泻药（盐类泻药）	在肠道内难以吸收，大量口服形成高渗压而阻止肠内水分的吸收，扩张肠道，刺激肠壁，促进肠道蠕动而排便。导泻作用剧烈，故临床主要用于排除肠内毒物及某些驱肠虫药后连虫带药一起排出等需快速清洁肠道的患者	硫酸钠、硫酸镁、乳果糖等	硫酸镁一般空腹应用，并大量饮水，2～8 小时即发生下泻作用，排出液体性粪便。还可用于慢性胆囊炎、高血压、心绞痛患者等；乳果糖口服液可用于慢性功能性便秘
膨胀性泻药	含有多种在肠内很少消化或不被消化的如纤维素等物质，进入肠道吸水后使肠内容物体积增大，反射性引起肠蠕动促进排便	甲基纤维素、聚乙二醇	聚乙二醇小剂量可通便，大剂量可清肠，安全无刺激
刺激性泻药	能影响肠道活动和对肠黏膜中水分和电解质吸收而引起导泻的一类药物。主要作用于大肠，对小肠吸收功能等无影响，故可用于急、慢性便秘	大黄、番泻叶和芦荟等植物性泻药、酚酞、比沙可啶、蓖麻油等	比沙可啶用于急、慢性便秘；酚酞用于习惯性便秘，作用可持续 3～4 日
润滑性泻药	通过局部滑润并软化粪便而发挥作用	液状石蜡、甘油等	适用于老人及痔疮、肛门手术患者。糖尿病、心衰、头痛患者禁用甘油制剂

第九章

痔 疮

痔（俗称痔疮）是一种位于肛门部位的常见疾病，任何年龄都可发病，但随着年龄增长，发病率逐渐增高。一般来说45～65岁人群发病率较高。在我国，痔是最常见的肛肠疾病，素有"十男九痔""十女十痔"的说法。

【病因】

痔疮是直肠静脉丛瘀血、曲张形成。痔的诱发因素很多，其中便秘、长期饮酒、进食大量刺激性食物和久坐久立是主要诱因。痔按发生部位的不同分为内痔、外痔、混合痔（图5-9-1）。齿线上为内痔，齿线下为外痔，横跨齿线为混合痔（齿状线位于肛门肛管皮肤和直肠黏膜组织相交界的地方，由于这个交界处外观呈锯齿状，故形象地称其为齿状线）。

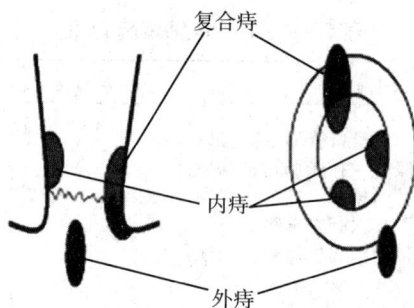

图5-9-1 痔疮发生部位示意图

【临床表现】

（1）便血 便血的性质可为无痛、间歇性、便后鲜血，便时滴血或手纸上带血，便秘、饮酒或进食刺激性食物后加重。

（2）疼痛 单纯性内痔无疼痛，仅有坠胀感，可出血，发展至脱垂，合并血栓形成、嵌顿、感染时才出现疼痛。

（3）其他 部分伴有肛门坠胀不适、便秘。简单来讲，内痔一般以便血为主，外痔以疼痛为主，便血伴疼痛为混合痔。

（4）内痔根据症状和病情的严重程度分为4级（表5-9-1）。

表 5 - 9 - 1　内痔的分级

分级	主要表现
1 级	有痔疮的症状比如少量的便血，但是排便的时候不脱出肛外
2 级	在排便的时候脱出肛外，但是便后会自行地回纳肛内
3 级	排便的时候脱出肛外，不能自行回纳，需要患者用手把痔疮推进肛
4 级	完全挂在肛门外面，即使把它推进去，稍微走动活动一下又会重新掉出来

【治疗】

1. 药物治疗

药物治疗的原则应以口服配合外用为主（表 5 - 9 - 2）。

（1）口服药物　补中益气丸（适用于痔核脱出者）、六味消痔片（适用于肛门坠胀、痔核脱垂或伴有水肿糜烂者）、槐角丸（适用于平时喜欢辛辣燥热所致大肠积热并伴有出血者）及止血敏、维生素 EC 颗粒、布洛芬（止痛）等。

（2）外用药物　痔疮栓、熊胆痔疮膏、利多卡因凝胶（用于止痛）、氢化可的松乳膏（用于肛周瘙痒者）、硝酸甘油软膏（用于排便困难、出血及疼痛者）、红霉素软膏（防止继发感染或已经感染者）等。

表 5 - 9 - 2　痔疮的联合用药

原则	具体药物	理由
对因 + 对症	槐角丸 + 利多卡因凝胶	适合大肠积热型的痔疮伴有肛门疼痛者
口服 + 外用	六味消痔胶囊 + 硝酸甘油软膏	适合肛门坠胀伴有疼痛出血者

2. 辅助治疗

纤维素（有利于缓解痔疮及预防复发，尤其伴有便秘者）、复方芦荟胶囊（伴有便秘者）、维生素 C（对有出血者推荐）等。

【爱心提示】（表 5 - 9 - 3）

表 5 - 9 - 3　痔疮的日常生活及合理用药提示

提示维度	具体内容
日常生活	忌酒和辛辣刺激食物，增加纤维性食物，多吃果蔬，多饮水
	改变不良的排便习惯，保持大便通畅，便后清洗肛门
	避免久坐久立，进行适当运动，睡前温热水（可含高锰酸钾）坐浴等
合理用药	含有激素或局麻的药膏避免长期使用，容易引起接触性皮炎或导致皮肤黏膜变薄、萎缩
	避免服用引起便秘或腹泻的药物（如蒙脱石散、乳果糖等）
	针对内痔，要根据分级决定药物疗程及治疗手段（必须考虑内服 + 外用以及足疗程用药）

第十章

肝胆疾病

肝胆疾病是常见的多发慢性疾病，包括脂肪肝、病毒性肝炎、肝硬化、胆囊炎、胆石症等。此类疾病均会导致肝脏功能出现异常。

为了更好地学习肝胆疾病，我们首先需要了解肝脏的生理功能（表5-10-1）。

表5-10-1　肝脏的生理功能

类别	具体内容
消化功能	胆囊分泌胆汁，用来针对脂肪类食物的消化
合成、分解、转化功能	参与脂肪、胆固醇、蛋白质、葡萄糖、维生素等的合成、分解与转化
解毒功能	在口服药物时，肝脏会对其进行转化和解毒，临床上称为肝脏"首过效应"
凝血功能	凝血因子在肝脏中合成，以保持凝血功能稳定
免疫功能	是免疫系统的重要组成部分

第一节　脂肪性肝病

脂肪性肝病是指脂肪（主要是甘油三酯）在肝脏过度沉积的临床病理综合征。通俗的表达就是，肝细胞内堆积了太多的脂肪，影响了肝脏的正常功能。

临床上主要分非酒精性和酒精性脂肪肝病。目前我国脂肪性肝病的发病率已超过25%，已成为仅次于病毒性肝炎的第二大肝病。目前临床认为脂肪性肝病病因与下列因素有关（表5-10-2）。

表5-10-2　脂肪性肝病发病的高危因素

诱发因素	具体体现
肥胖	以中心性肥胖者患病居多
糖尿病	2型糖尿病患病最多
高脂血症	甘油三酯升高或胆固醇升高或混合型升高的高脂血症人群
酒精摄入	有长期饮酒史，一般超过5年，折合酒精量男性≥40 g/d、女性≥20 g/d；或2周内有大量饮酒史，折合酒精量大于80g/d

续表

诱发因素	具体体现
营养	日常喜欢高脂肪、高胆固醇、高糖饮食者，包含过度控制饮食及过度减肥者
药物	使用了对肝脏毒性大的药物，如异烟肼、甲氨蝶呤等
病毒	乙型、丙型肝炎病毒感染等

一、非酒精性脂肪性肝病

非酒精性脂肪性肝病是指除酒精外，由其他明确的肝损害因素所致的，以弥漫性肝细胞大泡性脂肪变为主要特征的临床病理综合征，包括单纯性脂肪肝以及由其演变的脂肪性肝炎和肝硬化。目前，肥胖、2型糖尿病、代谢综合征、长期过量饮酒者的脂肪肝患病率超过50%以上。

【病因】

肥胖、2型糖尿病、高脂血症等因素单独或共同成为该疾病的易感因素。肝脏是脂肪代谢的中心器官，凡是能造成肝脏脂质代谢合成、降解和分泌失衡，都会导致脂质物质在肝细胞内沉积，进而发展成脂肪性肝病。

【临床表现】

发病缓慢，常无症状，不容易自己发觉；少数患者可有乏力、右上腹轻度不适、肝区隐痛、上腹胀痛、失眠等非特异表现。严重脂肪性肝炎会有黄疸、食欲不振、恶心、呕吐等症状。临床上非酒精性脂肪肝分为3级（表5-10-3）。

表5-10-3　非酒精性脂肪肝分级

类型	具体内容
轻度	5%~32%肝细胞有脂肪变
中度	33%~65%肝细胞有脂肪变
重度	66%以上肝细胞有脂肪变

【预后】

即使是非酒精性脂肪性肝病的肝炎或纤维化，经过全面坚持治疗也可转归正常。

【诊断标准】

凡是具备下列1~5项和第6或第7项中任何一项者，即可确诊。

（1）无饮酒史或饮酒折合乙醇含量男性小于140g/每周，女性<70g/每周。

（2）排除病毒性肝炎、药物性肝病、全胃肠外营养、肝豆状核变性等可导致脂肪肝的特定性疾病。

（3）除原发疾病的临床表现外，可有乏力、消化不良、肝区隐痛、肝脾肿大等非特异性现象。

（4）可有体重超重和（或）内脏型肥胖、空腹血糖增高、血脂紊乱、高血压等代谢综合征相关表现。

（5）血清转氨酶和γ谷氨酰转肽酶轻中度增高，通常以丙氨酸氨基转移酶（ALT）升高为主。

（6）肝脏影像学表现符合弥漫性脂肪肝的影像学诊断标准。

（7）肝活检组织学改变符合脂肪性肝病的病理学诊断标准。

【治疗】

1. 治疗原则

非酒精性脂肪肝治疗原则如下（表 5 - 10 - 4）。

表 5 - 10 - 4   非酒精性脂肪肝治疗原则

治疗原则	具体内容
危险因素预防与治疗	防止高血压、糖尿病、高血脂等相关危险因素
基础治疗	合理的能量摄入并调整饮食结构，中等有氧运动，纠正不良生活方式和行为
避免加重肝脏损害	防止体重急剧下降、滥用药物及其他可能诱发肝病恶化的因素
减肥	体重超重、内脏型肥胖及短期内体重增长迅速的患者，需通过生活方式改变控制体重
有胰岛素抵抗者	选用胰岛素增敏剂
降血脂药物的使用	对于血脂升高明显者才考虑使用降脂药物
谨慎用药	见药物使用

2. 药物治疗

（1）减肥药物　对于肥胖的脂肪肝患者［体重指数（BMI）＞27kg/m^2］合并血脂、血压、血糖两项指标异常者，可考虑使用减肥药物，但每周体重下降不宜超过 1.2 千克。

（2）胰岛素增敏剂　合并 2 型糖尿病、糖耐量损伤、空腹血糖增高及中心性肥胖者，应考虑应用二甲双胍和噻唑烷二酮类药物（如罗格列酮）。

（3）降脂药物　血脂紊乱经过基础治疗和（或）应用减肥降糖药物 3~6 个月以上，仍呈混合性高脂血症或高脂血症合并 2 个以上危险因素者。目前选用较多，相对安全的是他汀类药物。

（4）保肝药物　对于伴有肝功能异常、代谢综合征、经基础治疗 3 个月仍无效及病程有慢性进展者，开始选用保肝药物（表 5 - 10 - 5）。

表 5 - 10 - 5　非酒精性脂肪肝的保肝药物

药物	作用
复方蛋氨酸胆碱片	可以促进胆碱合成，而胆碱可以促进脂肪的排泄，防止和减轻肝脏脂肪堆积；还可补充 B 族维生素
多烯磷脂酰胆碱片	促进肝细胞活化与再生，增强肝功能，且有一定降脂作用
熊去氧胆酸片	可使脂肪肝患者肝功能酶学异常及肝细胞脂肪变明显减轻，目前发现中成药物胆宁片也有类似效果
维生素 EC 颗粒	属于抗氧化剂，有助于保护受自由基损伤的肝脏

（5）脂肪肝药物治疗疗程：大多数脂肪肝为慢性疾病，并且复发率极高，脂肪肝患者要长期接受以饮食、运动行为修正为主的综合性治疗，但药物治疗多为短期行为，疗程为 6～12 个月，会根据临床症状及检查结果按需进行，以巩固效果。

（6）非酒精性脂肪肝的治疗要加强中西药的联合使用（表 5 - 10 - 6）

表 5 - 10 - 6　非酒精性脂肪肝联合用药

指导思想	具体药物	理由
中药 + 西药	湿消丸 + 奥利司他胶囊	适合脾肾阴虚且肥胖的脂肪肝患者
	血脂宁/荷叶调脂茶 + 瑞舒伐他汀钙片	适合以胆固醇升高为主，痰多、胸闷、大便干燥的脂肪肝患者
	牛黄清心丸（局方）+ 阿托伐他汀钙片	适合以甘油三酯升高为主，伴有高血压、眩晕、平时心火旺的脂肪肝患者
	维生素 EC 颗粒 + 强肝胶囊	适合有脾虚气滞伴有肝炎及纤维化的脂肪肝者
治疗 + 调养	二甲双胍片 + 多烯磷脂酰胆碱胶囊/复方蛋氨酸胆碱片	适合肥胖和胰岛素抵抗的脂肪肝者
主药 + 辅助	奥利司他胶囊 + 维生素 EC/维生素 AD + 脂必妥胶囊	维生素 EC 或维生素 AD 可以补充因使用奥利司他而流失的脂溶性维生素

3. 辅助治疗（表 5 - 10 - 7）

表 5 - 10 - 7　非酒精性脂肪肝的辅助治疗

商品	辅助作用
维生素 EC 颗粒	有助于保护受自由基损伤的肝脏
花青素胶囊	具有抗氧化作用，也就是防止过多的脂类物质沉积在肝细胞内，缓解病情
月见草油胶囊	具有调节血脂、辅助预防和治疗动脉硬化的作用，也可用于预防更年期及经前期综合征
多烯康	本品具有降低血清甘油三酯和总胆固醇的作用
卵磷脂	具有调节血清脂质水平，保护肝脏，加强免疫力以及辅助抗脂肪肝的作用
辅酶 Q10	在使用他汀药物时，能够迅速缓解他汀引起的肌痛和疲劳，抵消与他汀类药物有关的肌痛和肝脏损伤

续表

商品	辅助作用
角鲨烯	保肝作用，促进肝细胞再生并保护肝细胞，从而改善肝脏功能
海狗油软胶囊	辅助降血脂，预防与控制脂肪肝

【爱心提示】（表5-10-8）

表5-10-8 脂肪肝日常生活及合理用药提示

提示维度	具体内容
日常生活	节制饮食（低糖、低脂、低盐），增加运动，戒酒，避免熬夜
	坚持合理方式减肥（饮食+运动）
	适当食用海洋鱼类，补充蛋白质
合理用药	如血脂不高，建议可根据辨证使用中成药降脂药物
	长期用奥利司他，必须补充脂溶性维生素如维生素E、维生素D、维生素A等
	增加奥利司他使用剂量，并不会增加效果，只会增加不良反应
	如果卵磷脂出现腹泻等不耐受表现，可以更换成复方蛋氨酸胆碱片
	维生素EC颗粒可用于脂肪肝的常规治疗
	水飞蓟宾用于长期酗酒、吸烟的肝损害治疗时，采用维持疗法，即常用量的1/2，35~70mg/d，3次/日
	硫普罗宁不要与具有氧化作用的药物合用，如维生素C，会降低药物疗效
	应用熊去氧胆酸6个月，无明显改善者需要停药

【知识点加油站】

保肝药物

保肝药物（表5-10-9）又称为肝脏疾病辅助用药，目的是保护肝脏防止或减轻有害物质的损伤，改善和恢复肝功能。主要具有下列作用：①保护和恢复肝细胞功能；②恢复肝细胞的蛋白质合成能力；③加强肝细胞对内源性或外源性有毒物质的代谢；④激活肝细胞的新陈代谢酶；⑤防止肝细胞坏死和促进肝细胞再生。

表5-10-9 保肝药物列表

名称	作用机制	适应证
联苯双酯	可降低谷丙转氨酶，增强肝脏解毒能力；促进肝细胞再生，提高肝功能；停药后会有转氨酶反跳现象，逐渐停药或使用复方联苯双酯颗粒不出现此表现	慢性肝炎；长期单项谷丙转氨酶异常者
甘草酸二铵	对慢性肝炎患者具有改善症状和促使谷丙转氨酶恢复正常的作用，并可使部分胆红素降低；具有类似激素的作用，但无激素的不良反应。口服不如静脉注射疗效好	伴谷丙转氨酶升高的急慢性肝炎

续表

名称	作用机制	适应证
水飞蓟宾	保护肝细胞，促进肝细胞再生，增强肝脏解毒能力，提高肝功能；对不同毒物引起的肝脏损害有保护和治疗作用	中毒性肝损伤；急慢性肝炎；脂肪肝肝功能异常者
硫普罗宁	改善肝细胞代谢，对抗各种肝损害带来的负面影响；保护肝细胞膜，增强肝脏解毒能力；提高肝脏合成蛋白质能力，改善肝脏储备能力；对细胞免疫有抑制作用，对肝纤维化有预防作用	改善急慢性肝炎肝功能；治疗脂肪肝、药物性肝损伤及重金属中毒等；预防与治疗放化疗引起的白细胞降低；治疗老年性早期白内障和玻璃体混浊
还原型谷胱甘肽	抑制肝细胞组织内过氧化物产生、甘油三酯堆积，防止乙醇导致肝细胞变性及坏死、肝纤维化等。具有很好的降酶、退黄作用	酒精性肝病；与肿瘤化疗药、抗结核药、精神科药、抗抑郁药、对乙酰氨基酚合用而解毒；用于有机磷、氨基或硝基芳香化合物中毒
促肝细胞生长素	促进肝细胞再生，对肝细胞损伤有保护作用，可降低谷丙转氨酶，促病变细胞恢复；调节机体免疫功能，有免疫增强作用；具有抗肝纤维化作用。在病程早期用药疗效最好	重型肝炎（病毒性肝炎、肝衰竭早期或中期）；慢性肝炎活动期；肝硬化的综合治疗
磷脂	保护肝细胞，促进肝细胞再生，促进病及肝脏解毒功能恢复，促进脂肪代谢；维持胆汁的稳定性和流动性等	不同原因引起的脂肪肝、急慢性肝炎，包括肝硬化、继发性肝功失调；预防胆结石复发；妊娠导致的肝损害；银屑病；放射综合征
复方蛋氨酸胆碱片	可以促进胆碱合成（胆碱是细胞膜重要组成部分，有利于肝细胞修复及再生），促进肝脏解毒及恢复肝功能；可以促进脂肪的排泄，防止和减轻肝脏脂肪的堆积；还可补充B族维生素	脂肪肝；各种急慢性肝炎、肝硬化、各种毒物造成的肝损伤等
双环醇	具有抗肝细胞损伤和抗肝炎病毒的双重作用	用于慢性肝炎导致的氨基转移酶升高；酒精肝等
丁二磺酸腺苷蛋氨酸	属于治疗肝性脑病的药物；它可以促进肝脏解毒过程；为肝硬化患者补充腺苷蛋氨酸，克服肝内腺苷蛋氨酸合成酶的降低导致的代谢障碍，重建体内防止胆汁淤积	用于治疗肝硬化前和肝硬化所致的肝内胆汁淤积；妊娠期肝内胆汁淤积；治疗酒精性肝病、胆汁代谢障碍及淤胆型肝损伤（包括药物肝损伤）以及抗结核药引起的药物性肝损伤以及预防肝脏切除后胆汁淤积

二、酒精性脂肪肝

酒精性脂肪肝（简称酒精肝）是由于长期大量饮酒所致的肝脏疾病。初期表现为脂肪肝，进而可发展为酒精性肝炎、肝纤维化、酒精性肝硬化（饮酒后乙醇在小肠吸收，绝大部分要在肝脏代谢）。目前该病患病率已达5%，在部分人群（如应酬较多者）中多见。

【病因】

酒精性脂肪肝的危险因素包括：

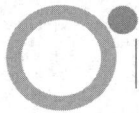

（1）饮酒量与时间　长时间、大量饮酒，乙醇在体内的代谢产物对肝细胞有直接损害作用，长期饮酒还会导致肝内细胞缺氧，导致肝功能恶化。

（2）遗传因素。

（3）性别因素　女性比男性易患（和女性体内含乙醇脱氢酶量少有关）。

【临床表现】

（1）有长期饮酒史，一般超过 5 年，折合酒精量男性 ≥40 g/d 、女性 ≥20 g/d；或 2 周内有大量饮酒史，折合酒精量大于 80g/d。但应注意性别、遗传易感性等因素的影响。换算公式为：酒精量（g）= 饮酒量（ml）× 酒精含量（%）×0.8。

（2）临床症状为非特异性，可无症状，或有右上腹胀痛、食欲不振、乏力、体重减轻、黄疸等；随着病情加重，可有神经精神症状、蜘蛛痣、肝掌等症状或体征。

【实验室检查】

（1）血清谷草转氨酶（AST）、谷丙转氨酶（ALT）、谷氨酰转肽酶（GGT）和平均红细胞容积（MCV）等指标升高，禁酒后这些指标可明显下降，通常 4 周内基本恢复正常，AST/ALT ＞2U/L 有助于诊断。

（2）肝脏 B 超或 CT 检查有典型表现。

（3）排除嗜肝病毒感染、药物和中毒性肝损伤等。

【诊断】（表 5 - 10 - 10）

表 5 - 10 - 10　酒精肝诊断标准

维度	诊断标准
确诊	【临床表现】中的（1）（2）和【实验室检查】中的（1）和（3）或者【临床表现】中的（1）（2）和【实验室检查】（2）和（3）可确诊
疑似	【临床表现】中的（1）（2）和【检查】（3）属于疑似

【治疗】

1. 治疗原则（表 5 - 10 - 11）

表 5 - 10 - 11　酒精肝的治疗原则

维度	具体措施
戒酒	是治疗酒精性肝病的主要措施；戒酒过程中会出现戒断综合征（四肢抖动、出汗等）；药物有戒酒硫、纳曲酮等
营养支持	在戒酒的基础上提供高热量、高蛋白、低脂饮食，并注意补充维生素 B、维生素 C、维生素 K 及叶酸
缓解病情	采用抗氧化、抗炎、保护肝细胞药物
治疗肝硬化及并发症	采用中药抗纤维化药物，如大黄蛰虫丸等

2. 药物治疗（表5-10-12、5-10-13）

表5-10-12　酒精肝药物治疗

治疗方向	药物
改善重症酒精性肝炎患者生存率	泼尼松、甲泼尼龙等激素类药物
防止酒精性肝病的患者癌变	复方蛋氨酸胆碱片、多烯磷脂酰胆碱、水飞蓟素、甘草酸二铵、谷胱甘肽等
预防肝纤维化	促肝细胞生长素、硫普罗宁、汉防己甲素、丹参、冬虫夏草、大黄䗪虫丸、强肝胶囊、还原型谷胱甘肽等
可减轻酒精对肝细胞伤害	饱和脂肪酸如棕榈油；而不饱和脂肪酸则慎用
加速酒精从血液中的清除，改善酒精中毒表现	美他多辛

表5-10-13　酒精肝的联合用药

原则	具体药物	理由
中药 + 西药	大黄䗪虫丸 + 多烯磷脂酰胆碱胶囊	适合有肝硬化且平时身体虚弱、食欲不振、肤色发黑者
对因 + 对症	美他多辛胶囊 + 逍遥丸	适合脾虚肝郁的同时有酒精依赖者

3. 辅助治疗

蛋白质粉、复合维生素、卵磷脂、冬虫夏草胶囊、叶酸片等。

【爱心提示】（表5-10-14）

表5-10-14　酒精肝的日常生活及合理用药提示

提示维度	具体内容
日常生活	保持愉快心情，不熬夜，合理作息
	患者戒酒，戒酒后完全可以恢复，即使是酒精性肝炎如能及时戒酒与治疗也可恢复，否则酒精性肝病则可变成酒精性肝炎、甚至酒精性肝硬化，危及生命
合理用药	适量服用维生素C、维生素B等，有利于酒精性肝病恢复与转归
	根据酒精肝的程度（轻度、中度、重度，见非酒精性脂肪肝分类）决定用药的疗程
	不宜同时应用多种保肝药物，以免加重肝负担，带来因药物的相互作用而引起的不良反应
	慎用护肝片等药物，如果使用必须辨证分型后对症使用

【知识点加油站】

1. 饱和脂肪酸、不饱和脂肪酸与反式脂肪酸（表5-10-15）

表5-10-15　饱和脂肪酸、不饱和脂肪酸与反式脂肪酸的特点

脂肪酸类别	特点
饱和脂肪酸	主要来源是家畜肉和乳类的脂肪，还有热带植物油（如棕榈油、椰子油等）；主要作用是为人体提供能量。它可以增加人体内的胆固醇和中性脂肪；室温下为固态

续表

脂肪酸类别		特点
不饱和脂肪酸	单不饱和脂肪酸	单不饱和脂肪酸主要是油酸，含此成分多的食用油有橄榄油、芥花籽油、花生油等。它具有降低坏的胆固醇（LDL），提高好的胆固醇（HDL）比例的功效，所以单不饱和脂肪酸具有预防动脉硬化的作用；室温下为液态
	多不饱和脂肪酸	多不饱和脂肪酸虽然有降低胆固醇的效果，但它不管胆固醇好坏都一起降，且稳定性差，不适合加热；多不饱和脂肪酸主要是亚油酸、亚麻酸、花生四烯酸等；含此成分多的食用油有玉米油、黄豆油、葵花油等；室温下为液态。常见的商品有月见草油胶囊、深海鱼油类、脉通胶囊、益寿宁胶丸、血脂平、多烯康、心脑康
反式脂肪酸		食物中的不饱和脂肪酸主要是顺式的，人们在用化学方法对油进行加工时，有时会通过氢化作用给多不饱和脂肪酸加上氢原子，使脂肪酸结构由顺式变为逆式，即变成了反式脂肪酸，这种人工化合物最典型的代表就是人造奶油或人造黄油。一般在商品包装上标注为"氢化植物油""植物起酥油""人造黄油""人造奶油""植物奶油""麦淇淋""起酥油"或"植脂末"等，其中都可能含有反式脂肪酸；室温下为固态。其危害是容易造成人体形成血栓，影响生育与发育，降低记忆力，容易发胖，引起冠心病等

2. 叶酸

叶酸可用于各种巨幼细胞贫血，尤其用于由于营养不良或婴儿期、妊娠期叶酸需要量增加所导致的巨幼红细胞性贫血。用于治疗恶性贫血时，虽可以纠正异常血象，但不能改善神经损害症状，因此要以维生素 B_{12} 为主、叶酸为辅予以治疗；还用于妊娠期预防先天神经管畸形、先心病与哺乳期妇女贫血的预防用药。

第二节　慢性乙型肝炎

肝脏发生炎症及肝细胞坏死持续 6 个月以上，称为慢性肝炎。慢性乙型肝炎指的是乙型肝炎病毒（HBV）持续感染引起的肝慢性炎症坏死性疾病。

本病以青壮年男性发病居多，起病缓慢或隐匿；多数无明显急性肝炎史，常在婴幼儿时期感染引起；少数患者会急性起病而持久不愈。感染 HBV 时的年龄影响临床结果：①母婴传播，90% 会慢性化；②1～5 岁时感染，则 25%～50% 慢性化；③成人感染，则少于 5% 会慢性化。

【病因】

慢性乙型肝炎是人体感染 HBV 的结果。HBV 主要经血和血制品以及母婴、破损的皮肤和黏膜及性接触传播。其他如修足、纹身、扎耳孔、共用剃须刀和牙刷等也可传播。日常工作或生活中，握手、拥抱、同住一宿舍、同一餐厅用餐等无血液暴露的接触，一般不会传染 HBV；经蚊子等吸血昆虫传播未证实。

【临床表现】

1. 全身表现

慢性乙型肝炎的轻度患者可无明显症状，仅在体检时发现肝大或肝功能异常。该病的常见症状为乏力、全身不适、食欲减退、肝区不适或疼痛、腹胀、失眠、低热等。

患者往往在体检时发现面部颜色晦暗，巩膜常黄染，可有蜘蛛痣及肝掌（见图 5 - 10 - 1、5 - 10 - 2，肝掌与蜘蛛痣的出现都与体内雌激素水平升高有关，因雌激素的灭活需要在肝中进行，当肝脏受损之后，雌激素灭活能力下降产生上述表现，但是青春期的蜘蛛痣不作疾病论）、肝大、质地中等或充实感，有压痛及叩痛。一般多有脾大；病情严重者可有黄疸（黄疸是皮肤黏膜、巩膜、尿液发黄的表现）加深、腹水、下肢浮肿、出血倾向及肝性脑病。

2. 肝外表现

患者可有皮疹、关节炎、再生障碍性贫血（该病是多种原因造成骨髓造血功能衰竭，全血细胞减少的一组综合征）、肾小球肾炎、结肠直肠炎；可有停经或月经改变、男性乳房发育、睾丸萎缩或阳痿等内分泌紊乱；少数患者可出现肝源性糖尿病、甲状腺功能亢进或减退等。

3. 乙型肝炎肝硬化

慢性乙型肝炎发展的最终结果就是肝硬化。

4. 分级

临床根据肝脏的损害程度分为轻度、中度、重度（表 5 - 10 - 16）。

表 5 - 10 - 16　慢性乙型肝炎的分级

分类	说明	谷丙转氨酶与谷草转氨酶	总胆红素	血白蛋白
轻度	病情轻，症状不明显，但生化指标有 1 ~ 2 项轻度异常者	< 3 倍正常值	< 2 倍正常值	> 35g/L
中度	位于轻、重度中间	指标在轻、重度中间	2 ~ 5 倍正常值	32 ~ 35g/L
重度	有明显症状，各项指标如右侧范围	> 3 倍正常值	> 5 倍正常值	< 32g/L

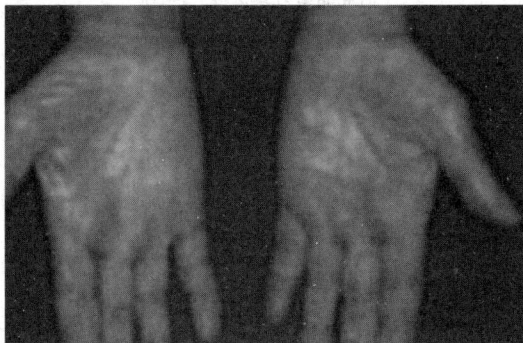

图 5 - 10 - 1　肝掌

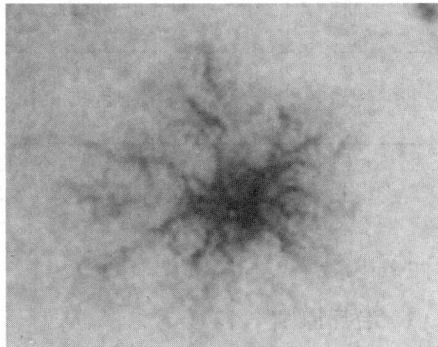

图 5 - 10 - 2　蜘蛛痣

【实验室检查】

肝功能异常的程度随慢性肝炎病情起伏而变化，活动期血清转氨酶和胆红素升高，血白蛋白降低，球蛋白升高。（表 5 – 10 – 17 ~ 表 5 – 10 – 19）

表 5 – 10 – 17　慢性乙型肝炎的检查项目

检查项目	具体数值
乙肝病毒标记物	详见表 5 – 10 – 19 乙肝五项血清学检测
ALT（和/或）AST	正常检测范围是 0 ~ 40U/L
血胆红素	总胆红素在正常范围是 3.4 ~ 17.1μmol/L；超过 34.2，代表有黄疸
血白蛋白	正常范围是 35 ~ 55g/L，降低代表肝功下降

表 5 – 10 – 18　慢性乙肝各项指标的意义

指标	意义
ALT（谷丙转氨酶）	升高程度反映肝细胞损伤程度
AST（谷草转氨酶）	反映炎症及损伤程度；明显升高，表示肝细胞严重坏死
血胆红素	升高程度与肝损害严重程度成正比
血白蛋白	数值降低代表肝脏合成功能下降

表 5 – 10 – 19　乙肝五项 HBV 血清学检测

中文名	英文名	单项阳性的意义
乙肝表面抗原	HBsAg	阳性表示感染了乙肝病毒。并不反映病毒有无复制、复制程度、传染性强弱
乙肝表面抗体	HBsAb（抗 HBs）	阳性表示对乙肝病毒的感染具有保护性免疫作用。乙肝疫苗接种者，若仅此项阳性，应视为乙肝疫苗接种后正常现象
乙肝 e 抗原	HBeAg	阳性说明传染性强，持续阳性 3 个月以上则有慢性化倾向
乙肝 e 抗体	HBeAb（抗 HBe）	阳性说明病毒复制减少，传染性弱，但并非没有传染性
乙肝核心抗体	HBcAb（抗 HBc）	阳性说明既往感染过乙肝病毒

注：①上表中，第 1、3、5 项阳性，其余两项阴性，为大三阳，为急性或慢性乙型肝炎，但认为传染性较大。
②第 1、4、5 项阳性，其余两项阴性，为小三阳，为急、慢性乙型肝炎，但认为传染性较小。

【治疗】

1. 治疗原则

最大限度地长期抑制或消除 HBV，减轻肝细胞炎症坏死及肝纤维化，延缓和阻止疾病进展，减少和防止肝脏失代偿、肝硬化、肝癌及其并发症的发生，从而改善生活质量及延长存活时间。

2. 药物治疗（表 5 – 10 – 20、5 – 10 – 21）

表 5 – 10 – 20　慢性乙肝的药物治疗

治疗措施	药物
抗病毒	干扰素（IFN）、拉米夫定、阿德福韦酯、恩替卡韦、替比夫定、替诺福韦
抗炎保肝	在抗病毒基础上，可选用甘草酸二胺、水飞蓟素、联苯双酯等
抗纤维化	在抗病毒基础上，选用益气养阴、活血化瘀的中成药物；详见中医胁痛部分章节辨证用药
肝硬化对症治疗	拉米夫定 + 大黄䗪虫丸

注：在抗病毒治疗中，抗病毒是治疗关键。抗病毒药物使用疗程最少 1 年。对于不耐受或不愿意接受干扰素或核苷类抗病毒药的患者，有条件的可用胸腺肽 α1，1.6mg，2 次/周，皮下注射，疗程 6 个月。

表 5 – 10 – 21　慢性乙肝的联合用药

原则	具体药物	理由
中药 + 西药	大黄䗪虫丸 + 甘泰片/多烯磷脂酰胆碱 + 拉米夫定	适合有肝硬化的平时身体虚弱、食欲不振、肤色发黑者；中西药联合效果更佳
	恩替卡韦分散片 + 血府逐瘀丸	适合肋部疼痛，舌质紫暗的肝炎或肝硬化者
对因 + 对症	阿德福韦酯 + 甘草酸二铵 + 复方蛋氨酸胆碱片	既抗病毒，同时又可以降转氨酶并消除黄疸表现

3. 辅助治疗

辅酶 Q10（可以减轻肝细胞损害，协助药物防止肝细胞纤维化等）、螺旋藻、维生素 B、维生素 EC 及叶酸、角鲨烯（具有保肝作用，促进肝细胞再生并保护肝细胞，从而改善肝脏功能）等。

【爱心提示】参照非酒精性脂肪肝部分。

【知识点加油站】

抗原与抗体

通俗的解释就是抗原是入侵者，被机体识别后，机体会产生反应来消灭不属于机体本身的物质（抗原），产生反应形成的物质就是抗体，抗体就是来对抗抗原的物质。

第三节　肝硬化

肝硬化是在肝细胞广泛坏死的基础上产生肝脏纤维组织弥漫性增生，形成结节、假小叶，进而导致肝脏结构和血液供应被进一步破坏的肝部疾病，是各种慢性肝病发展的晚期阶段。

【病因】（表 5 – 10 – 22）

表 5 – 10 – 22　肝硬化病因

常见病因	具体内容
病毒性肝炎	主要为乙型、丙型和丁型肝炎病毒感染，约占60%~80%
慢性酒精中毒	长期大量饮酒（一般为每日摄入酒精80g，达10年以上）
非酒精性脂肪性肝炎	20%的非酒精性脂肪性肝炎可发展为肝硬化
胆汁淤积	持续肝内淤胆或肝外胆管阻塞时，高浓度胆酸和胆红素可损伤肝细胞
药物	服用双醋酚汀、甲基多巴、异烟肼等可引起中毒性或药物性肝炎

【临床表现】（表 5 – 10 – 23 ~ 表 5 – 10 – 25）

表 5 – 10 – 23　肝硬化的临床表现

疾病分期	具体表现
肝功能代偿期	症状较轻，以疲倦乏力、食欲减退及消化不良为主。可有恶心、厌油腻、腹部胀气、上腹不适、隐痛及腹泻。症状多间歇出现，因劳累或伴发病而加重，经休息或适当治疗后可缓解。脾脏呈轻度或中度肿大，肝功能检查结果可正常或轻度异常
肝功能失代偿期	症状显著，主要为肝功能减退和门脉高压所致的两大类临床表现，并可有全身多系统症状（见下表肝功能失代偿期具体表现）

表 5 – 10 – 24　肝功能失代偿期的具体表现

阶段	表现方面	具体表现
肝功能减退	全身症状	消瘦乏力，精神不振，重症者体弱而卧床不起。常有贫血、舌炎、口角炎、夜盲、多发性神经炎及浮肿等
	消化道症状	食欲明显减退，进食后即感上腹不适和饱胀，恶心、甚至呕吐，对脂肪和蛋白质耐受性差，进油腻食物易引起腹泻。半数以上患者有轻度黄疸，少数有中度或重度黄疸，后者提示肝细胞有进行性或广泛坏死
	出血倾向及贫血	常有鼻衄、齿龈出血、皮肤瘀斑和胃肠黏膜糜烂出血等
	内分泌失调	男性患者常有性欲减退、睾丸萎缩、毛发脱落及乳房发育等；女性患者有月经不调、闭经、不孕等
	皮肤	全身皮肤发黄，面色灰暗黝黑；有蜘蛛痣及肝掌
门脉高压		出现腹水、出血等多种并发症

表 5 – 10 – 25　肝硬化并发症

并发症	具体表现
肝性脑病	是本病最严重的并发症，亦是最常见的死亡原因，主要临床表现为性格改变、行为失常、意识障碍、昏迷
上消化道大出血	食管胃底静脉出血导致

续表

并发症	具体表现
感染	支气管炎、肺炎、结核性腹膜炎、原发性腹膜炎、胆道感染等
肝肾综合征	少尿或无尿，低血钠与低尿钠，肾脏无器质性改变，故亦称功能性肾衰竭
腹水	正常人腹腔中有少量液体，大约50ml，当液体量大于200ml时称为腹水
原发性肝癌	肝硬化时易并发肝癌，尤以肝炎后肝硬化时多见

【诊断】

失代偿期很好诊断，代偿期容易被忽略。代偿期：慢性肝炎病史及症状可供参考，如有典型蜘蛛痣、肝掌应高度怀疑。肝质地较硬或不平滑和（或）脾大 > 2cm，质硬，而无其他原因解释，是诊断早期肝硬化的依据。肝功能可以正常。

【治疗】

1. 一般治疗

注意卧床休息；并适当补充维生素、戒酒、控制蛋白质摄入等。

2. 药物治疗（表 5 – 10 – 26）

表 5 – 10 – 26　肝硬化的药物治疗

种类	药物
抗病毒药物	干扰素、拉米夫定、阿德福韦酯、恩替卡韦、替比夫定、替诺福韦
抗纤维化药物	大黄䗪虫丸、丹参、促肝细胞生长素等
针对腹水药物	利尿剂、白蛋白（低蛋白血症时使用）

注：治疗代偿期乙肝肝硬化首选恩替卡韦、替诺福韦等抗病毒药物。联合用药参照慢性肝炎部分。

【爱心提示】（表 5 – 10 – 27）

表 5 – 10 – 27　肝硬化的日常生活及合理用药提示

提示维度	具体内容
日常生活	合理摄入蛋白质；保持足够的维生素、高热量饮食的摄入；戒酒。肝功明显损害时，限制或禁止蛋白质摄入
	限制钠、水摄入，钠不超过 2g/d；有腹水时候，低盐或无盐饮食
	保持愉快心情；避免感染与感冒；避免过度劳累
合理用药	确保足疗程用药
	中成药要辨证使用
	不乱用保健品，用药不可过多过杂

【知识点加油站】（表 5 - 10 - 28）

表 5 - 10 - 28　脾脏肿大的分级

分类	具体表现	意义
轻度	脾脏肿大在左肋下 2cm 以内	多见急性肝炎
中度	脾脏肿大超过左肋下 2cm，但没有到脐部	多见肝硬化
重度	脾脏肿大超过脐部	多见慢粒白血病或恶性淋巴瘤

第四节　胆囊炎

胆囊炎是指由侵入胆道的病原菌，在结石、狭窄、外来压迫等机械性梗阻因素和伴随充血、水肿、痉挛等因素刺激下异常繁殖引起的炎症性疾病。胆囊炎按照发病时间的长短可分为急性和慢性胆囊炎两种；临床上多以肥胖、多产、长期不吃早餐、40 岁左右的女性发病率较高。

一、急性胆囊炎

急性胆囊炎是由于胆管梗阻和细菌感染而引起的急性炎症，根据患者是否同时患有胆结石，又可分为急性结石性胆囊炎和急性非结石性胆囊炎。

【病因】

初期是结石直接损伤受压部位黏膜引起，后期多与需氧菌与厌氧菌的混合感染及胆汁淤滞等有关。

【临床表现】

急性胆囊炎是胆囊的急性化脓性炎症，80% 伴有胆结石，是临床常见急腹症之一。具体临床表现如下（表 5 - 10 - 29）。

表 5 - 10 - 29　急性胆囊炎的临床表现

类别		具体表现
腹痛表现	部位	2/3 以上的腹痛发生在右上腹，也有发生在中上腹部者；随着炎症的发展，腹痛常局限于右肋下胆囊区，而右肩胛下区可有放射性疼痛
	时间	疼痛常常发生于夜间，并可在饱餐及脂肪餐下诱发，是因为仰卧时结石易滑入胆囊管，形成嵌顿
	特点	腹痛常呈持续性、膨胀性；如有胆管梗阻，则有间断性胆绞痛发作
消化道症状		60% ~70% 的患者可有反射性恶心和呕吐，严重者可呕出胆汁，并造成脱水等
全身症状		80% 患者可有中度发热。当发生化脓性胆囊炎时，可出现寒战、高热及烦躁、谵妄（精神、意识等出问题）等表现。患者多呈现急性面容，20% 患者有轻度黄疸表现

【治疗】

对于症状较重者采取手术治疗，症状较轻者采取药物保守治疗。

1. 药物治疗（表5-10-30）

表5-10-30　急性胆囊炎的药物治疗

类别	具体药物
抗生素	可选用头孢类或喹诺酮类和甲硝唑的配伍使用；也可选用氨苄西林、克林霉素、氨基糖苷类抗生素，此类抗生素在胆汁中浓度高，效果好
利胆药物	硫酸镁、去氧胆酸片、羟甲香豆素、苯丙醇、去氢胆酸等
溶石药物	熊去氧胆酸、鹅去氧胆酸片等
中成药	清肝解毒片、消炎利胆片、胆通胶囊等
解痉止痛药	山莨菪碱、阿托品、硝酸甘油

2. 辅助治疗

卵磷脂、鱼油、维生素B、维生素C、辅酶Q10（辅助保肝护肝）等。

【爱心提示】（表5-10-31）

表5-10-31　急性胆囊炎的日常生活及合理用药提示

维度	具体内容
日常生活	注意控制体重，但减肥不宜过快，否则容易增加胆石症风险，减重目标0.5~1kg/周
	养成吃早餐的习惯；减少油腻食物摄入；饮食清淡，低脂肪、低胆固醇的饮食；忌食用刺激性食物或浓烈的调味品；不饮烈性酒；少食多餐
	加强维生素B、维生素C的补充
	避免便秘发生
合理用药	服用阿托品有口干表现时，可以加服维生素C来缓解
	有腹泻表现的患者，不予选用利胆药硫酸镁
	对于有结石的慢性胆囊炎患者，溶石治疗结束后，最好再加强1个疗程可预防复发
	熊去氧胆酸使用6个月效果不理想者需停药
	女性使用熊去氧胆酸期间不要使用口服避孕药，会影响药物治疗效果
	羟甲香豆素对慢性胆囊急性发作或胆道内感染明显时，可以联合使用抗生素，效果更好

二、慢性胆囊炎

慢性胆囊炎一般是由长期存在的胆囊结石导致的慢性炎症，还有一部分为急性胆囊炎迁延而成，但多数并无急性发作史。约70%的患者伴有结石。

【病因】

与胆结石、胆汁淤积对胆囊囊壁的刺激、细菌感染等有关。

【临床表现】

（1）急性发作时，与急性胆囊炎症状相似；无急性发作时，只有右上腹或上腹部

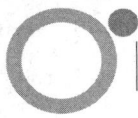

不适或隐痛，上腹饱胀。

（2）可伴有反射性恶心，少有呕吐及发热、黄疸等症状。

（3）可伴有反酸、嗳气等消化不良症状，并于进油腻食物后加重。

（4）问诊时应询问既往有无反复发作胆绞痛的病史、起病急缓、疼痛部位、性质特点、放射方向、时间及伴随症状。

【治疗】

非结石性慢性胆囊炎以消炎利胆为主（结石性的胆囊炎考虑手术）。

1. 药物治疗

（1）利胆药物　硫酸镁、胆酸片等。

（2）溶掉结石　熊去氧胆酸（针对胆固醇结石）。

（3）慢性胆囊炎的联合用药（表 5 - 10 - 32）

表 5 - 10 - 32　慢性胆囊炎的联合用药

指导思想	具体药物	理由
对因 + 对症	阿奇霉素片 + 硫酸镁 + 硝酸甘油片	既缓解最难受（疼痛）表现，同时又针对病因予以治疗
	甘草酸二铵肠溶胶囊 + 胆宁片 + 克林霉素	既解决病因问题，又可预防胆汁淤积引起的黄疸及肝细胞损害
中药 + 西药	金钱胆通口服液 + 消炎利胆片	针对湿热型胆囊炎，必须加去湿热药物，湿不去胆囊炎不消

2. 辅助治疗、爱心提示

请参照急性胆囊炎部分。

第五节　胆石症

胆石症在中国的发病率目前已经超过 10%，而且还呈逐年递增趋势，好发于多产、肥胖、40 岁以上的女性。胆结石类型也由原来的以胆色素成分结石向胆固醇结石转变，这与生活水平提高后的饮食结构改变有直接关系。

【病因】（表 5 - 10 - 33）

表 5 - 10 - 33　胆石症的病因

类别	具体内容
年龄	发病率与年龄呈正相关，随着年龄增长胆汁酸池逐渐减小，胆囊收缩功能逐渐降低
性别	女性发病率高与雌激素有关，后者有降低胆汁分泌量、增加胆固醇分泌、降低胆汁酸和磷脂分泌、增高胆汁胆固醇饱和度的作用

续表

类别	具体内容
肥胖	肥胖程度与胆石发病率呈正相关，年轻肥胖者尤为明显。这是因为肥胖者全身，包括肝脏胆固醇合成增加，导致胆汁胆固醇饱和度提高
多产	孕期雌激素增加，胆汁成分变化，胆固醇饱和度提高
饮食	高精制的糖类和动物脂肪摄取过多，可增加胆汁胆固醇饱和，而食物纤维和植物脂肪摄取减少，肠内容物在肠内停留时间过长，更容易产生结石
药物	消胆胺、烟酸、某些降脂药等可增加胆汁中的胆固醇饱和度，诱发胆结石
	长期使用女性激素或者避孕药，可降低胆汁酸分泌，增加胆固醇分泌，损害胆囊排空，形成结石

【临床表现】

1. 胆石症急性期表现

（1）具有急性胆囊炎的表现，见急性胆囊炎部分。

（2）具有急性化脓性胆管炎的表现（查科三联征见表 5 – 10 – 34）。

表 5 – 10 – 34　查科三联征

三联征	具体表现
上腹痛	常为突发性右上腹、上腹胀痛或阵发性绞痛，有时放射至右背部及右肩部，疼痛剧烈时，伴有恶心、呕吐，患者坐卧不安、大汗淋漓、面色苍白，甚至呻吟不止，转动体位疼痛加重等，每次持续 10 ~ 15 分钟
寒战高热	体温高达 40 ~ 41℃
黄疸	发病 12 ~ 24 小时内，尿色深黄泡沫多，粪色浅或呈陶土色

2. 胆石症慢性期表现（发作间歇期）

（1）具有慢性非结石性胆囊炎的表现。

（2）具有慢性结石性胆囊炎表现　常见于中年妇女、肥胖者及多次妊娠者，女性多于男性（2~3∶1），多有反复发作或绞痛史，每于冬秋之交发作较频繁。平时可有右上腹隐痛、腹胀、嗳气和厌油腻等消化不良症状，类似胃病，或右上腹、右季肋部持续隐痛，伴有胃肠道症状，右肩胛下区及右腰部牵扯痛，会误认为肝炎。脂肪餐后，上腹饱胀、有压迫感或隐痛。

【治疗】

胆石症的反复发作者以手术治疗为主；胆石症慢性期以药物治疗为主。

1. 药物治疗（表 5 – 10 – 35）

表 5 – 10 – 35　胆石症的药物治疗

类别	药物
止痛药	吲哚美辛、双氯芬酸、酮洛芬等
解痉药	山莨菪碱、阿托品等

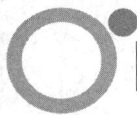

续表

类别	药物
溶石及利胆药	熊去氧胆酸片、去氢胆酸片、苯丙醇、丙谷胺、胆舒胶囊等
抗感染药	阿莫西林克拉维酸钾、甲硝唑、氧氟沙星等
保肝药	腺苷蛋氨酸肠溶片、甘草酸二铵肠溶胶囊、谷胱甘肽等

注：联合用药见慢性胆囊炎部分。

2. 辅助治疗

辅酶 Q10（预防肝损伤或防止肝细胞受损加重）、卵磷脂（预防与控制胆结石发展）等。

【爱心提示】（表 5 – 10 – 36）

表 5 – 10 – 36　胆石症的日常生活及合理用药提示

提示维度	具体内容
日常生活	多吃含维生素食物；忌吃含胆固醇、高脂肪的食物
	少吃含钙高的食物
合理用药	熊去氧胆酸与辛伐他汀联合使用，治疗胆石症效果更好
	尽量选择熊去氧胆酸溶石，相比鹅去氧胆酸溶石作用强，而且无腹泻与肝脏毒性
	合并感染者，联合应用抗生素如广谱青霉素类（如氨苄西林、阿莫西林）、头孢类（如头孢克肟胶囊）、β-内酰胺类（如阿莫西林克拉维酸钾）、氟喹诺酮类（如氧氟沙星、左氧氟沙星、环丙沙星）、氨基糖苷类（如庆大霉素）等；选用上述药物的理由是因为上述药物在胆汁中浓度高，可以起到很好的抗菌消炎作用
	合并厌氧菌感染的联合甲硝唑
	谷胱甘肽与维生素 C 合用效果更好
	结石患者补钙要适量，不能过量
	丙谷胺用于胆石症时需要饭前 15 分钟服用，连用 30～60 天
	胆舒胶囊用于胆石症时，3 个月为 1 个疗程
	苯丙醇胶丸可以长期服用，因为副作用很小

【知识点加油站】（表 5 – 10 – 37）

表 5 – 10 – 37　谷胱甘肽的作用

类别	具体内容
保护肝脏	能抑制脂肪肝的形成，改善中毒性肝炎与感染性肝炎的症状
解毒	对氟化物、一氧化碳、重金属及有机溶剂中毒有解毒作用
降低不良反应	对于化疗药物引起的不良反应如白细胞减少具有改善作用
保护皮肤	防止皮肤色素形成
预防眼部疾病	可以控制进行性白内障以及角膜、视网膜疾病的发展

第十一章

慢性胰腺炎

胰腺是人体第二大消化腺体，由外分泌部和内分泌部组成。外分泌部分泌的胰液中内含多种消化酶，可以将淀粉、脂肪、蛋白质等营养物质进行有效分解，帮助人体消化和吸收。其内分泌部分泌的胰岛素、胰高血糖素等可以维持人体血糖稳定。

慢性胰腺炎是由于各种原因导致的胰腺局部、节段性或弥漫性的慢性进展性炎症，导致胰腺内外分泌功能的不可逆损害。主要表现为反复或持续发作的上腹部疼痛、腹泻或脂肪泻、胰腺内外分泌功能不全，可伴有消瘦、黄疸、腹部包块、胰管结石、糖尿病等。本病可归属于中医的"腹痛""泄泻"范畴。该病男性多于女性。目前我国患病率约为 0.04% ~5% ，呈逐年增长的趋势。

【病因】（表 5 - 11 - 1）

表 5 - 11 - 1　慢性胰腺炎的病因

类别	具体内容
胆道疾病	占病因 35% 以上；如感染、炎症、结石等，其中以胆囊结石最多
酗酒	占病因 20% 以上；临床认为酒精不会直接导致，但是在胰管梗阻协同作用下可导致慢性胰腺炎
其他	与高脂血症、高钙血症、吸烟（属于独立危险因素）、遗传、柯萨奇病毒感染、自身免疫等因素有关

【临床表现】（表 5 - 11 -2）

表 5 - 11 -2　慢性胰腺炎的临床表现

类别		具体内容
腹痛		是最常见的临床表现，常为上腹部疼痛，可向腰背部放射，大多数为间歇性，可持续数月或数年
胰腺功能不全	外分泌功能不全	早期可无任何临床症状，后期可出现体重减轻、营养不良、脂肪泻等
	内分泌功能不全	糖耐量异常或者糖尿病

【治疗】

1. 药物治疗（表5-11-3）

表5-11-3　慢性胰腺炎药物治疗

（一）外分泌功能不全的治疗	
腹泻	首选含高活性脂肪酶的肠溶包衣胰酶制剂，如胰酶肠溶胶囊、米曲菌胰酶片、复方阿嗪米特肠溶片、复方消化酶胶囊等，于餐中服用。疗效不佳时可加服质子泵抑制剂、H_2 受体拮抗剂等抑酸剂，增强胰酶制剂疗效
营养不良	限制脂肪摄入，适当高蛋白饮食；症状不缓解时可考虑补充中链甘油三酯
脂溶性维生素缺乏	适当补充维生素 D，根据实际情况补充维生素 A、维生素 E、维生素 K

（二）伴有糖尿病	
存在胰岛素抵抗的患者	排除禁忌后可选用二甲双胍治疗，其他口服降糖药物不良反应显著，不做首选；口服药物效果不佳时改为胰岛素治疗
合并严重营养不良患者	首选胰岛素治疗

（三）疼痛治疗		
胰酶制剂		胰酶肠溶胶囊、米曲菌胰酶片、复方阿嗪米特肠溶片、复方消化酶胶囊等
止痛药	治疗原则	遵循 WHO 提出的疼痛三阶梯治疗原则，止痛药物选择由弱到强，尽量口服给药
	第一阶梯	首选对乙酰氨基酚，其消化道不良反应较非甾体类抗炎药的发生率低
	第二阶梯	选用弱阿片类镇痛药如曲马多
	第三阶梯	选用阿片类止痛药，但应注意肠麻醉综合征的发生，随着药物剂量增加，约6%的患者发展成痛觉过敏、腹痛程度加重

2. 辅助治疗

适当的维生素 D、叶酸、锌制剂等的补充。

【爱心提示】（表5-11-4）

表5-11-4　慢性胰腺炎的日常生活及合理用药提示

提示维度	具体内容
日常生活	必须戒酒、戒烟
	避免过量高脂肪、高蛋白饮食；饮食上采取少食多餐办法
	适度的体育运动
	定期的 CT、MRI 和实验室检查
	脂肪泻患者，适当的低脂饮食和维生素 D 摄入
合理用药	合并糖尿病患者警惕低血糖发生
	使用血府逐瘀丸、桂枝茯苓丸、龙胆泻肝丸、柴胡舒肝丸、生脉饮、参苓白术丸等中药时，一定通过中医辨证施治用药

第十二章

消化系统疾病中医论治

第一节 胃 痛

胃痛又称胃脘痛，是以上腹、胃脘部、近心窝处经常发生以疼痛为主症的疾病。西医学中的急性胃炎、慢性胃炎、消化性溃疡、功能性消化不良等病以上腹部疼痛为主要症状者，均可按此辨证施治。

【病因】

1. 外邪客胃

外感寒、热、湿邪，内客于胃，都可导致胃脘气机阻滞，不通则痛，其中尤以寒邪为多。

2. 饮食伤胃

饮食不节，或饥饱无常，损伤脾胃，胃气壅滞，导致胃失和降，不通则痛。五味过极，辛辣、肥甘厚腻过度，饮酒无度，产生湿热，伤脾胃，气机壅滞。

3. 情志不畅

忧思恼怒，伤肝损脾，胃气壅滞，横逆犯胃，脾失健运，胃气阻滞，导致胃失和降而发胃痛。

4. 脾胃虚弱

平素脾胃虚弱，运化失职，气机不畅，或中阳（指脾气）不足，中焦虚寒，失其温养而发疼痛。

【辨证分型】

1. 寒邪客胃证

表现：胃痛暴作，恶寒喜暖，脘腹得暖则痛减，遇寒则痛增，口淡不渴，喜热饮，苔薄白，脉弦紧。

治法：温胃散寒，行气止痛。

药物：复方胃痛胶囊、温胃舒或胃肠灵、良附丸。

2. 饮食伤胃证

表现：胃痛，脘腹胀满拒按，嗳腐吞酸，不思饮食或吐不消化食物，吐食或矢气后痛减，或大便不爽，苔厚腻，脉滑。

治法：消食导滞，和胃止痛。

药物：山楂丸、保和丸、枳实导滞丸、山麦健脾口服液、越鞠保和丸、六味安消胶囊、沉香化滞丸。

3. 肝气犯胃证

表现：胃脘胀闷，攻撑作痛（意思就是像有一股气这里顶一下，又到另外地方顶一下而引起不舒服），脘痛连胁，嗳气（俗称打嗝）频繁，大便不畅，每因情志因素而痛作，喜长叹息（长出气之意），苔多薄白，脉弦。

治法：疏肝和胃，理气止痛。

药物：舒肝和胃丸、柴胡舒肝丸、胃苏冲剂、气滞胃痛片、三九胃泰、逍遥丸。

4. 肝胃郁热证（相当于西医胃食管反流病）

表现：胃脘灼痛，痛势急迫，烦躁易怒，泛酸嘈杂（意思就是胃中空虚，似饥非饥，似痛非痛，说不出来，时有时无的感觉），口干口苦，舌红苔黄，脉弦或数。

治法：疏肝泄热，理气和胃。

药物：丹栀逍遥丸（或清胃黄连丸、胃炎康胶囊）＋左金丸。

5. 湿热中阻证

表现：胃脘灼痛，吐酸嘈杂，脘痞腹胀，纳呆恶心，口渴不欲饮，小便黄，大便不畅，舌质红，苔黄腻，脉滑数。

治法：清化湿热，理气和胃。

药物：藿香清胃胶囊、二妙丸＋香砂六君丸。

6. 瘀血停滞证

表现：胃脘疼痛，痛有定处而拒按，或痛有针刺感，食后痛甚，入夜尤甚，或见吐血便黑，舌质紫暗或有瘀斑，脉涩。

治法：活血化瘀，理气止痛。

药物：复方胃痛胶囊、安胃片或元胡止痛片。

7. 胃阴亏虚证

表现：胃热痛隐隐，似饥而不欲食，口燥咽干，手足心热，大便干结，舌红少津，脉细数。

治法：养阴益胃，和中止痛。

药物：养胃舒、玉竹冲剂、胃乐新颗粒、胃安胶囊、养阴清胃颗粒。

8. 脾胃虚寒证

表现：胃痛隐隐，喜温喜按，空腹痛甚，得食痛减，劳累或受凉后发作或加重，泛吐清水，纳差，神疲乏力，甚则手足不温，大便溏薄，舌淡苔白，脉虚弱或迟缓。

治法：温中健脾，和胃止痛。

药物：参芪健胃颗粒＋温胃舒或附子理中丸、良附丸、香砂养胃丸、复方田七胃痛片、摩罗丹。

【知识点加油站】（表 5－12－1、表 5－12－2）

表 5－12－1　常用胃痛药物解析

名称	功能主治	要点
柴胡舒肝丸	用于肝气郁结、气滞血瘀引起的胸闷、疼痛、嗳气、易发怒、腹胀、反酸等	侧重于肝郁实证（平时胸闷疼痛或烦躁易怒表现，没有脾虚血虚表现）
逍遥丸	用于肝郁脾虚引起的肋痛、胃痛、郁证、月经不调等	侧重于肝郁虚证，从解决肝郁＋脾虚血虚入手（既有平时抑郁、情绪低落、烦躁易怒表现，又有浑身乏力、湿气重的表现）
香砂养胃丸	用于胃阳不足、湿阻气滞引起的胃痛、腹胀、反酸、厌食等	侧重于胃寒（吃凉的不舒服），湿阻气滞（方中行气化湿药物多一些）
香砂六君丸	用于脾虚气滞引起的胃痛、消化不良、嗳气、腹胀、泄泻等	侧重于脾虚，可理气祛湿，祛湿作用不如香砂养胃丸（组方补通兼施，通后可补）
理中丸	温中（脾胃）散寒，用于脾胃虚寒的胃痛等	侧重于脾胃中焦虚寒（吃凉的胃疼或拉肚子）
四神丸	用于肾阳不足的腹泻	侧重于脾肾阳虚导致的泄泻（五更泻）
附子理中丸	温阳（心阳和肾阳）散寒，用于脾胃虚寒兼有四肢发冷的胃痛、腹泻等	侧重于心肾阳虚（全身或四肢怕冷）的脾胃虚寒
参苓白术散	用于脾胃虚弱、食少便溏、气短乏力、咳嗽等	侧重健脾胃、益肺气，祛湿作用相比香砂六君丸弱一些。但是香砂六君丸在益肺气方面不如参苓白术散
左金丸	用于肝火犯胃，脘胁疼痛，口苦嘈杂，呕吐酸水，不喜热饮	侧重于清肝胃之火，但无疏肝之效，可以联合使用气滞胃痛片，则疏肝理气、清火效果更好
枳实导滞丸	用于饮食积滞、湿热内阻导致的脘腹胀痛、不思饮食、大便秘结、痢疾里急后重等	侧重于消法（食积）和下法（祛中焦及大肠湿热）
健脾丸	用于脾虚出现的食欲不振、消化不良等	侧重于消法（食积）和补法（脾）
保和丸	用于饮食不节、食积及脾胃升降失常导致的腹痛腹胀、恶心呕吐、嗳腐吞酸、不思饮食、大便不调等	焦三仙（大山楂丸组方）和二陈汤的组合；侧重于长期食积，并可祛痰化湿
大山楂丸	用于食积、肉积、停滞不化、痞满腹胀、饮食减少	侧重于偶尔发生的食积，尤其大鱼大肉之后
越鞠保和丸	疏肝解郁，开胃消食；用于气郁食滞导致的胃痛等	侧重于肝气郁滞（平时生气吃不下）兼有经常食积
加味保和丸	同保和丸	可以理解成是保和丸的加强版，在保和丸基础上侧重于理气与消胀

表 5 – 12 – 2　胃痛辨证要点归纳

辨证内容	辨证分型	表现特点
实证	寒邪客胃、饮食伤胃、肝气犯胃、肝胃郁热、湿热中阻、瘀血停滞证	多剧痛，固定不移，拒按
虚证	胃阴亏虚、脾胃虚寒证	痛徐缓，痛处不定，喜按
寒证	寒邪客胃、脾胃虚寒证	遇寒则通，得温痛减
热证	肝胃郁热、湿热中阻证	遇热则痛，得寒痛减
气滞	肝气犯胃证	多见胀痛，或涉及两胁，或兼见呕血、嗳气频繁，疼痛与情志变化有关
气虚	脾胃气虚证	胃脘疼痛，空腹痛显，饮食减少，食后腹胀，大便溏薄，面色少华
瘀血	瘀血停滞证	疼痛部位固定不移，痛如针刺，舌质紫暗或有瘀斑，或兼见呕血、便血

第二节　吐　酸

吐酸指的是以胃中的酸水往上泛为主症的疾病。如果随即咽下称为吞酸，如果随即吐出称为吐酸，可单独出现，常与胃痛并见。西医学中的消化性溃疡、胃食管反流病等，可参照本节辨证论治。

【病因】

1. 肝郁化热

长时间情志不遂，气郁化火，或嗜烟、酒、辛辣制品，化火而郁滞肝经，邪热犯胃而致。

2. 脾胃虚弱

多因饮食不节、劳倦过度、忧思日久等伤脾胃，脾胃升降失和而呕吐酸水。

3. 肝气犯胃

平时抑郁或烦躁易怒，肝的疏泄功能出现异常，气机不畅而侵犯胃的功能所致。

【辨证分型】

1. 热证

表现：吞酸时作，嗳腐气秽，胃部两胁胀满，偶有呛咳，心烦易怒，口干口苦，咽干口渴，舌质红，苔黄，脉弦数。

治法：清肝泻火，和胃降逆。

药物：左金丸。

2. 寒证

表现：吐酸时作，嗳气酸腐，胸脘胀闷，喜唾涎沫，饮食喜热，四肢不温，大便溏泄，舌淡苔白，脉沉迟。

治法：温中散寒，宽中下气。

药物：香砂六君丸。

第三节 泄 泻

中医泄泻是以排便次数增多、粪质稀薄而完谷（即食物）不化甚至泻出如水样大便为主的病症。原来将大便溏薄而势缓称之为泄，大便清稀如水而势急称之为泻，现在统称为泄泻。西医学中由于胃、肠、肝、胆、胰腺等器官的功能性和器质性病变，如急性胃肠炎、慢性肠炎、肠易激综合征、结肠结核等所引起的泄泻，均按照本病辨证论治。

【病因】

1. 感受外邪

外感寒、湿、暑、热之邪，其中以湿邪多见。湿邪易困脾土，导致脾胃升降失司（胃气不降，脾阳不升，脾胃功能失调的意思），运化失常，清浊不分（指的是脾胃功能减弱，导致了食物无法消化和及时排空），导致泄泻。

2. 饮食所伤

误食不洁食物，或饮食过量，或恣食肥甘辛辣，导致脾胃损伤或湿热内盛；或食生冷，寒气伤中；脾运失职，清浊不分，升降失调，发生泄泻。

3. 情志失调

忧郁恼怒，肝气郁结，木郁横逆犯脾，致脾虚失健运，气机升降失常，而致本病。

4. 禀赋不足

先天不足或平素脾胃虚弱，不能受纳运化某些食物而发病。

【辨证分型】

1. 急性泄泻

（1）寒湿内盛

表现：腹痛肠鸣、大便清稀、甚至如水样，或兼有恶寒发热、鼻塞头痛、肢体酸痛等表证，舌苔白或白腻，脉濡缓。

治法：解表散寒，芳香化浊。

药物：藿香正气水/软胶囊、胃肠灵胶囊、六和定中丸。

（2）湿热中阻

表现：腹痛即泻，泻下急迫，势如水注，粪色黄褐而臭，肛门灼热，心烦口渴，小便短赤，舌质红，苔黄腻，脉滑数或濡数。

治法：清热利湿，分利止泻（分利就是通过药物把体内邪气排出体外，而使病情

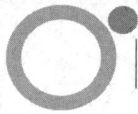

好转）。

药物：葛根芩连片、香连化滞丸、香连片、复方黄连素片、复方仙鹤草肠炎胶囊。

（3）食滞肠胃

表现：腹痛肠鸣，泻下粪便臭如败卵，泻后痛减，脘腹痞满（觉得胃脘部胀满，触之无形，按之柔软，压之无痛），嗳腐酸臭，舌苔垢浊或厚腻，脉滑。

治法：消食导滞，健脾除湿。

药物：保和丸、山麦健脾口服液、枫蓼肠胃康片。

2. 慢性泄泻

（1）脾胃虚弱

表现：大便时溏时泻，谷食不化，反复发作，稍进油腻食物，大便次数明显增加，食欲不振，食后脘闷不舒，面色萎黄，精神倦怠，舌质淡苔白，脉细弱。

治法：健脾化湿。

药物：参苓白术颗粒、健脾颗粒、丁蔻理中丸、补中益气丸、人参健脾丸、六君子丸。

（2）肾阳虚衰（五更泻或鸡鸣泻）

表现：黎明之前，脐周作痛，肠鸣即泻，完谷不化，泻后痛减，腹部畏寒喜暖，形寒肢冷、腰膝酸软，舌淡苔白，脉沉细。

治法：温肾健脾，固涩止泻。

药物：四神丸＋附子理中丸、固本益肠片、肠胃宁片。

（3）肝气乘脾

表现：平时常有胸胁痞闷，矢气频作，嗳气食少。每次精神刺激，情绪紧张之时，即可发生腹痛泄泻，舌淡红，脉弦。

治法：疏肝理脾。

药物：逍遥丸或柴胡舒肝丸。

【知识点加油站】（表 5 - 12 - 3、表 5 - 12 - 4）

表 5 - 12 - 3　常见调补脾胃中成药物

品名	成分	功能主治	特点
四君子汤	人参、白术、茯苓、炙甘草	益气健脾	属于平补脾胃，用于单纯的脾胃气虚
参苓白术颗粒	人参、白术、茯苓、山药、莲子、扁豆、薏苡仁、砂仁、桔梗、炙甘草	用于脾胃虚弱、食少便溏、气短乏力咳嗽等	不但可以补脾胃，还可以用于兼有肺虚咳嗽及体内有湿气者
健脾颗粒	党参、白术、陈皮、枳实、山楂、麦芽	健脾消食	侧重于健脾消食，用于脾虚食积更好

续表

品名	成分	功能主治	特点
补中益气丸	黄芪、党参、白术、陈皮、升麻、柴胡、炙甘草、当归、大枣	调补脾胃，益气升阳，甘温除热	侧重于脾虚气陷（久泄、脱肛、子宫脱垂等）及气虚发热有自汗者
人参健脾丸	人参、白术、茯苓、山药、陈皮、木香、砂仁、炙黄芪、当归、酸枣仁、远志	健脾益气，和胃止泻	侧重于脾虚有湿气，尤其伴有恶心呕吐或失眠者
六君子丸	半夏、陈皮＋四君子汤	益气健脾，燥湿化痰	侧重于脾虚有痰湿者（平时痰多）
归脾丸	党参、炒白术、炙甘草、炙黄芪、茯苓、制远志、炒酸枣仁、龙眼肉、当归、木香、大枣	益气补血，健脾养心	侧重于心脾两虚者（平时不但脾虚，还有心悸、健忘、失眠等表现）
人参归脾丸	人参、炒白术、炙甘草、炙黄芪、茯苓、制远志、炒酸枣仁、龙眼肉、当归、木香、大枣	益气补血，健脾养心	侧重于心脾两虚，相比归脾丸，更适合用于气虚明显者

表 5 - 12 - 4　中医祛湿的机制

类别	针对部位	常用药物	作用机制
化湿	针对上焦病变和中焦脾胃病变	常用辛温解表、芳香化湿的药物。针对寒湿、暑湿等证，常用的药物有白扁豆、白豆蔻、藿香、佩兰、厚朴、砂仁等。如藿香正气软胶囊	相当于在有水的地上撒上土
利湿	主要是针对中焦和下焦病变	用具有利水作用的药物将湿气从小便中排出。茯苓、薏米可以健脾利湿，茵陈、土茯苓、冬瓜皮、玉米须可以清热利湿，猪苓可以淡渗利湿等。中成药如参苓白术散、茵陈五苓散	相当于地上的水直接扫走或者接根管子引流走
燥湿	主要是针对中焦病变	是运用苦燥的药物来祛除湿邪，分为苦寒燥湿和苦温燥湿。苦温燥湿的药物，比如白术、苍术等。如果中焦为湿热所阻，常用苦寒燥湿的药物，比如黄芩、黄连、苦参等。中成药如香砂六君丸、二妙丸、四妙丸	相当于在有水的地方点上火炉烤干
胜湿	是针对关节、肌肉、筋骨的风寒湿痹	常用辛温的药物来散寒祛湿、祛风通络，如羌活、独活、防风等。中成药如大活络丸、小活络丸、独活寄生丸	相当于在有水的地方，既用炉子烤，又用扇子扇走湿气

第四节　便　秘

　　便秘是指粪便在肠内滞留过久，秘结不通，排便周期延长，或周期不长但粪质干结，排出艰难，或粪质不硬，虽有便意但便而不畅的病症。西医学中的功能型便秘、肠易激综合征、药物性便秘、内分泌及代谢性便秘、直肠肛门疾患引起的便秘等均按此辨

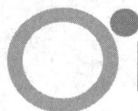

证施治。

【病因】

（1）饮食不节　平时饮酒过多，过食辛辣肥甘厚腻之品，导致肠胃积热，大便干燥；或者喜欢生冷饮食，导致阴寒凝滞，胃肠传导失常，造成便秘。

（2）情志失调　平素忧愁思虑过度，或久坐少动，导致气机郁滞，不能宣达，于是通降失常，传导不能下行，糟粕内停，不得下行，导致大便秘结。

（3）年老体虚　身体虚弱，或病后产后体虚，气血两亏，气虚则大肠传送无力，血虚则津液枯，肠道失去润泽。甚至阴阳俱损，阴虚则肠道失荣，致大便干结；阳虚则肠道失于温煦，阴寒内结，导致便下无力。

（4）感受外邪　外感寒邪，导致阴寒内盛，凝滞胃肠，失于传导，大便不通行而成冷秘。若热病之后，肠胃燥热，耗伤津液，大肠失润，则大便干燥。

【辨证分型】

便秘中医临床上分为实秘与虚秘，实秘又分为热秘、气秘、冷秘3种；虚秘又分为气虚秘、血虚秘、阴虚秘、阳虚秘4种。

1. 实秘

（1）热秘（肠胃积热）

表现：大便干结，腹胀腹痛，口干口臭，面红心烦，或有身热，小便短赤，舌质红，苔黄燥，脉滑数。

治法：泄热导滞，润肠通便。

药物：麻仁润肠丸（若便血加用槐角丸）、通舒口爽胶囊、牛黄解毒片、防风通圣丸、当归龙荟丸、一清颗粒、三黄片、清火片、大黄清胃丸、木香槟榔丸。

（2）气秘（气机郁滞）

表现：大便干结或不甚干结，欲便不得出，或便而不爽，肠鸣矢气，腹中胀痛，嗳气频作，纳食减少，胸肋痞满，舌苔薄腻，脉弦。

治法：顺气导滞 。

药物：木香顺气丸、六味能消胶囊。

（3）冷秘

表现：大便艰涩，腹痛拘急，胀满拒按，胁下偏痛，手足不温，呃逆（呃逆俗称打嗝）呕吐，舌苔白腻，脉弦紧。

治法：温里散寒，通便止痛。

药物：大黄附子汤（方剂）。

2. 虚秘

（1）气虚秘

表现：大便不干硬，虽有便意，但排便困难，用力则汗出短气，便后乏力，面白神疲，肢倦懒言，舌淡苔白，脉弱。

治法：益气润肠。

药物：补中益气丸、生脉饮、苁蓉润肠口服液。

（2）血虚秘

表现：大便干结，面色无华，头晕目眩，心悸气短，健忘，口唇色淡，舌淡苔少，脉细。

治法：养血润燥。

药物：润肠丸，后期可加用五仁丸。

（3）阴虚秘

表现：大便干结，如羊屎状，形体消瘦，头晕耳鸣，俩颧红赤，心烦少眠，潮热盗汗，腰膝酸软，舌红少苔，脉细数。

治法：滋阴通便。

药物：六味地黄丸＋蜂蜜；通便灵胶囊、麻仁胶囊、五仁润肠丸。

（4）阳虚秘

表现：大便干或不干，排出困难，小便清长，面色㿠白，四肢不温，腹中冷痛或腰膝酸冷，舌淡苔白，脉沉迟。

治法：温阳通便。

药物：苁蓉通便口服液。

第五节　胁　痛

胁痛是指以一侧或两侧胁肋部疼痛为主要临床表现的病症（胁，指侧胸部，为腋以下至第12肋骨部的总称）。西医学中的急慢性肝炎、胆囊炎、胆结石、胆道蛔虫、肋间神经痛等以胁痛为主要表现的疾病，均可参照本节辨证论治。

【病因】

（1）情志不遂　肝乃将军之官，性喜条达（调和通畅、畅达），主调畅气机。若因情志内伤，或暴怒伤肝，或抑郁忧思，皆可使肝失调达，疏泄不利，气阻络痹，可发为肝郁胁痛。若气郁日久，血行不畅，瘀血渐生，阻于胁络，不通则痛，致瘀血胁痛。

（2）跌仆损伤　气为血帅，气行则血行（中医学认为血的运行有赖于气的推动，而气又依赖于血的润养、运载，二者相辅相成）。因跌仆外伤，或因强力负重，致使胁络受伤，瘀血停留，阻塞胁络，发为胁痛。

（3）饮食所伤　饮食不节，过食肥甘，损伤脾胃，湿热内生，郁于肝胆，肝胆失于疏泄，发为胁痛。

（4）外感湿热　湿热之邪外袭，郁结少阳，枢机不利，肝胆经气失于疏泄，导致胁痛。

（5）劳欲久病　久病耗伤，劳欲过度，使精血亏虚，肝阴不足，血不养肝，肝络失养，拘急而痛。

【辨证分型】

1. 肝郁气滞

表现：胁肋胀痛，走窜不定，甚则引及胸背肩臂，疼痛每因情志变化而增减，胸闷腹胀，嗳气频作，得嗳气而胀痛稍舒，纳少口苦；舌苔薄白，脉弦。

治法：疏肝理气。

药物：柴胡疏肝散、护肝片、九味肝泰胶囊。

2. 肝胆湿热

表现：胁肋胀痛或刺痛，口苦口黏，胸闷纳呆，恶心呕吐，小便黄赤，大便不爽，或兼有身热恶寒，身目发黄，舌红苔黄腻，脉弦滑数。

治法：清热利湿。

药物：龙胆泻肝丸、乙肝清热解毒胶囊、利肝隆颗粒、复方熊胆乙肝胶囊、鸡骨草胶囊、金钱胆通颗粒。

3. 瘀血阻络

表现：胁肋刺痛，痛有定处，痛处拒按，入夜痛甚，胁肋下或见有症块，舌质紫暗，脉象沉涩。

治法：祛瘀通络。

药物：血府逐瘀丸、扶正化瘀胶囊。

4. 肝络失养

表现：胁肋隐痛，悠悠不休，遇劳加重，口干咽燥，心中烦热，头晕目眩，舌红少苔，脉细弦而数。

治法：养阴柔肝。

药物：一贯煎（汤剂）、乙肝扶正胶囊。

【知识点加油站】

1. 胁痛常用中成药（表5-12-5）

表5-12-5　胁痛常用中成药

药品	功能主治	特点
柴胡舒肝丸	用于肝气郁结、气滞血瘀引起的胸闷、疼痛、嗳气、易发怒、腹胀、反酸等	侧重肝郁血滞的实证，兼有消食作用；用于平时一生气就两胁胀痛者
护肝片	疏肝解郁，清热利湿	侧重疏肝解郁与清热作用，属于单纯的疏肝解郁与清热利湿药物，没有补脾养血与活血化瘀作用，属于单纯的祛邪药

续表

药品	功能主治	特点
龙胆泻肝片	用于肝胆湿热导致的目赤口苦、烦躁易怒、尿赤涩痛、湿热带下等	侧重肝胆湿热下注的单纯实证；平时生气胁肋胀痛，还伴有排便灼热、口苦、打嗝等表现
强肝糖浆	补脾养血，益气解郁，清热利湿	既补脾养血，同时又疏肝解郁，清热利湿。相比较护肝片而言，具有扶正祛邪、治养结合之功效
逍遥丸	用于肝郁脾虚导致的胁痛、胃痛、郁证、月经不调、眩晕等	属于肝脾同调的组方，用于平时心情不好、也吃不下饭者

2. 足少阳病

足少阳胆经，是人体十二经脉之一。经络循行人体走行路线：起于外眼角，其下行一支到腋部，沿着侧胸部，经过肋部到髋部，向下沿着大腿外侧，出于膝外侧，下行经外小腿骨，再下到外踝前面，沿着足背部，到足第四趾外侧端。因此足少阳病多见口苦咽干，目眩，往来寒热，胸胁苦满，默默不欲饮食，心烦喜呕，苔白或薄黄，脉弦。

第六节　慢性腹痛

腹痛指的是胃脘以下、耻骨毛际以上部位疼痛为主的疾病。西医学中的肠易激综合征、功能性消化不良、胰腺炎等以腹痛为主的疾病，可参照本节辨证论治。

【病因】

（1）饮食不节　长期酗酒，或过食肥甘厚味，脾失健运，酿生湿热，湿热内蕴，气机阻滞，不通则痛，发作本病。

（2）情志失调　情志不舒，肝失条达，气机不畅；或肝郁克脾，肝脾不和，气机不利而成本病。

（3）脾胃阳虚　久病伤阳，脾阳不足，或过食寒凉食物或药物，损伤脾胃，虚寒内生，导致脾胃阳虚，脏腑经脉失于温养，阴寒内生，寒凝气滞而发病。

（4）瘀血内停　久病或外伤，瘀血阻络；或气滞日久，血行不畅，瘀血留恋不去致病。

【辨证分型】

1. 脾胃湿热证

表现：上腹胀痛，连及两胁，按之加重，时欲呕恶，脘痞纳呆，口干苦，而不欲多饮，大便溏，恶臭不爽，舌质红，苔黄或黄腻，脉弦滑数。

治法：清热化湿。

药物：藿香清胃胶囊。

2. 肝郁脾虚证

表现：上腹及两胁胀痛，或时发剧痛，牵及胸背，倦怠乏力，嗳气，饮食减少，腹胀便溏，舌暗淡，苔薄白，脉弦细弱。

治法：疏肝解郁，益气健脾。

药物：逍遥丸＋人参健脾丸。

3. 血瘀内停证

表现：上脘腹刺痛，痛处固定，入夜尤甚，面色晦暗，腹部或有癥块，拒按，形体消瘦，纳呆，恶心呕吐，或大便溏薄，舌紫暗或有瘀点，脉弦涩。

治法：活血化瘀，行气止痛。

药物：血府逐瘀丸、大黄䗪虫丸。

4. 脾胃虚寒证

表现：上腹隐痛，时作时止，喜温喜按，面色萎黄，形寒肢冷，手足不温，气短懒言，食欲不振，恶心呕吐，大便溏薄，舌质淡红，有齿痕，苔白，脉沉细无力。

治法：益气温阳，健脾和胃。

药物：黄芪建中丸。

第十三章

常见消化系统疾病测试题及参考答案

（扫码查看测试题）

第六篇　常见循环系统疾病

第一章

循环系统的基本组成及常见疾病症状

【基本组成】

循环系统又称为心血管系统，它包括心脏、血管和血液循环的神经体液调节装置。循环系统的主要功能是为全身组织器官运输血液，通过血液将氧、营养物质和激素等供给全身的器官组织，同时将全身器官组织的代谢废物运至排泄器官，以保证人体正常新陈代谢的进行（图6-1-1）。

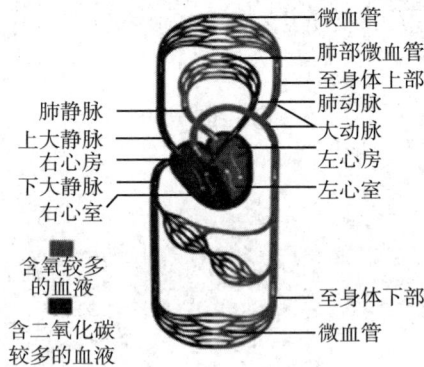

图6-1-1　循环系统体循环、肺循环示意图

循环系统的血管又包括动脉、静脉和毛细血管，动脉是将心脏输出的血液运送到全身各器官，是离心的管道。静脉则把全身各器官的血液带回心脏，是回心的管道。毛细血管是位于小动脉与小静脉间的微细管道，管壁薄，有通透性，是进行物质交换和气体交换的场所。根据血液在心血管系统中的循环途径和功能不同，可将血液循环分为体循环（大循环）与肺循环（小循环）两部分。

（1）体循环的途径：动脉血从左心室→主动脉→各级动脉分支→全身各部毛细血管→静脉血经各级静脉→上、下腔静脉和冠状窦→右心房。

（2）肺循环的途径：静脉血从右心室→肺动脉干及其分支→肺泡毛细血管→动脉血经肺静脉→左心房。

循环系统疾病包括心脏和血管病，合称心血管病。

【常见症状】（表6-1-1）

表6-1-1　循环系统疾病的临床表现与相关疾病

临床表现	具体表现	相关疾病
发绀	一般指血液中去氧血红蛋白（血液的红色是由于红细胞内含有血红蛋白。当血红蛋白充分地和氧结合，成为氧合血红蛋白时，它的颜色是鲜红的；当它放出了氧，成为去氧血红蛋白时，颜色就变为暗红）增多所引起的皮肤、黏膜呈青紫色的现象，多在甲床、口唇、耳廓等处明显	如肺心病、肺水肿、原发性肺动脉高压、先天性心脏病等
呼吸困难	主观感觉空气不足，呼吸费力，客观表现为呼吸运动费力，严重张口呼吸、鼻翼煽动，端坐呼吸甚至发绀，以至于呼吸频率、深度、节律发生改变。	如心功能不全、肺心病等
胸痛	心肌缺血、缺氧所致的胸痛是循环系统常见的症状之一。	如冠心病中的心绞痛、心肌梗死等
心悸	患者自觉心跳并有心前区不适感。体格检查可发现心率加快、缓慢或心律不齐	如心律失常、冠心病、心脏神经官能症等
眩晕	是因机体对空间定位障碍而产生的一种动性或位置性错觉	高血压、冠心病等
水肿	组织间隙或体腔内过量的体液潴留	肺心病、心力衰竭等

【知识点加油站】（表6-1-2、表6-1-3）

表6-1-2　周围性和中枢性眩晕鉴别

鉴别点	周围性	中枢性
眩晕类型	突发性旋转	旋转或非旋转
眩晕程度	比较剧烈	程度不定，较轻，可渐重
眩晕相关变化	头或体位变化时眩晕加重	与变动的头、体位无关
伴发症状	耳胀满、耳聋、耳鸣、恶心呕吐	多无耳部症状，常伴中枢症状
自发性眼震	水平旋转或旋转与眩晕方向一致	垂直或斜行，方向多变
发作持续时间	持续时间短，几分钟、几个小时到数天	持续时间长，数天到数月
眩晕恢复过程	可自然缓解或恢复	罕见自然缓解或恢复
意识状态	无意识障碍	可有意识丧失
常见的相关疾病	急性迷路炎、梅尼埃病	椎-基底动脉缺血

表6-1-3　肾源性水肿与心源性水肿的鉴别

鉴别点	肾源性水肿	心源性水肿
开始部位	从眼睑、颜面开始延及全身	从足部开始向上延及全身
发展快慢	迅速	缓慢
水肿性质	软而移动性大	坚实，移动性小
伴随病症	伴有其他肾脏病症，如高血压、蛋白尿、血尿等；眼底改变	伴有心功能不全，如心脏增大、心杂音、肝大、静脉压升高

第二章

高血压

第一节　认识血压与高血压

一、与血压相关的常识

人体的血液输送到全身各部位需要具有一定的压力，这个压力就是血压。由于人体的血管分动脉、静脉和毛细血管，因此人体的血压也就有动脉血压、静脉血压和毛细血管血压。通常临床上所说的血压指动脉血压。动脉血压的形成主要与以下五个方面有关：①心脏的每搏输出量；②外周阻力；③心率；④主动脉和大动脉管壁的弹性；⑤血液的循环血量与血管容量。

血压是指血液在血管内流动时，作用于大动脉血管壁的压力，它是推动血液在血管内流动的动力。血压更严格意义上来讲就是指体循环中的动脉血压。当人体心脏心室收缩，血液从心室流入动脉，此时血液对大动脉血管壁的压力最高，称为收缩压或高压。心室舒张，动脉血管弹性回缩，血液仍继续向前慢慢流动，但血压下降，此时血液对大动脉血管壁的压力称为舒张压或低压。日常我们所说的"血压"实际上是指上臂肱动脉的血压，即胳膊窝血管的血压测定是大动脉血压的间接测定。

正常情况下，成人安静状态下的血压数值范围是收缩压 90～139mmHg；舒张压 60～89mmHg；舒张压与收缩压的脉压差在 30～40mmHg。（儿童：收缩压 80～120mmHg 和舒张压 60～80mmHg；新生儿：收缩压 70～90mmHg 和舒张压 50～60mmHg）脉压差过大或者过小均与疾病有关（表 6－2－1）。

表 6－2－1　脉压差变化与疾病的关系

类别	脉压差范围	具体疾病
脉压过大	脉压差大于40mmHg	主动脉瓣关闭不全、主动脉硬化、甲状腺功能亢进、严重贫血、风湿性心脏病、梅毒性心脏病、部分先天性心脏病与高血压心脏病、细菌性心内膜炎等。例如老年人由于主动脉及其他大动脉粥样硬化、动脉壁的弹性和伸展性降低，出现单纯性收缩期高血压，舒张压正常，脉压增大

续表

类别	脉压差范围	具体疾病
脉压减小	脉压差小于25mmHg	考虑患者心包存在大量积液、缩窄性心包炎、严重的二尖瓣狭窄、主动脉瓣狭窄、重度心力衰竭、末梢循环衰竭、休克以及由于肥胖、血液黏稠度增高或合并糖尿病、高脂血症等

一般情况下，成年人的右臂血压高于左臂，数值差在（收缩压）10～20/（舒张压）10mmHg。如果左右相差很大，要考虑血压差低的一侧锁骨下动脉及远端有阻塞性病变，如大动脉炎、粥样斑块、动脉瘤等。

正常人的血压会随着季节（冬季高、夏季低）、昼夜（白天高于夜晚，尤其清晨起床后）、情绪等因素有较大波动。目前随着24小时动态血压监测技术的广泛开展，发现血压常呈现昼夜变化和波动的节律。根据昼夜波动的不同，医学界将血压分为4个类型（表6－2－2）。

表6－2－2　血压分型

类型	具体表现
杓型血压	正常成人的血压多表现为白天高、夜间低，而清晨觉醒前后血压又会迅速增高，随后血压逐渐下降，至深夜往往最低。夜间睡眠中，血压比白天下降10%～20%。因昼夜血压动态曲线酷似杓子，故称为杓型血压
非杓型	夜间血压无明显下降，即夜间血压下降不足10%的，称为非杓型
反杓型	夜间血压比白天还要高5%，医学上称为反杓型
深杓型或超杓型	夜间血压明显降低，比白天下降超过20%，称为深杓型或超杓型

注：若晨起血压高于夜间平均血压30%，称为晨起高血压。一般来说，非杓型血压节律在高血压和老年人群中较为多见，这是一种不正常的血压昼夜节律。

二、高血压

【定义】

当人体被测量的血压中的收缩压或（和）舒张压超过正常的数值范围时（表6－2－3），则变成临床上所谓的高血压。

表6－2－3　血压分级标准

类别	收缩压（mmHg）	数值的单一性或同时性	舒张压（mmHg）
理想血压	<120	和	<80
正常高值	120～139	和	80～89

续表

类别	收缩压（mmHg）	数值的单一性或同时性	舒张压（mmHg）
1 级高血压（轻度）	140~159	和（或）	90~99
2 级高血压（中度）	160~179	和（或）	100~109
3 级高血压（重度）	≥180	和（或）	≥110
单纯收缩期高血压	≥140	和	<90

说明：①当舒张压和收缩压分属于不同分级时，以较高的级别作为标准；②以上标准适合于男女性成年人；③非同一天 2 次测量血压，取平均值；④血压水平的高低是诊断高血压、评估高血压风险及预后、指导血压治疗的一项重要内容。

【分型】

临床上根据引起高血压的原因把高血压分为原发性高血压及继发性高血压，实际生活中原发性高血压大约占高血压总数的 95% 以上。

第二节　原发性高血压

通俗地讲，原发性高血压就是没有其他疾病而引起的血压增高，而继发性高血压是由于其他疾病引起的血压增高。

原发性高血压是以血压升高为主要临床表现，伴或不伴有多种心血管危险因素的综合征。它是多种心、脑血管疾病的重要病因和危险因素，会影响心、脑、肾功能，导致这些器官功能衰竭，影响生命。

【流行病学特点】

据 2022 年的统计数据显示，我国 18 岁以上高血压患者已高达 2.45 亿。目前高血压发生呈以下流行病学特点（表 6-2-4）。

表 6-2-4　高血压流行病学特点

维度	具体情况
地区差异	北方高于南方，沿海高于内地
城乡差异	城市高于农村；但是最近呈现出大中城市如北京、天津、上海患病率增高趋势
民族差异	少数民族如藏族、满族、蒙古族患病率比汉族高；而回族、苗族、壮族、布依族患病率低于汉族
性别差异	青年期男性高于女性，中年后女性高于男性

【病因】

高血压发病因素很多，主要分遗传与环境因素（表 6-2-5）两方面；如父母均有高血压，则子女患病率可达 46%。

1. 环境因素（表6-2-5）

表6-2-5 高血压环境因素

类别	具体体现
饮食	钠盐摄入过多与血压升高有关
	钾盐摄入与血压呈负相关
	多数认为，低钙与高血压有关
	高蛋白质摄入属于升压因素
	每天饮酒按乙醇含量折算超过25g，也是升压因素
	饮食中饱和脂肪酸/多不饱和脂肪酸的比值高也属于升压因素
精神刺激	脑力劳动者、长时间生活在噪音环境中、经常精神紧张，都属于升压因素

2. 其他因素

超重或肥胖（男性脂肪主要分布在内脏和上腹部皮下，称为腹型或中心型肥胖；女性脂肪分布在下腹、臀部、股部皮下，称为外周型肥胖；中心型肥胖容易发生代谢综合征；而周围型肥胖减肥困难）是血压升高的重要因素。

体重指数 BMI = 体重（kg）／身高^2（m^2）（BMI 18.5～24kg/m^2 为正常范围；24～27.9kg/m^2 超重；BMI≥28kg/m^2 肥胖）

血压与 BMI 呈正相关，而腹型肥胖（或称为中心型肥胖）更容易患高血压。

另外，避孕药和睡眠呼吸暂停低通气综合征也会使血压升高。

【临床表现】

1. 一般情况

大多数高血压起病缓慢且渐进，一般缺乏特殊的临床表现，仅在测量血压时或发生心脑肾并发症时才被发现。常见症状有头晕、头痛、颈项板紧、疲劳、心悸等，呈轻度持续性，在紧张或劳累后加重，一定程度上与血压水平有关，多数症状可自行缓解。也可出现视物模糊、鼻出血等较重症状。

2. 高血压到一定时期会出现并发症（表6-2-6）

表6-2-6 高血压并发症

种类	具体表现
高血压危象	高血压患者因紧张、疲劳、寒冷、突然停服降压药等诱发因素，造成小动脉发生强烈痉挛，从而导致血压急剧上升，影响人体重要脏器血液供应而产生危急症状。高血压危象一般在高血压早期或晚期均可发生；高血压危象发生时，患者会出现头痛、烦躁、眩晕、恶心、呕吐、心悸、气急及视物模糊等严重症状，同时会伴有动脉痉挛（椎基动脉、颈内动脉、视网膜动脉、冠状动脉等）累及到相应的靶器官缺血而引发一系列表现
脑血管病	高血压造成的脑血管病包括脑出血、脑血栓、腔隙性脑梗死、短暂性脑缺血发作等

续表

种类	具体表现
心力衰竭	心力衰竭指在原有慢性心脏疾病基础上，逐渐出现心脏泵血功能降低，心脏在足够静脉血回流条件下，心搏出量仍不足以满足机体代谢需要，或有赖于充盈压升高来补偿的病理状态。它是一种综合因素引起的复杂的临床综合征，也是心血管疾病的终末期表现和最主要的死因，除了发作性的急性心衰以外持续存在的心力衰竭状态则称为慢性心力衰竭
高血压脑病	高血压脑病主要发生在重症高血压患者身上，由于过高的血压突破了脑部血流自动调节范围，导致脑组织血流灌注过多而引起脑水肿。其临床表现为弥漫性严重头痛、呕吐、意识障碍、精神错乱，甚至昏迷、局部或全身抽搐

【诊断】

1. 高血压的诊断

主要根据测量的血压值，采用水银或电子血压计，测量安静休息座位时上臂肱动脉部位血压。必要时，对疑似直立低血压者还应测量平卧位和站立位（1秒和5秒后）血压。血压是否高，不能仅凭1~2次测量，必须经过一段时间跟踪，看血压变化与总体水平。

血压测量方法（以水银式血压计说明）：

先让患者安静休息5~10分钟，一般测量右臂坐位血压。测量时，将袖带展平，袖带下缘在肘窝上2~3cm处，缚于上臂，不可过紧或过松。将听诊器胸件放在肘窝肱动脉上，而后用气球向袖带内打气，待肱动脉搏动音消失，再将压力升高20~30mm后缓慢放出袖带空气，使汞柱以2mm/秒下降，在下降中，听到第一个声音所代表的压力值，为收缩压；当该音逐渐减弱，突然变低沉，然后该音完全消失，一般取消失音前突然变为低沉时的压力值为舒张压。测血压时，一般连续2~3次，取其最低值。

2. 高血压的评估（表6-2-7）

表6-2-7　高血压的评估

步骤	具体评估内容
第1步	确立高血压诊断，确定血压水平分级
第2步	判断高血压的原因，区分原发性或继发性高血压
第3步	寻找其他心脑血管危险因素、器官损害以及相关临床情况，从而做出高血压的病因诊断并评估患者的心脑血管疾病风险程度（见下表高血压患者心血管危险分层），指导诊断与治疗

3. 高血压患者的心血管危险分层（表6-2-8）

表6-2-8　高血压患者心血管危险分层

其他危险因素和病史	1级高血压	2级高血压	3级高血压
无其他危险因素	低危	中危	高危
1~2个危险因素	中危	中危	极高危

续表

其他危险因素和病史	1级高血压	2级高血压	3级高血压
3个以上危险因素或糖尿病或靶器官损伤	高危	高危	极高危
有并发症	极高危	极高危	极高危

注：上表中心血管危险因素及分层的靶器官损害及并发症如下：

①用于分层的其他心血管危险因素：男性 >55 岁，女性 >65 岁；吸烟；血胆固醇（TC）>5.72mmol/L（220mg/dl），或低密度脂蛋白胆固醇（LDL-C）>3.3mmol/L，或高密度脂蛋白胆固醇（HDL-C）<1.0mmol/L；早发心血管疾病家族史（一级亲属发病年龄 <50 岁）；腹型肥胖（腹围：男性≥85cm，女性≥80cm），或体重指数（BMI >28kg/m²）；超敏C-反应蛋白（hCRP）≥1mg/dl；缺乏体力活动。

②用于分层的靶器官损害：左心室肥厚（心电图或超声心动图）；颈动脉超声证实有动脉粥样斑块或内膜中层厚度（IMT）≥0.9mm；血肌酐轻度升高：男性 115~133μmol/L，女性 107~124μmol/L；微量白蛋白尿 30~300mg/24h，或尿白蛋白/肌酐比值：男性≥22mg/g，女性≥31mg/g。

③用于分层的并发症：见表6-2-9。

表6-2-9　用于分层的并发症

类别	具体内容
心脏疾病	心绞痛，心肌梗死，冠状动脉血运重建，心力衰竭）
脑血管疾病	脑出血，缺血性脑卒中，短暂性脑缺血发作
肾脏疾病	糖尿病肾病，血肌酐升高（男性超过133μmol/L 或女性超过124μmol/L），临床蛋白尿 >300mg/24h
血管疾病	主动脉夹层，外周血管病
高血压性视网膜病变	出血或渗出，视乳头水肿

【治疗】

原发性高血压目前尚无根治方法，但是之所以降压治疗，其最终目的是通过降低血压减少高血压患者心脑血管病的发生率与死亡率。

（一）非药物治疗（表6-2-10）

1. 高血压非药物治疗的重点是改善生活方式

表6-2-10　高血压的非药物治疗

维度	具体方法
减钠增钾	为了预防高血压和降低高血压者的血压，钠的摄入量减少至2400mg/d（也就是6g氯化钠）。所有高血压患者均应采取各种措施，限制盐摄入量
合理膳食	建议高血压患者和有高血压风险的正常血压者，饮食以水果、蔬菜、低脂奶制品、富含膳食纤维的全谷物、植物来源的蛋白质为主，减少饱和脂肪酸和胆固醇的摄入
控制体重	推荐将体重维持在正常范围内（BMI 18.5~23.9kg/m²，男性腰围 <90cm，女性 <85cm）。建议所有超重和肥胖患者减重。控制体重方法包括控制能量摄入、增加体力活动和行为干预

续表

维度	具体方法
戒烟	戒烟虽不能降低血压但可降低心血管疾病风险。评估吸烟者的戒烟意愿后，帮助吸烟者在1~2周的准备期后采用"突然停止法"开始戒烟；指导患者应用戒烟药物对抗戒断症状，如尼古丁贴片、尼古丁咀嚼胶（非处方药）、盐酸安非他酮缓释片和伐尼克兰；对戒烟成功者进行随访和监督，避免复吸
限制饮酒	每日酒精摄入量男性不超过25g；女性不超过15g；每周酒精摄入量男性不超过140g；女性不超过80g
加强运动	非高血压人群或高血压患者除日常生活的活动外，每周运动4~7天，每天累计30~60分钟的中等强度运动（如步行、慢跑、骑自行车、游泳等）
精神与心理	对高血压患者进行压力管理，指导患者进行个体化认知行为干预。必要情况下，采取心理治疗联合药物治疗缓解焦虑和精神压力

注：原发性高血压辅助治疗。

（1）保健食品 原发性高血压患者在使用降压药物的同时平素可以配合服用的保健食品有蜂胶胶囊、辅酶Q10、钙制剂、亚麻籽油软胶囊、深海鱼油胶丸、大豆卵磷脂胶囊、银杏叶、羊胎素胶囊等。

（2）辅助器械 血压计、吸氧机、足浴盆等。

2. 高血压患者控制目标值

一般高血压患者血压控制目标值至少 < 140/90mmHg；

糖尿病或慢性肾病合并高血压患者，血压控制目标值 < 130/80mmHg；

老年高血压患者（65~79岁）血压控制目标值 < 150/90mmHg。

（二）药物治疗

1. 降压药物的治疗对象

（1）高血压2级或以上患者（≥160/100mmHg）。

（2）高血压合并糖尿病或已经有心脑肾靶器官损害和并发症患者。

（3）血压持续升高，经改变生活习惯，血压仍未得到有效控制者。

（4）从心血管危险分层的角度，高危和极高危的高血压患者必须用降压药。

2. 降压药物应用的基本原则

常用的五大类降压药物均可作为初始治疗用药，建议根据特殊人群的类型、合并症选择针对性的药物。进行个体化治疗应根据血压水平和心血管风险选择初始单药或联合治疗。具体原则如下。

（1）一般患者采用常规剂量。

（2）老年人及高龄老年人初始治疗时通常应采用较小的有效治疗剂量。根据需要，可考虑逐渐增加至足剂量，优先使用长效降压药物，以有效控制24小时血压，更有效地预防心脑血管并发症发生。

（3）对血压≥160/100mmHg、高于目标血压20/10mmHg的高危患者，或单药治疗未达标的高血压患者应进行联合降压治疗，包括自由联合或单片复方制剂。

3. 五大类常用降压药物的作用特点

目前西医临床常用的降压药物可归纳为五大类，即利尿剂、β受体拮抗剂、钙通道拮抗剂（CCB）、血管紧张素转换酶抑制剂（ACEI）和血管紧张素Ⅱ受体拮抗剂（ARB）。该五大类降压药物的作用机制（药物主要从心脏动力、血容量、血管外周阻力达到降压目的）见表6-2-11。

表6-2-11　五大类常用降压药物的作用机制及程度

降压药物	心脏动力	血容量	外周阻力
利尿剂		+++	+
β受体拮抗剂	+++		
钙通道拮抗剂	++	+	+++
血管紧张素转换酶抑制剂	+	++	+++
血管紧张素Ⅱ受体拮抗剂	+	++	+++

注：+代表作用程度。

下面我们详细解读五大类降压药物。

（1）利尿剂

①作用机制：主要通过影响肾小管的再吸收和分泌，促进体内电解质（以钠离子为主）和水分的排出，从而达到利尿的作用。通俗的理解就是通过降低血容量来降压。

②分类（表6-2-12、表6-2-13）

表6-2-12　利尿剂按照作用强度分类

类型	药物名称	利尿效果
强效利尿药	呋塞米（速尿）	口服30~60分钟见效，可持续4小时
	依他尼酸（利尿酸）	同呋塞米
	布美他尼（丁尿胺）	口服30分钟起效，维持4~6小时
中效利尿药	氢氯噻嗪（双氢克尿噻）	口服2小时起效，作用维持12~24小时
	天尼酸	口服1小时起效，作用维持12~24小时
低效利尿药	螺内酯	用药数天后才可达到最大效果
	氨苯蝶啶	口服2小时起效，作用维持12~16小时
其他	吲达帕胺	口服1~2小时起效，缓释片能够在24小时平稳控制血压

表 6 - 2 - 13　利尿剂按照作用部位分类

类型	药物名称
袢利尿剂（髓襻升支粗段髓质部）	呋塞米、依他尼酸
髓襻升支粗段皮质部及远曲小管	氢氯噻嗪、氯噻酮、吲达帕胺
远曲小管和皮质集合管	螺内酯、氨苯蝶啶、阿米洛利

③适用人群（表 6 - 2 - 14）

表 6 - 2 - 14　利尿剂的适应证与禁忌证

人群	具体内容
推荐人群	适用于轻、中度高血压，尤其老年性高血压、肥胖或伴心力衰竭者。对于顽固型高血压，噻嗪类利尿剂加螺内酯可取得一定的疗效
不适宜人群	痛风患者和妊娠妇女；保钾利尿剂不宜与 ACEI、ARB 合用，肾功能不全者禁用

④不良反应及处理（表 6 - 2 - 15）

表 6 - 2 - 15　利尿剂的主要不良反应及处理

类型	具体表现	药物或类别	处理方法
电解质紊乱	低血钾	噻嗪类、速尿	与保钾利尿剂合用或增加含钾食物
	高血钾	氨苯蝶啶、螺内酯	与排钾利尿剂合用
高脂血症	甘油三酯升高	双氢克尿噻	换药或短期使用
糖代谢障碍	糖耐量异常或糖尿病	噻嗪类	异常时加用保钾利尿剂或补钾；糖尿病时加用或改用 RAAS 抑制剂
高尿酸血症	血中尿酸增高	—	口服碳酸氢钠，必要时给予丙磺舒、苯溴马隆；痛风者不使用利尿剂
尿素氮升高	血中尿素氮水平升高	—	禁用于肾功能不良者

（2）β 受体拮抗剂

①β 受体拮抗剂基础知识（表 6 - 2 - 16）

表 6 - 2 - 16　β 受体拮抗剂基础知识

受体分类	受体分布	作用表现
β_1	心脏、肠道、肾脏分泌肾素的组织等	调节心率与心肌收缩力
β_2	气管、血管平滑肌，子宫、胰腺分泌胰岛的组织	调节气管与血管平滑肌的收缩力

②作用机制：通过降低心肌收缩力、降低心排出量、抑制肾素释放和血管紧张素 Ⅱ 的产生、降低交感神经缩血管等作用来降压（表 6 - 2 - 17、表 6 - 2 - 18）。通俗地讲，就是通过减慢心率等来达到降压目的。

表6-2-17　β受体拮抗剂常用药对循环系统作用

品名	心率	心肌收缩力	血压	房室传导	抗心律失常	支气管痉挛	血小板聚集	外周血管阻力
普萘洛尔	↓	↓	↓	↓	+	↑	↓	↑
阿替洛尔	↓	↓	↓	↓	+	↑	-	↑
美托洛尔	↓	↓	↓	↓	+	↑	-	↑
比索洛尔	↓	↓	↓	↓	+	↑	-	↑
拉贝洛尔	↓	↓	↓	↓	+	↑	无	↓
卡替洛尔	↓	↓	↓	↓	+	↑	↓	不定

表6-2-18　β受体拮抗剂常用药的药理作用比较

	普萘洛尔	美托洛尔	阿替洛尔	拉贝洛尔	卡维地洛
非选择性（β_1/β_2）	是	否	否	是	是
心脏选择性（β_1）	否	是	是	否	否
α_1受体阻滞作用	否	否	否	是	是
胰岛素敏感性	↓	↓	↓	不变	↑
血浆甘油三酯	↑	↑	↑	不变	不变
血浆HDL胆固醇	↑	↑	↑	不变	不变
终末期肾脏疾病高钾血症	是	否	否	是	否
对慢性肾病者肾脏作用	普萘洛尔	美托洛尔	阿替洛尔	拉贝洛尔	卡维地洛
肾血管阻力	↑	↓	不变	不变	↓
肾血流	↓	不变	不变	不变	↑
肾小球滤过率	↓	不变	不变	不变	↑

③分类（表6-2-19、表6-2-20）

表6-2-19　β受体拮抗剂按照受体选择性分类

类别	名称
选择性β_1受体拮抗剂	美托洛尔、阿替洛尔、比索洛尔、醋丁洛尔、艾司洛尔
非选择性β受体拮抗剂	普萘洛尔、吲哚洛尔、索他洛尔、纳多洛尔
兼有α受体阻断作用	拉贝洛尔、卡维地洛、阿罗洛尔

注：与α受体结合后可以使血管平滑肌收缩，导致血压升高。

表6-2-20　β受体拮抗剂按照代别分类

代别	代表药物	作用受体
1	普萘洛尔	非选择性β受体拮抗剂
2	美托洛尔、比索洛尔	选择性β_1受体拮抗剂
3	卡维地洛、拉罗洛尔、拉贝洛尔	阻滞β_1受体＋α_1受体或α_2受体

注：酒石酸美托洛尔片与琥珀酸美托洛尔缓释片的区别：

酒石酸美托洛尔属于普通剂型，不能保证药物的匀速释放，药效持续时间短，而琥珀酸美托洛尔属于控释制剂，可以控制药物的释放，使药物能匀速地进行释放，从而保持血药浓度的稳定以及24小时的持续作用，所以琥珀酸美托洛尔相对于酒石酸美托洛尔更有优势，可以更好地控制病情。

④适用人群（6-2-21）

表6-2-21　β受体拮抗剂的适应证及禁忌证

类别	具体人群
推荐人群	适用于下列合并高血压者，心率较快的中、青年患者或合并心绞痛患者、心肌梗死后患者、左心室肥厚者、快速心律失常者，脑血管疾病者，有干咳者或血管紧张素转化酶抑制剂禁忌证者（双侧肾动脉狭窄）等
不适宜人群	急性心力衰竭、支气管哮喘、外周血管疾患、心率低于50次/分的患者

⑤不良反应及处理（6-2-22）

表6-2-22　β受体拮抗剂表主要不良反应及处理

不良反应	处理办法
低血压	小剂量开始使用，逐渐增加到合理使用量
心力衰竭	予以换药
窦房结功能异常和房室传导延迟	不能耐受者予以换药；能够耐受者确保静息心率不低于50~60/分；2度以上房室传导阻滞者禁用
突然撤药，恶化心绞痛或引发心肌梗死及死亡	要逐渐减量
诱发或加重哮喘	避免在任何支气管痉挛的疾病中使用。哮喘小剂量使用时需要同时使用受体激动剂如沙丁胺醇
四肢冰冷及无脉症，严重导致肢端坏疽	在使用普萘洛尔时易发生，予以换药
增加2型糖尿病风险	使用非选择性β受体拮抗剂时容易发生，予以换药
升高TG与HDL	同上
多梦、幻觉、失眠、抑郁	高脂溶性的β受体拮抗剂（如普萘洛尔、美托洛尔）多见，严重者换药、使用抗抑郁药或辨证使用中药处理
1%~5%性功能异常（阳痿）	换药或者服用阳痿药物治疗

（3）血管紧张素转换酶抑制剂（ACEI）

①基础知识：血管紧张素原在肾素等作用下变成血管紧张素Ⅰ，血管紧张素Ⅰ在血管紧张素转换酶（ACE）的作用下变成血管紧张素Ⅱ，血管紧张素Ⅱ直接作用于血管平滑肌，可以强力收缩血管并且可以增加心肌收缩力；血管紧张素转换酶还可以催化缓激肽转化成无活性肽物质，而缓激肽可以扩血管、促进肾小管尿钠排泄，而在血管紧张素转换酶作用下，缓激肽失去了对心血管的保护作用。

②作用机制：ACEI通过抑制ACE而减弱肾素-血管紧张素的作用，从而减少血管紧张素Ⅱ的生成来达到降压的目的，通过提高缓激肽的水平达到保护心血管的目的。

通俗地讲，就是通过抑制让血管紧张的物质、提高让血管扩张的物质来达到降压目的。

③药理学特点（表6-2-23）

表6-2-23　ACEI常用药物部分药理学特点

	卡托普利	依那普利	福辛普利	赖诺普利	培哚普利
半衰期	1.7	6-11	12	12	3-10
排泄途径	肾	肾	肝、肾	肾	肾

注：半衰期越长，药物在体内代谢的就越慢，药物服用的次数就越少。

④适用人群（表6-2-24）

表6-2-24　ACEI适用人群

类别	具体人群
推荐人群	肥胖、高血脂、痛风、糖尿病和心脏、肾脏靶器官受损合并高血压者，特适用于心衰、心肌梗死、糖耐量减退或糖尿病肾病、预防脑卒中再发生的高血压患者
不适宜人群	禁用于妊娠、哺乳期妇女、高血钾患者、双侧肾动脉狭窄的患者

⑤不良反应及处理（表6-2-25）

表6-2-25　ACEI不良反应及处理

不良反应	具体表现	处理
咳嗽	无痰的阵发性干咳，伴有咽后壁干痒，停药后消失	可以耐受者继续；耐受不了换ARB
低血压	首剂低血压多见	小剂量开始，服药后先坐一段时间
高钾血症	肌肉无力或麻痹、心律失常等	可以小剂量联合排钾利尿药
血管性水肿	首次用药48小时内黏膜部位水肿，停药后可消退	避免使用

⑥ACEI与其他降压药物对比（表6-2-26~表6-2-29）

表6-2-26　ACEI与利尿剂比较

类别	具体情形
支持ACEI作为首选	2型糖尿病或有糖尿病和糖尿病性肾病家族史者；高尿酸血症、痛风或有痛风家族史者；高脂血症或临界脂质异常；低盐摄入者；存在左心室肥厚；存在蛋白尿或微量白蛋白尿
支持利尿剂作为首选	必须考虑费用时；盐摄入高，且血压不易降低者；肾病伴有钠潴留；肥胖；有ACEI禁忌
支持二者同时使用	充血性心力衰竭；防治心、脑、神、血管重构（利尿药选用螺内酯）；单用一种药物降压效果不理想

表6-2-27　ACEI与β受体拮抗剂比较

类别	具体情形
支持ACEI作为首选	左心室衰竭或心肌梗死后左心室功能减退；必须保持最佳体力和精神活动状态者；高脂血症和临界脂质异常；临界的糖耐量异常；糖尿病特别是糖尿病肾病；末梢血管疾病；收缩期高血压；保持男性性功能；β受体拮抗剂的禁忌证（哮喘、传导障碍、精神抑制、有症状的末梢血管疾病）

续表

类别	具体情形
支持β受体拮抗剂作为首选	缺血性心脏病、心绞痛、心肌梗死后心动过速；同时存在焦虑和心动过速；妊娠高血压；有干咳者或 ACEI 禁忌证（双侧肾动脉狭窄）
支持二者同时或先后联合使用	心绞痛（变异型心绞痛应避免使用β受体拮抗剂）；急性心肌梗死；心功能不全

表 6-2-28　ACEI 与钙拮抗剂比较

类别	具体情形
支持 ACEI 作为首选	同时存在左心室收缩功能减退；与利尿剂联合应用；钠盐摄入低者；心肌梗死后；心血管疾病（包括冠心病、脑卒中）；肾脏疾病（包括肾功能受损、尿微量白蛋白）；糖尿病、糖耐量异常、胰岛素抵抗
支持钙拮抗剂作为首选	与β受体拮抗剂联合应用（硝苯地平）；钠盐摄入高者；有心绞痛，特别是血管痉挛性心绞痛；老年性收缩期高血压；急诊高血压
支持二者同时使用	大多数高血压患者；防止脑卒中；减少新发糖尿病
两种药物均有效	维持最佳体力、精神和性功能，无中枢神经的不良反应（已经证实 ACEI 可提高生活质量）；对脂代谢的中性影响；不改变胰岛素的敏感性或有轻度改善作用；动脉硬化扩张过程（钙拮抗剂较佳）；逆转左心室肥厚（ACEI 较佳）；改善糖尿病肾病（ACEI 较佳）；改善雷诺现象（CCB 较佳）；改善动脉壁柔顺性（ACEI 较佳，尤其培哚普利）

表 6-2-29　ACEI 与α受体拮抗剂比较

类别	具体情形
支持 ACEI 作为首选	保持最佳性功能；保护肾功能；防止心血管重构；心功能不全；防治快速性心律失常
支持α受体拮抗剂作为首选	前列腺肥大；慢性肝病
α受体拮抗剂和 ACEI 均有效	胰岛素抵抗；心动过缓、传导阻滞（有好处）；糖尿病蛋白尿；高脂血症；外周血管病及肺动脉高压；左心室肥厚
二者均不宜首选	肥厚型梗阻性心肌病

（4）血管紧张素Ⅱ受体阻滞药（ARB）

①基础知识：血管紧张素必须与受体结合才可以发挥作用，与之结合的受体主要是 AT1 和 AT2 受体（表 6-2-30）。

表 6-2-30　ARB 受体作用特点

受体	作用特点
AT1	血管收缩；增加钠潴留；抑制肾素分泌；增加加压素释放；激活交感神经；促进肌细胞肥厚；刺激血管和心脏纤维化；增强心肌收缩力；诱发心律失常
AT2	抗增生；细胞分化；组织修复；凋亡；血管扩张；肾脏和尿道发育；控制血压/促进钠利尿；刺激肾脏释放前列腺素；刺激肾脏生成缓激肽与一氧化氮

②作用机制及药动学特点（表6-2-31）：通过选择性抑制 ATI 受体与血管紧张素Ⅱ的结合，阻断了 AT1 介导的血管紧张素Ⅱ的病理生理作用及生物学作用，从而起到降压的作用，而且不影响 AT2 介导的作用。通俗地讲，避免两个使血管紧张的物质结合来达到降压的目的。

表6-2-31　部分沙坦类药物的药代动力学特点

	氯沙坦	缬沙坦	厄贝沙坦	坎地沙坦酯	替米沙坦	奥美沙坦酯
食物影响	无	有	无	无	无	无
半衰期	6~9	6	11~15	9	24	13
排泄（肾/胆）	40/60	13/83	20/80	33/67	1/97~99	35/65

③相关人群及不良反应同 ACEI。

（5）钙离子通道阻滞剂（CCB）

①作用机制：通过阻滞血管平滑肌的钙离子通道，阻断细胞外钙离子内流，导致细胞内钙离子浓度降低，引起血管平滑肌舒张，从而降低血压。通过阻滞分布在心脏神经组织起搏细胞的钙离子通道，有利于减少因为钙离子通道阻滞剂造成的心悸、水肿等不良反应，并且增加靶器官的保护作用。

部分 CCB 药物的心脏血液动力学效应见表6-2-32，药代学特点见表6-2-33。

表6-2-32　部分 CCB 药物的心脏血液动力学效应

	硝苯地平	维拉帕米	地尔硫䓬	尼卡地平	尼群地平	非洛地平
周围血管扩张	+++	++	+	+++	+++	+++
冠状动脉扩张	+++	++	+++	+++	++	+++
心肌收缩力	0↑	↓↓	↓	0	0	0
窦房结及房室传导	0	↓↓	↓	0	0	0
心脏前负荷	0↓	↓	0	0	0↓	0
心脏后负荷	↓↓	↓	↓	↓↓	↓↓	↓↓
心率	↑	↓↓	↓	0↓	0↓	0↑
血压	↓↓↓	↓↓	↓	0↓	0↓	0↑
改善心脏舒张功能	++	+++	++	+	+	+
非特异性抗交感作用	0	+	++			

备注：0代表无变化；↑代表上升或增加；↓代表下降或减少；+代表肯定作用。

表6-2-33　部分 CCB 药物的药代学特点

药物	半衰期（h）	受食物影响
硝苯地平	2	无
硝苯地平（缓）	7	无

续表

药物	半衰期（h）	受食物影响
硝苯地平（控）	3.8～16.9	无
氨氯地平	35～45	无
非洛地平	15.1	空腹

②分类（表6-2-34～6-2-36）

表6-2-34　CCB按阻滞钙通道分类

类型	药物	特点
L	硝苯地平、氨氯地平、非洛地平、尼卡地平、尼莫地平、尼索地平、拉西地平、乐卡地平、西尼地平、马尼地平、维拉帕米、地尔硫䓬等	扩张外周血管来降压
T	咪贝地平、尼伐地平、马尼地平、贝尼地平、氟桂利嗪等	扩张肾小球出入球小动脉、降低肾小球压力来降压
N	氨氯地平、西尼地平、普拉尼地平、贝尼地平、咪贝地平	既有T型特点，又不引起交感神经兴奋导致心率变快

注：凡是具备抑制两种或以上类型通道的药物效果相对更好，副作用更小。

表6-2-35　L-型钙通道阻滞剂根据化学结构分类

化学结构	药物	特点
二氢吡啶类	地平类药物	扩张周围血管降低血压，但一定程度上可以增加交感神经活性及引起心动过速
非二氢吡啶类	维拉帕米、地尔硫䓬、氟桂利嗪等	除扩张周围血管、降低心肌收缩力外，还可以减慢心率和抗快速心律失常

表6-2-36　CCB按照代别分类

代别	药物	特点
第1代	硝苯地平	速效
第2代	硝苯地平缓释片、尼莫地平、尼群地平、非洛地平等	作用时间长
第3代	苯磺酸（马来酸、甲磺酸）左旋氨氯地平、苯磺酸氨氯地平、西尼地平、拉西地平	作用时间长，副作用小

③适用人群（6-2-37）

表6-2-37　CCB的适应证与禁忌证

人群	具体人群
推荐人群	适用于各型高血压。尤其适用于盐依赖性高血压。合并肾功能受损的患者、糖尿病、外周血管疾患、妊娠妇女也可选用钙拮抗剂，长期应用还有抗动脉硬化作用
不适宜人群	心力衰竭、窦房结功能低下、心脏传导阻滞患者等

④不良反应及处理（6-2-38）

表6-2-38　CCB不良反应及处理

类型	表现	处理
扩血管效应	头痛、头晕、面红、踝部水肿	时间短暂，可自行消失
牙龈增生	局部组织增生和肥大	保持口腔卫生

⑤地平类药物使用注意事项（6-2-39）

表6-2-39　地平类药物使用注意事项

作用	主要适应证			需要改变剂量者		进食与服药
	具体药物及剂量用法	心绞痛	高血压	肾功能损害	肝功能损害	
①舒张外周血管，降高血压；②舒张冠状动脉，抗心绞痛；③会反射性加快心率；④去除血管痉挛，增加脑肾血管流量	氨氯地平，每日1次	+	+	否	是	不用考虑
	非洛地平，每日1次	+	+	否	是	最好空腹
	拉西地平，每日1次	+	+	否	慎用	不清楚
	乐卡地平，每日1次	+	+	部分禁用	尽量不用	不清楚
	尼卡地平，每日3次	+	+	部分人调整	是	最好空腹
	硝苯地平，每日1~3次；控释片每日1次	+	+	慎用	是	不用考虑
	尼群地平，每日1次	+	+	否	是	不清楚

【知识点加油站】

1. 氨氯地平与左旋氨氯地平的区别

左旋氨氯地平可以说是氨氯地平的升级版，它们的分子式都是相同的，但空间结构有区别。氨氯地平是由右旋氨氯地平和左旋氨氯地平两个不同的空间结构化合物组成的消旋体，左旋氨氯地平是从氨氯地平的消旋体分子中进行手性拆分而成的。

氨氯地平的有效部分是左旋氨氯地平，右旋氨氯地平的降压效力只有左旋氨氯地平的1/2000，因此，经过拆分后的左旋氨氯地平的2.5mg，就相当于5mg的氨氯地平的降压作用。这样既减轻了肝肾代谢的负担，也减少了不良反应的发生。

2. 硝苯地平缓释片1、2、3型的区别

硝苯地平缓释片1和2是采用了缓释技术，所以口服以后，在胃肠道可以缓慢地释放，每服用1次，可以维持有效浓度大概12个小时。硝苯地平缓释片3采用控释技术，所以口服以后，在胃肠道可以缓慢地恒速释放，每服用1次可以维持有效浓度大概24小时。

3. 其他类降压药及复方制剂（表6-2-40）

表6-2-40　其他类降压药及复合制剂

类别	具体药物
交感神经抑制剂	如可乐定、甲基多巴
扩血管剂	如肼屈嗪、米诺地尔等

类别	具体药物
α_1 受体拮抗剂	如哌唑嗪、特拉唑嗪
复方制剂	如复方利血平片、复方利血平氨苯蝶啶片、珍菊降压片等

注：交感神经抑制剂与扩血管剂由于不良反应大，单方使用较少，一般用于复方制剂或联合用药中。目前使用更广的单片复方制剂是常用的一组高血压联合治疗药物，通常由不同作用机制的两种或两种以上的降压药组成。与随机组方的降压联合治疗相比，其优点是使用方便，可改善治疗的依从性及疗效，是联合治疗的新趋势。应用时注意其相应组成成分的禁忌证或可能的不良反应。如氯沙坦氢氯噻嗪片、培哚普利吲达帕胺片、厄贝沙坦氢氯噻嗪片等。

4. 五大类降压药物的强适应证（表6-2-41）

表6-2-41　五大类降压药物的强适应证

强适应证	利尿剂	β受体拮抗剂	CCB	ACEI	ARB
左心室肥厚	±	±	+	+	+
慢性心肌缺血综合征	−	+	+	+[a]	+[a]
心肌梗死后	+[c]	+	−[b]	+	+
心力衰竭	+	+	−[e]	+	+
心房颤动预防	−	−	−	+	+
脑血管病	+	±	+	+	+
颈动脉内膜增厚	−	−	+	±	±
蛋白尿/微量蛋白尿	−	−	−	+	+
肾功能不全	+[d]	−	±	+	+
老年高血压	+	±	+	+	+
糖尿病	±	−	±	+	+
血脂异常	−	−	±	+	+

注：+适用；−缺乏证据或不适用；±可能适用；a冠心病二级预防；b对伴有心肌梗死病史者可用长效CCB控制高血压；c螺内酯；d袢利尿药；e氨氯地平和非洛地平可用。

5. 常用降压药物的临床适应证与禁忌证（表6-2-42）

表6-2-42　常用降压药物的临床适应证与禁忌证

类别		适应证	绝对禁忌	相对禁忌
利尿剂	噻嗪类	心力衰竭、老年性高血压、高龄老年高血压、单纯收缩期高血压	痛风	妊娠
	袢利尿剂	肾功能不全、心力衰竭		
钙离子通道阻滞剂	二氢吡啶类	老年性高血压、周围血管病、单纯收缩期高血压、稳定性心绞痛、颈动脉粥样硬化、冠状动脉粥样硬化	无	快速心律失常、心力衰竭
	非二氢吡啶类	心绞痛、颈动脉粥样硬化、室上性快速心律失常	二至三度房室传导阻滞、心力衰竭	

续表

类别	适应证	绝对禁忌	相对禁忌
ACEI	心力衰竭、冠心病、左室肥厚、左心室功能不全、心房颤动预防、颈动脉粥样硬化、非糖尿病肾病、糖尿病肾病、蛋白尿/微量蛋白尿、代谢综合征	妊娠、高血钾、双侧动脉狭窄	
ARB	糖尿病肾病、蛋白尿/微量蛋白尿、代谢综合征、心力衰竭、冠心病、左室肥厚、心房颤动预防、ACEI 引起的咳嗽	妊娠、高血钾、双侧动脉狭窄	
β 受体拮抗剂	心绞痛、心肌梗死后、快速心律失常、慢性心力衰竭	2～3 度房室传导阻滞、哮喘	慢性阻塞性肺病、周围血管病、糖耐量降低、运动员
α 受体拮抗剂	前列腺增生、高脂血症	体位性低血压	心力衰竭

6. 日常选用降压药的重点提示

（1）男性高血压患者需要保持性功能首选 ACEI 或 CCB。

（2）男性高血压患者有前列腺肥大首选 α 受体拮抗剂，如哌唑嗪、特拉唑嗪、酚妥拉明、酚苄明等。

（3）妊娠高血压患者首选 β 受体拮抗剂（具体遵医嘱）。

（4）患者必须考虑费用时首选利尿剂。

（5）降压药物与利尿剂联合应用时首选 ACEI。

（6）钠盐摄入高，血压不易降低者，首选利尿剂。

（7）黑种人选用降压药物首选 CCB。

（8）高血压患者伴有慢性肝病首选 α 受体阻滞降压药物。

（9）高血压药物选择流程：高血压诊断—按患者年龄（如无并发症的老年人选用利尿剂）、按照患者并发症（如伴有糖尿病选用普利类、伴有冠心病选用地平类等）、按照药物剂型（控释或缓释片剂等）、单方或复方（尽量单方）、服用次数（尽量次数少）及患者血压轻重级别选用降压药物。

（10）六大类降压药物保护人体器官功能，按其对人体益处排序：ARB ＞ ACEI ＞ CCB ＞利尿剂＞β 受体阻滞药＞α 受体阻滞药。

7. 日常应用降压药物的 9 大原则

（1）早期干预治疗原则　血压 130～139/85～89mmHg 的人群中约有 50% 以上的人最终发展成高血压，因此需要早期干预。高血压前期合并 3 个以上危险因素、代谢综合征、1 个靶器官损害、糖尿病等，在生活方式干预的基础上启动降压药物治疗很有必要。

（2）血压达标原则　降压治疗需要达到的目标有 4 个。①糖尿病、慢性肾病、冠心病、心肌梗死和脑卒中患者血压应降至 130/80mmHg（但最新临床结果认为，糖尿病收缩压降至 130～140mmHg 预后最好）；心力衰竭者＜120/80mmHg，同时对于糖尿病、冠心病、老年患者，舒张压不要 <60mmHg，否则可能会增加心血管病危险；目前认为最理想的血压是 120/80mmHg（首要目标）。②逆转心、脑、肾等靶器官损害。③减少各种心、脑、肾等器官的心血管事件及降低死亡率。④提高生活质量。

（3）降压长期化原则　原发性高血压是一种病因未明的高血压，到目前为止还没有根治办法，所以除了轻度高血压外，大多数高血压病都是需要终身服药的。因为任何一种降压药物在体内都有被代谢和排泄的过程，所以他们都有各自的有效作用时间；所不同的是，有的降压药物体内代谢和排泄速度比较慢（半衰期较长），作用时间长一些（如依那普利、氨氯地平），1 天 1 次即可；有的半衰期短，如硝苯地平，1 天需要 3 次。所以只有定时服用降压药物，才能持续发挥降压疗效。因此高血压患者要保持终身服药，才能保持血压理想水平。

（4）平稳降压原则　高血压导致的靶器官损害不仅与收缩压、脉压和舒张压的高低及病程有关，而且与 24 小时平均动脉压及血压波动性高低变化有关。临床发现，血压波动（忽高忽低）越大的患者，靶器官（心、脑、肾）损害越严重。因此减少血压波动也是治疗的目标之一。在降压治疗过程中，适宜选用作用缓和的降压药物，无效时再使用作用强的药物或联合用药。有条件时，适宜选用长效或缓释制剂，用药过程中应该复查血压，不断调整用药剂量，避免血压过度波动。因此，高血压患者使用降压药物时，降压速度不宜过快，降压幅度不宜过大，以使血压保持平稳，切忌或用或停，导致血压忽高忽低，引起其他器官伤害等。

（5）用药（选药＋剂量）个体化原则　每一位高血压患者的具体病情各不相同，例如血压高低、病程长短、合并症（糖尿病、冠心病、心功能不全等）和并发症（由高血压引起的心、脑、肾病变）的不同，并且不同的人对同一种降压药物的治疗反应也不一样。因此高血压患者选用降压药物，必须根据自己的病情和治疗反应最终决定，而不是简单地千篇一律。高血压患者在确定所服用降压药物后，应选择合适剂量，既要根据血压升高程度，又要结合个人对药物的敏感性及反应性，因人而异。最初开始服用降压药物时，要从小剂量开始，并且根据治疗反应逐渐调整剂量；达到治疗目的后，可以改为维持量巩固疗效。老年人用药剂量偏小。

（6）联合用药原则　联合用药的优点是疗效好，不良反应少。尤其在治疗中、重度高血压时，最好采用先联合后加量更好一些，还要探讨联合中医药手段治疗高血压。

（7）简化治疗方法原则　最好采用 1 日服用 1 次的服药方法，来提高患者的依从性。因此，要使用 1 日口服 1 次的长效单药制剂或复合制剂。

（8）多元化的治疗干预原则　除了降压治疗外，必须综合干预心血管危险因素，如进行调脂、控制血糖、抗血小板、体育锻炼、饮食控制、低盐饮食及行为治疗。经单一治疗与多元化治疗比较，多元化治疗方案在降低心血管事件方面具有明显优势。

（9）随访与监测原则　最初应用降压药物时，应定期随诊，以便调整用药直至达到目标血压水平。在血压达标后，2 级高血压或有合并症的患者，应每 1～2 月查一次电解质和肾功能。如患者已经达标或血压水平稳定，可每 3~6 月随访 1 次。在用药过程中，如患者出现任何不适反应都应随时就诊。

（三）降压药物的联合应用

联合应用降压药物已成为降压治疗的基本方法。为了达到目标血压水平，大部分高血压患者需要使用 2 种或 2 种以上降压药物。

1. 联合用药的适应证

血压 160/100mHg 或高于目标血压 20/10 mmHg 的高危人群，往往初始治疗即需要应用 2 种降压药物。在血压超过 140/90 mmHg 时，也可考虑初始小剂量联合降压药物治疗。如仍不能达到目标血压，可在原药基础上加量，或可能需要 3 种甚至 4 种以上降压药物。临床发现，初始联合治疗对我国心血管中高危的中老年高血压患者有良好的降压作用，可明显提高血压控制率。

2. 联合用药的原则（表 6 - 2 - 43）**及方案**（表 6 - 2 - 44）

两药联合时，降压作用机制应具有互补性，同时具有协同增效的降压作用，并可互相抵消或减轻不良反应。例如，在应用 ACEI 或 ARB 基础上加用小剂量噻嗪类利尿剂，降压效果可以达到甚至超过将原有的 ACEI 或 ARB 剂量倍增的降压幅度；同样加用二氢吡啶类 CCB 也有相似效果。

表 6 - 2 - 43　降压药联合用药的原则

原则	举例
选择药理作用可以互补的	如卡托普利与哌唑嗪；氢氯噻嗪与依那普利
避免联合应用降压原理相近的药物	只会给患者增加不良反应
联合应较单药治疗提高疗效，加强靶器官保护	如氨氯地平与贝那普利
减少或抵消不良反应	如氨苯蝶啶（保钾）与氢氯噻嗪（排钾）；螺内酯与氢氯噻嗪
不同作用机制的长效和长效联合	如替米沙坦与拉西地平
简化治疗方案	尽可能降低费用
三种联合	必须有利尿剂

表 6 - 2 - 44　高血压联合用药方案

方案	利益
ACEI 或 ARB + 类利尿剂	ACEI 和 ARB 可使血钾水平略有上升，能拮抗噻嗪类利尿剂长期应用所致的低血钾等不良反应。ACEI 或 ARB + 噻嗪类利尿剂合用有协同作用，有利于改善降压效果
二氢啶类 CCB + ACEI 或 ARB	CCB 具有直接扩张动脉的作用，ACEI 或 ARB 既扩张动脉又扩张静脉，故两药合用有协同降压作用。二氢吡啶类 CCB 常见的不良反应为足踝部水肿、可被 ACEI 或 ARB 减轻或抵消。而且小剂量长效二氢吡啶类 CCB + ARB 用于初始治疗高血压患者，可明显提高血压控制率。此外，ACEI 或 ARB 也可部分阻断 CCB 所致反射性交感神经张力增加和心率加快的不良反应

续表

方案	利益
二氢吡啶类 CCB + 噻嗪类利尿剂	可降低高血压患者脑卒中发生的风险
二氢吡啶类 CCB + β 受体拮抗剂	CCB 具有扩张血管和轻度增加心率的作用，恰好抵消 β 受体拮抗剂的收缩血管及减慢心率的作用。两药联合可使不良反应减轻

3. 我国临床主要推荐应用的治疗方案

（1）优化联合治疗方案

①二氢吡啶类 CCB + ARB。

②二氢吡啶类 CCB + ACEI。

③ARB + 噻嗪类利尿剂。

④ACEI + 噻嗪类利尿剂。

⑤二氢啶类类 CCB + 噻嗪类利尿剂。

⑥二氢吡啶类 CCB + β 受体拮抗剂。

（2）可以考虑使用的联合治疗方案

利尿剂 + β 受体拮抗剂；α 受体拮抗剂 + β 受体拮抗剂；二氢吡啶类 CCB + 保钾利尿剂；噻嗪类利尿剂 + 保钾利尿剂。

（3）不常规推荐但必要时可慎用的联合治疗方案

ACE + 受体拮抗剂；ARB + 受体拮抗剂；ACE + ARB；中枢作用药 + β 受体拮抗剂。

4. 临床循证医学推荐的高血压药物联合用药方案（表 6 - 2 - 45）

表 6 - 2 - 45　临床循证医学推荐的高血压药物联合用药方案

方案	适应证
噻嗪类利尿药 + ARB	单纯收缩期高血压、高血压伴左心室肥厚、高血压合并心力衰竭等
噻嗪类利尿药 + ACEI	适用于合并心力衰竭、单纯收缩期高血压、老年性高血压等
利尿药 + 二氢吡啶类钙拮抗剂	单纯收缩期高血压、老年性高血压
α + β 受体拮抗剂	急进型高血压
β 受体拮抗剂 + ACEI	高血压合并冠心病或心肌梗死、高血压合并心力衰竭
β 受体拮抗剂 + 二氢吡啶类 CCB	高血压合并冠心病（心绞痛）
CCB + ACEI	高血压肾病、高血压伴冠心病、高血压伴动脉硬化
ARB + 二氢吡啶类 CCB	适用于高血压肾病、冠心病、动脉硬化
ACEI + ARB	适用于高血压伴糖尿病肾病

注：（1）由于 β 受体拮抗剂、利尿剂均有增加胰岛素抵抗、糖耐量异常和发生糖尿病倾向；故不宜联合使用，尤其避免代谢综合征、糖尿病、糖耐量异常和有发生糖尿病的高危因素的人。

（2）五大类降压药联合使用示意图（图 6 - 2 - 1）

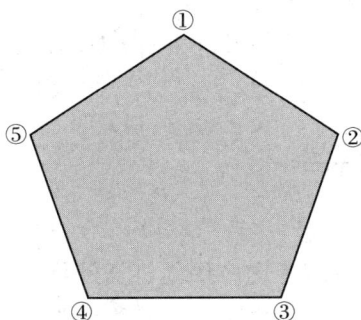

图 6 - 2 - 1　五大类降压药联合使用示意图

注：（1）上图中①代表利尿剂，②代表沙坦类降压药物，③代表钙离子拮抗剂，④代表血管紧张素转换酶抑制剂，⑤β受体拮抗剂。（2）五大类降压药物可以互相联合使用的是：① + ②，① + ③，① + ④，② + ③，② + ④，③ + ④，③ + ⑤，④ + ⑤。

5. 多种药物的联合使用

①三药联合的方案：在上述各种两药联合方式中加上另一种降压药物便构成三药联合方案，其中"二氢吡啶类 CCB + ACEK（或 ARB）+ 噻嗪类利尿剂"组成的联合方案最为常用。

②四药联合的方案：主要适用于难治性高血压患者，可以在上述三药联合基础上加用第 4 种药物，如受体拮抗剂、醛固酮受体拮抗剂、氨苯蝶啶、可乐定或 α 受体拮抗剂等。

【**爱心提示**】（表 6 - 2 - 46）

表 6 - 2 - 46　高血压的生活与用药爱心提示

提示维度	具体内容
生活方面	具体见高血压的非药物治疗
合理用药	因降压药物钙离子拮抗剂、血管紧张素转换酶抑制剂、血管紧张素 II 受体拮抗剂等均属于血管扩张剂，药物使用一定时间后可能引起血管弹性降低，因此要适当联合使用一些具有软化血管作用的中成药，如银杏叶片、血塞通、维生素 EC 颗粒等
	高血压中医上属于眩晕，必须予以辨证分型使用中成药
	针对高血压属于肝阳上亢、痰湿中阻或气血虚弱者可以考虑使用牛黄清心丸（局方）
	针对高血压属于肝肾两亏者，可以考虑使用海马补肾丸
	不要过早更换降压药物，虽然服用降压药物后就能起到降压效果，但是想达到稳定降压效果还需坚持服用，如长效降压药一般要 7 天左右，想达到最稳定降压效果则需要 30 天左右
	血压还受季节变化影响，如冬天血压高，夏天血压相对低，所以季节改变时，降压药物服用剂量也需要改变，但是前提是在季节改变时做好血压测量，最好每天测量 3 次，以决定降压药物剂量改变
	对于杓性高血压者，应该提倡早晨起床即服用降压药，尤其是长效降压药（如氨氯地平、拉西地平等）；如果服用每日 2 次的降压药，则应该在早晨 7 - 8 点和下午 3 - 4 点左右各服用 1 次最好（因血压在一天中会在早晨 7 - 8 点和下午 3 - 4 点变高）。如果属于反杓性高血（原书写成深杓型错误的）压则适宜睡前（晚上 7 - 8 点）服用降压药物

第三节　高血压危险因素的治疗

一、高血压伴有血脂异常

1. 调脂治疗

在下列情况下，高血压患者应考虑应用他汀类药物：

（1）高血压合并≥1种代谢性危险因素，或伴靶器官损害，应使用他汀类药物作为心血管疾病的一级预防；高血压患者应用他汀类药物作为一级预防，可采用低强度他汀，如合并多重危险因素（≥3个）或靶器官损害较严重，可采用中等强度他汀。

（2）高血压合并临床疾病（包括心、脑、肾、血管等）应使用他汀类作为二级预防。高血压患者应用他汀类药物作为二级预防，初始治疗采取中等强度他汀，必要时采用高强度他汀或他汀联合其他降脂药物治疗（特异性肠道胆固醇吸收抑制剂）。

（3）高血压伴血脂异常的患者，其降脂治疗按《中国成人血脂异常防治指南》处理。

2. 抗血小板治疗

下列高血压患者应积极接受抗血小板治疗：

（1）高血压合并ASCVD（动脉粥样硬化性心血管疾病）患者，需应用小剂量阿司匹林（75~100mg/d）进行长期二级预防。

（2）合并血栓栓塞性事件急性发作，如急性冠状动脉综合征、缺血性脑卒中或短暂性脑缺血、闭塞性周围动脉粥样硬化症时，应推荐使用阿司匹林合用氯吡格雷或替格瑞洛。

通常在急性期可给予负荷剂量一次（阿司匹林：300mg；氯吡格雷：300~600mg或替格瑞洛180mg），阿司匹林（100mg/d）和氯吡格雷（75mg/d）或替格瑞洛180mg/d联合应用3~12个月，而后应用小剂量阿司匹林（100mg/d）作为长期二级预防。

（3）高血压伴糖尿病、高血压伴慢性肾病、50~69岁心血管高风险者（10年心血管事件总风险>10%或高血压合并3项及以上其他危险因素），可用小剂量阿司匹林（75~150mg/d）进行一级预防；阿司匹林不能耐受者可应用氯吡格雷（75mg/d）代替。

【知识点加油站】

高血压患者长期应用阿司匹林的注意事项包括：

（1）需在血压控制稳定（<150/90mmHg）后开始应用。未达良好控制的高血压患者，ASA可能增加脑出血风险。

（2）肠溶阿司匹林建议空腹服用以减少胃肠道反应。

（3）服用前有发生消化道出血的高危因素，如消化道疾病（溃疡病及其并发症史）、65岁以上、同时服用皮质类固醇或抗凝药或非甾体类抗炎药等，应采取预防措施，包括筛查与治疗幽门螺杆菌感染，预防性应用质子泵抑制剂，以及采用合理联合抗栓药物的方案等。

（4）合并活动性胃溃疡、严重肝病、肾衰、出血性疾病者，需慎用或停用阿司匹林。

（5）服用阿司匹林出现严重胃肠出血者予以停用，按出血相关路径处理，轻者可加用质子泵抑制剂治疗。

二、高血压合并高血糖

1. 血糖控制目标

①糖化血红蛋白HbAlc<7%；②空腹血糖4.4~7.0mmol/L；③餐后2小时血糖或非空腹血糖<10.0mmol/L；④容易发生低血糖、病程长、老年人、合并症并发症多、难以自我血糖监测的患者，血糖控制目标可以适当放宽。1型糖尿病合并肾脏病、眼底病等并发症患者，血糖控制目标也可适当放宽。基本原则是不发生低血糖和高血糖急症。

2. 饮食调整的原则

控制总热量，碳水化合物占总热量55%~65%；蛋白质不多于总热量15%；尽可能控制体重在正常范围内。在总热量不变的情况下，少食多餐。

3. 运动和活动的原则

适量、经常性和个体化。推荐骨骼肌等张运动的项目，例如步行、游泳等，限制强运动项目和运动量。接受胰岛素治疗的患者，强调规律的生活，例如定时定量进餐和运动。

4. 药物治疗原则

（1）大多数2型糖尿病患者，首选二甲双胍。

（2）体重偏瘦或单用二甲双胍不能有效控制血糖者，改用或加用α糖苷酶抑制剂、磺脲类或格列奈类降糖药或二肽基肽酶－4（DPP－4）抑制剂、噻唑烷二酮类降糖药、钠－葡萄糖共转运蛋白抑制剂或注射类降糖药胰岛素或胰高血糖素肽－1激动剂。

（3）新型钠－葡萄糖协同转运蛋白2（SGLT2）抑制剂或GLP－1受体激动剂，除了能有效降低血糖，还有轻度降低血压和减轻体重的作用。

（4）采用2种以上中等剂量降糖药物而仍难以控制血糖者，可白天口服降糖药，睡前注射中效或超长效胰岛素治疗；如果仍不能有效控制血糖，可采用一日多次胰岛素注射治疗。

（5）对空腹血糖超过11.1mmol/L或HbAlc超过9%伴明显高血糖症状的新诊断2型糖尿病患者，可以考虑采用短期胰岛素强化治疗，尽快控制血糖和保留胰岛β细胞功能。

（6）在降压治疗过程中，需注意降压药物对血糖控制的影响，例如大剂量长时间应用噻嗪类利尿药可能导致血糖升高，β受体拮抗剂可以掩盖心率增快等低血糖反应。

（7）肾功能不全的患者可优选从肾脏排泄较少的降糖药，严重肾功能不全患者宜采用胰岛素治疗。

第四节 特殊人群的高血压

一、老年高血压

据统计，我国60岁以上的老年人高血压患病率已超过45%。老年人高血压诊断标准≥140/90mmHg。

1. 老年性高血压的特点

①收缩压增高，脉压增大：单纯收缩期高血压（是指单纯性收缩压升高而舒张压不高的一种高血压）是老年高血压最常见的类型，占老年高血压的60%～80%，70岁以上高血压人群中可达80%～90%。收缩压增高可明显增加脑卒中、冠心病和终末肾病的风险。

②血压波动大：高血压合并体位性血压变异和餐后低血压者增多。体位性血压变异包括直立性低血压和卧位高血压。血压波动大，影响治疗效果，显著增加发生心血管事件的危险。

③血压昼夜节律异常的发生率高：夜间低血压或夜间高血压多见，清晨高血压也增多。

④白大衣高血压和假性高血压增多。

⑤合并症多：常与冠心病、心力衰竭、脑血管疾病、肾功能不全、糖尿病等多种疾病并存，使治疗难度增加。

2. 老年高血压的药物治疗

（1）药物治疗的起始血压水平 65～79岁的老年人，如血压>150/90mmHg，应开始药物治疗；血压>140/90mmHg时可考虑药物治疗。≥80岁的老年人，收缩压≥160mmHg时开始药物治疗。

（2）降压的目标值 老年高血压治疗的主要目标是收缩压达标，共病和衰弱症患者应综合评估后，个体化确定血压起始治疗水平和治疗目标值。65～79岁的老年人，第一步应降至<150/90mmHg；如能耐受，目标血压<140/90mmHg；80岁以上的老年人血压应降至<150/90mmHg。患者如收缩压<130mmHg且耐受良好，可继续治疗而不必回调血压水平。双侧颈动脉狭窄程度>75%时，中枢血流灌注压下降，降压过度可能增加脑缺血风险，降压治疗应以避免脑缺血症状为原则，宜适当放宽血压目标值。衰弱的高龄老年人注意监测血压，降压速度不宜过快，降压水平不宜过低。

（3）药物选择 老年高血压推荐利尿剂、CCB、ACEI或ARB作为初始或联合药物治疗。应从小剂量开始，逐渐增加至最大剂量。合并下列疾病者药物选择见表6-2-47。

表6-2-47　老年高血压合并疾病的药物选择

合并疾病	药物选择
脑供血不足	选用CCB、ARB、ACEI和（或）利尿剂
肾功能受损	选用CCB、ARB、ACEI
心力衰竭	应先合理降压、利尿后，常规应用β受体拮抗剂、ARB、ACEI，血压先降到140/90mmHg为好，过低可能影响脑和冠状动脉供血；使用ACEI时，适宜选用依那普利或雷米普利，不适宜选用卡托普利，以防止对肾功能有影响；该类患者不适宜使用硝苯地平、维拉帕米、地尔硫草，可以使用氨氯地平或非洛地平

注：①无并存疾病的老年高血压不宜首选β受体拮抗剂。②利尿剂可能降低糖耐量，诱发低血钾、高尿酸和血脂异常，需小剂量使用。③α受体拮抗剂可用作伴良性前列腺增生或难治性高血压患者的辅助用药，但高龄老年人以及有体位血压变化的老年人使用时应注意体位性低血压。

（4）老年收缩期高血压的药物治疗　舒张压＜60mmHg的患者如收缩压＜150mmHg，可不用药物；如收缩压为150～179mmHg，可用小剂量降压药；如收缩压≥180mmHg，需用降压药，用药时应密切观察血压的变化和不良反应。

【爱心提示】（表6-2-48）

表6-2-48　老年高血压服药注意事项

药物	服药注意事项
阿司匹林	控制血压达到150/90mmHg后，而且年龄50岁以上，具有靶器官损害（包括血浆肌酐中度增高），合并有糖尿病等，如果血压未控制就服用阿司匹林有脑出血危险
他汀类调脂药物	高血压患者合并3个危险因素，LDL-C目标值＜2.6mmol/L；合并1～2个危险因素，LDL-C目标值＜3.4mmol/L；他汀类药物应成为高血压常规治疗药物。高血压主要治疗目标是降低猝死和脑卒中风险，他汀类药物是实现这一目标的最有力补充
不可随意停用降压药物	无论使用任何一种降压药物，都不要突然停药，否则会发生停药综合征，表现为血压再度迅速升高和交感神经活性增高，如心悸、烦躁、多汗、头痛、心动过速，已经有冠心病的会出现心绞痛加重、心肌梗死、严重心律失常甚至猝死等心脑血管意外
临睡前服用降压药物需慎重	根据血压昼夜变化，可以把高血压分为杓型、非杓型、深杓型和反杓型四种。只有非杓型和反杓型适合夜间或睡前服用降压药物，否则可造成夜间血压过低而导致脑卒中

二、妊娠高血压（表6-2-49）

表6-2-49　妊娠高血压的药物治疗

药物名称	降压机制	常用剂量	安全级别	注意事项
甲基多巴	降低脑干交感神经张力	200～500mg，每日2～4次	B	抑郁、过度镇静、低血压
拉贝洛尔	α、β受体拮抗剂	50～200mg，12小时一次，最大600mg/d	C	胎儿心动过缓、皮肤瘙痒

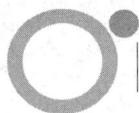

续表

药物名称	降压机制	常用剂量	安全级别	注意事项
硝苯地平	抑制动脉平滑肌细胞钙内流	5～20mg 每 8 小时一次，或缓释制剂 10～20mg 每 12 小时一次，或控释制剂 30～60mg 每日 1 次	C	低血压
氢氯噻嗪	利尿、利钠	6.25～12.5mg/d	B	大剂量影响胎盘血流

备注：①在胎盘循环降低的患者（先兆子痫或胎儿发育迟缓），应避免应用利尿剂。②妊娠安全级别：A：在有对照组的早期妊娠妇女中未显示对胎儿有危险，可能对胎儿的伤害极小；B：在动物生殖实验中并未显示对胎儿有危险，但无妊娠期妇女的对照组或对动物生殖实验显示有不良反应，但在早孕妇女的对照组中并不能肯定其有不良反应；C：在动物的研究中证实对胎儿有不良反应，但在妇女中无对照组或在妇女和动物研究中无可以利用的资料，仅在权衡对胎儿利大于弊时给予 C 级药物治疗。

三、高血压伴冠心病

1. 降压目标值

推荐 <140/90mmHg 作为合并冠心病的高血压患者的降压目标，如能耐受，可降至 <130/80mmHg，应注意舒张压（DBP）不宜降得过低。

2. 稳定性心绞痛的降压药物

应首选 β 受体拮抗剂或 CCB；血压控制不理想，可以联合使用 ACEI/ARB 以及利尿剂。

3. 非 ST 段抬高急性冠脉综合征的降压药物选择

恶化劳力型心绞痛患者仍以 β 受体拮抗剂、CCB 作为首选，血压控制不理想，可联合使用 ACEI 或 ARB 抑制剂以及利尿剂。另外，当考虑血管痉挛因素存在时，应该注意避免使用大剂量的 β 受体拮抗剂，因有可能诱发冠状动脉痉挛。

4. 急性 ST 段抬高心肌梗死的降压药物选择

β 受体拮抗剂和 ACEI 或 ARB 抑制剂在心肌梗死后长期服用作为二级预防，可以明显改善患者的远期预后，没有禁忌证者应早期使用。血压控制不理想时，可以联合使用 CCB 及利尿剂。

四、高血压合并心力衰竭

1. 高血压合并心力衰竭的降压目标

高血压合并心力衰竭降压目标为 <130/80mmHg。

高血压合并左心室肥厚但尚未出现心力衰竭的患者，可先将血压降至 <140/90mmHg，如患者能良好耐受，可进一步降低至 <130/80mmHg，有利于预防心力衰竭。

2. 高血压合并慢性心力衰竭的药物选择

高血压合并慢性射血分数降低的心力衰竭首先推荐应用 ACEI，不能耐受者可使用

ARB、β 受体拮抗剂和醛固酮受体拮抗剂。这 3 种药物的联合也是慢性射血分数降低的心力衰竭治疗的基本方案，可以降低患者的死亡率并改善预后，又均具有良好降压作用。多数此类心力衰竭患者需常规应用袢利尿剂或噻嗪类利尿剂，也具有良好降压作用。如仍未能控制高血压，推荐应用氨氯地平、非洛地平。

高血压合并慢性射血分数降低的心力衰竭，如仍未能控制高血压，推荐应用氨氯地平、非洛地平。不推荐应用 α 受体拮抗剂、中枢降压药（如莫索尼定）。

五、高血压伴肾脏疾病

各种 CKD 导致的高血压，称之为肾性高血压，主要分为肾血管性高血压和肾实质性高血压。

1. 慢性肾脏病（CKD）患者的降压目标

收缩压≥140mmHg 或舒张压≥90mmHg 时开始药物降压治疗。降压治疗的靶目标在白蛋白尿 <30mg/d 时为 <140/90mmHg；在白蛋白尿 30～300mg/d 或更高时为 <130/80mmHg；60 岁以上的患者可适当放宽降压目标。蛋白尿是 CKD 患者肾功能减退及 CVD 疾病和 CVD 死亡的危险因素，对存在蛋白尿的患者推荐更严格的 130/80mmHg 为降压目标。

2. CKD 合并高血压患者的降压药物应用原则

（1）ACEI/ARB、CCB、α 受体拮抗剂、β 受体拮抗剂、利尿剂都可作为初始选择药物。

（2）ACEI/ARB 不但具有降压作用，还能降低蛋白尿、延缓肾功能的减退，改善 CKD 患者的肾脏预后。初始降压治疗应包括一种 ACEI 或 ARB，单独或联合其他降压药，但不建议两药联合应用。用药后血肌酐较基础值升高 <30% 时仍可谨慎使用，超过 30% 时可考虑减量或停药。

（3）二氢吡啶类和非二氢吡啶类 CCB 都可以应用，其肾脏保护能力主要依赖其降压作用。肾小球滤过率（GFR）>30ml/min·1.73m^2（慢性肾脏病 1～3 期）患者，噻嗪类利尿剂有效；GFR <30ml/（min·1.73m^2（慢性肾脏病 4～5 期）患者可用袢利尿剂。利尿剂应低剂量，利尿过快可导致血容量不足，出现低血压或 GFR 下降。

（4）醛固酮拮抗剂（指的是螺内酯、安体舒通等）与 ACEI 或 ARB 联用可能加速肾功能恶化和发生高钾血症。

（5）β 受体拮抗剂可以对抗交感神经系统的过度激活而发挥降压作用，α/β 受体拮抗剂具有较好的优势，发挥心肾保护作用，可应用于不同时期 CKD 患者的降压治疗。

（6）α$_1$ 受体拮抗剂、中枢 α 受体激动剂，均可酌情与其他降压药物联用。

3. 终末期肾病透析患者（CKD5 期）的降压治疗

部分患者表现为难治性高血压，需要多种降压药联用。

血液透析患者使用 ACEI 或 ARB 抑制剂应监测血钾和肌酐水平。要避免在透析血容量骤减阶段使用降压药，以免发生严重的低血压。透析前或诊室测量的血压并不能很好反映透析患者的平均血压，推荐患者测量家庭血压。透析患者血压变异不易过大。透析后收缩压的理想靶目标为 120~140mmHg 。

六、高血压合并糖尿病

1. 高血压合并糖尿病患者的降压目标为 <130/80mmHg。

2. 高血压合并糖尿病患者的降压药物使用原则

（1）收缩压在 130~139mmHg 或者舒张压在 80~89mmHg 的糖尿病患者，可进行不超过 3 个月的非药物治疗。如血压不能达标，应采用药物治疗。

（2）血压 >140/90mmHg 的患者，应在非药物治疗基础上立即开始药物治疗。

（3）伴微量白蛋白尿的患者应该立即使用药物治疗。

（4）首先考虑使用 ACEI 或 ARB；如需联合用药，应以 ACEI 或 ARB 为基础，加用利尿剂或二氢吡啶类 CCB，合并心绞痛可加用 β 受体拮抗剂。糖尿病合并高尿酸血症的患者慎用噻嗪类利尿剂。反复低血糖发作者，慎用 β 受体拮抗剂，以免掩盖低血糖症状。因此如需应用利尿剂和 β 受体拮抗剂时宜小剂量使用。有前列腺肥大且血压控制不佳的患者可使用 α 受体拮抗剂。血压达标通常需要 2 种或 2 种以上药物的联合治疗。

七、高血压伴代谢综合征

1. 高血压伴代谢综合征的诊断标准

具备以下 3 项或以上即可做出诊断：

①腹型肥胖：腰围男性 >90cm，女性 >85cm。

②血压增高：血压 >130/85mmHg 和（或）已确诊为高血压并治疗者。

③血脂异常：空腹甘油三酯 >1.7mmol/L，空腹 HDL-C <1.04mmol/L，或确诊血脂异常并药物治疗者；

④高血糖：空腹血糖 ≥6.1mmol/L 或糖负荷后 2 小时血糖 >7.8mmol/L，和（或）已确诊为糖尿病并治疗者。在代谢综合征中，我国患者以合并高血压最为常见（65.4%），其次为血脂异常（男性高脂血症 53.6%，女性低 HDL-C 血症 49.4%）。

2. 高血压伴代谢综合征的治疗原则和方法

（1）治疗原则　早期干预，综合达标，以减少心血管风险及预防心、脑、肾等靶器官损害。

（2）生活方式干预　如健康膳食和合理运动甚为重要和有效。

（3）降压药物的应用　推荐 ACEI 和 ARB 优先应用，尤适用于伴糖尿病或肥胖患者；也可应用二氢吡啶类 CCB；伴心功能不全及冠心病者，可应用噻嗪类利尿剂和 β 受体拮抗剂。

八、高血压伴外周动脉疾病

1. 高血压伴外周动脉疾病的患者血压应控制在 <140/90mmHg。

2. 高血压伴外周动脉疾病药物选择

CCB 和 RAS 抑制剂如 ACEI 或 ARB，在降低血压的同时也能改善病变血管的内皮功能，应首先选用选择性 β_1 受体拮抗剂治疗高血压伴外周动脉疾病，一般并不会增加病变血管的阻力，对冠心病有一定的预防作用，因此并非禁忌。利尿剂减少血容量，增加血液黏滞度，一般不推荐应用。

【知识点加油站】（表 6 - 2 - 50）

表 6 - 2 - 50 高血压伴有其他疾病的合理用药表

伴随疾病	治疗	控制目标
伴脑缺血发作	戒烟、改变饮食结构，终生维他汀类药物治疗、长效药物降压治疗、抗血小板治疗。抗血小板药物应坚持阿司匹林与氯吡格雷联合应用 9 个月，之后坚持服用其中 1 种药物终生	<140/90mmHg
伴脑卒中恢复期	无其他危险因素或冠心病家族史者，可以使用钙拮抗剂，必要时联合应用 ACEI 和（或）利尿药。无其他严重合并症的高血压患者，考虑应用利尿药、CCB 或 ACEI。具有冠心病、心肌梗死的患者，首选 ACEI 和 β 受体阻滞药，可加用利尿药；对合并糖尿病患者首选 ACEI 和 CCB，尽量避免应用噻嗪类利尿药和 β 受体阻滞药，以防加重糖尿病。其他抗血小板（需要血压降至 140/90mmHg 以下，才服用抗血小板药物，以防止出血危险）与降脂治疗同上	<140/90mmHg
伴稳定型心绞痛	降压＋调脂＋抗血小板治疗；首选降压药 ACEI 或 ARB，如心率快联合 β 受体阻滞药，如心率慢联合长效二氢吡啶类钙拮抗剂；以上效果不满意时可加用利尿剂；待收缩压降至 150mmHg 以下时，开始服用阿司匹林或氯吡格雷；调血脂药物服用他汀类	<130/80mmHg
伴心肌梗死	首选 ARB、ACEI、β 受体拮抗剂、醛固酮拮抗剂（螺内酯）。患者避免使用钙拮抗剂，如必须使用可选用长效 CCB 或地尔硫䓬；而应避免短效 CCB（如硝苯地平）或维拉帕米，因为这两种药物均可增加急性心肌梗死患者心血管事件发生率及死亡率；其他降脂与抗血小板治疗同上	<130/80mmHg
伴糖尿病	首选 ACEI、ARB、CCB；上述 3 种药物不仅能降血压而且能保护肾脏、减少蛋白尿作用。若糖尿病患者合并心肌梗死、冠心病、心力衰竭等，则会考虑使用 β 受体阻滞药。降脂药物选用他汀类，同时使用抗血小板药物	<130/80mmHg
伴高脂血症	首选 ACEI、ARB、CCB、α 受体拮抗剂；以上药物对血脂代谢无影响。降脂药物根据高脂血症具体情况选用	<140/90mmHg
伴偏头痛	首选 β 受体拮抗剂（如普萘洛尔）、非二氢吡啶类钙离子拮抗剂（如维拉帕米或地尔硫䓬）；因上述药物可以调节头部血管紧张程度，对于偏头痛起到辅助治疗作用	<140/90mmHg
伴前列腺肥大	首选 α 受体拮抗剂，因该药物可以缓解前列腺肥大症的一些不舒服表现。如单用该药控制不好血压，可以联合使用 ACEI、ARB、长效 CCB、利尿剂	<140/90mmHg

续表

伴随疾病	治疗	控制目标
伴高尿酸血症	应首选增加尿酸排泄的药物，如 ARB、CCB，尤其氯沙坦降尿酸疗效确切，不宜使用利尿药，以防诱发痛风发作	<140/90mmHg
伴代谢综合征	首选 ACEI、ARB、CCB、α 受体拮抗剂，这些药物对糖、脂类代谢无不良影响，而且 ACEI、ARB 对胰岛素抵抗还有改善作用	<140/90mmHg
伴肥胖	选用 ACEI、ARB、CCB；同时减肥和降脂同步进行	<140/90mmHg

第五节　继发性高血压

继发性高血压也称为症状性高血压，是由某些疾病在发生发展过程中产生的症状之一，当原发病治愈后血压也会随之下降或恢复正常。继发性高血压除了高血压本身造成的危害以外，与之伴随的电解质紊乱、内分泌失调、低血氧症等还可导致独立于血压之外的心血管损害，其危害程度较原发性高血压更大。

一、肾实质性高血压

1. 导致肾脏实质性高血压的常见疾病

包括各种原发性肾小球肾炎（IgA 肾病、局灶节段肾小球硬化、膜增生性肾小球肾炎等）；多囊肾性疾病；肾小管 – 间质疾病（慢性肾盂肾炎、梗阻性肾病、反流性肾病等）；代谢性疾病肾损害（糖尿病肾病等）；系统性或结缔组织疾病肾损害（狼疮性肾炎、硬皮病等）；单克隆免疫球蛋白相关肾脏疾病（轻链沉积病）；遗传性肾脏疾病（假性醛固酮综合征等）。

2. 肾实质性高血压的诊断

结合肾脏病史、蛋白尿与血尿肾功能异常、肾小球滤过率降低、肾脏大小与形态异常可作出诊断，必要时行肾脏病理活检。同时需与高血压引起的肾脏损害相鉴别，前者肾脏病变的发生常先于高血压或与其同时出现；血压较高且难以控制；蛋白尿/血尿发生早，程度重，肾脏功能受损明显。

3. 肾实质性高血压患者的饮食管理

（1）应予低盐饮食（NaCl < 6.0g/d，Na < 2.3g/d）。

（2）肾功能不全者，宜选择高生物价优质蛋白（0.3 ~ 0.6g/kg/d），保证足够能量摄入，配合 α – 酮酸治疗。

4. 肾实质性高血压的降压目标

目标血压为 130/80mmHg。

5. 肾实质性高血压降压药物选择

有蛋白尿的患者首选 ACEI 或 ARB 作为降压药物；长效 CCB、利尿剂、β 受体拮抗剂、α 受体拮抗剂均可作为联合治疗药物。

二、肾动脉狭窄及其他血管病引起的高血压

1. 肾动脉狭窄的诊断手段

动脉血管造影目前仍是诊断肾动脉狭窄的金标准。

2. 药物治疗

药物降压是肾血管性高血压的基础治疗，CCB 是安全有效药物，ACEI 或 ARB 是最有针对性的药物，但慎用于单功能肾或双侧肾动脉狭窄。

三、阻塞性睡眠呼吸暂停综合征

1. 阻塞性睡眠呼吸暂停综合征（OSAS）高血压的发病率

OSAS 包括睡眠期间上呼吸道肌肉塌陷，呼吸暂停或口鼻气流量大幅度减低，导致间歇性低氧、睡眠片段化、交感神经过度兴奋、神经体液调节障碍等。该类患者中高血压的发病率约为 35% ~80%。

2. OSAS 高血压的治疗

生活方式改善是治疗的基础，包括减重、适当运动、戒烟限酒、侧卧睡眠等。对于轻度 OSAS 患者，建议行口腔矫正器治疗；轻度 OSAS 但症状明显（如白天嗜睡、认知障碍、抑郁等），或并发心脑血管疾病和糖尿病等的患者，以及中、重度 OSAS 患者（AHI >15 次/小时），建议给予无创通气（CPAP）治疗。

3. 呼吸暂停低通气指数（AHI）

是指平均每小时睡眠呼吸暂停低通气的次数，依据 AHI 可分为轻度、中度、重度，轻度：AHI 5 ~15 次/小时；中度：AHI 15 ~30 次/小时；重度：AHI >30 次/小时。

【知识点加油站】

1. 社区高血压健康知识普及（表 6 – 2 – 51）

表 6 – 2 – 51　社区高血压健康知识普及流程与内容

阶段	内容	责任人
普及前准备	普及对象、时间、地点、通知及组织形式选择、普及计划书；普及知识主讲人、主持人确定；普及工作人员、赞助商、费用、礼品等确定	
普及中	现场签到、现场免费测试与体验环节、现场开始预热环节、现场讲解普及与互动环节、疑问解答环节	
普及后评估、检讨、跟踪	依照 PDCA（P 计划、D 执行、C 检查、A 处理）原则予以分析评估总结。如现场受众参与度、兴趣度；现场未解决问题后期跟进；服务总结、前期宣传总结；代金券回收与数据分析	

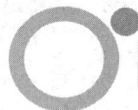

2. 药物服用时间

（1）降压药物服用时间

①对于杓性高血压患者，应该提倡早晨起床即服用降压药，尤其是长效降压药（如氨氯地平、拉西地平等）；如果服用每日 2 次的降压药，则应该在早晨 7~8 点和下午 3~4 点左右各服用 1 次最好（因血压在一天中会在早晨 7~8 点和下午 3~4 点变高）。如果属于反杓性高血压则适宜睡前（晚上 7~8 点）服用降压药物。

②另外血压还受季节变化影响，如冬天血压高，夏天血压相对低，所以季节改变时，降压药物服用剂量也需要改变，但是前提是在季节改变时做好血压测量，最好每天测量 3 次，以决定降压药物改变剂量。

③不要过早更换降压药物，虽然降压药物服用后就能起到降压效果，但是如长效降压药想达到稳定降压效果一般要 7 天左右，想达到最稳定降压效果则需要 30 天左右。

（2）部分药物服用最佳时间（表 6－2－52）

表 6－2－52　部分药物服用最佳时间

类别	具体服用方法
阿司匹林	一般在早晨 7~8 点服用效果最好，下午 6 点后服用效果较弱，因为心脑血管事件早晨高发，清晨血药浓度最高可以最大化降低心脑血管事件发生
平喘药	哮喘患者睡前服用平喘药效果好，在此时间药物效果发挥最好
补钙	在睡前服用最好，因为人体血钙在凌晨至清晨最低
铁剂	贫血患者服用铁剂最好在晚上 7~8 点，此时血药浓度最高
糖皮质激素	在早晨 7 点给药效果最佳，因为此时用药不但血药浓度好，而且对人体干扰最小
解热镇痛药	类风湿患者可在早晨一次性加大解热镇痛药剂量，并可以免去中午服药次数，因为早晨和上午患者关节疼痛最重
催眠药、避孕药、驱虫药	适合睡前 30 分钟服药
降血脂药	适合睡前服用，可充分发挥降脂作用
西咪替丁、雷尼替丁	最好睡前服用
健胃药	在进食 10 分钟后服用，可以更好促进胃液分泌
氢氧化铝等抗酸药	最好在饭后 30 分钟服用，因此时胃酸开始增加分泌
第一代抗过敏药	如扑尔敏、异丙嗪、苯海拉明等，睡前服用更好，因其致嗜睡作用，睡前服用有助于睡眠

第三章

低血压

低血压是指体循环动脉压力低于正常的状态。由于高血压在临床上常常引起心、脑、肾等重要脏器的损害而备受重视，世界卫生组织也对高血压的诊断标准有明确规定，但低血压的诊断尚无统一标准。一般认为成年人上肢动脉血压低于 90/60mmHg 即为低血压。目前，根据实际临床情况，主要对原发性低血压和直立性低血压予以论述。

第一节　原发性低血压

原发性低血压病指的是无明显原因的低血压状态，如生理性低血压（体质性低血压），一般多见于体质瘦弱的老人、女性。而且该种类型的低血压发生与体位无关。

【病因】

一般认为与遗传和体质瘦弱有关，多见于 20～50 岁的妇女和老年人。

【临床表现】（表 6 - 3 - 1）

表 6 - 3 - 1　原发性低血压的临床表现

类别	具体表现
全身表现	疲乏无力；晨起为重，常感精神萎靡不振，午休后好转，午后又感乏力，这种倦怠感与实际活动消耗不相称
头部表现	头痛头晕；头痛可能为低血压的唯一主诉，体力或脑力活动后明显，头晕轻者两眼发黑，重者可失神，晕厥、头痛、头晕均与低血压脑血管血液灌注不足有关
心脏	心前区隐痛或不适；可在活动时发作，亦可在安静时发作，甚至心绞痛样发作
神经功能障碍	精神萎靡不振，记忆力下降，失眠等，也可出现自主神经功能失调，如多汗、面色苍白、忽冷忽热、手脚麻木等
内分泌	内分泌功能减退；部分患者会有肾上腺素和去甲肾上腺素分泌不足，或有低血糖、性功能减低等
其他	部分患者伴有食欲不振、消化不良、红细胞增多、白细胞减少、易感染等

【诊断】

动脉血压测量值达低血压标准，继发性低血压病症和生理性低血压状态除外，结合上述表现可做出诊断。

【治疗】

1. 药物治疗（表6-3-2）

表6-3-2　原发性低血压的药物治疗

药物类别	具体使用
小剂量激素	适用于体位性低血压；氟氢可的松，0.1mg/d；3次/日
麻黄素	用于收缩血管来升高血压；15~30mg/次，1~3次/日，口服
奥曲肽	用于餐后低血压，糖尿病者不予使用；50μg/次，1~2次/日
米多君	用于治疗体位性低血压；2.5mg/次，2~3次/日，口服
阿卡波糖	用于餐后低血压；50mg/次，3次/日，口服
中成药	牛黄清心丸（局方）、生脉饮、补中益气丸、黄芪建中丸、济生肾气丸、右归丸、海马补肾丸等（按照中医眩晕部分辨证使用）

2. 辅助治疗

考虑使用蛋白质粉、复合维生素等。

【爱心提示】（表6-3-3）

表6-3-3　原发性低血压的日常生活及合理用药提示

维度	具体内容
日常生活	多使用富含优质蛋白质、易消化、高纤维素、维生素的食物
	适量运动
	低血压的老人每日清晨可饮些淡盐开水（或每日摄入9g以上钠盐），或吃些稍咸的饮食以增加饮水量，因为较多的水分进入血液可增加血容量，从而可提高血压
	每天适量饮茶，因茶中的咖啡因能兴奋呼吸中枢及心血管系统
	每天适量饮酒（葡萄酒最好，或饮适量啤酒，不宜饮烈性白酒），可使交感神经兴奋，加快血流，促进心脏功能，降低血液黏稠度
	使用弹力袜、紧身裤等，促进下肢血液回流心脏
合理用药	生脉饮适合有气阴两虚表现的低血压者
	黄芪建中丸适合脾胃虚寒的低血压者，就是平时脾胃虚弱而且吃点凉的就难受的人群

第二节　直立性低血压

在临床上，有一部分患者低血压的发生与体位变化（尤其是直立位）有关，所以又称之为体位性低血压。大致表现为：在改变体位为直立位的3分钟内，收缩压下降大于20mmHg或舒张压下降大于10mmHg，同时伴有低灌注的症状，这些症状包括：头晕、头晕、视物模糊、乏力、恶心、认识功能障碍、心悸、颈背部疼痛。老年单纯收缩期高血压伴有糖尿病、低血容量，应用利尿剂、扩血管药或精神类药物者容易发生体位性低血压。

【临床表现】（表 6 - 3 - 4）

患者体位由卧位而直立时，由于血压明显下降，引起头晕、软弱无力甚至晕厥。在 65 ~ 70 岁人群中发病率为 20% ~ 30%，男性多于女性。

表 6 - 3 - 4　直立性低血压的临床表现

分类	具体表现
体位血压	卧位血压正常，起立时血压迅速而显著降低
脑缺血缺氧症状	轻度的表现为头晕；重度的表现是晕厥
自主神经症状	皮肤干燥、出汗少、排尿、排便障碍、性欲下降、阳痿，好发于中年男性
中枢神经症状	部分患者伴有肢体僵硬、表情呆板、动作迟钝、慌张步态和眼球震颤

【诊断】（表 6 - 3 - 5）

表 6 - 3 - 5　直立性低血压的诊断

诊断方式	开展方法
卧位和站立血压测定	先测卧位血压，站立后每分钟测血压 1 次，连续测压 5 ~ 10 分钟，若收缩压降低 20mmHg，舒张压降低 10mmHg，而无心率变化，即可确诊
冷加压试验	将手浸入冰水中，正常反应为收缩压和舒张压均上升 15mmHg。如血压无变化，提示交感神经血管收缩反应不良
深呼吸时心率变化	正常心率变化 >10 次/分，如固定不变，提示副交感神经反应不良

【治疗】（表 6 - 3 - 6）

表 6 - 3 - 6　直立性低血压的药物治疗

药物类别	具体药物使用
激素	氟氢可的松 0.1 ~ 0.3mg/d，地塞米松 0.75mg/d，1 ~ 3 次/日（此法用于高盐分饮食无效者）
麻黄碱	15 ~ 30mg，1 ~ 3 次/日，口服
米多君	用于治疗体位性低血压；2.5mg/次，2 ~ 3 次/日，口服
谷维素	10 ~ 20mg/次，3 次/日
吲哚美辛	本品还具有水钠潴留作用，因此可以起到升压作用；150mg/d，分 3 次服用
中成药	生脉饮、补中益气丸、黄芪建中丸、济生肾气丸、右归丸、海马补肾丸等
其他	ATP（三磷腺苷）、辅酶 A、辅酶 Q10、肌苷和维生素 B 族等
	人参酒：人参 150g 加入白酒 500ml 中，浸泡 1 个月后，10 ~ 20ml，3 次/日
	黄芪 30g，党参 30g，炙甘草 10g，人参 6g，麦冬 15g，五味子 9g；水煎服，连续 15 日

【爱心提示】 见原发性低血压。

第四章

血脂异常和脂蛋白异常血症

严格意义上来讲，血脂异常属于西医学的代谢及营养性疾病范畴，为了学习下面的冠心病章节及确保知识连贯性，故本书将之临时划为本篇内容。

血脂异常（俗称的高脂血症是血脂异常的一部分）指的是血浆中脂质的量和质的异常。由于脂肪代谢或运转异常使血浆中一种或几种脂质高于正常水平的情况，称为高脂血症；可表现为高胆固醇血症、高甘油三酯血症、（两者兼有）混合型高脂血症、低高密度脂蛋白胆固醇血症。脂质不溶或微溶于水，必须与蛋白质结合以脂蛋白形式存在，才能在血液循环中运转。因此，高脂血症常为高脂蛋白血症的反映。目前我国成人血脂异常的患病率已经超过40%，人数超过4亿。

【病因】

血脂异常少数是全身性疾病导致，因此又称之为继发性血脂异常，如糖尿病、甲状腺功能减退症、肝脏疾病、肾脏疾病、某些药物（噻嗪类利尿剂、β受体拮抗剂；长期大量使用糖皮质激素）等。而大多数血脂异常是遗传因素与环境因素（表6-4-1）相互作用的结果（又称之为原发性血脂异常）。该病与肥胖症、2型糖尿病、高血压、冠心病、脑卒中等密切相关。长期的血脂异常可导致动脉粥样硬化，增加心脑血管病的发病率和死亡率。

表6-4-1　原发性血脂异常的病因

种类		具体内容
遗传因素		基因异常
环境因素	饮食	胆固醇、饱和脂肪酸摄入过多
	运动	长时间静坐、活动不足
	肥胖	BMI = 体重（kg）/身高（m）^{2}；$18.5kg/m^2 \leqslant BMI < 23.9kg/m^2$ 为正常，$24kg/m^2 \leqslant BMI < 27.9kg/m^2$ 为超重，$BMI \geqslant 28kg/m^2$ 为肥胖
	吸烟	抽烟比不抽烟发病概率大大增加
	酗酒	饮酒量大于50ml/d，发病概率上升
	年龄	40岁以上发病率高
	性别	女性更年期雌激素水平下降，发病率升高

【临床表现】

临床上将血脂异常分为高胆固醇血症、高甘油三酯血症、（两者兼有）混合型高脂血症、低高密度脂蛋白胆固醇血症。血脂异常可见于不同年龄与性别的人群，可在相当长时间内无症状，多在血常规检查时发现，其主要临床表现有以下两个方面（表6-4-2）。

表6-4-2　血脂异常的表现

类别	具体表现
黄色瘤	由于脂质局部沉积所引起，是一种异常的局限性皮肤隆起，颜色可分为黄色、橘黄色或棕红色，多呈现结节、斑块或丘疹形状，质地一般柔软，最常见的是眼睑周围扁平黄色瘤
动脉粥样硬化	脂质在血管内皮沉积引起动脉粥样硬化，会引起早发性或进展迅速的心脑血管和周围血管病变。严重的高胆固醇血症有时候可以出现游走性多关节炎。严重的高甘油三酯血症可引起急性胰腺炎

【诊断】

1. 血脂检查的重点人群

（1）已有脑血管病、冠心病及周围动脉粥样硬化者。（2）有高血压、肥胖、糖尿病、吸烟者。（3）有冠心病或动脉粥样硬化家族史者，尤其是直系亲属中有早发冠心病或其他动脉粥样硬化证据者。（4）有皮肤黄色瘤者。（5）有高脂血症家族史者。

从预防医学的角度，建议20岁以上成年人至少每5年测定1次血脂，建议40岁以上男性和绝经期女性每年进行血脂检查。对于缺血性心血管疾病及其高危人群，每3~6个月检查1次。首次发现血脂异常应在2~4周内再予以复查。

2. 实验室生化检查标准（表6-4-3）

测定空腹状态下（禁食12~14小时）血浆或血清的TC、TG、LDL-C和HDL-C的数值。

表6-4-3　血脂检查参考标准［mmol/L（mg/dl）］

项目	理想水平	合适范围	边缘升高	升高	降低
TC（总胆固醇）		<5.2（200）	5.2~6.2（200-240）	≥6.2（240）	
LDL-C（低密度脂蛋白胆固醇）	<2.6（100）	<3.4（130）	3.4~4.1（130-160）	≥4.1（160）	
HDL-C（高密度脂蛋白胆固醇）		≥1.0（40）		≥1.55（60）	<1.0（40）
非HDL-C（高密度以外的脂蛋白含胆固醇）	<3.4（130）	<4.1（160）	≥4.1（160）且<4.9（190）	≥4.9（190）	
TG（总甘油三酯）		<1.7（150）	1.7~2.3（150~200）	≥2.3（200）	

注：TC和TG随年龄升高而升高，男性到60岁、女性到70岁达到最高峰；女性平时TC略高于男性，尤其在月经、妊娠和绝经期比平时高。

3. 血脂异常者总体心血管危险评估

（1）符合下列任意条件者，可直接列为高危或极高危人群。

①极高危：ASCVD（指的是动脉粥样硬化性心血管疾病）患者。

②高危：LDL – C ≥ 4.9 mmol/L 或 TC ≥ 7.2 mmol/L；糖尿病患者 1.8 mmol/L ≤ LDL – C < 4.9 mmol/L（或）3.1 mmol/L ≤ TC < 7.2 mmol/L，且年龄 ≥ 40 岁。

（2）不符合者，评估 10 年 ASCVD 发病风险（表 6 – 4 – 4）

表 6 – 4 – 4　不符合高危、极高危的血脂异常 10 年 ASCVD 发病风险

危险因素个数 *		血清胆固醇水平分层（mmol/L）		
		3.1 ≤ TC < 4.1（或） 1.8 ≤ LDL – C < 2.6	4.1 ≤ TC < 5.2（或） 2.6 ≤ LDL – C < 3.4	5.2 ≤ TC < 7.2（或） 3.4 ≤ LDL – C < 4.9
无高血压	0 ~ 1 个	低危（< 5%）	低危（< 5%）	低危（< 5%）
	2 个	低危（< 5%）	低危（< 5%）	中危（5% ~ 9%）
	3 个	低危（< 5%）	中危（5% ~ 9%）	中危（5% ~ 9%）
有高血压	0 个	低危（< 5%）	低危（< 5%）	低危（< 5%）
	1 个	低危（< 5%）	中危（5% ~ 9%）	中危（5% ~ 9%）
	2 个	中危（5% ~ 9%）	高危（≥ 10%）	高危（≥ 10%）
	3 个	高危（≥ 10%）	高危（≥ 10%）	高危（≥ 10%）

注：（1）低危患者者指的是 10 年内发生缺血性心血管病危险性 < 5%；中危患者指的是 10 年内发生缺血性心血管病危险性 5% ~ 10%；高危患者指的是 10 年内发生冠心病危险性 10% ~ 15%；上表中，危险性越高，则调脂治疗越应该积极。

（2）血脂异常以外的心血管病主要危险因素包括如下：①高血压；②吸烟；③低 HDL – C 血症，HDL – C < 1.0mmol/L（40mg/dl）；④肥胖；⑤早发缺血性心血管病家族史（1 级男性亲属发病时 < 55 岁或 1 级女性亲属发病时 < 65 岁）；⑥年龄因素（男性 ≥ 45 岁；女性 ≥ 55 岁）；HDL – C ≥ 1.55mmol/L（60mg/dl）为负性危险因素，他的出现可以抵消 1 个危险因素。

（3）10 年 ASCVD 发病危险为中危且年龄小于 55 岁者，评估余生危险；具有以下任意 2 项及以上危险因素者，定义为高危：①收缩压 ≥ 160 mmHg 或舒张压 ≥ 100 mmHg；②非 HDL – C ≥ 5.2 mmol/L（200 mg/dl）；③ HDL – C < 1.0 mmol/L（40 mg/dl）；④ BMI ≥ 28 kg/m²；⑤吸烟。

【治疗】

1. 治疗原则

（1）继发性血脂异常应该以治疗原发病为主，如糖尿病、甲状腺功能减退症经控制后，一般血脂有可能恢复正常。但是一般原发性与继发性血脂异常可同时存在，如果原发病经过一段时间治疗，血脂异常仍然存在，则应考虑按照原发性血脂异常予以治疗。

（2）采用综合性的治疗措施，生活方式（表 6 – 4 – 5）的改变是该疾病的首要治疗措施，药物治疗必须掌握严格的指征。

表 6 - 4 - 5　血脂异常的健康饮食

维度		具体内容
饮食管理	脂肪	减少膳食脂肪尤其是饱和脂肪的摄入量，膳食脂肪控制在总能量的 25% 以下，饱和脂肪酸维持在 10% 以下，以禽类和鱼虾类替代含脂肪高的红肉。外源性（理解成平时喜欢摄入脂肪类饮食）高甘油三酯血症者，采用低脂肪、低糖饮食，内源性（理解成本身肥胖者）高甘油三酯血症者，要限制热量及糖类的摄入，减轻体重，并增加多不饱和脂肪酸摄入。高胆固醇血症者，采用低饱和脂肪酸、低胆固醇饮食，增加不饱和脂肪酸的摄入（表 6 - 4 - 6）
	钠盐	限制钠盐摄入量，建议每人每天的钠盐摄入量不超过 6g，使用低钠盐、低钠酱油或限盐酱油，少放味精；拒绝高盐食品，如酱菜、腌制食品及其他过咸食品
	蛋白质	补充适量优质蛋白，包括奶制品、蛋类、水产品（鱼、虾等）、禽类（鸡、鸭、鹅等）、红肉（猪、牛、羊肉）以及大豆制品
	维生素等	增加新鲜蔬菜、水果和膳食纤维的摄入量
戒烟限酒		吸烟是心血管病和癌症的主要危险因素之一。鼓励患者寻求药物辅助戒烟（使用尼古丁替代品、安非他酮缓释片和伐尼克兰等），同时也应对戒烟成功者进行随访和监督，避免复吸。男性每天酒精摄入量不超过 25g，女性不超过 15g，也就是啤酒 1 瓶（约 750ml）或 50° 白酒 1 两
运动		有氧运动宜每周 5~7 天，每次 30 分钟。以中低强度为主，如气功、太极拳、医疗体操、步行、健身跑、有氧舞蹈、游泳、娱乐性球类运动、郊游、钓鱼等。柔韧练习、平衡练习等功能锻炼宜每周 2~3 次。注意日常生活少静多动，减少久坐不动时间
体重管理		应将体重控制在正常范围（$18.5 kg/m^2 \leq BMI < 24 kg/m^2$），男性腰围应控制在 90cm 之内，女性腰围应控制在 85cm 之内。减重目标的设计应切合实际，推荐 3~6 个月内减重 5%~10%，大约每月 1~2kg 为宜
情绪管理		稳定情绪和保持平和的心态，避免不必要的精神紧张和情绪激动，应修身养性，陶冶心情，养成良好的生活习惯，多参加一些富有情趣的体育和文化娱乐活动，丰富自己的业余生活

表 6 - 4 - 6　日常含饱和脂肪酸与不饱和脂肪酸的食物

类别		具体食物
含饱和脂肪酸的食物	动物性食物	全脂奶、奶油、乳酪、肥猪肉、猪皮、鸡皮、鸭皮、火腿、培根、香肠、猪油、鸡油、牛油、油炸食品
	植物性油脂	椰子油、棕榈油、棕榈仁油、可可亚脂、氢化油、烤酥油、奶精
含不饱和脂肪酸的食物		芝麻、核桃、葵花子、榛子等各种坚果；燕麦、茶叶、橄榄油、牛油果、菜籽油等

（3）治疗目标　治疗血脂异常最主要目的是防治缺血性心血管疾病。要根据患者血脂异常的危险分层予以针对性治疗，才可以保证治疗效果最大化。具体目标值如下（表 6 - 4 - 7）。

表 6 - 4 - 7   调脂治疗目标值

危险等级	LDL - C 目标值	非 HDL - C 目标值
极高危	<1.8 mmol/L（70 mg/dl）	<2.6 mmol/L（100 mg/dl）
高危	<2.6 mmol/L（100 mg/dl）	<3.4 mmol/L（130 mg/dl）
中危	<3.4 mmol/L（130 mg/dl）	<4.1mmol/L（160 mg/dl）
低危	<3.4 mmol/L（130 mg/dl）	<4.1mmol/L（160 mg/dl）

注：（1）LDL - C 基线值较高而不能达目标值者，LDL - C 至少降低 50%。极高危患者 LDL - C 基线在目标值以内者，LDL - C 仍应降低 30% 左右。

（2）对极高危者生活方式干预同时立即启动他汀类药物进行调脂治疗。起始宜应用中等强度他汀，根据个体调脂疗效和耐受情况，适当调整剂量，若胆固醇水平不能达标，与其他调脂药物联合使用。对高危者生活方式干预的同时应立即启动中等强度他汀治疗；对低、中危者生活方式干预 6 个月 LDL - C 未达标者，启动低、中强度他汀治疗。

2. 药物治疗

（1）调脂药物的选择（表 6 - 4 - 8）

表 6 - 4 - 8   调脂药物的选择

血脂异常分类	药物选择
高胆固醇血症	首选他汀类，如果单用他汀类不能达到降脂目标值可联合使用依折麦布
高甘油三酯血症	首选贝特类和烟酸类，也可以选用 n - 3 脂肪酸制剂
混合型高脂血症	如果以 TC 和 LDL - C 增高为主，首选他汀类；如果以 TG 增高为主，则首选贝特类；如果 TC 和 LDL - C、TG 均明显增高，则考虑联合用药

（2）常用的调节血脂药物有他汀类、贝特类、烟酸类、胆固醇吸收抑制剂、鱼油制剂、微粒体 TG 转移蛋白抑制剂、载脂蛋白 B100 合成抑制剂、前蛋白转化酶枯草溶菌素 9 \ kexin9 型（PCSK9）抑制剂、中药类等。

①他汀类药物（羟甲基戊二酸单酰辅酶 A，HMG - CoA）（表 6 - 4 - 9）

表 6 - 4 - 9   他汀类药物解析

类别	具体内容
作用	降低 LDL - C 作用最强，降低 TG 作用弱，可以轻度升高 HDL - C；抗动脉粥样硬化（抗炎）；稳定动脉粥样硬化斑块；抗血栓；肾保护及抗骨质疏松作用
临床应用	调血脂；冠心病（一级和二级预防）；肾病综合征；预防心脑血管急性事件；骨质疏松及预防血管支架再狭窄等
不良反应	肝病，转氨酶升高，1% 的人超过正常值的 3 倍（3 倍后立即停药，2~3 月恢复正常）；肌病：横纹肌溶解引起肌肉痛，首先是手臂及大腿，而后全身类似流感样疲乏无力；长时间及大剂量有可能引起白内障
常用药及使用	晚饭后服用，因为胆固醇合成在晚上；阿托伐他汀钙与瑞舒伐他汀钙可以任意时间规律服用，因半衰期较长（14~19h）；匹伐他汀更适合糖尿病患者群；他汀类药物不建议与西柚同服，会导致服药后血药浓度显著升高。 治疗缺血性心脑血管疾病需要终生服药；用于血脂异常治疗，血脂正常可停药

注：他汀类药物降脂强度对比（表 6 - 4 - 10）及导致肝损伤的药物治疗（表 6 - 4 - 11）。

表6-4-10　他汀类降脂强度对比表

代别	名称	剂量（mg/d）	降低LDL-C（%）	亲水（脂）	降脂强度	时间	其他方面
一代	洛伐他汀	40	<30	亲脂	低强度	短效	与食物同服可增加吸收，经胆道排泄
	普伐他汀	40	<30	亲水			与食物同服生物利用度下降，但降脂作用不影响；对肝功影响最小
	辛伐他汀	20~40	<30	亲脂			是洛伐他汀的羟化物；食物不影响吸收
二代	氟伐他汀	40~80	<30	亲脂			是第一个人工合成品；轻中度肾功不全者可不调剂量
三代	阿托伐他汀	10	≥50	亲脂+亲水	高强度	长效	任意时间规律服用；对肝功影响大
	瑞舒伐他汀	10	≥50	亲水			任意时间规律服用，降脂力度最强；对肾功影响大
	匹伐他汀	1~4	38	亲脂	中强度		更适合糖尿病患者使用

注：亲脂与亲水决定肌肉痛；短效与长效决定服药时间；半衰期决定药物作用短效、长效。

表6-4-11　他汀类药物所致肝损害的药物治疗

类别	代表药物	主要作用
非特异性抗炎药	复方甘草酸二铵、复方甘草酸苷、异甘草酸镁等	具有类似糖皮质激素的非特异性抗炎作用，可显著改善肝功能。还兼具抗过敏、抑制氧化应激水平等作用。有类固醇激素样作用，可影响水盐代谢，建议监测患者血压及离子。高血压患者及妊娠女性慎用
解毒类药物	谷胱甘肽、硫普罗宁	本药可影响肝细胞的代谢过程，减轻组织损伤，促进修复和有毒物质的转化与排泄及激素的灭活；参与体内三羧酸循环及糖代谢过程，在三大营养物质代谢中发挥重要作用
肝细胞膜修复保护剂	复方蛋氨酸胆碱片、多烯磷脂酰胆碱	多烯磷脂酰胆碱可调节肝脏的能量代谢，促进肝细胞的再生。复方蛋氨酸胆碱片（如东宝甘泰片）参与肝脏内解毒反应，可以促进有毒物质的排出
抗氧化类药物	水飞蓟宾	抑制肝脏炎性因子生成，具有一定的抗纤维化作用
利胆类药	腺苷蛋氨酸、熊去氧胆酸	腺苷蛋氨酸适用于胆汁代谢障碍及淤胆型的肝损伤。对于不同类型肝病，退黄作用显著，安全性高，妊娠期可用。S-腺苷蛋氨酸参与体内生化反应，促进肝内淤积胆汁的排泄，从而达到退黄、降酶及减轻症状的作用

②贝特类（表6-4-12）、烟酸类药物（表6-4-14）

表6-4-12　贝特类药物解析

类别	具体内容
作用	主要降低TG，也可以降低VLDL-C、TC、LDL-C
临床应用	原发性高甘油三酯血症

续表

类别	具体内容
不良反应	主要是消化道症状及胆石症；与他汀类合用，有增加肌溶解的可能
常用药物及使用	非诺贝特还可减低血尿酸水平，对于痛风或者高尿酸血症者更适用；苯扎贝特可用于糖尿病伴有甘油三酯血症者；吉非罗齐降甘油三酯水平明显。 轻度病情服药 3 个月左右；病情严重者需要服药 6 个月左右。 常用贝特类降脂强度对比见表 6 – 4 – 13

表 6 – 4 – 13　常用贝特类降脂强度对比

药品	半衰期	降 TG（%）	降 LDL – C（%）	升高 HDL – C（%）	不良反应
吉非罗齐	1.5	40 ~ 60	10 ~ 20	轻度	胃肠道不适，如消化不良、厌食、恶心、呕吐、饱胀感、胃部不适等；少见头痛、头晕、乏力、皮疹、瘙痒、阳痿等，偶有胆石症或肌炎
非诺贝特（缓释片）	18.9 ~ 28.9	40 ~ 56	20 ~ 54	15	不良反应发生率约 2% ~ 15%，常见胃肠道反应，如腹部不适、腹泻，便秘最常见约（5%），皮疹 2%；神经系统，包括乏力、头痛、性欲丧失、阳痿、眩晕、失眠（3% ~ 4%）；有可能引起肌炎、肌病和横纹肌溶解综合征
苯扎贝特（缓释片）	26	20 ~ 60	17 ~ 28	10 ~ 30	常见胃肠道不适，如消化不良、厌食、恶心、呕吐、饱胀感、胃部不适等，少见有头痛、头晕、乏力、皮疹、瘙痒、阳痿、贫血及白细胞计数减少，偶有胆石症或肌炎

表 6 – 4 – 14　烟酸类（尼克酸或维生素 B_6）解析

类别	具体内容
作用	可降低 TG，也可以降低 VLDL – C、TC、LDL – C；升高 HDL – C；扩血管作用；独特降脂蛋白 a［LP（a）］作用
临床应用	广谱调脂药，对于多种高脂血症都有效果；可与胆酸类、贝特类、他汀类合用，可提高疗效
不良反应	面红、皮肤瘙痒、胃部不适，如提前 30 分钟服用阿司匹林可减少此类反应；烟酸可诱发或加重消化性溃疡，可以引起低血压；不宜用于妊娠及哺乳期妇女
常用药物及使用	烟酸类药物是目前升高 HDL – C 幅度最大的药物；是目前唯一观察到可降低 Lp（a）的调脂药物。主要有烟酸缓释片、阿昔莫司胶囊等。阿昔莫司副作用较小

注：LP（a）是脂蛋白 a，主要在肝脏合成，主要的功能是阻止血管内血块溶解，促进动脉粥样硬化形成。脂蛋白水平持续升高与心绞痛、心肌梗死、脑溢血有密切关系，是冠心病的独立危险因子。

③胆固醇吸收抑制剂（表 6 – 4 – 15）、胆酸螯合剂（表 6 – 4 – 16）、鱼油制剂（$n – 3$ 和 $n – 6$ 型多烯脂肪酸类）（表 6 – 4 – 17）

表 6 - 4 - 15　胆固醇吸收抑制剂解析

作用	抑制胆固醇在小肠的吸收，降低胆固醇向肝脏的转运
临床应用	适用于各型高脂血症，尤其是使用他汀类药物效果不佳或不能耐受的患者，以及遗传或药源性高脂血症者
不良反应	主要是头痛和恶心；与他汀类合用，可能会增加肿瘤风险
常用药物及使用	根据体质及病情轻重，依折麦布使用时间为 3 ~ 6 个月

表 6 - 4 - 16　胆酸螯合剂（树脂类）解析

类别	具体内容
作用	胆酸螯合剂与胆汁酸牢固结合，阻滞胆汁酸肠肝循环和重复利用，降低 TC 和 LDL - C；对其他影响很小
临床应用	适用于高胆固醇血症及混合性高胆固醇血症者
不良反应	轻中度便秘，尤其是老年人；食欲不振；干扰叶酸、维生素 D 等脂溶性维生素、贝特类及他汀类降脂药物的吸收；可导致骨质疏松、皮肤瘙痒等
常用药物及使用	考来烯胺、考来替泊

表 6 - 4 - 17　鱼油制剂解析

类别	具体内容
作用	降低 TG 的作用。轻度升高 HDL - C，对 TC 和 LDL - C 无影响；具有抗血小板聚集、抗血栓、扩血管作用
临床应用	适用于高甘油三酯血症；可与他汀类合用，作为冠心病的辅助治疗
不良反应	恶心、消化不良、腹胀便秘等；对于伴有出血性倾向疾病者禁用
常用药物及使用	深海鱼油、亚麻籽油、紫苏子油（$n-3$）、月见草油（$n-6$）。根据身体及服用后的实际情况决定服用时间，一般在 3 ~ 6 个月

④最新调血脂类药物（表 6 - 4 - 18 ~ 表 6 - 4 - 20）

表 6 - 4 - 18　微粒体 TG 转移蛋白抑制剂解析

类别	具体内容
作用	可直接抑制微粒体甘油三酯转运蛋白，从而抑制极低密度脂蛋白合成，而使低密度脂蛋白降低
临床应用	与低脂肪饮食和其他降脂药物一起治疗纯合子家族性高胆固醇血症（HoFH）
不良反应	肝毒性；消化道不良反应
常用药物及使用	甲磺酸洛美他派不与食物同服，晚餐 2 小时后用水送服，不可嚼服

表 6 - 4 - 19　前蛋白转化酶枯草溶菌 9/kexin9 型（PCSK9）抑制剂解析

类别	具体内容
作用	通过抑制 PCSK9，可阻止 LDL 受体降解，促进 LDL - C 的清除
临床应用	单独应用或与他汀类药物联合应用降低血清 LDL - C 水平，同时可改善其他血脂指标，包括 HDL - C、Lp（a）等；治疗纯合子家族性高胆固醇血症（HOHF）；治疗成人动脉硬化性心血管疾病
不良反应	皮肤过敏反应；极少的肌痛反应
常用药物及使用	依洛尤单抗注射液皮下注射，可在 30 分内用一次性注射器给予 3 次注射；推荐剂量为 420mg，每月 1 次；错过给药 7 天内，补注，时间表不变；给药超过 7 天，补注后，重新规划时间表

表 6 - 4 - 20　载脂蛋白 B100 合成抑制剂解析

类别	具体内容
作用	抑制载脂蛋白合成
临床应用	治疗纯合子家族性高胆固醇血症（HoHF）；降脂药与饮食疗法的辅助治疗
不良反应	肝毒性及脂肪肝；注射部位过敏等；流感样表现
常用药物及使用	米泊美生钠注射液，一周 1 次，皮下注射

⑤其他类调脂西药及常见中药降脂药（表 6 - 4 - 21）

其他如右旋糖酐硫酸酯钠、硫酸软骨素 A、藻酸双酯钠、夫拉扎勃、右旋甲状腺素钠、弹性酶等均有不同程度的降血脂作用。

表 6 - 4 - 21　常见中药降脂药物

药物	具体使用
绞股蓝总苷片	连续使用 3 个月，如血脂有降低，需要再巩固 2 个月
脂必妥	该药会引起男性性功能障碍，停药后可恢复；尽量避免与他汀类药物联合使用（因该药含红曲成分而红曲中含有类似他汀类的药物成分），可能会加重肝毒性或导致横纹肌溶解症出现
月见草胶囊	该药需要连续服药 90 天
血脂平	4 ~ 6 周为 1 个疗程，可使用 3 个疗程；有出血倾向者禁用，糖尿病患者慎用
血脂宁胶囊	连续使用 3 个月

⑥联合用药（表 6 - 4 - 22）

表 6 - 4 - 22　血脂异常的联合用药

指导思想	案例	理由
作用互补	他汀类 + 胆酸螯合剂	不增加各自不良反应，而且可以减少用药剂量使不良反应降低
	他汀类 + 烟酸类	使冠脉事件（死亡、心肌梗死、脑卒中）发生率降低超过60%
	他汀类 + 依折麦布	不增加各自不良反应，而且可以减少用药剂量使不良反应降低。不影响脂溶性维生素的吸收

续表

指导思想	案例	理由
作用互补	他汀类 + $n-3$ 脂肪酸	不会增加各自不良反应
	他汀类 + 复方蛋氨酸胆碱片（如东宝甘泰）	降低他汀类药物对肝细胞的损伤
	树脂类 + 维生素 AD	干扰叶酸、维生素 D 等脂溶性维生素的吸收
中药 + 西药	血脂宁/牛黄清心丸（局方）+ 他汀类	适合烟酒无度，平时喜欢肥腻食物属痰浊中阻的血脂异常者
	血脂康 + 他汀类	适合脾虚痰瘀的血脂异常者
	降脂减肥片 + 他汀类	适合平时便秘的血脂异常者

注：（1）$n-3$ 脂肪酸因增加热量的摄入，对于肥胖与糖尿病患者不适合长期使用。他汀与烟酸类合用会增加高血糖的风险，糖尿病患者需谨慎使用。

（2）家族性高胆固醇血症尤其是纯合子家族性高胆固醇血症患者，经生活方式调整加最大剂量调脂药物（如他汀 + 依折麦布）治疗，LDL-C 水平仍 > 2.6 mmol/L 的 ASCVD 患者，加用 PCSK9 抑制剂，组成不同作用机制调脂药物的三联合用。

（3）他汀类药物与烟酸或贝特类药物合用；发生肌溶解概率增加。

3. 辅助治疗

蜂胶胶囊、葡萄籽胶囊、鱼油胶囊、银杏叶软胶囊、维生素 EC 颗粒、小麦胚芽油胶囊、蜂胶、大豆卵磷脂、亚麻籽油软胶囊、果蔬膳食纤维素片、B 族维生素、螺旋藻等。

4. 特殊群体血脂异常的治疗（表6-4-23）

表6-4-23 特殊群体血脂异常的治疗

群体类别	药物使用
糖尿病	根据血脂异常特点，首选他汀治疗，如合并高 TG 伴或不伴有低 HDL-C 者，可采用他汀与贝特类药物联合应用
高血压	调脂治疗应根据不同危险程度确定调脂目标值。对于中等危险者，他汀类治疗显著降低总体人群的心血管事件；对于收缩压 >143.5mmHg 的人群，他汀与降压药联合应用，使心血管事件发生风险下降更为显著
代谢综合征	代谢综合征血脂代谢紊乱方面的治疗目标是 LDL-C <2.6 mmol/L（100 mg/dl）、TG <1.7 mmol/L（150 mg/dl）、HDL-C≥1.0 mmol/L（40 mg/dl）。根据血脂异常类型选用相应降脂药物
慢性肾病（CKD）	在可耐受的前提下，推荐 CKD 患者应接受他汀类治疗。治疗目标：轻、中度 CKD 患者 LDL-C <2.6 mmol/L，非 HDL-C <3.4 mmol/L；重度 CKD、CKD 合并高血压或糖尿病患者 LDL-C <1.8 mmol/L，非 HDL-C <2.6 mmol/L。推荐中等强度他汀类治疗，必要时联合胆固醇吸收抑制剂。终末期肾病（ESRD）和血透患者，需仔细评估降胆固醇治疗的风险和获益，建议药物选择和 LDL-C 治疗目标个体化。 CKD 患者是他汀类引起肌病的高危人群，尤其是在肾功能进行性减退或肾小球滤过率（GFR）<30 ml/（min·1.73m²）时，并且发病风险与他汀剂量密切相关，故应避免大剂量应用。中等强度他汀治疗 LDL-C 不能达标时，推荐联合应用依折麦布。贝特类可升高肌酐水平，中、重度 CKD 患者与他汀联用时，可能增加肌病风险
家族性高胆固醇血症	患者从青少年（10 岁以上）起应开始长期坚持他汀等治疗。经大剂量强效他汀治疗后 LDL-C 仍不能达标或不能耐受他汀类药物的 FH 患者推荐 PCSK9 抑制剂。胆固醇水平仍未达到目标水平，尤其是疾病处于进展中的患者，可考虑接受脂蛋白血浆置换作为辅助治疗

续表

群体类别	药物使用
脑卒中	对于非心源性缺血性脑卒中或短暂性脑缺血发作（TIA）患者，无论是否伴有其他动脉粥样硬化证据，均推荐给予他汀长期治疗，目标值为 LDL－C ＜1.8mmol/L（70mg/dl），以减少脑卒中和心血管事件危险。颅内大动脉粥样硬化性狭窄（狭窄率 70%～99%）导致的缺血性脑卒中或 TIA 患者，治疗策略相同
高龄老年人（≥80 岁以上）	对于高龄 ASCVD 患者，首先考虑继发性高胆固醇血症的可能，这可能与肝脏或肾脏疾病、甲状腺功能减退（老年人中最重要）或使用非典型抗精神病药物（氯氮平、奥氮平、利培酮）有关。此外，在评估过 ASCVD 风险、不良反应、药物相互作用、患者身体虚弱情况及偏好之后，开始他汀治疗是合理的。调脂药物剂量的选择需要个体化，起始剂量不宜太大，应根据治疗效果调整调脂药物剂量并严密监测肝、肾功能和肌酸激酶

【爱心提示】（表6－4－24）

表6－4－24　血脂异常的日常生活及合理用药提示

提示维度	具体内容
日常生活	注意均衡饮食，增加体育锻炼，预防肥胖，养成良好生活习惯，多参加社区健康教育活动（见治疗原则生活部分）
合理用药	调脂药物的治疗是长期的甚至是终生的。在药物治疗期间，必须监测药物不良反应，定期检查肝肾功能、血常规、肌酶等
	他汀类＋依折麦布，可以强化降脂作用而不增加副作用
	他汀类＋贝特类或烟酸类，此类联合需要注意肌病与肝脏毒性的增加
	轻型混合型高脂血症可使用他汀类＋n－3 脂肪酸制剂
	防止他汀类药物对肝脏造成的药物损害，针对患者用药时必须联合使用保肝护肝药物，复方蛋氨酸胆碱片等
	叮嘱患者使用他汀类药物越早越好，越久越好
	阿托伐他汀在肾功能受损时不需要调整剂量
	使用树脂类降脂药物必须在服用本药物前的 1～4 小时或 4 小时后服用其他药物，必要时补充维生素 A、D、K 等，因为它可干扰叶酸、维生素 D 等脂溶性维生素、贝特类及他汀类降脂药物的吸收
	胆酸螯合剂可以减少噻嗪类利尿剂和普萘洛尔的吸收，因此这些降压药必须在服用胆酸螯合剂的前 1 小时或服用后 4 小时使用
	烟酸可以加强抗高血压药物的扩张血管作用而引起血压下降，注意联合使用时监测血压
	他汀类、多烯康、鱼油制剂与抗高血压药物之间没有特别的相互作用，可以和抗高血压药物联合使用
	对于某些肾衰竭患者，贝特类调脂药可能引起肌病，因此该类患者服用贝特类剂量要小，并且需要经常随访
	甲状腺功能减退者，在用甲状腺素治疗的同时，也应进行降 LDL－C 的治疗，因为甲减患者 LDL－C 容易升高
	糖尿病患者使用他汀类药物降脂不理想时，可以联合使用胆酸螯合剂类；但是与烟酸类药物合用要慎重，因为容易增加肌溶解危险
	使用洛美他派会降低脂溶性维生素和脂肪酸的吸收，每天需要服用维生素 EC 颗粒、亚油酸、α－亚麻酸等补充

【知识点加油站】

1. 血脂的分类

血脂是血浆中的中性脂肪（甘油三酯和胆固醇）和类脂（磷脂、糖脂、固醇、类固醇）的总称（表6-4-25）。血浆脂蛋白是由蛋白质和甘油三酯、胆固醇、类脂等组成的球形大分子复合物。血浆中的甘油三酯是机体恒定的能量来源；胆固醇在机体中可以生成类固醇激素、维生素D、胆酸盐等，储存于机体组织中。

胆固醇包括低密度脂蛋白胆固醇、高密度脂蛋白胆固醇、极低密度脂蛋白胆固醇，目前认为低密度脂蛋白胆固醇相对容易干预，所以化验时经常观察低密度脂蛋白胆固醇含量。

表6-4-25　血脂的分类

分类		作用	基本组成
脂肪	甘油三酯	为生物体提供能量；增加饱腹感；维持体温和保护内脏，缓冲外界压力；促进一些脂溶性维生素的吸收；提供必需脂肪酸	来自食物中脂肪的分解，由3分子脂肪酸和1分子甘油酯化而成
	胆固醇	胆固醇的作用是形成胆酸、构成细胞膜、合成激素	机体在肝脏中合成和从食物中摄取
类脂	磷脂	磷脂具有维持新陈代谢及活化细胞作用，被称为"血管清道夫"	含有磷酸、脂肪酸和氮的化合物；磷脂中最重要的是α-脑磷脂和α-卵磷脂
	糖脂	糖脂被作为细胞表面标志物质，又是细胞表面抗原的重要组分，细胞表面的糖脂还是许多胞外生理活性物质的受体，参与细胞识别和信息传递过程	含有碳水化合物、脂肪酸和氨基醇的化合物
	固醇、类固醇	类固醇广泛存在于人体内，包括胆汁酸、胆汁醇、类固醇激素等。此外还有人工合成的类固醇药物，在人体主要是肾上腺皮质激素	类固醇都是相对分子质量很大的化合物，如动植物组织中的胆固醇和植物组织中的谷固醇

注：虽然几乎全身各种组织都可合成胆固醇，但主要场所是在肝脏和小肠。胆固醇70%~80%在肝合成，因此，肝合成的胆固醇是形成高脂血症的主要原因，人体血浆的脂质主要有甘油三酯、胆固醇、胆固醇酯、磷脂和游离脂肪酸。这些脂类为脂溶性，不溶于水，必须与蛋白结合成水溶性的脂蛋白（表6-4-26），才能存在于血浆中。除了游离脂肪酸与白蛋白结合外，其余脂质与球蛋白结合。

表6-4-26　脂蛋白的分类及作用

类别	成分	来源	作用
CM	乳糜微粒	食物脂肪	将外源甘油三酯运送至肝和脂肪组织，在运送过程中被脂蛋白脂酯酶水解，CM的进一步代谢参与了LDL和HDL的形成
VLDL-C	极低密度脂蛋白	肝脏合成的脂蛋白	将内源性甘油三酯运送至肝外组织，VLDL是LDL的主要前体物质。血浆VLDL水平升高是冠心病的危险因素

续表

类别	成分	来源	作用
LDL	低密度脂蛋白	由极低密度脂蛋白转变而来	将胆固醇从肝内运转到肝外组织，因其颗粒小而密，且容易氧化，因而在动脉粥样硬化形成中起重要作用
IDL – C	中密度脂蛋白	血脂蛋白	是富含胆固醇的脂蛋白，主要作用是将胆固醇运送到外周血液
HDL	高密度脂蛋白	血脂蛋白	将肝外组织细胞中的胆固醇转运出来，然后被肝脏分解代谢，被称为胆固醇的逆转运。它运载周围组织中的胆固醇，再转化为胆汁酸或直接通过胆汁从肠道排出。HDL 水平升高有利于促进外周组织移除胆固醇，防止动脉粥样硬化发生，被认为是抗动脉粥样硬化因子

注：内源性 TG：肝脏合成；外源性 TG：食物摄入。

2. 社区高脂血症健康知识普及要点与流程（表 6 – 4 – 27）

表 6 – 4 – 27　社区高脂血症健康知识普及要点与流程

阶段	内容	责任人
普及前准备	普及对象、时间、地点、通知及组织形式选择；普及计划书；普及知识主讲人、主持人确定；普及工作人员、赞助商、费用、礼品等确定	
普及中	现场签到、现场免费测试与体检环节、现场开始预热环节、现场讲解普及与互动环节、疑问解答环节	
普及后评估、检讨、跟踪	依照 PDCA（P 计划、D 执行、C 检查、A 处理）原则予以分析评估总结。如现场受众参与度、兴趣度；现场未解决问题后期跟进；服务总结、前期宣传总结；代金券回收与数据分析	

3. 横纹肌溶解

横纹肌溶解症是指各种原因引起的横纹肌细胞受损、溶解，使肌细胞膜的完整性发生改变，肌细胞内容物释放进入细胞外液及血液循环，从而引起肌痛、肌无力等表现的一组临床症状，严重者可导致急性肾衰竭，甚至死亡。

4. 家族性高胆固醇血症

属于常染色体显性遗传性胆固醇代谢障碍，临床特征主要为血清 LDL – C 水平明显升高和早发冠心病（心肌梗死或心绞痛），临床分为杂合子和纯合子。

杂合子家族性高胆固醇血症：男性比女性更早出现严重高胆固醇血症的后果，未经治疗的杂合子家族性高胆固醇血症患者，女性症状的出现通常比男性晚 10 ~ 15 年。年龄大于 50 岁发病。

纯合子家族性高胆固醇血症：发病率约为 1/300000 ~ 1/160000，女性略多于男性。患者的临床特点为血液低密度脂蛋白胆固醇水平增高，胆固醇在皮肤、眼睛和肌腱等处沉积，有早发动脉粥样硬化性心血管疾病的倾向。

5. 对于血脂代谢有影响的降压药（表6－4－28、6－4－29）

表6－4－28　无影响或有利于血脂代谢作用的降压药

种类	药物	影响维度
ACEI	卡托普利、依那普利、培哚普利、贝那普利	无不良影响
β受体拮抗剂（有交感活性）	吲哚洛尔、醋丁洛尔、拉贝洛尔	可以降低血清总胆固醇水平和LDL－C水平
钙离子拮抗剂	硝苯地平、氨氯地平、非洛地平、维拉帕米、地尔硫草	长期应用会降低甘油三酯水平，升高血清HDL－C水平
α受体拮抗剂	哌唑嗪	可以降低血清总胆固醇水平和LDL－C水平
中枢性交感神经阻断剂	可乐定	无不良影响
利尿剂	吲达帕胺	无不良影响

表6－4－29　不利于血脂代谢的降压药

类别	药物	影响维度
噻嗪类利尿剂	氢氯噻嗪	长期应用会引起血清总胆固醇、LDL－C、甘油三酯水平升高；对血清HDL－C无影响
袢利尿剂	呋塞米	会引起血清总胆固醇、LDL－C、甘油三酯水平升高；导致血清HDL－C降低
β受体拮抗剂（无交感活性）	普萘洛尔	长期应用会引起VLDL－C、甘油三酯水平升高；降低血清HDL－C水平

第五章

动脉粥样硬化和冠状动脉粥样硬化性心脏病

第一节　动脉粥样硬化

　　动脉粥样硬化是一组称为动脉硬化的血管病中最常见、最重要的一种。各种动脉硬化的共同特点是动脉管壁增厚变硬、失去弹性、管腔缩小。动脉粥样硬化的特点是受累动脉的病变从内膜开始，先后有多种病变合并存在，包括局部有脂质和复合糖类积聚、纤维组织增生和钙质沉着形成斑块，并有动脉中层的逐渐退变，继发病变还有斑块内出血、斑块破裂及局部血栓形成（称为动脉粥样硬化血栓形成）。由于在动脉内膜积聚的脂质外观呈现黄色粥样，因此称为动脉粥样硬化。动脉粥样硬化形成示意图见（图6-5-1）。

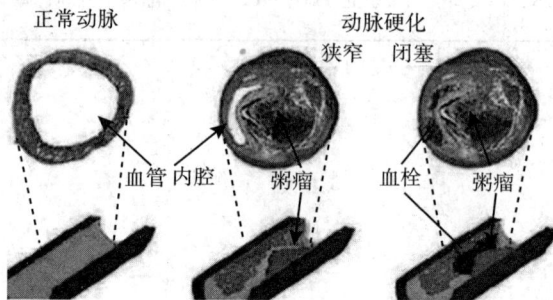

图6-5-1　动脉粥样硬化形成示意图

【病因】（表6-5-1）

表6-5-1　动脉粥样硬化的病因分类

病因分类		具体病因
主要危险因素	高血压	60%~70%的冠心病患者患有高血压，高血压患者动脉粥样硬化的患病率是正常血压者的3~4倍
	血脂异常	脂质代谢异常是动脉粥样硬化最重要的危险因素。其中以TC及LDL-C增高的影响最为突出

续表

病因分类		具体病因
主要危险因素	糖尿病	糖尿病及糖耐量异常者动脉粥样硬化的发病率较正常人高出数倍
	吸烟	吸烟者与不吸烟者比较，本病发病率与致死率增高 2～6 倍，而且与每日吸烟支数成正比，被动吸烟也是危险因素
	年龄及性别	本病多见于 40 岁以上的中老年人，49 岁以后进展较快。男性发病大于女性，但是女性在更年期后发病率增加。男性冠心病死亡率高于女性 3～5 倍。绝经女性冠心病发病率为非绝经女性的 2 倍
次要危险因素		肥胖（中心性肥胖更是冠心病的高危因素）与超重、不良的饮食习惯、性格（A 型性格急躁易怒、好胜）、遗传等人群发病率均比常人高

【临床表现】（表 6-5-2）

表 6-5-2　动脉粥样硬化的部位及表现

硬化部位	表现	共性表现
冠状动脉	具体表现为冠心病（心绞痛及心肌梗死等）	出现脑力与体力的衰退；该病如果涉及心、脑、肾的病变则预后不好
脑动脉	缺血性脑卒中	
肾动脉	可引起顽固性高血压；年龄在 55 岁以上而突然发生高血压者，应该考虑本病的可能，如有肾动脉血栓，还会引起肾区疼痛、发热、尿闭等	
四肢动脉	以下肢动脉多见；会出现下肢发凉、麻木、间歇性跛行，即行走时小腿肚子麻木、疼痛以致痉挛；休息后消失，再走时又出现，严重者可持续性疼痛，下肢动脉尤其是足背动脉搏动减弱或消失	
主动脉	大多数无特异性症状，体征可见收缩压增高，脉压增大；桡动脉触诊可类似促脉，主动脉硬化可形成主动脉瘤和主动脉夹层。X 线检查可见主动脉的相应部位增大，主动脉造影可显示梭形或囊样的动脉瘤。主动脉造影、CT、MRI 和超声均可显示夹层造成的血管假腔	

【治疗】

1. 一般治疗

（1）控制体重、三高等危险因素　体重超标者予以减肥；目标 BMI 为 18.5～24.9 kg/m², BMI >25kg/m² 则需要开始减肥。

（2）合理饮食　少吃高热量、高盐、高脂肪、高胆固醇饮食（表 6-5-3），多食清淡与含维生素多的食物，多摄入含不饱和脂肪酸多的饮食。

表 6-5-3　各种类型饮食列表

分类	具体食物	注意
高热量	辣油、猪油、奶油、芝麻酱、汉堡、炸鸡、士力架、桃酥、饼干、压缩饼干、奶茶、甜甜圈等	少吃
高盐	①腌制食品，如酱、酱菜、咸肉等。②咸味浓的快餐，如汉堡包、油炸土豆。③咸肉、熏肉、咸牛肉、午餐肉、香肠、热狗。④含盐饮料	

续表

分类	具体食物	注意
高脂肪	植物中的核桃、芝麻、花生；油炸食品、肥肉、动物内脏、奶油制品等	少吃
高胆固醇	全脂乳、奶油、蛋黄、肥猪肉、肥羊肉、肥牛肉、动物内脏、黄油、猪油、牛油、羊油、椰子油等	
含维生素多	谷物皮、豆类、坚果类、芹菜、大白菜、橙、柚子、红果、葡萄、酸枣、鲜枣、草莓、柿子、金橘；野生的苋菜、苜蓿、刺梨、沙棘、猕猴桃、酸枣等	多吃
含不饱和脂肪酸多	茶籽油、橄榄油、芥花籽油、红花籽油、葵花籽油、玉米油、大豆油、核桃油、花生油等	

（3）适当的运动与体力劳动、合理作息。

（4）不吸烟、不饮烈性酒等。

2. 药物治疗

加强调整血脂药物 + 抗血小板聚集药物 + 溶血栓和抗凝药物（血栓形成后使用）的联合使用。（具体见冠心病章节）

3. 辅助治疗

维生素 EC 颗粒、深海鱼油软胶囊、大豆卵磷脂、蜂胶胶囊、番茄红素软胶囊、月见草油软胶囊、辅酶 Q10 等。

第二节　冠状动脉粥样硬化性心脏病

冠状动脉粥样硬化性心脏病是指冠状动脉粥样硬化使血管腔狭窄或阻塞，（和）或因冠状动脉功能性改变（痉挛）导致心肌缺血、缺氧或坏死而引起的心脏病，统称冠状动脉性心脏病，简称冠心病，亦称缺血性心脏病。冠心病多发生于 40 岁以上的中老年人群，男性的发病率大于女性，以脑力劳动者居多。

近年来，根据发病特点和治疗原则，临床上将冠心病分为慢性心肌缺血综合征（CIS，又称为稳定型冠心病）与急性冠状动脉综合征（ACS）两大类型。其中 CAD 又包含稳定型心绞痛（普通型心绞痛）、无症状性心肌缺血（隐匿性冠心病）、缺血性心力衰竭（缺血性心肌病）。以下我们主要讲述心绞痛和心肌梗死。

一、心绞痛

心绞痛是指冠状动脉供血不足，心肌急剧的、暂时的缺血与缺氧所引起的临床综合征。其特点为阵发性的前胸压榨性疼痛，主要位于胸骨后，可放射至心前区及左上肢内侧，常发生于劳力负荷增加时，持续数分钟，休息或用硝酸酯制剂后消失。

本病男性多于女性，多数患者在 40 岁以上，劳累、情绪激动、饱食、受寒、急性循环衰竭等为常见的诱因。

【临床表现】

1. 心绞痛分型及表现

心绞痛在临床上分为稳定型心绞痛与不稳定型心绞痛（表6-5-4）。

表6-5-4　心绞痛分型及表现

心绞痛分型		具体表现
稳定型		心绞痛由体力活动、情绪激动或其他足以增加心肌耗氧量的情况所诱发，休息或舌下含服硝酸甘油可迅速缓解。心绞痛发作的性质在1~3个月内无改变，即疼痛发作频率大致相同，疼痛的部位、性质、诱因的程度、持续时间、缓解方式无明显改变
不稳定型	初发劳力型	病程在1个月内新发生的心绞痛（从无心绞痛或有心绞痛病史但在近半年内未发作过）
	恶化劳力型	病情突然加重，表现为胸痛发作次数增加，持续时间延长，诱发心绞痛的活动阈值明显减低，按加拿大心血管病学会（CCS）劳力型心绞痛分级加重一级以上并至少达到Ⅲ级，硝酸甘油缓解症状的作用减弱
	静息型	心绞痛发生在休息或安静状态，发作持续时间相对较长，含服硝酸甘油效果不好
	梗死后	指急性心肌梗死发病24小时后至1个月内发生的心绞痛
	变异型	休息或一般活动时发生的心绞痛，发作时心电图显示ST短暂性抬高

2. 稳定型心绞痛（表6-5-5~表6-5-6）

表6-5-5　稳定型心绞痛的特点及表现

特点	具体表现
部位	主要在胸骨上段或中段之后，可波及心前区，有拳头或手掌大小范围；常放射至左肩、左臂内侧及无名指和小指，或至颈、咽和下颌部
性质	阵发性、突发的胸痛，常为压迫性、闷胀性或窒息性；也可有烧灼性，但不尖锐，偶伴濒死或恐惧感
诱因	由体力劳动或情绪激动或饱食、寒冷、吸烟、心动过速等诱发
持续时间	疼痛3~5分钟后逐渐消失，很少超过15分钟；可数天或数周发作1次，也可1日发作多次
缓解方式	一般停止诱发症状的活动即可缓解，舌下含服硝酸甘油可几分钟内缓解

表6-5-6　稳定型心绞痛严重程度CCS分级

级别	具体表现
1	一般体力活动（如步行和登楼）不受限，仅在强、快或长时间劳力时发生心绞痛
2	一般体力活动轻度受限，快步、饭后、寒冷或刮风中、精神应激或醒后数小时内步行或登楼（步行200m以上、登楼1层以上）和爬山，均引起心绞痛
3	一般体力活动明显受限，步行200m、登楼1层引起心绞痛
4	轻微活动或休息时可发生心绞痛

3. 不稳定型心绞痛

表现与稳定型心绞痛类似，但是具有以下特点：

①原为稳定型心绞痛，在 1 个月内疼痛发作的频率增加，程度加重，时限延长，诱发因素也发生变化，硝酸类药物的缓解作用减弱。

②1 个月之内新发生（首次）的心绞痛（从没有心绞痛或有心绞痛病史但是在近半年内未发作过），并因程度较轻的诱因导致。

③休息状态下发作心绞痛或较轻微活动即可诱发。发作时表现为 ST 段抬高的变异型心绞痛也属此列。

【治疗】

1. 稳定型心绞痛治疗策略（表 6 – 5 – 7）

表 6 – 5 – 7　稳定型心绞痛治疗策略

	缓解症状		改善预后	具体内容
发作时	立即休息，停止活动；基础治疗：短效硝酸酯类药物		生活方式管理	戒烟限酒、健康饮食、有规律的体育活动
缓解时	β 受体拮抗剂或非二氢吡啶类 CCB	一线治疗	危险因素控制	控制血压及血糖、体重；血脂管理等
	若不能耐受换为二氢吡啶类 CCB		患者教育	非药物治疗 + 药事管理
	若 CCS ≥ 2 级，建议：β 受体拮抗剂 + 二氢吡啶类 CCB			
	长效硝酸酯类药物、伊伐布雷定、雷诺嗪、曲美他嗪、尼可地尔、中成药	二线治疗	预防并发症	阿司匹林/他汀类药物/ACEI 或 ARB/中成药（抗血小板 + 降血脂 + 降压）

注：危险因素管理——生活方式调整

（1）控制体重　目标 BMI 18.5 ~ 24.9 kg/m²。 > 25 kg/m² 则需要开始减肥。减重治疗的起始目标为较基线下降 5% ~ 10%。

（2）加强锻炼

①心脏康复训练：医学监督项目或家庭为基础的锻炼项目。

②在日常锻炼强度（如工作间歇的步行、家务劳动）的基础上，每周至少 5 天进行 30 ~ 60 分钟中等强度的有氧锻炼，如健步走，以增强心肺功能。

（3）戒烟，避免被动吸烟，必要时可借助药物戒断。

（4）限酒　非妊娠期女性每天饮用酒精 < 15 g/d（相当于 50 度白酒 30 ml）；男性 < 25 g/d（相当于 50 度白酒 50 ml）。

（5）合理膳食　限盐（5 ~ 6g/d），低脂，增加新鲜果蔬摄入。

（6）规律作息，避免过度劳累。

2. 药物治疗

（1）常用硝酸酯类药物

①适应证：适用于各种类型心绞痛的治疗；既可以作为预防用药，又可以缓解急性发作，且可以用于诊断性治疗药物；还可用于急慢性充血性心力衰竭的治疗。

②作用机制：使周围血管扩张，回心血量减少，心脏负荷减少，心肌耗氧量减少，

缓解心绞痛。

③常用硝酸酯类药物的特点。

表 6 - 5 - 8　常用硝酸酯类药物的特点

名称	给药途径	起效时间	持续时间	使用	其他
硝酸甘油	舌下含服或喷剂	2 ~ 3 分钟起效，5 分钟最大	20 ~ 30 分钟	5 分钟后可重复	肝脏首过效应显著，故舌下含服
硝酸异山梨酯	舌下含服	3 ~ 5 分钟，15 分钟最大	1 ~ 2 小时	5 ~ 10 分钟后可重复含服	同上
	缓释制剂口服	60 ~ 90 分钟	4 ~ 6 小时	日 2 ~ 3 次	
单硝酸异山梨酯	平片口服	30 ~ 60 分钟	3 ~ 6 小时	每日 2 次	无肝脏首过效应
	缓释制剂口服	30 ~ 60 分钟	12 ~ 24 小时	每日 1 次	

注：用药过程中可能出现头痛、头晕、低血压；避免用于严重低血压、贫血、机械性梗阻性心力衰竭（如瓣膜狭窄、通道阻塞等）、外伤性及出血性颅内高压者；舌下含服需保证口腔黏膜湿润。

（2）常用 β 受体阻滞类药物

①适应证：对稳定型心绞痛疗效确切，尤其伴有心率快和高血压的心绞痛患者；对于硝酸酯类不敏感和疗效差的稳定型心绞痛患者也很好；对于变异型心绞痛（不稳定的一种，特征是静息心绞痛，发作持续 20 分钟以上）无效甚至加剧发作。

②作用机制：减慢心率，降低血压，减低心肌收缩力和耗氧量，从而减少心绞痛发作。

③常用 β 受体阻滞类药物的使用（表 6 - 5 - 9）

表 6 - 5 - 9　常用 β 受体拮抗剂的使用

名称	用法（次/日）	用药须知
美托洛尔	2	高度房室传导阻滞、严重心动过缓、心力衰竭急性期、支气管痉挛性疾病、周围血管病患者禁忌使用；可能掩盖甲状腺功能亢进和低血糖表现。长期应用者避免突然停药，在 1 ~ 2 周内逐渐减量停药
比索洛尔	1	
阿替洛尔	1	
阿罗洛尔	2	
卡维地洛	2	
拉贝洛尔	2	

注：（1）常见不良反应为消化道不适、无力及疲劳感。（2）心动过缓、房室传导阻滞、哮喘或慢性阻塞性肺疾病等慎用或禁用。

（3）常用钙离子通道阻滞剂药物（CCB）（表 6 - 5 - 10）

①适应证：对稳定型、变异型心绞痛均有效。

②作用机制：抑制心肌收缩，减少心肌耗氧；扩张冠状动脉，改善心肌供血；扩张周围血管，减轻心脏负荷；降低血液黏稠度，抗血小板聚集。

③常用钙离子通道阻滞剂药物的使用

二氢吡啶类可出现头痛、面部潮红、血管源性水肿、便秘、心功能恶化、心动过缓；非二氢吡啶类 CCB 可导致房室分离、房室传导阻滞、心动过缓、窦房结功能障碍。

表 6-5-10　CCB 药物的使用及适用人群

名称	用法（次/日）	适用
硝苯地平（平片/缓/控释）	3/2/1	适用于变异型心绞痛，但对伴有高血压的稳定型心绞痛亦可
氨氯地平	1	适用于心功能不全者
拉西地平	1	
非洛地平	2	
地尔硫䓬（平片/控释）	2~3/1	适用于稳定及不稳定型心绞痛。伴有心力衰竭、窦房结及房室结功能障碍者禁用
维拉帕米	1~2	适用于稳定型、不稳定型及变异型心绞痛

（4）其他抗心肌缺血类药物（表 6-5-11）

表 6-5-11　其他抗心肌缺血类药物的作用机制及适用人群

名称	作用机制及适用人群
曲美他嗪	抗心绞痛药，比硝酸甘油起效慢，但作用时间长。用于心绞痛和陈旧性心肌梗死，对于严重心功能不全者可与洋地黄合用
伊伐布雷定	降低静息心率和运动心率，减少心肌耗氧量。推荐用于不能耐受 β 受体拮抗剂的患者，或使用 β 受体拮抗剂后心率仍 > 60 次/分的患者
尼可地尔	是 ATP 敏感性钾通道开放剂，同时具有类硝酸酯作用，对于症状顽固的患者推荐使用。它不影响血压、心率、心肌收缩力及心肌耗氧量，还具有抑制血小板、防止血栓形成的作用；还可治疗冠状动脉微循环障碍
双嘧达莫/地拉䓬	属于腺苷增强剂。地拉䓬用于心肌缺血、心绞痛及心肌梗死的预防及恢复期；双嘧达莫现在很少用于心肌缺血，小剂量使用可产生抗血小板作用，故用于心脏手术以减少血栓形成
乙氧黄酮/卡波罗孟	可以选择性地扩张冠脉，且有抗血小板聚集、防血栓形成的作用
利伐沙班	可以抑制凝血酶的产生和血栓形成，从而发挥抗凝作用；与小剂量阿司匹林合用，可用于既往有心肌梗死而且有高缺血事件风险、低出血风险的冠状动脉患者，以及后续事件发生风险高（如复发心肌梗死、需要用药的糖尿病或慢性肾病的冠状动脉患者）

（5）预防心绞痛危险事件的治疗药物（表 6-5-12）

表 6-5-12　预防心绞痛危险事件的治疗药物

药物类别	目的	常用药	使用及不良反应
抗血小板药物	长期、低剂量服用抗血小板药物可降低心肌梗死、脑卒中或心血管性死亡的发生风险	阿司匹林、氯吡格雷（不能耐受阿司匹林的患者选用）	实施介入性血运重建术（支架、搭桥等）后的 CSA 患者应终身服用阿司匹林（每日 75~150 mg，常用每日 100 mg）

续表

药物类别	目的	常用药	使用及不良反应
调脂治疗	首要目标是降低 LDL‐C 水平。只要无禁忌证，CSA 患者应接受积极的降低 LDL‐C 治疗，应尽量将 CSA 患者的血浆 LDL‐C 控制在 1.8 mmol/L 以下，或较基础值至少降低 50%	洛伐他汀、辛伐他汀、阿托伐他汀、瑞舒伐他汀、普伐他汀、氟伐他汀	每晚 1 次；调整剂量应间隔 4 周或以上。有肌病和肝脏不良反应，其他少见不良反应还有胃肠道反应、皮肤潮红、头痛等

注：①置入裸金属支架的患者应至少坚持服用不少于 1 个月的 DAPT（阿司匹林 + 氯吡格雷或替格瑞洛），置入涂层金属支架的患者应将 DAPT 疗程延长至 12 个月。
②阿司匹林肠溶与口服的区别（表 6-5-13）。
③曲克芦丁用于脑血栓形成及脑栓塞所致的偏瘫失语及动脉硬化、静脉曲张等，一般不作为冠心病常规用药。

表 6-5-13　阿司匹林肠溶与口服的区别

品名	区别	出血风险
阿司匹林片	外部无包膜，在胃内溶解，吸收快，对胃黏膜有刺激性，30～40min 血浆水平达峰值	导致总体出血相对风险增加 30%～50%
阿司匹林肠溶片	外部有一层耐酸的包膜，可以抵抗胃酸，减少对胃的刺激。相对普通片来说，其吸收延迟 3～6 小时，起效慢	

（6）抗血小板药物（P2Y12 受体拮抗剂）（表 6-5-14）

表 6-5-14　抗血小板药物（P2Y12 受体拮抗剂）

类别	氯吡格雷	普拉格雷	替格瑞洛	坎格雷洛
商品名	波立维	Efient	倍林达	Kengreal
给药方式	口服	口服	口服	注射
使用（次/日）	1	1	2	静脉注射后再输注
起效时间	2～6 小时	30 分钟	30 分钟	2 分钟
持续时间	3～10 天	7～10 天	3～5 天	1～2 小时
不良反应及禁忌	严重的胃肠道出血比阿司匹林少	既往颅内出血、活动性出血；既往缺血性脑卒中及 TIA；因出血风险增加，不推荐用于年龄大于 75 岁、体重小于 60 千克的患者	出血；呼吸抑制发生率高于氯吡格雷类；禁用于既往颅内出血、活动性出血的患者	出血风险高于氯吡格雷
主要适用人群	不能耐受阿司匹林者	比氯吡格雷更适合糖尿病心血管并发症治疗。在双联抗血小板治疗时，对于无脑卒中和 TIA 病史、没有出血高危风险的患者，比联用氯吡格雷好	对于支架者比氯吡格雷更能减少血栓形成及终点事件发生；比氯吡格雷、普拉格雷更适合糖尿病心血管并发症治疗	对于需要抗血小板治疗而不能口服给药的急性冠脉综合征者

（7）速效救心丸与复方丹参滴丸（表6-5-15）

表6-5-15　速效救心丸与复方丹参滴丸的特点及使用

药物	功能主治	使用	特点
速效救心丸	行气活血，祛瘀止痛，用于气滞血瘀型冠心病	舌下含服，4~6粒/次，3次/日；急性发作时，10~15粒/次；适合急救使用	起效快，持续时间短；侧重于行气活血
复方丹参滴丸	活血化瘀，理气止痛，用于气滞血瘀型冠心病	舌下含服，10丸/次，3次/日；适合急救及日常服用	相对持续时间长，倾向于平时使用；侧重于活血化瘀。因含有冰片，对于寒凉之诱因而引发心绞痛者不适宜选用

（8）联合用药（表6-5-16、表6-5-17）

表6-5-16　抗心肌缺血的西药联合用药

联合方式	好处	需注意
硝酸酯类+钙通道阻滞药	硝酸酯类扩张静脉，钙通道阻滞药扩张冠状动脉，二者联用使心肌耗氧显著降低	监测患者血压；二者会反射性地引起心率加快，对于心功能不全、病态窦房结、房室传导阻滞者适用，其他则慎用
硝酸酯类+β受体阻滞药	β受体阻滞药可以减弱硝酸酯类所致的反射性心率加快和心肌收缩力增强的不良反应。硝酸酯类可以抑制β受体阻滞药引起的心室容积增大和心室射血时间延长；作用互补	β受体阻滞药应逐渐减量，突然停药容易导致心绞痛加剧或心肌梗死发作。心力衰竭、支气管哮喘和心动过缓不适合此联合方案
钙通道阻滞类+β受体阻滞药	地平类可以对抗β受体阻滞药的缩血管效应，而β受体阻滞药可以减轻地平类引起的反射性心率增快和心肌收缩力增强；心绞痛伴有高血压及运动时心率增快最适合此方案	不用维拉帕米和地尔硫䓬，因为它们和β受体阻滞药一样具有负性肌力的作用
三药联合（上述3类）	当上述疗效不佳的时候	同上

表6-5-17　心绞痛的联合用药

具体联合药物	适合人群
麝香苏合丸+阿托伐他汀钙	适合平时因气候变冷发病或加重者
牛黄清心丸（局方）+瑞舒伐他汀钙	适合平时痰多气短、身体肥胖，遇到阴雨天加重者
通脉颗粒+阿司匹林+瑞舒伐他汀钙	适合胸部憋闷疼痛，夜晚加重者
参七心疏胶囊+辛伐他汀	适合平时生气导致发作者

3. 辅助治疗

参照动脉粥样硬化部分；对于呼吸困难、发绀者考虑制氧机的使用。

【爱心提示】（表 6 - 5 - 18）

表 6 - 5 - 18　心绞痛的日常生活及合理用药提示

提示维度	具体内容
日常生活	调整饮食，一次进食不要过饱。戒烟戒酒，适当运动，减轻精神负担
合理用药	平时保持愉快心情，避免着急上火；有心火者可适当服用牛黄清心丸（局方）
	复方丹参滴丸等含冰片药物不适合脾胃虚寒者使用
	第一次用硝酸甘油者，应该平卧片刻，防止头晕、心悸、血压下降等不良反应
	速效救心丸或复方丹参滴丸和硝酸甘油不建议合用
	血塞通和阿司匹林合用时防止出现出血反应
	服用复方丹参片、银杏叶制剂、月见草油及大蒜等，会增加氯吡格雷的出血风险
	使用利伐沙班引起出血如鼻出血，轻度者可以采用机械压迫法止血
	使用曲克芦丁期间避免阳光直射、高温及站立过久
	伊伐布雷定适用于窦性心律且心率≥75 次/分钟的患者

【知识点加油站】（表 6 - 5 - 19）

表 6 - 5 - 19　临床常见绞痛的区别

类别	疼痛部位	其他特点
肠绞痛	多位于脐周围、下腹部	常伴有恶心、呕吐、腹泻、便秘、肠鸣音增强等
胆绞痛	位于右上腹，放射至右背和右肩胛	常有黄疸、发热、肝脏可触及等
肾绞痛	位于腰部并向下放射，达到腹股沟、外生殖器及大腿内侧	常有尿频、尿急、小便含蛋白质、红细胞等

二、心肌梗死

心肌梗死是心肌缺血性坏死，属冠心病的严重类型。它是在冠状动脉病变的基础上，发生冠状动脉血供急剧减少或中断，使相应的心肌严重而持久地急性缺血导致心肌坏死。

【病因】

事实证明，大多数心肌梗死是粥样斑块破溃，而引起出血与血栓形成，阻塞血管。引起血栓形成与出血的诱因如下：饱餐与进食高脂肪食物，重体力活动，情绪激动，用力大便，血压升高，休克等因素。

【临床表现】

1. 先兆

50% ~81.2% 的患者在发病前数日有乏力、胸部不适，活动时心悸、气急、烦躁、心绞痛等前驱症状。其中，以新发生心绞痛或原有心绞痛加重最突出。心绞痛发作较以往频繁，性质较剧，持续较久，含服硝酸甘油疗效差，诱发因素不明显。心电图有改变。

2. 具体表现（表6-5-20）

表6-5-20　心肌梗死的具体表现

主要症状	具体表现
疼痛	最常见的初始症状；多发生于清晨（早晨6~12点神经活动加强）；疼痛部位、性质与心绞痛相同；疼痛更剧烈，在30分钟以上，也可以达到数小时。含服硝酸甘油不能缓解
全身症状	会有发热、心动过速、白细胞增多和红细胞沉降率增快等表现；一般在疼痛发生后的24~48小时出现，体温在38℃左右，很少达到39℃，持续约1周
胃肠道症状	疼痛剧烈时常伴有频繁的恶心、呕吐和上腹胀痛
心律失常	75%~95%患者可出现心律失常，多在发病1~2天后发生，可伴乏力、头晕、晕厥等症状；各种心律失常以室性心律失常最常见
低血压及休克	休克的表现是疼痛缓解而收缩压仍低于80mmHg，有烦躁不安、面色苍白、皮肤湿冷、脉细而快、大汗淋漓、尿量较少、神智迟钝，甚至晕厥者
心力衰竭	以左心为多，发生率为32%~48%，可以在起病最初几天内发生或在疼痛、休克好转阶段出现
血压	几乎所有患者血压在发病期间都降低

【知识点加油站】（表6-5-21）

表6-5-21　心绞痛与心肌梗死的鉴别诊断

鉴别诊断项目		心绞痛	急性心肌梗死
疼痛	部位	胸骨上中段之后	胸骨上中段之后，也可在较低位置或上腹部
	性质	压榨性或窒息性	与心绞痛相似但程度更强
	诱因	劳力、情绪激动、受寒、饱食等	不常有
	时限	短，1~5分钟或15分钟内	长，数小时或1~2天
	频率	频繁发作	不频繁
	硝酸甘油疗效	显著缓解	作用差或无效
气喘或肺水肿		极少	可以有
血压		升高或无显著改变	降低甚至休克
发热		无	常有
白细胞		无	常有

【治疗】

1. 一般治疗（表6-5-22）

表6-5-22　心肌梗死的一般治疗

治疗措施	具体内容
卧床休息	病情稳定无并发症者休息1~3天；不稳定及高危者延长
监测	心率、血压、血氧饱和度
建立静脉通道	保持及时给药途径畅通
镇痛	给予吗啡5~10mg静脉注射，必要时1~2小时重复

治疗措施	具体内容
吸氧	鼻导管吸氧，严重者需加压给氧
阿司匹林	无禁忌证者应立即服用阿司匹林 150～300mg，而后每日 1 次，3 日后改为 75～150mg，每日 1 次，长期服用
纠正水电解质及酸碱平衡	口服及静脉滴注
饮食及通便	禁食至胸痛消失，后予以流质或半流质饮食；所有患者均给予缓泻剂

2. 再灌注治疗（表 6 – 5 – 23）

表 6 – 5 – 23　心肌梗死的再灌注治疗

措施	具体措施
介入治疗	指的是冠状动脉内支架植入手术
溶栓治疗	选用溶栓剂，如链激酶、尿激酶、瑞替普酶、替萘普美、阿替普酶等
紧急主动脉 – 冠脉旁路移植术	日常称为"搭桥"术

3. 药物治疗

硝酸酯类、抗血小板药物、抗凝药物、β 受体拮抗剂、钙通道阻滞剂、ACEI、血管紧张素 II 受体拮抗剂。

【预防】

预防动脉粥样硬化和冠心病，属于一级预防；已经有冠心病和心肌梗死病史者还应预防再次发生梗死和其他心血管事件称为二级预防（表 6 – 5 – 24）。二级预防应全面综合考虑，归纳为 ABCDE 五个方面。

表 6 – 5 – 24　冠心病的二级预防

预防项目		解释
A	阿司匹林	如无禁忌，开始并长期使用阿司匹林 75～150mg/d；如有禁忌，可使用氯吡格雷 75mg/d（以上属于抗血小板聚集）
	血管紧张素转化酶抑制剂	用于所有心肌梗死后的长期治疗
	硝酸酯类	用于所有心绞痛患者
B	β 受体拮抗剂	所有心肌梗死后或急性缺血性综合征、心功能不全患者需要长期用药，除了一般禁忌证外，对于其他所有需要控制心绞痛、心率或血压时应予以使用。以上属于预防心律失常，减轻心脏负荷
	血压控制	血压控制目标：<140/90mmHg；糖尿病患者降到 130/85mmHg 以下；伴有肾脏损害或蛋白尿的患者，应控制到 125/75mmHg

续表

预防项目		解释
C	降低胆固醇	首要目标 LDL‐C < 2.6mmol/L；次要目标：TG > 2.3 ~ 5.7mmol/L，待降低 LDL 后，考虑贝特类或烟酸类药物，鼓励增加 n‐3 脂肪酸的摄取；TG ≥ 5.7mmol/L，采取贝特类或烟酸类药物治疗后，再考虑降低 LDL（以上属于控制血脂水平）
	戒烟	也包括被动吸烟
D	控制糖尿病	空腹血糖（FPG）5.1 ~ 6.1mmol/L，餐后 2 小时血糖（2hPG）7.0 ~ 7.8mmol/L，糖化血红蛋白（HbAlc）6% ~ 7%
	控制饮食	适度饮酒、限制钠盐、多摄入水果、蔬菜和低脂奶类食品
E	运动	最低目标：每周 3 ~ 4 次，每次 30 分钟；理想目标：每天运动 30 ~ 60 分钟（运动形式为步行、慢跑、骑自行车等有氧运动）
	健康教育	针对冠心病患者以及家属进行日常教育

【知识点加油站】

1. 阿司匹林心脑血管疾病适应证（表 6 – 5 – 25）

表 6 – 5 – 25　阿司匹林心脑血管疾病适应证

适应证		使用建议
需要服用阿司匹林进行一级预防的疾病	高血压	血压 < 150/90mmHg，同时有下列之一者：①年龄在 50 岁以上；②具有靶器官损害，包括血浆肌酐重度增高；③糖尿病
	2 型糖尿病	40 岁以上，同时有以下心血管危险因素者：①有早发冠心病家族史；②吸烟；③高血压；④超重或肥胖，尤其腹型肥胖；⑤白蛋白尿；⑥血脂异常
	10 年缺血性心血管病风险	≥10% 的人群或合并下述 3 项及以上危险因素者：①血脂紊乱；②吸烟；③肥胖；④年龄≥50 岁；⑤早发心血管疾病家族史（男性 < 55 岁，女性 < 65 发病史）
预防脑缺血、脑卒中		需要长期服用，75 ~ 150mg/d
慢性稳定型、不稳定型心绞痛		需要长期服用，75 ~ 150mg/d
既往心肌梗死（心电图 ST 段抬高和不抬高的心肌梗死后）		需要长期服用，75 ~ 150mg/d
冠心病合并糖尿病者		需要长期服用，75 ~ 150mg/d
既往脑卒中、TIA（短暂性脑缺血发作）		需要长期服用，75 ~ 300mg/d

2. 阿司匹林与氯吡格雷用药问题（表 6 – 5 – 26）

表 6 – 5 – 26　关于阿司匹林与氯吡格雷的用药问题

问题	答案
哪些患者禁忌使用阿司匹林?	不能耐受的过敏（主要表现是哮喘）、活动性出血、血友病、视网膜出血、未控制的高血压、重度肝功能损害、肾功能损害、孕妇、哺乳期妇女、活动性溃疡或胃肠道、泌尿道出血等

续表

问题	答案
怎么防止阿司匹林的胃肠道并发症？	事实上，肠溶或者缓释剂型并不能降低患者胃肠道出血的风险。对于以往有溃疡病史的患者，使用阿司匹林，应该检测 Hp（幽门螺杆菌），如为阳性，应予以治疗。对于胃肠道出血风险大、双重抗血小板（例如同时加服氯吡格雷）治疗，需要服用质子泵抑制剂
与阿司匹林比较，氯吡格雷有哪些优势？	氯吡格雷比阿司匹林在降低缺血性事件联合终点（联合终点指的是缺血性脑卒中、心肌梗死、心血管性死亡）危险性方面高出 8.7%；在降低心肌梗死危险性方面高 19.2%

三、冠心病的合并症治疗

冠心病的合并症治疗主要指冠心病合并高血压、糖尿病、慢性心力衰竭、慢性肾衰竭、缺血性脑卒中、慢性阻塞性肺疾病、肝功能障碍等的治疗。

1. 稳定型心绞痛和冠心病患者合并高血压（表 6 - 5 - 27、表 6 - 5 - 28）

表 6 - 5 - 27　稳定型心绞痛患者的高血压治疗方案

治疗方案	具体内容
血压控制目标	< 130/80 mmHg
首选降压药物	β 受体拮抗剂，ACEI/ARB
血压控制仍不理想	在首选降压药的基础上，考虑加用二氢吡啶类 CCB 或者按需加用噻嗪类利尿剂或进行磁共振血管成像（MRA）检查

表 6 - 5 - 28　冠心病不同情况下的高血压用药

患者具体情况	药物使用
既往心肌梗死患者	应使用 β 受体拮抗剂
既往心肌梗死病史者	应使用 ACEI 或 ARB、噻嗪类利尿剂
存在左心室功能障碍者	
合并糖尿病患者	
合并慢性肾脏病（CKD）	
既往无心肌梗死病史	考虑联合使用 β 受体拮抗剂、ACEI 或 ARB、噻嗪类利尿剂
不存在左心室功能障碍	
不合并糖尿病或含蛋白尿的 CKD 患者	
如果 β 受体拮抗剂存在禁忌证或产生不耐受的不良反应，无左心室功能障碍时	可以考虑使用非二氢吡啶类 CCB（地尔硫䓬或维拉帕米）
心绞痛或高血压难以控制	在 ACEI、β 受体拮抗剂和噻嗪类利尿剂基础上可加用长效 CCB

注：有症状的冠心病合并高血压患者，联合应用 β 受体拮抗剂和非二氢吡啶类 CCB（地尔硫䓬或维拉帕米）时，需注意其可能增加心动过缓和心力衰竭的发生风险。

除非存在不受控制的严重高血压且正在接受抗凝或抗血小板治疗的患者，稳定型心绞痛和冠心病合并高血压患者使用抗血小板或抗凝药物无特殊禁忌证，否则需要立即降压以减少出血性卒中的发生风险。

2. 冠心病合并慢性心力衰竭

选用能够提高心力衰竭患者生存率的药物，如 ACEI、ARB、β 受体拮抗剂和醛固酮受体拮抗剂（如螺内酯等）（表 6 – 5 – 29）。

表 6 – 5 – 29　冠心病合并慢性心力衰竭的用药

患者具体情况	用药
冠心病合并心力衰竭患者，窦性心律，LVEF ≤ 35%，已使用 ACEI（或 ARB）和醛固酮受体拮抗剂治疗的心力衰竭患者，如 β 受体拮抗剂已达到指南推荐剂量或最大耐受剂量，心率仍≥70 次/分，且持续有症状（NYHA 心功能分级Ⅱ～Ⅳ级）	联合伊伐布雷定
不能耐受 β 受体拮抗剂或存在禁忌证有症状的心力衰竭患者，LVEF ≤ 35% 并且窦性心率 ≥ 70 次/分	用伊伐布雷定
心力衰竭合并心绞痛患者，如不能耐受 β 受体拮抗剂	用伊伐布雷定
使用 β 受体拮抗剂治疗后仍有心绞痛	联合伊伐布雷定

注：（1）LVEF 指的是左心室射血分数，即射出的血液占全部心室容积的百分比。（2）NYHA 是美国纽约心脏病协会的简称，其心功能分级表见表 6 – 5 – 30。

表 6 – 5 – 30　美国纽约心脏病协会（NYHA）心功能分级表

分级	具体表现
Ⅰ	日常活动无心衰症状
Ⅱ	日常活动出现心衰症状（呼吸困难、乏力）
Ⅲ	轻度体力活动出现心衰症状
Ⅳ	休息时出现心衰症状

注：比较实用的 6 分钟步行试验：6 分钟步行小于 150m 为重度心衰；150～425 为中度心衰；426～550m 为轻度心衰。

3. 冠心病合并缺血性脑卒中/短暂性脑缺血（TIA）

脑血管疾病在非急性期血压控制的一般目标为 <140/90 mmHg，理想目标为 ≤ 130/80 mmHg，双侧颈动脉严重狭窄者可适当放宽血压目标。

对于调脂治疗，冠心病或脑卒中患者的 LDL – C 靶目标水平为 < 1.8 mmol/L。首先，冠心病合并缺血性脑卒中/TIA 发作患者应服用阿司匹林抗血小板治疗；其次，当阿司匹林不耐受时可使用氯吡格雷等药物替代；最后，在缺血性脑卒中发作 24 小时内即应开始行 DAPT 双联抗血小板治疗（如阿司匹林＋氯吡格雷）。

4. 冠心病合并慢性阻塞性肺疾病（COPD）

冠心病的治疗药物主要包括抗血栓药物、β 受体拮抗剂、ACEI 或 ARB 和他汀类药物。而 COPD 的治疗主要依赖于 β₂ 受体激动剂、抗胆碱能类药物（阿托品、异丙托溴铵、山莨菪碱等）、吸入性糖皮质激素及磷酸二酯酶 – 4 抑制剂（氨茶碱、阿普司特等）。COPD 患者服用他汀类药物可降低 COPD 急性加重期的住院率和死亡率，并可降低心血管总死亡率。

5. 冠心病合并肝功能障碍

不明原因血清转氨酶持续增高（≤3×ULN）者以及非酒精性脂肪肝和非酒精性脂肪性肝炎患者，均可安全使用他汀类药物。

他汀类药物禁用于活动性肝病、不明原因转氨酶持续升高和任何原因肝酶水平升高（超过3×ULN）、失代偿性肝硬化及急性肝功能衰竭患者。慢性肝脏疾病或代偿性肝硬化不属于此类药物禁忌证。

通常建议他汀类药物治疗开始后4~8周复查肝功能，如无异常，则逐步调整为6~12个月复查1次；如谷草转氨酶（AST）或谷丙转氨酶（ALT）超过3×ULN，应暂停给药，且仍需每周复查肝功能，直至恢复正常。轻度肝酶水平升高（<3×ULN）并不是治疗的禁忌证，患者可以继续服用他汀类药物，部分患者升高的ALT可能会自行下降。

6. 冠心病合并慢性肾衰竭

（1）合理药物治疗包括三个方面：①抗栓药物治疗，其中包括溶栓、抗凝和抗血小板药物治疗；②调脂药物治疗；③针对缺血症状的相应药物治疗。

（2）对于无禁忌证的CKD合并ACS患者，建议口服阿司匹林，初始剂量为150~300 mg，维持剂量为75~100 mg，1次/日，长期给药与治疗策略无关。

（3）CKD患者的血脂管理（表6-5-31）

表6-5-31　CKD患者的血脂管理

疾病情形		药物使用
对于年龄≥50岁，eGFR（肾小球滤过率）<60 ml/（min·1.73m²）且未开始长期透析或接受肾移植的CKD患者（3a~5期）		推荐他汀类药物或他汀类药物/依折麦布联合制剂
对于年龄≥50岁，eGFR>60 ml/（min·1.73m²）的CKD患者		推荐使用他汀类药物
对于年龄为18~49岁且未开始长期透析或接受肾移植的CKD患者	既往有冠状动脉疾病（心肌梗死或冠状动脉再血管化）、糖尿病、缺血性脑卒中病史，预计10年内因冠状动脉病变致死或发生非致死性心肌梗死的风险超过10%	在出现左侧一种或多种情况时使用他汀类药物
	在透析依赖的成人CKD患者中，不建议采取他汀类药物或他汀类药物/依折麦布联合制剂的治疗	
	如果开始透析时患者已经在服用他汀类药物或他汀类药物/依折麦布联合制剂	
	对于成人肾移植受者	
18岁以下的CKD患者（包括长期接受透析治疗和肾移植的患者）		不建议启动他汀类药物或他汀类药物/依折麦布联合制剂的治疗

7. 冠心病合并糖尿病

（1）血糖控制

①对于一般成年患者，血糖控制目标为：糖化血糖蛋白（HbA1c）<7.0%，空腹

血糖 < 7.0 mmol/L，餐后 2 小时血糖 < 7.0 mmol/L 。

②对于糖尿病病程较短、预期寿命较长、无并发症的患者，在不发生低血糖的情况下可考虑将 HbA1c 控制至 6.5% 以下；而对于慢性疾病终末期患者，HbA1c 可放宽至 8.5% 以下，甚至可放宽至 10% 以内。

（2）抗缺血治疗　抗血小板药物可用于治疗冠心病合并糖尿病。硝酸酯类药物可用于冠心病合并糖尿病患者。

（3）调脂治疗　首选他汀类药物降脂治疗，如伴有高甘油三酯血症，可采用他汀类与贝特类或烟酸类药物联合应用。

（4）高血压　ACEI 和 ARB 可用于冠心病合并糖尿病患者（抑制和延缓糖尿病患者动脉粥样硬化的发生，血管致栓及致炎作用，保护血管内皮细胞，从而使心血管事件发生率明显降低）。ARB 可用于糖尿病微量白蛋白尿。β 受体拮抗剂（尤其以美托洛尔、比索洛尔）用于冠心病合并糖尿病患者的获益大于风险。

第六章

心律失常

心率是指正常人安静状态下每分钟心脏跳动的次数，也称为安静心率（表6-6-1）。成人心率的正常范围是60~100次/分。超过100次/分为心动过速，其生理性原因有情绪激动、吸烟、饮酒、喝茶、喝咖啡等；病理性原因有细菌感染、贫血、甲状腺功能亢进、心力衰竭等。心率小于60次/分为心动过缓，生理性的心率过缓一般在50~60次/分，常见于睡眠中的正常人、从事体力劳动的健康人或运动员。小于50次/分时多为病理性的心率过缓，可见于甲状腺功能低下、颅内压增高等。

临床上，心律失常是指心脏激动的频率、节律、起源部位、传导速度或激动次序的异常。引起心律失常的病因有冠状动脉粥样硬化性心脏病、心肌病、心肌炎和风湿性心脏病等。另外，自主神经功能失调、电解质紊乱、内分泌失调、麻醉、低温、药物及中枢神经疾病等亦可导致。

按照心律失常发生时心率的快慢，可将心律失常分为快速性心律失常与缓慢性心律失常两大类。

表6-6-1　各类人群心率标准值

人群		标准值
运动员或长期进行重体力的劳动者		40~60次/分
儿童	新生儿	120~140次/分
	小于1岁	110~130次/分
	1~3岁	100~120次/分
	4~7岁	80~100次/分
	8~14岁	70~90次/分
成人		60~100次/分
成人（理想）		55~70次/分
成年男性		50~95次/分
成年女性		55~95次/分
老年人		55~75次/分

第一节 快速性心律失常

快速性心律失常是临床上常见的心血管疾患，包括一组临床表现、起源部位、传导径路、电生理和预后很不相同的心律失常。临床上主要由各种原因引起的过早搏动、心动过速、扑动和颤动，除窦性心动过速外，激动均起源于异位起搏点。快速性心律失常可见于无器质性心脏病者，但心脏病患者发生率更高。

快速心律失常主要分为室上性心动过速、早搏、室性心动过速、房颤和房扑等类型。

【病因】（表6-6-2）

表6-6-2　快速性心律失常的分类及病因

类型	病因
室上性心动过速	较多见于无器质性心脏病者，各种器质性心脏病如风湿性心脏病，冠心病、高血压性心脏病、心肌病、慢性肺源性心脏病，各种先天性心脏病和甲状腺功能亢进性心脏病等使心房异常负荷或病变，导致房性心动过速
早搏	常可出现于某些生理情况，如剧烈活动，过量饮用烟酒、茶、咖啡等；也可由许多心脏疾病引起，如高血压、冠心病、心肌炎、心肌病、甲状腺功能亢进、败血症和低血钾等
室性心动过速	绝大多数见于器质性心脏病患者，如扩张型心肌病、冠心病的心肌梗死或梗死后心功能不全，偶见于无器质性心脏病者，如原发性QT间期延长综合征、洋地黄中毒、低血钾症等
房颤和房扑	大多数患者有器质性心脏病基础、心瓣膜病、冠心病、高血压性心脏病，甲状腺功能亢进、心肌病、肺心病亦可引起本病。偶见于无任何病因的健康人，其发生可能与情绪激动或运动有关

【临床表现】

多数室上性心动过速常常突然发作并突然终止，呈阵发性。发作时限可由数秒、数分钟至数日、数周不等，少数慢性房性心动过速发作持续时间较长，有持续数年不终止者。发作可由情绪激动、疲劳或突然用力引起，但亦可无明显诱因。发作时，患者感心悸、胸闷、头晕、乏力、胸痛或紧压感。持续时间长、心室率快者，可发生血流动力学障碍，表现为面色苍白、四肢厥冷、血压降低，偶可晕厥；有的伴恶心、呕吐、多尿等。原有器质性心脏病者可使病情加重，如患者原有冠心病、心肌缺血者，可加重心肌缺血诱发心绞痛甚至心肌梗死；原有脑动脉硬化者，可加重脑缺血，引起一过性失语、偏瘫，甚至形成脑血栓或脑栓塞。心脏听诊时，心律规则，心率多在100~250次/分。如同时伴有房室传导阻滞或心房颤动者，心室律可不规则。

【实验室检查手段】

（1）心电图　是诊断心律失常最重要的一项无创检查技术。

（2）24 小时动态心电图。

（3）多普勒超声心动图。

【治疗】

（1）室上性心动过速　终止急性发作多静脉用药，可选用：①普罗帕酮。②维拉帕米（避免与普罗帕酮等交替使用或与 β 受体拮抗剂联合应用）。③三磷腺苷（ATP）或腺苷。④β 受体拮抗剂。⑤洋地黄制剂：西地兰 0.4mg 静脉推注，对伴心功能不全者可作为首选。⑥其他药物：如胺碘酮、索他洛尔、乙吗噻嗪等亦可选用。

绝大多室上性心动过速见于正常心脏，若发作不频繁，对血流动力学影响小，不需长期使用预防心动过速复发的药物；对发作频繁者可口服 β 受体拮抗剂、胺碘酮等预防。

（2）早搏（表6-6-3）

表6-6-3　早搏的分类及治疗

类型		药物治疗
房性期前收缩	对伴胆道、胃肠道感染病灶，应积极治疗原发病，适当给予镇静剂	β 受体拮抗剂、维拉帕米、普罗帕酮以及胺碘酮等
	由心力衰竭引起的房性期前收缩，使用适量洋地黄可达治疗目的	
房室交界性	心力衰竭患者合并交界性期前收缩洋地黄治疗有一定作用	β 受体拮抗剂、I 类抗心律失常药及钙拮抗剂等也有一定疗效
室性期前收缩	无器质性心脏病亦无明显症状的室性期前收缩	不必使用抗心律失常药物治疗
	无器质性心脏病但室性期前收缩频发，引起明显心悸症状，影响工作及生活	可酌情选用美西律、普罗帕酮。心率偏快，血压偏高者可用 β 受体拮抗剂，如阿替洛尔或美托洛尔
	慢性心脏病变如心肌梗死后或心肌病变患者并发室性期前收缩，特别是伴随左室射血分数明显下降时，心脏性猝死的危险性将显著增加	应用低剂量胺碘酮能有效减少心脏性猝死。β 受体拮抗剂虽对室性期前收缩疗效不显著，但能降低心肌梗死后猝死的发生率

（3）室性心动过速（表6-6-4）

表6-6-4　室性心动过速的分类及治疗

类型	治疗
无显著的血流动力学障碍	首先给予利多卡因 50~100mg 静脉注射，必要时每 5 分钟后重复注射 1~2 次，1 小时内不超过 300mg，有效后以 1~4mg/分的速度继续静脉滴注
有血流动力学障碍	如患者已发生低血压、休克、心绞痛、充血性心力衰竭或脑血流灌注不足，应迅速施行电复律

（4）房颤与房扑（表6-6-5）

表6-6-5　房颤与房扑的分类及治疗

类型	治疗
心房纤颤	若心室率＜160次/分且血流动力学比较稳定，可用药物控制心室率，常用药物有洋地黄与维拉帕米。这两种药物对大多数房颤是适宜的，但应排除预激综合征与病窦综合征合并的房颤
预激综合征并发的旁路前传房颤	以静脉注射普罗帕酮比较合适
房扑患者	亦可用维拉帕米或地尔硫草，减慢房扑心室率；奎尼丁、普罗帕酮亦能有效转复房扑并预防复发，应事先用β受体拮抗剂或钙通道阻滞剂减慢心室率
房扑合并冠心病、充血性心力衰竭等严重心脏病患者	选用胺碘酮较为适宜。如房扑持续发作，治疗目标在于减慢心室率、保持血流动力学稳定

第二节　缓慢性心律失常

缓慢性心律失常是指有效心搏每分钟低于60次的各种心律失常。常见的有窦性心动过缓、窦房传导阻滞、窦性停搏、房室传导阻滞、病态窦房结综合征等。其发生多与迷走神经张力过高、心肌病变、某些药物影响、高血钾等有关。缓慢性心律失常主要表现为心悸、疲劳虚弱、体力活动后气短胸闷等，严重者可引起昏厥、抽搐，甚至危及生命。

缓慢性心律失常的临床类型主要包括缓慢性窦性心律失常、房室传导阻滞、病态实房结综合征等。缓慢性心律失常属中医学"心悸""眩晕""胸痹""厥证"等范畴。

【**病因**】（表6-6-6）

表6-6-6　缓慢性心律失常的分类及病因

类别	病因
缓慢性窦性心律失常	窦性心动过缓，可见于健康人，尤其是运动员及强体力劳动者。老年人、睡眠状态、迷走神经张力增高亦可出现窦性心动过缓。器质性心脏病如冠心病、心肌炎、心肌病、急性心肌梗死、甲状腺功能减退、血钾过高、应用洋地黄及β受体拮抗剂等药物，均可引起缓慢性窦性心律失常
房室传导阻滞	常见病因有心肌炎、急性下壁及前壁心肌梗死、传导系统纤维化、冠心病、高血钾、应用洋地黄以及缺氧等
病态窦房结综合征	见于冠心病、原发性心肌病、风湿性心脏病、高血压性心脏病、心肌炎、先天性心脏病等

【**临床表现**】

患者症状的有无和轻重取决于血流动力学的改变。窦性心动过缓如心率不低于50

次/分，一般无症状。如心室率低于 50 次/分，患者可出现头晕、乏力。窦房传导阻滞，房室传导阻滞的部分患者可出现心悸、停搏感，严重者可出现胸闷、胸痛，阻滞次数多、间歇长者可有黑矇、晕厥等严重症状。

【治疗】

1. 治疗思路

缓慢性心律失常的治疗目的在于提高心室率，缓解症状。对有症状的缓慢性心律失常且不伴有快速性心律失常者可使用药物治疗。对严重缓慢性心律失常伴心脑供血不足症状、活动受限或曾有阿－斯综合征发作者，可应用永久性起搏器治疗。中医学中益气温阳、活血化瘀法对本病有较好疗效，能改善患者症状且不良反应少，对轻中度患者可作为首选。

2. 药物治疗（表6－6－7）

表6－6－7　缓慢性心律失常的治疗

类型	治疗
窦性心动过缓	如心率不低于 50 次/分，一般不需治疗
	如心率低于每分钟 40 次，引起心绞痛、心功能不全或中枢神经系统功能障碍时，用阿托品 0.3mg，每日 2～4 次，口服；必要时以 0.5mg 给药剂量予肌内注射或静脉滴注
房室传导阻滞	一度房室传导阻滞与二度 I 型房室传导阻滞心室率不太慢者，无须治疗
	二度 II 型与三度房室传导阻滞如心室率显著缓慢，伴有血流动力学障碍，甚至阿－斯综合征发作，应给予治疗。阿托品 0.5～2mg 静脉注射，适合于阻滞部位位于房室结的患者；异丙肾上腺素 1～4μg/分静脉滴注，适用于任何部位的房室传导阻滞，将心室率控制在 50～70 次/分。急性心肌梗死时应慎重
病态窦房结综合征	对不伴有快速性心律失常的患者，可先使用阿托品、麻黄碱或异丙肾上腺素以提高心率

第七章

心力衰竭

心力衰竭（心衰）是指各种原因造成心脏结构和（或）功能异常改变，导致心室射血和（或）充盈功能障碍，从而引起以疲乏无力、呼吸困难和液体潴留（肺淤血、体循环淤血及外周水肿）为主要表现的一组复杂的临床综合征。心力衰竭反映心脏的泵血功能障碍，也就是心肌的舒缩功能不全。

本病可归属于中医的"喘证""怔忡""心悸""水肿"等范畴。

【病因】

几乎所有类型的心脏病、大血管疾病，如冠心病、高血压、瓣膜病和扩张型心肌病均可引起心力衰竭。其他较常见的病因有心肌炎和先天性心脏病。较少见的病因有心包疾病、甲状腺功能亢进与减退、贫血、维生素 B_1 缺乏、动静脉瘘、心房黏液瘤和其他心脏肿瘤、结缔组织疾病、高原病及少见的内分泌病等。

【临床表现】

（1）左心衰竭 以肺淤血及心排血量降低的表现为主。主要症状为不同程度的呼吸困难（表 6 - 7 - 1），同时会伴有咳嗽、咳痰、咯血、乏力、疲倦等症状。

表 6 - 7 - 1　各种类型呼吸困难的表现

类型	具体表现
劳力性呼吸困难	肺轻微充血时仅在剧烈活动或体力劳动后出现呼吸急促，如登楼、上坡或平地快走等活动。随肺充血程度加重，逐渐发展到更轻的活动或体力劳动后，甚至休息时也发生呼吸困难
端坐呼吸困难	一种由于平卧时出现呼吸困难而必须采取的高枕、半卧甚至坐位以解除或减轻呼吸困难的状态；最严重时即使端坐床边，两腿下垂，上身向前，双手紧握床边，仍不能缓解
夜间阵发性夜间呼吸困难	是左心衰竭早期的典型表现。呼吸困难可连续数夜，每夜发作或间断发作，多在夜间熟睡 1～2 小时后，患者因气闷、气急而惊醒，被迫坐起，可伴阵咳、哮鸣性呼吸音或泡沫样痰。发作较轻者采取坐位后 10 余分钟至 1 小时内呼吸困难自动消退，患者又能平卧入睡，次日白天可无异常感觉。严重者可持续发作，阵阵咳嗽，咳粉红色泡沫样痰，甚至发展成为急性肺水肿

（2）右心衰竭 以体静脉淤血的表现为主。最突出的症状是颈静脉怒张。在身体最低垂部位的外周水肿，常为对称性、可压陷性。

（3）全心衰竭

【药物治疗】（表6-7-2~表6-7-4）

表6-7-2　心力衰竭的常用药物及作用机制

药物类别	作用机制
利尿剂	利尿剂是心力衰竭治疗中最常用的药物，通过排钠排水减轻心脏的容量负荷，对缓解瘀血症状、减轻水肿有十分显著的效果。（具体见表6-7-3）
ACEI/ARB	是被大量循证医学证据证实能降低心衰患者病死率的第一类药物，被公认是治疗心衰的基石和首选药物
ARNI（血管紧张素受体脑啡肽酶抑制剂）	ARNI具有ARB和脑啡肽酶抑制剂的作用。脑啡肽酶是一种中性内肽酶，降解几种内源性血管活性肽，包括利钠肽、缓激肽及肾上腺髓质素。脑啡肽酶抑制剂可升高这些内源性血管活性肽的水平，对抗神经内分泌过度激活导致的血管收缩、钠潴留及心脏重构；如沙库巴曲缬沙坦钠
β受体拮抗剂	使用β受体拮抗剂治疗3个月后可改善患者心功能，提高LVEF；治疗6个月后还能降低心室肌重量和容量，延缓或逆转心肌重构。如琥珀酸美托洛尔、比索洛尔、卡维地洛
洋地黄类药物	目前认为其有益作用可能是通过抑制神经内分泌系统的过度激活，发挥治疗心衰的作用。如地高辛
伊伐布雷定	是心脏窦房结起搏电流（If）的特异性抑制剂，以剂量依赖性方式抑制If电流，降低窦房结发放冲动的频率，减慢心率，而对心内传导、心肌收缩力或心室复极化无影响

表6-7-3　临床常用利尿剂

类别	适应证	药物
袢利尿剂	作用于髓袢升支粗段髓质部，适用于大部分心衰患者，特别适用于有明显液体潴留或伴肾功能受损的患者	呋塞米、托拉塞米、布美他尼等
噻嗪类利尿剂	作用于远曲肾小管，较袢利尿剂弱，仅适用于有轻度液体潴留、伴高血压而肾功能正常的心衰患者	氢氯噻嗪等
保钾利尿剂	氨苯蝶啶和阿米洛利作用于远曲小管和集合管，抑制Na^+重吸收，减少K^+分泌，利尿作用弱，一般与其他利尿剂联合使用	如螺内酯、氨苯蝶啶、阿米洛利等

表6-7-4　心力衰竭的联合用药

指导思路	具体用药	理由
中药+西药	生脉饮+伊伐布雷定	适合气阴两虚的心衰者
	参附强心丸+培哚普利	适合心肾阳虚的慢性心衰者
	五苓胶囊+缬沙坦	适合有高血压伴有水肿及蛋白尿的慢性心衰者
	五苓胶囊+培哚普利叔丁胺片	

第八章

循环系统疾病中医论治

第一节 脂 浊

西医学中的高脂血症属中医学的"痰证""虚损""胸痹""眩晕""脂浊"等范畴。中医学认为本病常与饮食、情志、体质等因素有关。

【病因】

1. 体质因素

素体肥胖或阴虚，"肥人多痰"，痰浊中阻可致本病。阴虚者多肝肾不足，肝肾阴虚，肝阳偏亢，木旺克土，导致脾虚生湿，或劳欲过度，更伤肾脏，而导致气化失调，发为本病。

2. 饮食因素

平素喜欢肥甘厚腻饮食，嗜酒无度，脾胃受损，脾失健运，水谷不能正常运化，化生痰湿，痰湿中阻，精微物质输布失司，发为本病。

3. 情志因素

平素抑郁，肝失调达，疏泄失常，气血运行不畅，气滞血瘀，膏脂布化失度。伤及脾胃，内生痰湿，发为本病。

【辨证分型】

1. 痰浊中阻证

表现：四肢倦怠，胸脘痞满，腹胀纳呆，大便溏薄，形体肥胖，心悸眩晕，舌体胖，边有齿痕，苔腻脉滑。

治法：化痰降浊。

药物：山楂精降脂片、月见草胶囊、血脂宁丸、荷丹片、蜂蜡素胶囊、血脂康胶囊、首明山胶囊。

2. 肝郁脾虚证

表现：精神抑郁或心烦易怒，肢倦乏力，胁肋胀满窜痛，女子月经不调，口干，不思饮食，腹胀纳呆，舌苔白，脉弦细。

治法：疏肝解郁，健脾和胃。

药物：逍遥丸、三七脂肝丸。

3. 胃热滞脾证

表现：多食，消谷善饥，体胖壮实，脘腹胀满，面色红润，口干口苦，心烦头晕，舌红，苔黄腻，脉弦滑。

治法：清胃泄热。

药物：保和丸 + 小承气汤（大黄 12g，厚朴 6g，枳实 9g）。

4. 肝肾阴虚证

表现：头晕目眩，腰膝酸软，失眠多梦，耳鸣健忘，咽干口燥，五心烦热，胁痛，颧红盗汗，舌红少苔，脉细数。

治法：滋养肝肾。

药物：杞菊地黄丸、湿消丸、脂康颗粒、泰脂安胶囊、调脂片、清脂胶囊、降脂减肥片、首明山胶囊。

5. 脾肾阳虚证

表现：畏寒肢冷，腰膝酸软，面色㿠白，大便溏稀，腹胀纳呆，耳鸣眼花，腹胀不舒，舌淡胖，苔白滑，脉沉细。

治法：温补脾肾。

药物：附子理中丸、丹田降脂丸。

6. 气滞血瘀证

表现：胸胁胀闷，胁下痞块刺痛拒按，心烦易怒，夜不能寐或不安，舌紫暗或见瘀斑，脉沉涩。

治法：活血化瘀，行气止痛。

药物：血府逐瘀丸 + 失笑散（五灵脂、蒲黄各 6g）、丹香清脂颗粒、降脂通络软胶囊、保利尔胶囊、脂降宁片。

【知识点加油站】（表 6 - 8 - 1）

表 6 - 8 - 1　肝肾阴虚与肝阳上亢证、肝火上炎的区别

证型	病因	表现	治法	药物
肝肾阴虚	情志失调；劳逸过度；年老体衰；久病虚损	胁痛目涩，腰膝酸软，眩晕耳鸣等	滋补肝肾之阴	六味地黄丸
肝阳上亢	有肝肾阴虚导致，与情绪和房事过多等有关	头晕耳鸣、头目胀痛、面红、急躁易怒、失眠多梦、腰膝酸软、口苦等	平肝潜阳	天麻钩藤颗粒
肝火上炎	情志不遂，肝郁化火或热邪内犯	头晕耳鸣、头目胀痛、面红、急躁易怒、失眠多梦、小便黄、大便秘结等	清肝泻火	龙胆泻肝丸

注：肝火上炎是实证；而肝阳上亢是本虚标实证。

第二节 眩 晕

眩是指眼花或眼前发黑，晕是指头晕或感觉自身或外界景物旋转，二者常同时出现，故统称为"眩晕"。病轻者，闭目眩晕即停止；严重者，感觉如坐车船，旋转不定，不能站立，或伴有恶心、呕吐、汗出，甚则昏倒等症状。

西医学中的梅尼埃病、高血压病、低血压、脑动脉硬化、椎－基底动脉供血不足、贫血、神经衰弱等以眩晕为主要临床表现者，均可以参照本病辨证论治。

【病因】

1. 情志不遂

忧郁恼怒太过，肝失条达，肝气郁结，气郁化火，肝阴耗伤，风阳易动，上扰头目，发为眩晕。

2. 年高肾亏

肾为先天之本，主藏精生髓，脑为髓之海。若年高肾精亏虚，髓海不足，无以充盈于脑；或体虚多病，损伤肾精肾气；或房劳过度，阴精亏虚，均可导致髓海空虚，发为眩晕。

3. 病后体虚

脾胃为后天之本，气血生化之源。若久病体虚，脾胃虚弱，或失血之后，耗伤气血，或饮食不节，忧思劳倦，均可导致气血两虚。气虚则清阳（清阳是阳气的意思）不升，血虚则清窍（清窍指的是头部）失养，故而发为眩晕。

4. 饮食不节

嗜酒无度，过食肥甘，损伤脾胃，以致健运失司，水湿内停，积聚生痰，痰阻中焦，清阳不升，头窍失养，故发为眩晕。

5. 瘀血内阻

跌仆坠损，头脑外伤，瘀血停留，阻滞经脉，或肝气郁结气机不畅导致，或素体气虚则气不足以运行血液而致，或寒邪入侵致寒凝气血经脉，或久病入络，瘀血停留组织经脉，从而导致气血不能上荣于头目，故眩晕时作。

【辨证分型】

1. 肝阳上亢证

表现：眩晕耳鸣，头痛目胀，每因烦劳或恼怒而头晕、头痛加剧，面潮红，急躁易怒，失眠多梦，口苦，舌红苔黄，脉弦或数。

治法：平肝潜阳，清火息风。

药物：清脑降压片、安宫降压丸、牛黄降压丸、脑立清丸、心脑静片、山菊降压片、抑眩宁颗粒、复方羚角降压片、复方罗布麻颗粒、清肝降压胶囊、牛黄清心丸（局方）。

2. 气血亏虚证

表现：眩晕因动则加剧，劳累则发作，面色㿠白，唇甲不华，发色不泽，心悸少寐，神疲懒言，纳少，舌淡苔白，脉细弱。

治法：补益气血，调养脾胃。

药物：归脾丸、心脑欣胶囊、驴胶补血颗粒、养血清脑颗粒、八珍丸、十全大补丸。

3. 肾精不足证

表现：眩晕日久不愈而见精神萎靡，少寐多梦，健忘，腰膝酸软，两目干涩，视力减退；或遗精，或耳鸣齿摇。偏于阴虚者，五心烦热，颧红咽干，舌质红，脉弦细数。偏于阳虚者，四肢不温，形寒怯冷，舌质淡，脉沉细无力。

治法：偏阴虚者，治以补肾滋阴；偏阳虚者，治以补肾助阳。

药物：补肾滋阴，宜左归丸、养阴降压胶囊、归芍地黄丸、六味地黄丸、杞菊地黄丸、海马补肾丸；补肾助阳，宜右归丸、龟鹿补肾丸、龟鹿益肾胶囊、海马补肾丸。

4. 痰湿中阻证

表现：眩晕而见头重如蒙或视物旋转，胸闷恶心，呕吐痰涎，食少多寐，苔白腻，脉濡滑。

治法：燥湿祛痰，健脾和胃。

药物：眩晕宁颗粒、半夏天麻丸、晕复静片、牛黄清心丸（局方）。

5. 瘀血阻窍证

表现：眩晕而并发头痛，兼见健忘，失眠，心悸，精神不振，耳鸣耳聋，面唇紫暗，舌暗有瘀斑，脉涩或细涩。

治法：祛瘀生新，活血通窍。

药物：血府逐瘀丸、心脉通片、逐瘀通脉胶囊、通窍益心丸等。

【知识点加油站】

从瘀血内阻的病因可见，各种眩晕证如果得不到及时有效的治疗，都有可能发展成瘀血内阻之证或者称为各种证型的兼症；按照西医学中高血压的论述，长期高血压有可能并发心脑肾的疾病，尤其是脑血管意外，即脑出血或脑梗死，其根本原因在于血管内形成血栓导致堵塞，因此部分中医临床专家认为有"瘀血体质者更易中风"之说。

第三节　胸　痹

胸痹是指以胸部闷痛甚至胸痛彻背、喘息不得卧为主要表现的一种疾病。轻者仅感觉胸闷、有窒息感，呼吸不顺畅；严重者，感觉心痛彻背（心痛彻背指的是心前、心窝、胃脘等部位疼痛引及背部）。西医学中的冠心病等出现上述表现者可按此辨证施治。

【病因】

1. 寒邪内侵

寒性主收引凝滞，导致寒抑阳气，同时可使血液瘀滞而发病。

2. 饮食失调

平素饮食不节制，过食肥甘厚腻或烟酒无度，导致脾胃损伤，运化不利，聚湿生痰，所生之痰上烦心胸，遏阻心阳，导致气机不畅，心脉闭阻而发病。

3. 情志失节

忧思伤脾，脾失健运，日久生痰；郁怒伤肝，肝失疏泄，肝郁气滞，甚则气郁化火，灼津生痰；从而气血瘀滞，或痰瘀交阻，导致心脉痹阻，不通则痛而发胸痹。

4. 劳倦内伤

劳倦伤脾，脾虚而致气血生化乏源，无以濡养心脉，拘急（感觉胸部牵引不适）而痛；积劳伤阳，心肾阳微，而致胸阳失展，阴寒内侵，血行涩滞而发胸痹。

5. 年迈体虚

年过半百，肾阳虚衰、肾阴亏虚，心阴不足、心肾阳虚均可致此病（表6-8-2）。

表6-8-2　肾阳虚衰、肾阴亏虚、心阴不足、心肾阳虚的发病机制

类别	机制
肾阳虚衰	肾阳不足导致心气不足或心阳不振，血脉失于温运，而发病
肾阴亏虚	肾阴不足，不能濡养五脏之阴，又不能上济于心，因而心肝火旺，心阴耗伤，心脉失于濡养而发病
心阴不足	心阴不足则心火旺，下及肾水，肾阴更耗，则心阴得不到濡养而发病
心肾阳虚	阴寒痰饮乘于阳位，阻滞心脉而发病

【辨证分型】

1. 心血瘀阻证

表现：心胸疼痛，如刺如绞，痛有定处，入夜为甚，甚则心痛彻背，背痛彻心，或痛引肩背，伴有胸闷，日久不愈，可因暴怒、劳累而加重，舌质紫暗有瘀斑，苔薄，脉弦涩。

治法：活血化瘀，通络止痛。

药物：血府逐瘀丸、益心酮片、丹参片、双丹颗粒、银杏叶片、精制冠心片、心脑康胶囊、血塞通片、通脉颗粒。

2. 痰浊壅塞证

表现：胸闷重而心痛微，痰多气短，肢体沉重，形体肥胖，遇阴雨天而易发作或加重，伴有倦怠乏力，纳呆便溏，呕吐痰涎，舌体胖大且边有齿痕，苔浊腻或白滑，脉滑。

治法：通阳泄浊，豁痰开结。

药物：瓜蒌片或心通口服液、心宝丸、延枳丹胶囊、镇心痛口服液。

3. 气滞心胸证

表现：心胸满闷，隐痛阵发，痛有定处，时欲太息，遇情志不遂时容易诱发或加重，或兼有脘腹胀闷，得嗳气或矢气则舒，苔薄或薄腻，脉细弦。

治法：疏肝理气，活血通络。

药物：柴胡疏肝散、丹栀逍遥丸、速效救心丸、复方丹参滴丸、冠心丹参胶囊、参七心疏胶囊。

4. 寒凝心脉证

表现：猝然心痛如绞，心痛彻背，喘不得卧，多因气候骤冷或骤感风寒而发病或加重，伴形寒，甚则手足不温，冷汗自出，胸闷气短，心悸，面色苍白，苔薄白，脉沉紧或沉细。

治法：辛温散寒，宣通心阳。

药物：冠心苏合丸或麝香苏合丸。

5. 气阴两虚证

表现：心胸隐痛，时作时休，心悸气短，动则益甚，伴倦怠乏力，声息低微，面色㿠白，易汗出，舌质淡红，舌体胖且边有齿痕，苔薄白，脉虚细缓或结代。

治法：益气养阴，活血通脉。

药物：生脉饮＋人参养荣丸或康尔心胶囊、益心复脉颗粒、益心胶囊、益心舒胶囊、益心通脉颗粒、芪冬颐心颗粒、稳心颗粒、黄芪生脉饮、心通颗粒。

6. 心肾阴虚证

表现：心痛憋闷，心悸盗汗，虚烦不寐，腰酸膝软，头晕耳鸣，口干便秘，舌红少津，苔薄或剥，脉细数或促代。

治法：滋阴清火，养心和络。

药物：天王补心丸、复方血栓通片。

7. 心肾阳虚证

表现：心悸而痛，胸闷气短，动则更甚，自汗，面色㿠白，神倦怯寒，四肢欠温或肿胀，舌质淡胖，边有齿痕，苔白或腻，脉沉细迟。

治法：温补阳气，振奋心阳。

药物：参附强心丸。

【知识点加油站】

1. 胸痹辨证鉴别（表6-8-3）

表6-8-3　胸痹辨证鉴别要点

辨标本虚实		表现特点
标实	气滞	胸闷重而痛轻，兼见胸胁胀满，善太息，憋气，苔薄白
	痰浊	胸部窒闷而痛，伴唾吐痰涎，苔腻
	血瘀	刺痛固定不移，痛有定处，夜间多发，舌紫暗或有瘀斑
	寒凝	胸痛如绞，遇寒则发或得冷加剧，伴畏寒肢冷，舌淡苔薄
本虚	心气不足	心胸隐痛而闷，因劳累而发，伴心慌、气短、乏力，舌淡胖嫩，边有齿痕
	心阳不振	绞痛兼有胸闷气短、四肢厥冷、神倦自汗
	气阴两虚	隐痛时作时止，缠绵不休，动则多发，伴口干，舌淡红而少苔

注：本虚标实的涵义，本虚指脏气内虚，功能失调，标实指感受外邪、七情内伤、劳力过度、饮食不节等，导致寒凝气滞、血瘀、痰浊等而致病。

2. 中医学心的功能（表6-8-4）

表6-8-4　中医学心的功能

心功能	具体解释	病理表现
主血脉（其华在面）	指血液和脉管为心所主，还指脉管中的血液运行也要靠心气来推动。心气、心血的盛衰在面部表现比较明显，心与面部的这种联系，称之为"其华在面"	若心气虚，则推动血液无力，血脉运行不畅，可见临床上的心悸、脉细无力，甚至节律不整；严重者血行瘀滞，可见心痛、四肢不温、唇甲青紫等表现。心血衰，则面色苍白无华、心悸；心气衰，则血运无力，面色㿠白，血运迟缓，瘀血则面色青紫
藏神	中医学认为，人的思维活动都是以精血为其物质基础；精血旺，则思维敏捷；因为心主血，肝藏血，脾生血，肾藏精，所以神主要属于心的功能	心血不足，会出现失眠、多梦、健忘、神志不宁等心身病变，治疗上则用养心血安心神的办法。血热扰心，则可见神志不清、谵言妄语，甚则昏迷不省人事，治疗则泄热清心、安神开窍等
开窍于舌（舌为心之苗）	窍是孔洞的意思；心的别络（别络指的是心的经络别出的脉）上行于舌，因而心的气血上通于舌，因此如果心有病变很容易从舌反映出来	心血不足则舌质淡白；心火上炎或心阴不足则舌质红，甚至舌体糜烂；心血瘀阻，则舌质紫暗，或出现瘀点、瘀斑；热入心包（心包即心包络的简称；心包络为心脏的外围组织器官；通常以心脏的外膜称为心包，所附的络脉称为包络，二者合称心包络）或痰迷心窍，则舌强语謇。中医学中小儿口疮（西医学中小儿糜烂性口腔疾病等）则用泻心火、清心热的方法，如导赤散

第四节　心　悸

心悸是以心中悸动、惊惕不安甚则不能自主为主症的疾病。临床多呈发作性，每因体虚劳倦、七情所伤、感受外邪等发作，常伴胸闷、气短、失眠、健忘、眩晕、耳鸣等症。病情较轻者为惊悸，多为阵发性；病情较重者为怔忡，可呈持续性。

西医学中各种原因引起的心律失常，或心功能不全、心肌炎、神经官能症等以心悸为主症者属于本病范畴，可参照本病辨证论治。

【病因】

1. 体虚劳倦

禀赋不足，素体虚弱，或久病伤正，耗损心之气阴，或劳倦太过伤脾，生化之源不足，气血阴阳亏损，脏腑功能失调，致心神失养，发为心悸。

2. 七情所伤

平素心虚胆怯，突遇惊恐，忤犯心神，心神动摇，不能自主而发心悸。长期忧思不解，心气郁结，阴血暗耗，不能养心而心悸，或化火生痰，痰火扰心，心神失宁而心悸。此外，大怒伤肝，大恐伤肾，怒则气逆，恐则精却，阴虚于下，火逆于上，扰乱心神，亦可发为惊悸。

3. 感受外邪

风、寒、湿三气杂至，合而为痹。痹证日久，复感外邪，内舍于心，痹阻心脉，心血运行受阻，发为心悸。或风、寒、湿热之邪，由血脉内侵于心，耗伤心气心阴，亦可引起心悸。温病、疫毒均可耗伤营阴，心失所养，或邪毒内扰心神，如春温、风温、暑温等病，往往伴见心悸。

4. 药食不当

嗜食醇酒厚味、煎炸炙煿，蕴热化火生痰，痰火上扰心神则为悸。或因药物过量或毒性较剧，耗伤心气，损伤心阴，引起心悸。中药如附子、乌头、雄黄、麻黄等，西药如洋地黄、奎尼丁、阿托品、肾上腺素等过量或使用不当，或补液过快、过多等，均可引起心悸。

【辨证分型】

1. 心胆气虚证

表现：心悸心慌，善惊易恐，坐卧不安，失眠多梦，易惊醒，怕声响，食少纳呆，舌苔薄白，脉虚数或结代。

治法：镇惊定志，养心安神。

药物：安神定志丸。

2. 心血不足证

表现：心悸气短，活动尤甚，眩晕乏力，失眠健忘，面色无华，倦怠，舌质淡，苔薄白，脉细弱。

治法：补血养心，益气安神。

药物：归脾丸。

3. 阴虚火旺证

症状：心悸不宁，心烦少寐，头晕目眩，手足心热，耳鸣腰酸，急躁易怒，思虑劳心则症状加重，舌质红，苔少，脉细数。

治法：滋阴清火，养心安神。

药物：天王补心丸、朱砂安神丸、知柏地黄丸。

4. 气阴两虚证

症状：心悸短气，头晕乏力，胸痛胸闷，少气懒言，五心烦热，失眠多梦，舌质红，少苔，脉虚数。

治法：益气养阴，养心安神。

药物：生脉饮、参松养心胶囊（用于冠心病室性早搏属气阴两虚辨证者）、稳心颗粒。

5. 痰火扰心证

表现：心悸时发时止，受惊易发作，胸闷烦躁，失眠多梦，口干口苦，大便秘结，小便短赤，舌苔黄腻，脉弦滑。

治法：清热化痰，宁心安神。

药物：黄连温胆汤加减。

6. 心脉瘀阻证

表现：心悸不安，胸闷不舒，心痛时作，痛如针刺，唇甲青紫或有瘀斑，脉涩或结代。

治法：活血化瘀，理气通络。

药物：血府逐瘀丸、香丹注射液。

7. 心阳不振证

表现：心悸不安，胸闷气短，面色苍白，动则尤甚，形寒肢冷，舌质淡白，脉虚弱或细。

治法：温补心阳，安神定悸。

药物：参附注射液、心宝丸（用于各种缓慢性心律失常）、参附强心丸。

8. 水饮凌心证

表现：心悸眩晕，胸闷痞满，渴不欲饮，小便短少，或下肢浮肿，形寒肢冷，伴恶心欲吐，流涎，舌淡胖，苔白滑，脉弦滑或沉细而滑。

治法：振奋心阳，化气行水，宁心安神。

药物：五苓胶囊。

第五节　心衰病

　　心衰病主要是由于外邪入侵、饮食偏嗜、情志所伤、先天不足、年老体衰等因素导致，上述不良因素长期作用影响心脏，导致心气衰弱，气不行血，血不利则为水，瘀水互结，损及心阳、心阴，气血衰败则发展成心衰病。西医中各种原因导致的心力衰竭可参照本病辨证论治。

心衰病的病位在心，病变脏腑涉及肺、肝、脾、肾，为本虚标实之证。本虚为气虚、阳虚、阴虚，标实为血瘀、痰饮、水停，标本俱病，虚实夹杂。心气虚是发病基础，气虚血瘀是基本病机，贯穿于心衰始终，阴阳失调是病理演变基础，痰饮、水停则是其最终产物。诸病理因素及诸脏相互影响，造成恶性循环，最后酿成虚实夹杂的复杂证候，终致阴竭阳脱乃至死亡。

【病因】

1. 气虚血瘀

可见于心衰各期。由于外邪入侵，饮食偏嗜、情志所伤、先天不足、年老体衰等因素影响及心，致心气虚弱。心主血脉，气为血之帅，气行则血行。心气不足，鼓动无力，必致血行不畅而成瘀，出现神疲、口唇青紫甚至胁痛积块。

2. 气阴两虚

气阴两虚可见心衰各期。气虚致气化机能障碍，使阴液生成减少。早期阴虚多与原发疾病有关，中后期阴虚则是病情发展的结果。

3. 阳虚水泛

多见于心衰中后期，或久病体弱、素体阳虚的患者。心气虚久，累及心阳，致心阳受损；或素体阳虚影响心阳，也可致心阳受损，可见心悸、胸痛、面色苍白、畏寒怕冷等症状。随着病情的发展，心阳虚的证候日渐显著，到心力衰竭的终末期以阳虚为突出表现，最终表现为阳气厥脱之危象。心阳亏虚，累及肾阳，致命门火衰。肾阳虚亏，气不化津，津失敷布，水溢肌肤则浮肿。

4. 痰饮阻肺

本证属本虚标实而以标实为主。心肺气虚，脾肾俱病，水湿不化，聚而为痰，壅阻于肺，肺失清肃，而致痰饮阻肺，则见咳喘气急、张口抬肩、不能平卧、痰多。若痰郁而化热，则痰黄而稠、咯吐不爽、苔黄厚腻。

【辨证分型】

1. 气虚血瘀

症状：心悸怔忡，胸闷气短，甚则喘咳，动则尤甚，神疲乏力，面白或暗红，自汗，口唇青紫，甚者胁痛积块，颈静脉怒张，舌质紫暗或有瘀斑，脉虚涩或结代。

治法：养心补肺，益气活血。

药物：参芪颗粒＋桃红四物汤（方剂）。

2. 气阴两虚

症状：心悸气短，身重乏力，心烦不寐，口咽干燥，小便短赤，甚则五心烦热，潮热盗汗，眩晕耳鸣，肢肿形瘦，唇甲稍暗，舌质暗红，少苔或无苔，脉细数或促或结。

治法：益气养阴，活血化瘀。

药物：参麦注射液；生脉饮＋血府逐瘀丸。若兼肝肾阴虚、五心烦热、耳鸣者，合用六味地黄丸；若心动悸、脉结代者，合用炙甘草汤。

3. 阳虚水泛

心悸怔忡，气短喘促，动则尤甚，或端坐而不得卧，精神萎靡，乏力懒动，腰膝酸软，形寒肢冷，面色苍白或晦暗，肢体浮肿，下肢尤甚，甚则腹胀脐突，尿少或夜尿频多，舌淡苔白，脉沉弱或迟。

治法：温阳利水。

药物：参附注射液、五苓胶囊＋丹参片；芪苈强心胶囊。若心肾阳虚突出，而水肿轻微者，合用金匮肾气丸或直接使用参附强心丸。

4. 痰饮阻肺

症状：喘咳气急，张口抬肩，不能平卧，痰多色白或黄稠，心悸烦躁，胸闷脘痞，面青汗出，口唇紫绀，舌质紫暗，舌苔厚腻或白或黄，脉弦滑而数。

治法：温化痰饮，泻肺逐水。

药物：五苓胶囊＋参芪颗粒＋丹参片。

第九章

常见循环系统疾病测试题及参考答案

（扫码查看测试题）

第七篇 常见神经系统疾病

　　神经系统是人体对生理功能活动的调节起主导作用的系统，由中枢神经系统和周围神经系统两部分组成，前者包括脑和脊髓，后者包括脑神经和脊神经。

第一章

脑血管疾病

脑血管疾病主要是由于各种病因使脑血管发生病变，引起脑部功能障碍的一类疾病的总称。临床上根据发病急缓分为急性脑血管病和慢性脑血管病两种，其中以急性居多。

急性脑血管病又称为卒中或中风，是指急性起病，迅速出现局限性或弥漫性脑功能缺失征象的临床事件。急性脑血管病按其病变性质可分为缺血性与出血性两大类，前者包含脑梗死（脑血栓、脑栓塞、腔隙性脑梗死）、短暂性脑缺血发作，后者多见脑出血、蛛网膜下腔出血等；其中缺血性卒中（包括短暂性缺血性脑卒中）占90%以上。慢性脑血管病包括脑动脉硬化症、血管性痴呆等。

脑血管病的病死率与致残率很高，与心脏病、恶心肿瘤构成人类三大致死疾病（致死率排序：脑血管疾病 > 恶性肿瘤 > 心脏病）。据统计，脑卒中后1年复发率超过10%，5年复发率超过30%；缺血性脑卒中1年后致死、致残率超过30%。

【病因】

引起脑血管病的病因可以是单一的，但是大多数由多种病因联合所致（表7-1-1）。

表7-1-1　脑血管疾病病因分类及病种

类别	具体原因
血管壁病变	最常见的是动脉硬化，主要有动脉粥样硬化及高血压动脉硬化两种；另外就是动脉炎、先天血管异常、恶性肿瘤、血管损伤、药物等导致的血管病损
心脏病及血流变化	高血压、低血压或血压急剧波动，各种心脏病等
血液成分改变	如紫癜、血友病、红细胞增多症等
血管外因素	颈椎病、肿瘤压迫导致脑供血不足等

【危险因素】

高脂血症、糖尿病、颈椎病、肥胖、年龄、性别、遗传、吸烟等可诱发脑卒中，增加人群脑卒中的患病风险，属于危险因素。以下各章节重点论述缺血性脑卒中。

【治疗药物】

根据药物作用机制，治疗缺血性脑血管病的药物有溶栓剂、钙离子拮抗剂、作用于血管平滑肌的血管扩张剂（罂粟碱、尼麦角林等）、改善微循环和降低血黏度药物、抗血小板聚集药、脑代谢药等。

1. 溶栓剂

主要促进血管再通，包括降纤酶、尿激酶、链激酶、巴曲酶等。

2. 钙离子拮抗剂（表7-1-2）

可以保护脑组织和改善循环。

表7-1-2　常用钙离子拮抗剂的适应证与使用方法

品名	适应证	使用方法
尼莫地平	急性脑血管病恢复期的血液循环改善；缺血性脑血管病的大脑保护和血管性痴呆；高血压；偏头痛；突发性耳聋等	口服；缺血性脑血管病，30～40mg/次，3次/日，连用1个月。偏头痛，40mg/次，3次/日，12周为1个疗程。血管性痴呆，30～40mg/次，3次/日，连用2个月。突发耳聋，10～20mg/次，3次/日，5日为1个疗程，3～4个疗程
氟桂利嗪	各种缺血性脑血管疾病；脑缺血引起的眩晕、耳鸣；血管性偏头痛预防；癫痫辅助治疗；周围血管病，间歇性跛行、下肢静脉曲张、微循环障碍、足踝水肿等	口服；缺血性脑血管病，5～10mg/次，1次/日，睡前用。眩晕及椎动脉供血不足，10～30mg/d，2～8周为1个疗程。特发性耳鸣，10mg/次，每晚1次，10天为1个疗程。偏头痛预防，5～10mg/次，2次/日。间歇性跛行，10～20mg/d
环扁桃酯	脑血管意外及脑外伤后遗症；四肢末梢循环障碍；静脉栓塞；内耳眩晕；视网膜中心动静脉栓塞；冻疮等	脑血管疾病，口服，200～400mg/次，3次/日

3. 改善微循环和降低血黏度药物（表7-1-3）

表7-1-3　常见降低血黏度药物的适应证及使用方法

品名	适应证	使用方法
烟酸占替诺	慢性脑供血不足、脑梗恢复期、脑外伤恢复期及后遗症期、血管性痴呆；血栓闭塞性静脉炎、糖尿病导致的间歇性跛行、坏疽、雷诺综合征等；心绞痛、心肌梗死恢复期，心肌梗死预防；偏头痛、耳源性眩晕、高脂血症等	口服，起始剂量，100～200mg/次，3次/日；餐后服用；可根据病情增加至300mg/次，3次/日
丁咯地尔	慢性脑供血不足引起的眩晕、耳鸣、智力减退、记忆力及注意力减退、定向障碍等；周围血管病，间歇性跛行、雷诺综合征、血栓闭塞性脉管炎	口服；150～300mg/次，2～3次/日
维生素E烟酸酯	动脉硬化、脑震荡及轻微脑挫伤和脑外伤后遗症、头痛头晕、中心视网膜炎等；血脂异常	口服；100～200mg/次，3次/日，餐后服用

4. 脑代谢药

脑代谢药物包括脑代谢激活剂，如吡拉西坦、茴拉西坦、奥拉西坦等；增强脑内氧、葡萄糖、能量代谢的药物，如阿米三嗪萝巴新、吡硫醇等；供神经细胞生长补充的药物，如小牛血去蛋白提取物、脑蛋白水解物、胞磷胆碱、赖氨酸等（表7-1-4）。

表 7 - 1 - 4　常见脑代谢药的适应证及使用方法

品名	适应证	使用方法
吡拉西坦	有衰老、脑血管病、脑外伤、CO 中毒引起的记忆和轻中度脑功能障碍；也可用于儿童发育迟缓	口服；成人，0.8～1.2g/次，2～3次/日，4～8周为1个疗程
阿米三嗪萝巴新	亚急性或慢性脑功能不全，如记忆力下降；缺血性听觉、视觉、前庭障碍；脑血管意外后功能恢复	口服；1片/次，2次/日；维持量，1片/次，1次/日，饭后服
小牛血去蛋白提取物	脑卒中、脑外伤、周围血管病及腿部溃疡；烧烫伤、糜烂、褥疮等伤口愈合；各种原因引起的角膜溃疡	口服；1～2片/次，3次/日，整片吞服，4～6周为1个疗程
赖氨酸	颅脑损伤综合征、脑血管病、记忆力减退等；赖氨酸缺乏引起的小儿食欲不振、营养不良及脑发育不全等	口服；3g/次，1次/日，10～15天为1个疗程

5. 其他类（表 7 - 1 - 5）

表 7 - 1 - 5　常见其他抗脑血管病药物的适应证及使用方法

品名	适应证	使用方法
曲克芦丁	用于闭塞性脑血管病引起的偏瘫、失语、冠心病梗死前综合征、中心视网膜炎、血栓静脉炎、静脉曲张、雷诺综合征、血管通透性增高引起的水肿、淋巴水肿、烧伤及创伤水肿、动脉硬化等	口服；200～300mg/次，3次/日
灯盏花素	用于缺血性脑血管病，如脑供血不足、椎-基底动脉供血不足、脑出血后遗症；高血压、冠心病、血脂异常等心血管疾病	口服；40mg/次，3次/日，15天为1个疗程
血塞通	用于缺血性脑血管病、冠心病等；视网膜血管阻塞、青光眼、眼前房出血；病毒性肝炎；外伤及软组织挫伤等	口服；50～100mg/次，3次/日。15天为1个疗程，停药2～3天后开始下1个疗程
川芎嗪	用于脑供血不足、脑栓塞、脉管炎、冠心病、心绞痛、突发性耳聋等	口服；100mg/次，3次/日，30天为1个疗程

注：上表药物作用机制更广泛，在一定程度上可以和其他抗脑血管病药物联合使用。

第一节　短暂性脑缺血发作

短暂性脑缺血发作（TIA）是由颅内血管病变引起的一过性或短暂性、局灶性脑或视网膜功能障碍，临床症状一般持续 10～15 分钟，多在 1 小时以内，不超过 24 小时而不遗留神经功能缺损症状和体征的疾病。该病的易患人群为有动脉硬化或高血压病史的老年人。该病属于中医学的中风或眩晕范畴。

【病因】

来自脑动脉以外的动脉粥样硬化斑块脱落的微栓子，如心脏、颈动脉和椎动脉；血液系统疾病及脑动脉血管本身痉挛、狭窄或受压迫（如颈椎骨质增生等）等其他原因。

【临床表现】

短暂性脑缺血发作好发于 50 ~ 70 岁人群，男性多于女性。发病突然，迅速出现局限性神经功能或视网膜功能障碍，多于 5 分钟左右达到高峰，持续时间短，恢复快，不留后遗症，症状与体征在 24 小时内完全消失；可反复发作；患者常有高血压、糖尿病、心脏病和高脂血症病史。根据受累血管不同，可分为颈动脉短暂性脑缺血发作与椎 - 基底动脉脑缺血发作（表 7 - 1 - 6）。

表 7 - 1 - 6　TIA 分类及表现

分类	表现		
颈内动脉 TIA	临床多见，持续时间短，多发展成脑梗。主要表现是发作性病变侧肢体无力或轻偏瘫及病变侧面部轻瘫，部分也可见失语、失读、失写、另一侧身体麻木；如果伴有病变侧单眼一过性黑蒙或霍氏综合征（指的是单侧瞳孔缩小、眼睑下垂、眼球内陷）则是本病特征性改变		
椎 - 基底动脉 TIA	临床较少见，发作频繁，持续时间长。主要表现是眩晕、平衡失调、多不伴有耳鸣。其特征性症状如下		
	①交叉性感觉障碍：病变侧面部及对侧半身感觉障碍	②脑干交叉性瘫痪：病变侧出现面瘫和对侧肢体瘫痪	③双眼视力障碍：出现双眼的复视偏盲或一过性双目失明

【治疗】

1. 治疗原则

（1）针对病因及危险因素：调整血压、控制血糖、降低血脂、减肥、戒烟限酒等。

（2）增加脑血流量，改善脑循环，降低血液黏滞度，解除血管痉挛。

2. 药物治疗（表 7 - 1 - 7、表 7 - 1 - 8）

表 7 - 1 - 7　TIA 的药物治疗

类别	药物及使用
针对危险因素用药	降压药、降糖药、降脂药；需要长期使用
抗血小板聚集药物	如阿司匹林或氯吡格雷；或者阿司匹林肠溶胶囊和双嘧达莫联合使用；需要长期服用
抗凝药物	低分子肝素。对于频繁发作的 TIA，尤其是颈内动脉的 TIA 或者是渐进性、反复发作持续时间长和一过性黑蒙的 TIA 可以起到预防作用
脑保护药及血管扩张药	尼莫地平、环扁桃酯、罂粟碱、氟桂利嗪等。 早期应用血管扩张药，可以使血管中微小栓子向血管远端移动，从而缩小缺血范围。对于频繁发作的 TIA 可以起到保护大脑作用
改善微循环	烟酸占替诺、丁咯地尔、维生素 E 烟酸酯、灯盏花素片、长春西汀、曲克芦丁等
中成药	牛黄清心丸（局方）、安宫牛黄丸、苏合香丸、至宝丹等；见中医中风部分

表 7 – 1 – 8 TIA 的联合用药

指导思想	具体用药	理由
对因 + 对症	阿托伐他汀钙 + 阿司匹林 + 氟桂利嗪	适合高脂血症且日常伴有一侧肢体麻木者
中药 + 西药	阿托伐他汀钙 + 银杏叶片 + 氯吡格雷	适合瘀血阻络证的中风
	辛伐他汀 + 牛黄清心丸（局方） + 阿司匹林	适合风痰阻窍的高血压引起的中风

3. 辅助治疗 参照动脉硬化的保健品使用。

【知识点加油站】

日常生活中应该引起注意的脑卒中预警信号。

①突然发生的原因不明的头晕、耳鸣、站立不稳、跌倒等不能平衡自己身体的动作等。

②突然发生的原因不明的剧烈搏动性头痛。

③突然发生一侧上下肢麻木、面麻、舌麻、口唇麻木、面瘫或脸一侧下垂。

④突然发生一侧肢体不灵或手臂无力、行走困难、定向力差。

⑤突然吐字不清、不能说话、语言表达差、领会障碍或短期记忆丧失。

⑥突然出现视物不清、眼前黑矇，特别是单眼。

第二节 脑梗死

脑梗死是指各种原因所致脑部血液供应障碍，导致脑组织缺血、缺氧性坏死，出现相应神经功能缺损。脑梗死大约占全部脑卒中的 80%，以半身不遂、口眼歪斜、语言不利为临床特征。

脑梗死的临床常见类型有脑血栓形成、脑栓塞、腔隙性脑梗死等。

一、脑血栓

脑血栓是在脑动脉粥样硬化和斑块或动脉炎的基础上，导致血管管腔狭窄或闭塞，在血流缓慢、血压偏低的条件下，血液的有形成分附着在动脉的内膜形成血栓，造成脑局部供血区域血流中断，脑组织缺氧、缺血、软化、坏死等，出现相应神经系统的症状与体征的疾病。

【病因】

最常见的病因是脑动脉粥样硬化；其次为动脉炎、血管痉挛等（表 7 – 1 – 9）。

表 7 – 1 – 9 脑梗死的病因

病因类别	具体内容
脑动脉粥样硬化	80% 发生在颈内动脉，20% 发生在椎 – 基底动脉。是脑梗死最常见的病因
动脉炎	细菌、病毒等感染以及可卡因、安飞他明等药物造成的动脉炎，使管腔狭窄或闭塞
血管痉挛	头部外伤、偏头痛、蛛网膜下腔出血等导致血管痉挛

【临床表现】

由动脉硬化导致的脑梗死多以中老年人多见，尤其有高血压、糖尿病、心脏病病史者；由动脉炎引起的脑梗死以中青年多见。常在安静或休息状态下发病，大约25%的患者在发病前有肢体无力或麻木、眩晕等短暂性脑缺血的先期表现（如患者发病前曾有肢体发麻，运动不灵、言语不清、眩晕、视物模糊等征象）。多数患者意识清楚或仅有轻度障碍，偏瘫、失语、感觉障碍等多在发病后10余小时或1~2天内达到高峰。

【诊断】

（1）发病年龄较高，有动脉硬化及高血压、糖尿病及心脏病史等中风危险因素或有过短暂脑缺血发作。

（2）突然起病，多在安静状态下发病，在睡眠中或睡醒后出现症状，常逐渐加重。

（3）多无剧烈头痛、恶心、呕吐、昏迷等表现。

（4）有颈内动脉系统和（或）椎–基底动脉系统体征和表现（类似于颈内动脉和椎–基底动脉TIA的表现，但比其严重），这些体征和表现可在发病后数小时到几天内加重。

（5）CT扫描可见脑缺血病变的低密度区域。

【治疗】

1. 控制危险因素（预防性治疗）（表7–1–10）

表7–1–10　脑梗死的预防性治疗

类别	具体措施
高血压	普通高血压患者应将血压降至140/90mmHg以下，伴心力衰竭、心肌梗死、糖尿病或肾病的高血压患者依据其危险分层及耐受性还可进一步降低。老年人（≥65岁）可根据具体情况降至150/90mmHg以下；但如能耐受且无头晕等脑血流灌注不足症状者，应进一步降低血压
房颤	长期口服华法林抗凝治疗，控制国际标准化比值范围在2~3。在有条件的情况下也可选择新型口服抗凝剂，如达比加群、利伐沙班、阿哌沙班、依度沙班等
血脂异常	设定LDL-C目标值：极高危者LDL-C < 1.8mmol/L（70mg/dl），高危者LDL-C < 2.6mmol/L（100mg/dl）。LDL-C难以达标者可以考虑使用前蛋白转化酶枯草溶菌素Kexin9型（PCSK9）抑制剂皮下注射治疗
糖尿病	空腹血糖4.4~7.0mmol/L，餐后血糖4.4~10.0mmol/L，糖化血红蛋白降至7%以下
无症状颈动脉狭窄	考虑每日服用阿司匹林和他汀类药物
超重和肥胖	加强维生素、蛋白质、不饱和脂肪酸的摄入，减少饱和脂肪酸及钠盐摄入。坚持适当的有氧运动，3~4次/周，30分钟/次

2. 发作（前）和发作时药物治疗（7－1－11）

表 7－1－11　脑梗死的药物治疗

药物类别	具体药物	使用
抗血小板聚集	阿司匹林、氯吡格雷	发病后尽早口服阿司匹林 150～300mg/d，急性期后改维持量 50～150mg/d
中成药	安宫牛黄丸	在有先兆表现时，马上嚼服或温水化后喂饮双天然（天然牛黄＋天然麝香）安宫牛黄丸 1 丸，温开水送服，胃寒者可用姜汤送服，同时立刻送医以最大化减少发作后的并发症及后遗症（主要针对热闭表现者）
	牛黄清心丸（局方）	在有先兆表现时，马上嚼服或温水化后喂饮 1 丸，温开水送服，同时立刻送医以最大化减少发作后的并发症及后遗症（主要针对热闭表现者）
	苏合香丸	在有先兆表现时，马上嚼服或温水化后喂饮 1 丸，温开水送服，同时立刻送医以最大化减少发作后的并发症及后遗症（主要针对寒闭表现者）

3. 脑血栓后的恢复期治疗（康复治疗）

见短暂性脑缺血的药物治疗部分。

二、脑栓塞

脑栓塞是指人体血液循环中某些异常的固体、液体或气体等栓子物质，随血流进入脑动脉或供应脑的颈部动脉，使血管腔急性闭塞，引起局部脑组织缺血、缺氧甚至软化、坏死，故而出现急性脑功能障碍的临床表现。脑栓塞常发生于颈内动脉系统，椎－基底动脉系统相对少见。

【病因】（表 7－1－12）

表 7－1－12　脑栓塞的病因

类别	具体内容
心源性	最常见，占脑栓塞的 60%～75%。脑栓塞通常是心脏病的重要表现之一。最多见的直接原因是慢性心房纤颤；在青年人中，风湿性心脏瓣膜仍是并发脑栓塞的重要原因
非心源性	主动脉弓及其发出的大血管动脉粥样硬化斑块和附着物脱落（血栓栓塞），也是引起短暂性脑缺血发作和脑梗死较常见的原因
来源不明	大约 30% 脑栓塞不能确定病因

【临床表现】

（1）任何年龄段均可发病，但是以青壮年多见。

（2）急骤起病是主要特点。大多数患者病前无任何前驱症状，活动中突然起病，绝大多数症状在数秒或数分钟内病情发展到最高峰，少数患者在数天内呈阶梯样或进行性恶化，约半数患者起病时有意识障碍，但持续时间短暂。

（3）脑栓塞引起的神经功能障碍，取决于栓子数目、范围和部位。急性起病时可有头痛、头晕或局限性疼痛、失语、偏瘫（偏瘫多以面部和上肢为重，下肢轻）等。

（4）大多数患者有栓子来源的原发病，如风心病、冠心病和严重心律失常、心内膜炎等。

【诊断】

1. 诊断

（1）没有前驱表现，发病突然，进展迅速，几秒到几分钟达到高峰。

（2）局灶性脑缺血症状明显。

（3）明显的原发性疾病和栓子来源。

（4）脑 CT 和 MRI 明确诊断。

2. 鉴别诊断（表 7 - 1 - 13）

表 7 - 1 - 13　脑血栓与脑栓塞的鉴别

	脑血栓	脑栓塞
发病年龄	多在 50 岁以上	青壮年多见
常见病因	动脉硬化	风心病、二尖瓣狭窄
起病状况	多在安静时	多在活动时
发病形成	缓慢（小时、天）	急骤（秒、分）
头痛呕吐	无	少
意识障碍	多无	多有
偏瘫	有（逐渐加重）	有（逐渐减轻）
癫痫	少见	多见，多为初发
语言障碍	多有	有，短暂
脑脊液	多正常	多正常，也可异常
CT 检查	脑内低密度影	脑内低密度影或有伴高密度影
脑血管造影	显示血管内血栓	不一定

【治疗】

见脑血栓部分。

三、腔隙性脑梗死

腔隙性脑梗死是在高血压、动脉硬化的基础上，脑深部的微小动脉发生闭塞，引起脑组织缺血性软化病变。其病变范围一般为 2～20mm，其中以 2～4mm 者最为多见。腔隙性脑梗死约占缺血性脑卒中的 20%，好发于中老年人。

【病因】（表 7 – 1 – 14）

表 7 – 1 – 14　腔隙性脑梗死的病因

类别	具体内容
高血压	舒张压增高是多发性腔隙性脑梗死的主要易患因素
动脉硬化	动脉硬化使小动脉管腔狭窄，引起供血区梗死；以及糖尿病微小动脉病变
血液方面	血压突然下降或血液黏稠度增加导致小动脉远端供血减少

【临床表现】（表 7 – 1 – 15、表 7 – 1 – 16）

表 7 – 1 – 15　腔隙性脑梗死的临床表现

表现类别	具体内容
易发人群	多发生于 40～60 岁及以上的中老年人，男性多于女性，常有多年高血压史
发病形成	起病较突然，多为急性发病，部分为渐进性或亚急性起病；20% 以下表现为 TIA 样起病。发病时多有血压升高
具体表现	临床表现多样，其特点是症状较轻、体征单一，多可完全恢复，预后较好，但可反复发作，无头痛、颅内压增高和意识障碍等全脑症状。临床表现主要取决于腔隙性梗死的独特位置。有学者将其归纳为 21 种临床综合征，临床较为典型的有 5 种，见表 7 – 1 – 16

表 7 – 1 – 16　腔隙性脑梗死常见的 5 种临床综合征

类型	具体表现
纯运动性卒中	表现为面、舌、肢体不同程度瘫痪，而无感觉障碍、视野缺失、失语等。纯运动性卒中是最典型最常见的腔隙性脑梗死，约占 60%
纯感觉性卒中	患者主诉半身麻木，受到牵拉、发冷、发热、针刺、疼痛、肿胀、变大、变小或沉重感。检查可见一侧肢体、身躯感觉减退或消失
共济失调性轻偏瘫	表现为病变对侧的纯运动性轻偏瘫和小脑性共济失调，以下肢为重，足踝特别明显，上肢轻，面部最轻；指鼻试验阳性，也可有构音不全和眼震
纯感觉性卒中	出现对侧偏身感觉障碍，如麻木、烧灼、刺痛、僵硬感等，继而出现轻偏瘫
构音不全 – 手笨拙综合征	患者严重构音不全，吞咽困难，病变对侧中枢性面舌瘫，该侧手轻度无力伴有动作缓慢，笨拙（尤以精细动作如书写更为困难），指鼻试验不准，步态不稳

【实验室检查】

以 CT、颅脑 MRI、脑电图等为主。

【治疗】

（1）急性期避免溶栓、过度脱水、降压过快等不当治疗。急性期可以适当选用烟酸占替诺片扩血管，促进神经功能恢复。

（2）其他治疗参照脑血栓治疗部分。

【预防】

腔隙性脑梗死中的一级和二级预防，可以理解成腔隙性脑梗死的预防治疗（控制危险因素）、发作治疗（抗栓治疗、手术治疗）、康复治疗（中医药治疗、后期康复管理）三部分。

1. 一级预防 防止发生腔隙性脑梗死（表7-1-17）。

表7-1-17 腔隙性脑梗死一级预防

维度	具体内容
改良生活方式	参照血脂异常及冠心病生活方式部分
控制危险因素	具体参照脑血栓控制危险因素部分

2. 二级预防

在一级预防的基础上进行特异性治疗，防止再次复发。

（1）抗栓治疗（表7-1-18）

表7-1-18 腔隙性脑梗死抗栓治疗

类别	具体措施
非心源性	发病30天内伴有症状性颅内动脉严重狭窄（狭窄率70%~99%）的缺血性卒中患者，应尽早给予阿司匹林联合氯吡格雷治疗90天。此后可单用阿司匹林或氯吡格雷作为长期二级预防的一线用药
	伴有主动脉弓动脉粥样硬化斑块证据的缺血性卒中患者，推荐抗血小板及他汀类药物治疗
心源性	对伴有心房颤动（包括阵发性）的缺血性卒中患者，推荐使用适当剂量的华法林口服抗凝治疗，华法林的目标剂量是维持INR在2.0~3.0
	伴有急性心肌梗死的缺血性卒中患者，影像学检查发现左心室附壁血栓形成，推荐给予至少3个月的华法林口服抗凝治疗（目标INR值为2.5，范围2.0~3.0）

（2）外科手术或介入治疗（略）

（3）中医药治疗（见中风康复期部分）

（4）康复治疗 缺血性卒中急性期即需尽早启动康复，包括躯体功能、认知功能、语言功能、吞咽功能、精神心理状况、营养状况及其他脏器功能等。加强康复及护理，防止病情加重，尽可能减轻残疾程度，促进神经损伤恢复，让患者尽早回归社会和家庭。

【爱心提示】（表7-1-19）

表7-1-19 腔隙性脑梗死的日常生活及合理用药提示

提示维度	具体内容
日常生活	戒烟酒；对于已经中风者给予清淡易消化饮食，保持大便通畅
	加强心理护理，使患者保持愉快心情，情绪稳定
	恢复期加强康复训练，减少后遗症，树立康复信心

续表

提示维度	具体内容
合理用药	对于胃肠道出血风险大、双重抗血小板治疗或同时抗凝治疗的患者，要加服质子泵抑制剂
	尼莫地平用于老年性认知功能减退或血管性痴呆时，30~40mg/次，3次/日，需要连服2个月作为1个疗程
	氟桂利嗪用于脑动脉硬化、脑梗恢复期时，5~10mg/次，1次/日，连用20~30天为1个疗程。对于眩晕和椎动脉供血不足者，10~30mg/d，2~8周为1个疗程
	由脑血管病引起偏瘫、失语表现的患者，可以加用曲克芦丁片
	抗血小板聚集药或抗凝血药与血塞通、灯盏花素片、曲克芦丁等合用时，注意监测凝血功能，以防发生出血
	脑蛋白水解物与胞磷胆碱、复方丹参片、维生素 B_{12} 合用，可以提高药效
	对于脑血管病造成的记忆力减退等脑功能下降表现，可以联合使用赖氨酸片，3g/次，1次/日，连用10~15天为1个疗程
	对于脑血管病造成的记忆力减退和情绪不稳定及抑郁表现，可以加用茴拉西坦片，0.1~0.2g/次，3次/日，1~2月为1个疗程
	吡拉西坦（脑复康）用于乙醇中毒性脑病时，口服0.8~1.2g/次，3次/日，连用4~8周为1个疗程

第二章

三叉神经痛

三叉神经痛是一种发生在面部三叉神经分布区域内的剧烈的、反复发作、阵发性的神经痛，是神经内外科常见病之一。临床上三叉神经痛常分为原发性与继发性。

三叉神经痛在中医学上归属于面痛、头风等范畴。

【病因】

原发性三叉神经痛多无明确的病因；而继发性三叉神经痛与肿瘤压迫、炎症、血管畸形等有关。

【临床表现】

多数三叉神经痛在 40 岁后发病，易发人群为中老年人；女性为多，面部右侧多于左侧。

发病特点是：在头面部三叉神经分布区域内，发病骤发、骤停；闪电样、刀割样、烧灼样、顽固性、难以忍受的剧烈疼痛，病程可反复发作，间歇期可正常。

具体表现是：短暂（1~2 分）发作性面部剧痛（灼痛或刺激痛），其中以面颊、上颌或舌最显著。疼痛常反射性引起患侧面肌痉挛及痛性抽搐，伴流泪、流涎、皮肤潮红；疼痛发作时表情特殊，如张口不动、低头不语、蹙额皱眉、以手掩面、揉颊等（亦可在扳机点或面部机械刺激，如说话、吃饭、洗脸、剃须等动作引起发作；扳机点亦称"触发点"，常位于上唇、鼻翼、齿龈、口角、舌、眉等处）。

【治疗】

1. 药物治疗（表 7 - 2 - 1、表 7 - 2 - 2）

表 7 - 2 - 1　三叉神经痛的药物使用

名称	具体使用
卡马西平	属于首选药物；首次 0.1g，3 次/日，以后每日增加 0.1g，直到有效，最大剂量可达到 1.0~1.2g/d；疼痛控制后逐渐减量，找到最小有效量维持，通常 0.6~0.8g/d，对于 70% 患者有效，疗程短者 1 周，长者 2~3 个月。可作为三叉神经痛缓解后的长期预防性用药
苯妥英钠	开始 0.1~0.2g/次，3 次/日，口服；数日后效果不佳每日增加 0.1g，最大不超过每日 0.6g，50% 患者有效

续表

名称	具体使用
维生素 B$_{12}$	1000～3000μg/次，肌内注射，2～3 次/周，连用 4～8 周为 1 个疗程，60% 以上患者可缓解
舒马普坦	初始口服 100mg，2～3 次/日，口服后 30 分钟可缓解，部分 50mg 即可起效
奥卡西平	开始剂量 300mg/d，以后可逐渐增加剂量至 600～2400mg/d，2 次/日；不会产生卡马西平的自我诱导作用（卡马西平治疗一阶段后，需要增加剂量，才能维持原来的血药浓度和发作控制水平）
匹莫齐特（哌咪清）	对于顽固的三叉神经痛，考虑使用，2～4mg/d，1～2 次/日
普瑞巴林	口服，150～600mg/d，分 2～3 次使用；如果 300mg/d，2～4 周疼痛仍未缓解，并且患者可耐受，可 200～300mg/次，但不超过 600mg/d

表 7 - 2 - 2   三叉神经痛的联合用药

指导思想	具体药物	理由
中药 + 西药	牛黄上清丸 + 卡马西平	适合胃火上攻的三叉神经痛者
	龙胆泻肝丸 + 奥卡西平	适合肝胆湿热的三叉神经痛者
	血府逐瘀丸 + 苯妥英钠	适合瘀血内阻的三叉神经痛者

2. 辅助治疗

多种维生素、止痛贴等。

【爱心提示】（表 7 - 2 - 3）

表 7 - 2 - 3   三叉神经痛的日常生活及合理用药提示

提示维度	具体内容
日常生活	日常避免情绪紧张；不要食用辛辣刺激食物；发作期避免风寒、风热侵袭
合理用药	如果对卡马西平有过敏反应者，可以用奥卡西平替代
	长期使用苯妥英钠者，不可突然停药，需要逐渐减量停药
	患儿长期使用苯妥英钠可加速维生素 D 代谢，易引起软骨病，考虑加服维生素 D
	长期饮酒可降低苯妥英钠的浓度和疗效，但服该药时大量饮酒可增加血药浓度
	卡马西平可用于酒精戒断综合征，200mg/次，3～4 次/日
	对于狂躁或抑郁发作者，如果锂盐治疗无效或不能耐受，可以选用卡马西平替代
	使用舒马普坦，如果使用第一剂量无效，则再给予第二剂量使用
	普瑞巴林对于 17 岁以下的青少年及儿童不予使用；可以与食物同时服用

【知识点加油站】

酒精戒断综合征指长期酗酒者停止饮酒一般会在 12～48 小时后出现一系列症状和体征。轻度戒断综合征表现为震颤、乏力、出汗、反射亢进以及胃肠道等症状。有些人还会发生癫痫大发作，但一般不会在短期内发作 2 次以上。

第三章

头 痛

头痛指的是头面部的疼痛，是神经内科最常见的疼痛疾患，也是最常见的临床症状。临床上一般分为原发性头痛和继发性头痛。原发性头痛指的是由不明病因引起的头痛，又称为特发性头痛；继发性头痛指由某种疾病引起的头痛，是已知明确病因的头痛。

原发性头痛主要包括偏头痛、紧张性头痛、三叉神经自主神经痛等，其中三叉神经自主神经性头痛以丛集性头痛最为常见。

第一节 偏头痛

偏头痛是一种常见的神经系统疾病，其临床特征为反复发作性的、多为单侧的中重度搏动性头痛，常同时伴恶心、呕吐、畏光和畏声等症状，与焦虑抑郁、睡眠障碍等存在共病关系。18岁以上的成年人患病率约为10%，女性多见。

【病因】（表7-3-1）

表7-3-1 偏头痛的病因

类别	具体内容
遗传因素	大约60%的偏头痛患者有家族病史，其亲属出现偏头痛的风险是一般人群的3~6倍
内分泌与代谢因素	患该病的女性多于男性，多在青春期发病，月经期容易发作，妊娠期或绝经后发作减少或停止。这在一定程度上提示内分泌和代谢因素参与了偏头痛的发病
饮食因素	偏头痛发作可由某些食物诱发，包括含酪胺的奶酪、含亚硝酸盐防腐剂的肉类和腌制食品、含苯乙胺的巧克力、食品添加剂如谷氨酸钠（味精）、红酒及葡萄酒等
药物因素	包括口服避孕药、血管扩张剂如硝酸甘油等
环境和精神因素	紧张、过劳、情绪激动、睡眠过多或过少、月经、强光也可诱发

【临床表现】

发作性，多为偏侧、中重度、搏动样头痛，一般持续4~72小时，可伴有恶心、呕吐、畏声、畏光或视野有闪光表现等，日常活动可加重头痛，安静或休息可缓解。其中

80%偏头痛发作没有先兆。

【治疗】

1. 非药物治疗

可采用吸氧疗法、心理疏导，保持愉快心情，合理作息，保持健康的生活方式；消除或减少引起偏头疼的诱因，如避免情绪紧张，避免服用血管扩张剂等药物，避免饮用红酒和进食含奶酪的食物、咖啡、巧克力、咸鱼等。

2. 药物治疗

（1）急性发作期用药（表7-3-2）

表7-3-2　偏头痛急性发作期用药

药物类别	具体药物	使用注意事项
解热镇痛抗炎药	布洛芬、萘普生、阿司匹林、双氯芬酸、对乙酰氨基酚等	主要不良反应是胃肠道不适，少数可出现胃溃疡及出血、肝肾损伤及粒细胞减少等。此外，阿司匹林等有可能诱发哮喘，需排除禁忌后应用
麦角胺生物碱类	酒石酸麦角胺	两次重复使用间隔不能少于4天，1个月内使用不能超过2次
麦角胺复方制剂	麦角胺咖啡因	用于长期偏头痛发作或定期复发患者；因其半衰期长，慎用于老年人；无预防与根治作用
曲普坦类	舒马普坦、佐米曲普坦、那拉曲坦、利扎曲普坦等	两次用药间隔最少2小时以上；冠心病者禁用

（2）偏头痛预防性药物（表7-3-3）

适用于近3个月平均每月发作至少2次或头痛日超4天的偏头痛者；急性期治疗无效或每周至少使用2次以上镇痛药及月经性偏头痛者。

表7-3-3　偏头痛的预防性用药

药物类别	具体药物	备注
钙离子拮抗剂	以盐酸氟桂利嗪使用效果最为良好	预防性用药首选
β受体拮抗剂	以普萘洛尔、噻吗洛尔、美托洛尔效果相对良好（但是育龄妇女少用）	
抗癫痫药	如丙戊酸钠、托吡酯	
抗抑郁药	如阿米替林	
5-HT拮抗剂	如苯噻啶、英明格	预防性用药次选
其他	如解热镇痛药、大剂量维生素 B_2、镁剂等	

（3）联合用药（表7-3-4）

表7-3-4　偏头痛的联合用药

指导思想	具体药物	理由
中药+西药	镇脑宁胶囊+麦角胺	适合肝阳上亢型偏头痛
	人参养荣丸+舒马普坦	适合气血虚弱型偏头痛
	正天丸+氟桂利嗪胶囊	适合瘀血内阻型偏头痛

3. 辅助治疗

B族维生素、角鲨烯、银杏叶软胶囊等。同时，利用制氧机平时吸氧等。

【爱心提示】（表7-3-5）

表7-3-5　偏头痛的日常生活及合理用药提示

提示维度	具体内容
生活方面	保持愉快心情，合理作息，保持健康的生活方式
	避免饮用红酒和进食含奶酪的食物、咖啡、巧克力、咸鱼等
合理用药	偏头痛伴有呕吐者，12岁以上联合使用甲氧氯普胺；12岁以下联合使用多潘立酮
	妊娠期偏头痛选用对乙酰氨基酚（妊娠期预防仅推荐镁剂或美托洛尔）
	儿童或青少年偏头痛选用布洛芬、对乙酰氨基酚，舒马曲坦鼻腔喷雾剂（不用麦角生物碱类，会出现诱导性头痛）
	持续性偏头痛可选用地塞米松或泼尼松+双氢麦角胺（使用鼻喷雾剂或栓剂）
	麦角胺在偏头痛发作时立即服用效果好；在有先兆表现时服用效果更好；偏头痛发作后不宜服用，发作高峰服用效果不好
	罗通定适合因疼痛而导致失眠的患者；长期应用不成瘾
	氟桂利嗪胶囊用于偏头痛的预防时，5~10mg/次，2次/日。在治疗眩晕时，控制症状后应立即停药，初次疗程应在2个月内；治疗慢性眩晕时，症状在2个月内控制不好者，应立即停药
	阿米替林用于遗尿症时，睡前1次口服，10~25mg/次；用于儿童多动症时，7岁以上儿童10~25mg/次，2~3次/日

第二节　紧张性头痛

紧张性头痛（曾经称为肌缩性头痛）是由于头、颈部肌肉持久的收缩所致头部的紧束、受压或钝痛感等表现的神经内科的一种常见病症。

【病因】

病因不十分明确，一般认为：①由焦虑或抑郁伴随精神紧张而引起；②可能是其他原因的头痛或身体其他部位疼痛的一种继发症状；③与头、颈、肩胛等姿势不良有关。

【临床表现】

紧张性头痛的发病年龄段为 20 ~ 50 岁，女性多见，头痛性质通常为持续性钝痛，像一条带子紧束头部或呈头周缩箍感、压迫感或沉重感；头痛为双侧性、非搏动性、轻中度头痛，不会因日常体力活动而头痛加重，一般不会伴有恶心、呕吐、畏光、畏声，即使出现其中个别表现，程度亦较轻。

【治疗】

1. 非药物治疗

建立良好生活习惯，自我心理调节；采用冷、热敷头部，针灸及使用头部按摩理疗仪等。

2. 药物治疗（表 7 - 3 - 6）

表 7 - 3 - 6   紧张性头痛的药物治疗

类别	药物	使用
非甾体抗炎药	可选用阿司匹林、对乙酰氨基酚	发作期间选用；但不可滥用，因为本身也会引起药物性头痛
抗抑郁药物	阿米替林、多塞平	对于频繁发作与慢性紧张性头痛可采取预防性用药
抗癫痫药	如丙戊酸钠	
肌肉松弛剂	如盐酸乙哌立松、巴氯芬	
中成药	见中医头痛部分	

第三节   丛集性头痛

三叉神经自主神经性头痛是一组以单侧头痛、通常伴有显著同侧头面部副交感自主神经症状的原发性头痛。

丛集性头痛作为其中的一种类型，表现为严格单侧眼眶、眶上和（或）颞部的极重度疼痛，伴痛侧自主神经症状和（或）不安、躁动感，由于其发作时疼痛程度剧烈，又被称为"自杀性头痛"。患者易并发焦虑、抑郁和攻击性行为，并可能出现多种并发症（如心血管疾病和自杀倾向等），导致了患者极大的疾病负担。

丛集性头痛是头痛中比较常见的类型，因该种头痛在一段时间内密集发作而得名。

【病因】

认为与三叉神经血管功能障碍等有关。

【临床表现】

丛集性头痛多见于青年人，多在 20 ~ 40 岁起病，男性发病多于女性，疼痛位于单侧眼眶、眶上或颞部，常伴有同侧结膜充血、流泪、鼻塞、流涕、前额和面部出汗，还可伴同侧霍氏综合征（Horner）（霍氏综合征指的是瞳孔缩小、眼睑下垂、眼睑水肿的临床表现），每次发作持续 15~180 分钟。具有典型周期性，可分丛集期与间歇期，单个丛集期可持续 2 周~3 个月，期内发作频率为隔日 1 次到 1 日 8 次。长期头痛患者会出现情绪抑郁、性格改变等精神症状。

【治疗】

1. 急性期用药（表 7-3-7）

表 7-3-7　丛集性头痛的急性期用药

类别	药物及使用
曲普坦类药物	主要包括舒马普坦、佐米曲普坦、利扎曲普坦、那拉曲坦、阿莫曲坦、夫罗曲坦等。急性发作推荐佐米曲普坦 5 mg 或 10 mg 喷鼻
利多卡因	在曲普坦和吸氧治疗均无效或有禁忌时（高血压、心脑血管疾病等）可选用 10% 利多卡因滴鼻，该方法较为安全，除可能引起鼻黏膜不适，其他不良反应尚未发现
生长抑素	奥曲肽 100μg 皮下注射在发病 15 分钟内可有效终止丛集性头痛急性发作；对曲普坦类药物和氧气无反应或不耐受的患者可选用该法治疗

注：急性期尽早吸入 6~15 L/min 的医用纯氧，大约 15 分钟后头痛完全缓解，有效率达 80%；研究表明高流量较低流量更有效；考虑其安全性，妊娠期和哺乳期患者急性期可首选吸氧治疗。

2. 预防用药（表 7-3-8）

患者出现以下情况时应考虑预防性治疗：①患者的生活质量、工作或学业严重受损（根据患者本人判断）；②丛集期内头痛发作频繁；③急性期药物治疗效果欠佳或患者无法耐受。

表 7-3-8　丛集性头痛的预防性用药

类别	药物及使用
维拉帕米	预防性治疗的一线治疗药物；维拉帕米 360 mg（3~4 次/日）可有效降低每日的发作频率，最大治疗剂量为每日 960 mg。用药后 2~3 周可达到最佳疗效
锂盐	对于维拉帕米治疗失败、不能获得维拉帕米或因为不良反应不能使用维拉帕米的患者，锂盐可作为预防性治疗二线药物；但长期使用可导致肾功能不全和甲状腺功能减退
皮质激素	口服泼尼松起始剂量每日 100 mg，连续 5 天，每 3 天减 20 mg，同时逐渐加用维拉帕米预防性治疗

3. 联合用药（表 7-3-9）

表 7-3-9　丛集性头痛的联合用药

适用人群	联合方案
顽固型丛集性头痛	维拉帕米 + 短期使用糖皮质激素（如地塞米松）+ 麦角胺
慢性丛集性头痛	维拉帕米 + 锂盐
难治型慢性丛集性头痛	麦角胺 + 维拉帕米 + 锂盐 + 吸氧；亦可考虑同时加褪黑素

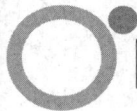

【爱心提示】（表 7 - 3 - 10）

表 7 - 3 - 10 丛集性头痛的日常生活及合理用药提示

提示维度	具体内容
合理用药	预防性用药在丛集期的早期就要开始坚持每日用药，直到头痛消失后至少 2 周，逐渐减量到治疗结束，在下一个丛集期再重新用药
	妊娠期妇女、12 岁以下儿童禁用碳酸锂
	碳酸锂用药期间，应保持正常食盐摄入，因为钠盐可以促进锂盐经肾脏排出；每周应停药 1 日，以保安全
	使用碳酸锂一旦出现脑病综合征（意识模糊、震颤、反射亢进、癫痫发作等）应立即停药，并且适当补充生理盐水，以促进排出
日常生活	对于顽固性或难治性头痛，建议平时适当吸氧，有助于头痛缓解

第四章

失眠、神经衰弱及抑郁症

第一节 失　眠

失眠是指患者对睡眠的时间和（或）质量不满足并影响白天社会功能活动的一种主观体验。失眠的分型见表 7-4-1。

表 7-4-1　失眠的分型

类型	具体表现
急性失眠	病程小于 4 周
亚急性失眠	病程大于 4 周，小于 6 个月
慢性失眠	病程大于 6 个月

【病因】（表 7-4-2）

表 7-4-2　失眠的病因

类别	具体表现
躯体性原因	如心悸、气短、咳嗽、瘙痒
生理性原因	如时差、车船飞机、噪音、高热与寒冷
心理性原因	焦虑与抑郁；焦虑以入睡困难为主，抑郁以凌晨早醒为主
药物性原因	服用中枢兴奋药，如苯丙胺、哌醋甲酯（利他林）；长期服用安眠药的戒断效应
精神性原因	精神分裂症、反应性精神病

【临床表现】

（1）常见的失眠形式（表 7-4-3）

表 7-4-3　失眠的形式

种类	具体表现
睡眠潜伏期延长	入睡时间超过 30 分钟
睡眠维持障碍	夜间觉醒次数≥2 次或凌晨早醒
睡眠质量下降	睡眠浅，多梦

续表

种类	具体表现
总睡眠时间缩短	通常少于 6 小时
日间残留效应	次日早晨感到头晕、精神不振、嗜睡、乏力等

（2）在上述症状基础上同时伴有日间功能障碍。

与失眠相关的日间功能损害包括：①疲劳或全身不适；②注意力、注意维持能力或记忆力减退；③学习、工作和（或）社交能力下降；④情绪波动或易激惹；⑤日间思睡；⑥兴趣、精力减退；⑦工作或驾驶过程中错误倾向增加；⑧紧张、头痛、头晕，或与睡眠缺失有关的其他躯体症状；⑨对睡眠过度关注。

【治疗】

1. 治疗原则

（1）明确失眠原因有助于采取针对性治疗措施。

（2）建立良好的睡眠卫生习惯，纠正影响睡眠的行为。

（3）重建正常睡眠模式。

2. 药物治疗（表 7 - 4 - 4）

使用苯二氮䓬类、非苯二氮䓬类等镇静催眠药。

表 7 - 4 - 4　失眠的联合用药

指导思想	具体药物	适应证
中药 + 西药	龙胆泻肝丸 + 佐匹克隆片	用于肝火扰心的失眠者
	归脾丸 + 异戊巴比妥	用于心脾两虚的失眠者
对因 + 对症	天王补心丸 + 养心安神片/生脉饮	用于阴虚血少的失眠者

【爱心提示】（表 7 - 4 - 5）

表 7 - 4 - 5　失眠的日常生活及合理用药提示

提示维度	具体内容
日常生活	作息时间规律，按时入睡、起床；选择安静、舒适、安全的睡眠环境
	不卧床阅读、看电视、手机等；每日适度规律运动
	晚餐后不饮酒、咖啡、茶等，不吸烟；待有睡意时上床，不要经常看钟表
	尽量避免白天过度的小睡或午睡
合理用药	苯巴比妥长期用于治疗癫痫时不可突然停药，以免引起癫痫发作，甚至出现癫痫持续状态
	苯巴比妥一般使用到催眠剂量（30～90mg）的 5～10 倍时，可以引起中度中毒；10～15 倍则重度中毒
	巴比妥类药物中毒的急救：口服本品未超过 3 小时，可用大量生理盐水或 1∶2000 高锰酸钾溶液洗胃；然后再用 10～15g 硫酸钠（忌用硫酸镁）导泻，并给予碳酸氢钠或乳酸钠碱化尿液，减少在肾小管的重吸收，加速药物排出

续表

提示维度	具体内容
合理用药	妊娠期、哺乳期妇女及 15 岁以下儿童不宜使用佐匹克隆
	佐匹克隆用药时间不宜过长，一般不超过 4 周；可间断使用
	水合氯醛口服 4～5g 可引起急性中毒，致死量在 10g 左右
	巴比妥类药物服用时间不宜超过 1 个月，届时更换另一种药物，可避免耐药性产生
	治疗失眠，应根据药物持续时间长短来选用药物。入睡困难者，选用起效快的药物，如司可巴比妥或水合氯醛；对于能入睡但时间不长者，选用持续时间中等药物，如异戊巴比妥或佐匹克隆；对于睡眠不深、时睡时醒者，选用长效药物，如氟西泮或苯巴比妥
	突然停用三环类抗抑郁药，容易引起胆碱能系统反跳（出汗、肌肉颤动、心跳加快等），轻者不需治疗，1～7 天症状可消失；重者可选用抗胆碱能药物，如 0.3～0.6g/次，3 次/日，口服

【知识点加油站】

镇静催眠药小剂量时产生镇静作用，可以使患者安静、减轻或消除激动、焦虑不安等；中等剂量时产生近似生理性睡眠；大剂量时产生抗惊厥、麻醉作用。按照化学结构可以分为五类：苯二氮䓬类（表 7-4-6）；巴比妥类（表 7-4-7）；醛类（表 7-4-8）；环吡咯酮类（表 7-4-9）；其他类（表 7-4-10）。

表 7-4-6　常用苯二氮䓬类药物

药效	代表药物	特点
长效	地西泮（安定）、氟西泮、硝西泮、氯硝西泮、夸西泮等	此类药物半衰期长达 20～50 小时，作用缓慢，治疗时间长，因而有蓄积和延续反应。主要用于睡眠易醒、不实或早醒患者，可对清晨早醒有用，但可能会妨碍隔日白天功能，而且容易抑制呼吸
中效	艾司唑仑（舒乐安定）、阿普唑仑、劳拉西泮、替马西泮等	此类药物半衰期在 10～20 小时，主要用于以睡眠不实、多醒为主，同时有入睡困难的人。其中的替马西泮比较适合治疗老年人以维持睡眠困难为主要表现的失眠
短效	三唑仑、奥沙西泮、咪达唑仑、甲磺酸氯普唑仑等	此类药物半衰期在不足 10 小时，作用迅速而短暂，一般无延续反应，主要用于入睡困难者，特别是白天需要头脑高度清醒的失眠者，这类药物容易形成依赖，而且撤药后容易产生反跳失眠

注：以上分类是按照药物作用时间来分类；苯二氮䓬类药物用药后避免驾驶、操作机器、高空作业；此类药物不适宜反复多次使用，长期使用会出现耐受性、依赖性及成瘾性，停药后会出现撤药症状。

表 7-4-7　常用的巴比妥类药物

药效	药物	特点
长效	苯巴比妥	作用持续 12 小时左右；主要用于镇静、催眠、抗惊厥、抗癫痫；与解热镇痛药配伍，可增强解热镇痛作用；长期服用本品易产生依赖性
中效	异戊巴比妥	作用持续时间 6 小时左右；用于镇静、催眠、抗惊厥；可产生依赖性

表 7 - 4 - 8　常用醛类药物

药效	药物	特点
中效	水合氯醛	可持续6~8小时；有催眠、抗惊厥作用及伴有显著兴奋的精神病；不易蓄积中毒；醒后无不适感；长期服用有成瘾性及耐药性；停药时会产生撤药综合征（精神错乱、幻觉、恶心、呕吐、神经质、烦躁、发抖、异常兴奋等）

表 7 - 4 - 9　常用环吡咯酮类药物

药效	药物	特点
中效	佐匹克隆	作用持续6小时左右，是环吡咯酮第三代催眠药；有镇静催眠、抗焦虑、肌松弛和抗惊厥作用；适合各种原因引起的失眠，尤其适用于不能耐受次日清晨残余作用者。长期用药会产生依赖性；突然停药时，会产生戒断表现。会有口苦及嗅觉障碍的表现
中效	右佐匹克隆	相比佐匹克隆，耐受性更好，不易中毒；不容易形成依赖性；副作用更小

表 7 - 4 - 10　其他类抗失眠药物

类别	特点
抗组胺药物	如苯海拉明、异丙嗪等，特别适合用于过敏性疾病引起的睡眠障碍
抗抑郁药	如曲唑酮，抗抑郁作用比较弱，但是催眠作用比较强，可以治疗睡眠障碍，还可以用于治疗催眠药物停药后的失眠反弹

附录

社区健康讲座睡眠情况问卷诊断表

（扫码查看）

第二节　神经衰弱

神经衰弱是指以脑和躯体功能衰弱为主的神经官能症（神经官能症简称神经症，神经衰弱是其中的一种），该疾病以精神易兴奋和脑力易疲劳为主要特征，表现为易紧张、易激惹、烦恼等情感症状以及肌肉紧张性疼痛和睡眠障碍等生理功能紊乱症状。这些症状不是继发于人体的器质性疾病，也不是其他精神障碍的一部分。

【病因】（表7 - 4 - 11）

表 7 - 4 - 11　神经衰弱的病因

类别	具体内容
大脑过度紧张	是最常见原因；由于工作任务过重、学习过度紧张，为完成任务加班加点，影响了休息和睡眠，长期下来造成持续的精神过度紧张和疲劳，从而诱发神经衰弱
长期的情绪紧张和思想矛盾	如事业的挫折、家庭矛盾、婚姻的不顺利、亲人死亡及人际关系的紧张等使患者产生压抑、怨恨、委屈等负面情绪，而诱发神经衰弱
性格因素	具有自卑、敏感、胆怯、多疑、依赖性强、缺乏自信、自制力差等性格特点的人群是神经衰弱的易患人群

【临床表现】

本病大多缓慢起病，病情可随情绪、睡眠和休息情况而波动，如病因未能去除，则可形成恶性循环，症状加重，此时病程可延达数年。以下表现至少有 2 项持续 3 个月以上，即可以做出诊断（表 7 - 4 - 12）。

表 7 - 4 - 12　神经衰弱的临床表现

类别	具体表现
精神易疲劳	是本病常有的基本症状。患者经常感到精力不足、萎靡不振，不能深入思考或脑力迟钝，肢体无力，困倦思睡。特别是工作稍久就会感觉注意力不能集中，工作效率显著减退，即使充分休息也不足以缓解其疲劳感
精神易兴奋	患者在读书报或看手机、收看电视时精神容易兴奋，不由自主地回忆和联想增多，患者对指向性思维感到吃力，而缺乏指向的思维却很活跃，控制不住。这种现象在入睡前尤其明显，使患者深感苦恼，部分患者还可能对声光敏感
情绪障碍	主要表现为容易烦恼和容易激惹。烦恼的内容往往涉及现实生活中的各种矛盾，感到困难重重，无法解决。患者还会表现出自制力减弱，遇事容易激动；或烦躁易怒，事后又感到后悔或易于伤感、落泪。大约 1/4 的患者有焦虑情绪，对所患疾病产生疑虑、担心和紧张不安
睡眠障碍	最常见的表现是入睡困难，其次是多梦、易惊醒；或感到睡眠很浅，似乎整夜都未曾入睡。睡醒后疲乏不解，仍然困倦；或感到白天想睡，上床睡觉又难以成眠，表现为睡眠节律的紊乱。有的患者虽已酣然入睡，鼾声大作，但醒后坚决否认已经睡着，缺乏真实的睡眠感
自主神经功能紊乱	患者会产生怀疑自己患其他疾病的疑病想法。有的可出现紧张性头痛及腰背、四肢肌肉疼等表现

【治疗】

1. 药物治疗（表 7 - 4 - 13 ~ 表 7 - 4 - 15）

表 7 - 4 - 13　抗焦虑药物的使用

类别	药物	使用
苯二氮䓬类	地西泮	口服，2.5 ~ 10mg/次，3 次/日
	奥沙西泮	口服，15 ~ 30mg/次，3 ~ 4 次/日
	艾司唑仑	口服，1 ~ 2mg/次，3 次/日

续表

类别	药物	使用
氮哌酮类	丁螺环酮	口服，开始剂量5mg/次，3次/日；以后每2~3日增加5mg；一般有效剂量为20~30mg/d
	坦度螺酮	口服，10mg/次，3次/日

注：苯二氮䓬类药物属于抗焦虑治疗的首选药物；氮哌酮类药物副作用比苯二氮䓬类小，但是肝肾疾病患者禁用。

表7-4-14　抗抑郁药物的使用

类别	药物	用法及用量
三环类	阿米替林	口服，成人开始25mg/次，2~3次/日，而后根据病情逐步增加到150~250mg/d。症状控制后，维持剂量50~200mg/d
	丙米嗪	口服，成人开始25~50mg/次，2~3次/日，而后根据病情逐步增加到100~250mg/d
	多塞平	口服，成人开始25mg/次，2~3次/日，而后根据病情逐步增加到150~300mg/d，分2~3次/日
四环类	马普替林	口服，成人开始25~75mg/d，分2~3次/日，2周后根据需要每日增加25mg，有效量一般为150mg/d
单胺氧化酶抑制剂	异卡波肼	口服，10mg/次，2~3次/日，治疗量为10~50mg/d，分2~3次服用
选择性5-羟色胺再摄取抑制剂	氟西汀	口服，成人每日早上20mg/次，最大不超过80mg/d
	舍曲林	口服，开始50mg/次，1次/日，大约2~3周生效，治疗剂量50~100mg/d
	帕罗西汀	口服，成人每日早上20mg/次，可根据需要每7天增加10mg，最大不超过50mg/d
	西酞普兰	口服，成人开始20mg/d，一次顿服；有效量为20~40mg/d
其他	文拉法辛	口服，成人开始25mg/次，2~3次/日，逐渐增加剂量，最高225mg/d，分3次口服，停药时逐渐减量

注：三环类、四环类、单胺氧化酶抑制剂称为第一代抗抑郁药，这类药物局限性在于对30%患者无效；不良反应较多，尤其是心血管系统不良反应，影响患者依从性；服药过量易中毒，安全性差；多次服药不方便，影响维持治疗；药物治疗显效慢，一般需要2周左右。选择性5-羟色胺再摄取抑制剂、选择性单氧化酶抑制剂等属于第二代抗抑郁药，相比第一代具有如下特点：作用广泛，不但具有抗抑郁，而且对焦虑症也有效；对难治性抑郁和伴有精神病症状的抑郁也有效，改善睡眠障碍；减少了心脏毒性及诱发躁狂发作；提高了患者依从性，服用方便，有利于维持治疗；增加了安全性，尤其适合老年人、躯体疾病患者。

表7-4-15　神经衰弱的联合用药

指导思想	具体用药	理由
中药+西药	丹栀逍遥丸+舍曲林	适合气郁化火型抑郁症
	柴胡舒肝丸+氟西汀	适合肝气郁结型抑郁症
	海马补肾丸+天王补心丸+帕罗西汀	适合心肾阴虚型抑郁症

2. 辅助治疗

银杏叶软胶囊、羊胎素软胶囊、海狗油软胶囊、角鲨烯、维生素 B 族、褪黑素等。

【知识点加油站】

1. 激惹

患者一遇到刺激或不愉快的情况，即使刺激极为轻微，也很容易产生一些剧烈的情感反应，例如极易生气、激动、愤怒、甚至大发雷霆、与人争执不已等表现。

2. 神经官能症

又称为神经症，是一组主要表现为焦虑、抑郁、恐惧、强迫、疑病症状或神经衰弱症状的精神障碍。本障碍具有一定的人格基础，起病常受心理社会（环境）因素的影响，症状没有可证实的器质性病变作基础，与患者的现实处境不相称，但患者对存在的症状感到痛苦和无能为力，自知力完整或基本完整，病程多迁延。临床上分为以下几类，包括焦虑症、恐惧症、强迫症、躯体形式障碍、疑病症、神经衰弱等。神经官能症的治疗方法会略有区别，但总体可归纳为心理治疗和药物治疗两大类。常见的心理治疗包括心理疏导、行为治疗、认知治疗法等，同时可配合抗焦虑、抗抑郁及中成药等药物进行治疗，从而减轻不适，缓解症状。

第三节　抑郁症

抑郁症是抑郁障碍最常见的类型，表现为单次发作或反复发作，具有较高的复发风险。发作期存在显著的情感、认知和躯体症状，发作间期症状缓解；平均起病年龄为 20 ~ 30 岁，女性患病率高于男性（约 2 : 1）。

抑郁障碍是指各种原因引起的以显著而持久的心境低落为主要临床特征的一类心境障碍。临床上主要表现为心境低落、兴趣减退，部分患者会出现明显的焦虑和运动性激越，严重者可以出现幻觉、妄想等精神病性症状。部分患者存在自伤、自杀行为，甚至因此死亡。

抑郁障碍的终身患病率为 6.8%，12 个月患病率为 3.6%。抑郁症的终身患病率为 3.4%，12 个月患病率为 2.1%。临床上常根据疾病的严重程度将抑郁障碍分为轻度、中度和重度。

【病因】

认为与遗传因素、神经生化因素和心理社会因素有关。

【临床表现】

可分为核心症状群（表 7 - 4 - 16）、心理症状群（表 7 - 4 - 17）与躯体症状群（表 7 - 4 - 18）三方面。

表 7 - 4 - 16　抑郁症的核心症状群

症状类别	具体表现
情绪低落	望之愁眉不展、无精打采，询问之：终日心情压抑、心烦、高兴不起来，觉得自己如同"乌云笼罩"，一点小事就会让自己委屈哭泣
兴趣减退及愉快感消失	感觉什么都没意思，即使对以前感兴趣的活动（如体育活动、业余收藏、社会交往等）也难以提起兴趣，甚至连正常工作、生活享受和天伦之乐等都体会不到快乐

表 7 - 4 - 17　抑郁症的心理症状群

症状类别	具体表现
焦虑或激越	患者忧心忡忡、坐立不安，不断地走动、来回踱步、搓手、无目的动作等；脑中会不由自主地反复想一些没有目的的事情，思维内容没有条理，因而在行为上表现出烦躁不安、不能控制自己，甚至会出现攻击行为
认知改变	言语减少，说话缓慢。由于思考过程困难，一些简单的问题也需要较长时间才能完成。决断能力明显降低，变得优柔寡断、犹豫不决，甚至对一些日常小事也难以做出决定；注意力不集中、容易分心，无法专心看书，工作效率明显下降
自杀想法与行为	对未来没有希望，觉得活着没意思，认为拖累了家人，与其活着忍受痛苦还不如死了算了，或者进一步想到通过跳楼、服药等方式自杀，甚至安排好了后事，写好了遗书
精神病症状	严重的抑郁症患者可出现幻觉或妄想等精神病性症状，比如凭空听到有人骂自己是废物，认为周围人的不幸都是自己导致的，认为周围人的一举一动都是针对自己等

表 7 - 4 - 18　抑郁症的躯体症状群

症状类别	具体表现
睡眠障碍	入睡困难、易醒、早醒、多梦等
饮食及体重障碍	食欲减退，进食量少，消化功能差，体重减轻
精力丧失	不愿活动，只想躺着。懒得说话，不愿外出见人。做一点事情就很累，做什么都需别人催促或推自己一把
性功能障碍	对性生活无要求及快感缺乏
其他	头痛、颈痛、腰背痛等躯体任何部位的疼痛，口干、出汗、视物模糊、心慌、胸闷、喉头肿胀，恶心、呕吐、胃部烧灼感、胃肠胀气、消化不良，便秘、尿频、尿急等

【诊断】（表 7 - 4 - 19、表 7 - 4 - 20）

表 7 - 4 - 19　患者健康问卷抑郁自评量表（PHQ - 9）

在过去的两周内，您被以下问题所困扰的频率为	完全不会（0 分）	好几天（1 分）	一半以上的天数（2 分）	几乎每天（3 分）
1. 做事时提不起劲或没有兴趣				
2. 感到心情低落、沮丧或绝望				

续表

在过去的两周内，您被以下问题所困扰的频率为	完全不会（0分）	好几天（1分）	一半以上的天数（2分）	几乎每天（3分）
3. 入睡困难、睡不安或睡眠梦多				
4. 感觉疲倦或没有活力				
5. 食欲不振或吃太多				
6. 觉得自己很糟或觉得自己很失败，或让自己或家人失望				
7. 对事物专注有困难，例如阅读报纸或看电视时				
8. 动作或说话速度缓慢到别人已经觉察或正好相反—烦躁或坐立不安、动来动去的情况更甚于平常				
9. 有不如死掉或用某种方式伤害自己的念头				

表 7 - 4 - 20　抑郁症严重程度的分级标准

标准	轻度	中度	重度	
			不伴精神病性症状	伴精神病性症状
症状学标准	2 条核心症状 + 2 条其他症状	2 条核心症状 + 3 条其他症状	3 条核心症状 + 4 条其他症状	3 条核心症状 + 4 条其他症状 + 幻觉、妄想或抑郁性木僵
病程标准	上述表现≥2 周	上述表现≥2 周	上述表现≥2 周	上述表现≥2 周
严重程度标准	持续进行日常的工作和社交	进行工作、社交或家务活动有相当困难	几乎不可能继续进行社交、工作或家务活动	
排除标准	无引起上述表现的重性精神疾病、器质性精神障碍或躯体疾病病因			

注：核心症状：①心境低落；②兴趣和愉快感丧失；③疲劳感、活力减退或丧失。其他症状：①注意力降低；②自我评价和自信降低；③自罪观念和无价值感；④认为前途黯淡悲观；⑤自伤或自杀的观念或行为；⑥睡眠障碍；⑦食欲下降。

【治疗】

1. 治疗原则（表 7 - 4 - 21）

表 7 - 4 - 21　抑郁症治疗原则

分期	治疗原则
急性期	8 ~ 12 周；控制症状，尽量达到临床治愈（抑郁症状完全消失的时间 > 2 周）与促进功能恢复到病前水平，提高患者生命质量
巩固期	4 ~ 9 个月；在此期间患者病情不稳定，复发风险较大，原则上应继续使用急性期治疗有效的药物，并强调治疗方案、药物剂量、使用方法保持不变
维持期	对有复发倾向的患者，应该至少维持治疗 2 ~ 3 年，这些患者包括第 3 次及以上的复发患者、有明显社会心理应激因素的患者、有残留症状、发病年龄早或者有家族史的患者

2. 药物治疗

（1）选择性 5 - 羟色胺再摄取抑制剂（SSRIs）（表 7 - 4 - 22）

表 7 - 4 - 22　常用 SSRIs 类药物

名称	（剂量 mg/d）	治疗特点	不良反应
西酞普兰	20～40	对合并焦虑症状的抑郁症有效	恶心、呕吐、消化不良、腹泻、出汗、激越、焦虑、头痛、失眠、震颤、性功能障碍、低钠血症、皮肤出血性疾病；可发生撤药症状
艾司西酞普兰	10～20	同西酞普兰；疗效和耐受性相对更为平衡	同西酞普兰
氟西汀	20～60	轻度抑制食欲，很少引起体重增加	同西酞普兰，失眠和激越可能更多；可改变胰岛素需要量
帕罗西汀	20～50	治疗伴有焦虑症状的抑郁症更有优势	同西酞普兰，但抗胆碱能和镇静作用更常见；撤药反应常见
氟伏沙明	50～300	对睡眠有一定改善	同西酞普兰，恶心更常见
舍曲林	50～200	改善认知功能；疗效和耐受性相对更为平衡	同西酞普兰

（2）5 - 羟色胺和去甲肾上腺素再摄取抑制剂（SNRIs）（表 7 - 4 - 23）

表 7 - 4 - 23　常用 SNRIs 类药物

名称	（剂量 mg/d）	治疗特点	不良反应
文拉法辛	75～225	高剂量时改善焦虑症状	恶心、失眠、口干、嗜睡、头晕、出汗、紧张、头痛、性功能障碍、便秘；大剂量时血压升高；撤药症状常见
度洛西汀	40～60	同文拉法辛；对伴有躯体疼痛的抑郁症有效	恶心、失眠、头痛、头晕、口干、困倦、便秘、厌食；心率和血压轻度增加，包括高血压危象

（3）去甲肾上腺素能和特异性 5 - 羟色胺能抗抑郁剂（NaSSA）（表 7 - 4 - 24）

表 7 - 4 - 24　常用 NaSSA 类药物

名称	（剂量 mg/d）	治疗特点	不良反应
米氮平	15～45	胃肠道反应小；对食欲和睡眠有改善作用；对性功能影响小	食欲增加、体重增加、困倦、水肿、头晕、头痛、白细胞减少；恶心、性功能障碍相对少见

（4）其他（表 7 - 4 - 25）

表 7 - 4 - 25　其他常用抗抑郁药

名称	（剂量 mg/d）	治疗特点	不良反应
阿戈美拉汀	25～50	耐受性好；对睡眠有改善作用	恶心、头晕、头痛、失眠、困倦、偏头痛、肝功能异常
曲唑酮	50～300	对焦虑症状有效；改善睡眠；对性功能影响小	镇静、头晕、头痛、恶心、呕吐、震颤、体位性低血压、心动过速、阴茎异常勃起

名称	（剂量 mg/d）	治疗特点	不良反应
安非他酮	150～450	无体重增加的问题；可用于性功能障碍	失眠、焦虑、激越、震颤、恶心、口干、多汗、耳鸣和皮疹

注：①抗抑郁药物按照抑郁类型选用。迟缓性抑郁症以选择性5－羟色胺再摄取抑制剂为主，该药镇静作用较轻；激越性抑郁症应选用镇静作用明显的药物，如米氮平、米安舍林等；严重自杀者，不适合用安全性低的药物，如阿米替林；患有心血管疾病或对抗胆碱能药（颠茄、山莨菪碱、阿托品）敏感的患者（如老年人、糖尿病患者）可选用选择性5－羟色胺再摄取抑制剂。

②除氟西汀（氟西汀半衰期更长）外，其他抗抑郁药应逐步停药，不可突然停药，以防停药综合征产生；推荐5～7天减药量1次，每次减量分别如下（表7－4－26）。

表7－4－26　常用抗抑郁药减量表

品名	帕罗西汀	氟伏沙明	舍曲林	氟西汀	文拉法辛
剂量（mg/d）	10	50	50	20	25

③阿戈美拉汀作用机制是刺激松果体分泌褪黑素，同时减弱5－羟色胺对于大脑抑制作用，从而既能促进睡眠，又能抗抑郁，并且不良反应较少，耐药性好，是伴有失眠的抑郁症患者可选择的药物。

3. 联合用药（表7－4－27）

表7－4－27　抑郁症的联合用药

指导思想	具体	理由
中药＋西药	西酞普兰＋柴胡舒肝丸	适合肝气郁结的抑郁症患者
	氟西汀＋丹栀逍遥丸	适合气郁化火的抑郁症者
对因＋对症	归脾丸＋牛黄清心丸（局方）	适合心脾两虚兼有痰湿心火者

【爱心提示】（表7－4－28）

表7－4－28　抑郁症的合理用药提示

提示维度	具体内容
合理用药	除帕罗西汀外，孕期使用SSRIs类抗抑郁药并未增加胎儿心脏疾病和死亡风险，但可能增加早产和低体重风险
	女性产后开始使用SSRIs治疗，应避免使用氟西汀，因其活性代谢产物去甲氟西汀更容易通过母乳排泄，半衰期长达1～2周，母乳喂养的婴儿可能有蓄积效应
	老年抑郁症药物治疗首选SSRIs类，其抗胆碱能及心血管系统不良反应轻微，老年患者易于耐受
	米氮平能显著改善睡眠，适用于伴有失眠、焦虑症状的老年患者
	脑卒中后抑郁、心血管系统疾病和糖尿病等内分泌系统疾病伴发的抑郁症，治疗方面均首先推荐使用SSRIs类药物，尤其是西酞普兰、舍曲林和艾司西酞普兰
	脑卒中后抑郁要慎用帕罗西汀和氟西汀，因为会增加心血管疾病和卒中的风险
	文拉法辛会引起剂量依赖性血压升高，使用时应监测血压
	如果患者使用足量药物治疗4～6周无效，换用同类其他药物或作用机制不同的药物可能有效

第五章

神经系统疾病中医论治

第一节 中 风

中风是以猝然昏仆、不省人事、半身不遂、口眼歪斜、语言不利为主症的病症。病轻者可无昏仆而仅见半身不遂及口眼歪斜等症。西医学中的急性脑血管疾病与之相似，包括出血性中风与缺血性中风，例如短暂性脑缺血发作、局限性脑梗死、原发性脑出血、蛛网膜下腔出血等均可以按照本病辨证论治。

【病因】

1. 内伤积损

素体阴亏血虚，阳盛火旺，风火易炽，或年老体衰，肝肾阴虚，肝阳偏亢，复因将息失宜（即修养或休息等不合理），致使阴虚阳亢，气血上逆，上蒙神窍，突发疾病。

2. 劳欲过度

烦劳过度，耗气伤阴，易使阳气暴张，引动风阳上旋，气血上逆，壅阻清窍；纵欲过度，房事不节，亦能引动心火，耗伤肾水，水不制火，则阳亢风动。

3. 饮食不节

平素嗜食肥甘厚味、辛香炙煿之物，或饮酒过度，致使脾失健运，聚湿生痰，痰湿生热，热极生风，终致风火痰热内盛，窜犯络脉，上阻清窍。

4. 情志所伤

五志过极，心火暴甚，可引动内风而发卒中，其中以郁怒伤肝为多。平素忧郁恼怒，情志不畅，肝气不舒，气郁化火，则肝阳暴亢，引动心火，气血上冲于脑，神窍闭阻，遂致猝倒无知。或长期烦劳过度，精神紧张，虚火内燔（燔是焚烧或烧烤之意），阴精暗耗，日久导致肝肾阴虚，阳亢风动。此外，素体阳盛、心肝火旺之青壮年，亦有遇怫郁（怫郁是忧郁、心情不舒畅之意）而阳亢化风，以致突然发病。

5. 气虚邪中

气血不足，脉络空虚，尤其在气候突变之际，风邪乘虚入中，气血痹阻，或痰湿素盛，形盛气衰，外风引动内风，痰湿闭阻经络，而致歪僻（歪僻是口角向一侧歪斜之意）不遂。

【辨证分型】

1. 中经络

（1）风痰入络证

表现：肌肤不仁，手足麻木，突然发生口眼歪斜，语言不利，口角流涎，舌强语謇，甚则半身不遂，或兼见手足拘挛、关节酸痛等症，舌苔薄白，脉浮数。

治法：息风化痰，活血通络。

药物：消栓再造丸、偏瘫复原丸、再造丸。

（2）风阳上扰证

表现：平素急躁易怒，头晕头痛，耳鸣目眩，突然发生口眼歪斜，舌强语謇，或手足重滞，甚则半身不遂等症，舌质红苔黄，脉弦。

治法：清肝泻火，息风潜阳。

药物：天麻钩藤颗粒

（3）阴虚风动证

表现：平素头晕耳鸣，腰酸，双目干涩，急躁易怒，突然发生口眼歪斜，言语不利，甚或半身不遂，舌质红，苔腻，脉弦细数。

治法：滋养肝肾，潜阳息风。

药物：龟龙中风丸、石龙清血颗粒。

2. 中脏腑

（1）闭证

①痰热腑实证

表现：素有头痛眩晕，心烦易怒，突然发病，半身不遂，口舌歪斜，舌强语謇或不语，神志欠清或昏糊，肢体强急，痰多而黏，伴腹胀、便秘，舌质暗红，或有瘀点瘀斑，苔黄腻，脉弦滑或弦涩。

治法：通腑泄热，息风化痰。

药物：防风通圣丸＋清脑复神液。

②痰火瘀闭证

表现：突然昏仆，不省人事，牙关紧闭，口噤不开，两手握固，大小便闭，肢体强痉，面赤身热，气粗口臭，躁扰不宁，苔黄腻，脉弦滑而数。

治法：息风清火，豁痰开窍。

药物：服至宝丹或安宫牛黄丸以清心开窍。亦可用醒脑静或清开灵注射液静脉滴注。

③痰浊瘀闭证

表现：突然昏仆，不省人事，牙关紧闭，口噤不开，两手握固，肢体强痉，大小便闭，面白唇暗，静卧不烦，四肢不温，痰涎壅盛，苔白腻，脉沉滑缓。

治法：化痰息风，宣郁开窍。

药物：苏合香丸。

（2）脱证（阴竭阳亡）

表现：突然昏仆，不省人事，目合口张，鼻鼾息微，手撒肢冷，汗多，大小便自遗，肢体软瘫，舌痿，脉细弱或脉微欲绝。

治法：回阳救阴，益气固脱。

药物：参附强心丸+生脉饮；亦可用参麦注射液静脉滴注。

3. 恢复期

（1）风痰瘀阻证

表现：口眼歪斜，舌强语謇或失语，半身不遂，肢体麻木，苔滑腻，舌紫暗，脉弦滑。

治法：搜风化痰，行瘀通络。

药物：大活络丸、牛黄清心丸（局方）、华佗再造丸（重症8~16g/次，2~3次/日）、再造丸、人参再造丸、中风回春丸（脑出血急性期患者忌服）、脑脉泰胶囊；对于口眼歪斜者，可外用复方牵正膏。

（2）气虚络瘀证

表现：肢体偏枯不用，肢软无力，面色萎黄，舌质淡紫或有瘀斑，苔薄白，脉细涩或细弱。

治法：益气养血，化瘀通络。

药物：血栓心脉宁胶囊、消栓通络片、脑安胶囊、脑得生片、脑血康片、脑脉泰胶囊、灯盏花素片、脑血栓片、补阳还五口服液、中风回春丸、消栓再造丸、脑心通。

（3）肝肾亏虚证

表现：半身不遂，患肢僵硬，拘挛变形，舌强不语，或偏瘫，肢体肌肉萎缩，舌红脉细，或舌淡红，脉沉细。

治法：滋养肝肾。

药物：左归丸或海马补肾丸+地黄饮（干地黄、首乌、枸杞、山萸肉、麦冬、石斛、当归、鸡血藤）。

【知识点加油站】

1. 中分的分类（表7-5-1）

表7-5-1　中风的分类

分类	具体表现
中经络	此类患者虽然有半身不遂、口眼歪斜、语言不利，但是意识清楚
中脏腑	此类患者神志昏迷，并伴有肢体不受支配等表现
恢复期	指的是发病2周后或1个月到半年内。中医学中的后遗症期指的是发病半年以上，后遗症期会有半身不遂、口歪、语言不利、失音等表现

2. 中经络与中脏腑鉴别（表 7-5-2）

表 7-5-2　中经络与中脏腑鉴别

	中经络	中脏腑
症状特征	半身不遂，肌肤不仁，口眼歪斜	
神志表现	不伴有神志昏蒙或恍惚	伴有神志昏蒙或恍惚
病变部位	较浅	较深
病情程度	较轻	较重

3. 闭证与脱证鉴别（表 7-5-3）

表 7-5-3　闭证与脱证鉴别

		闭证	脱证
性质		邪闭于内，多为实证	阳脱于外，多为虚症
症状、舌脉表现	神志昏蒙，牙关紧闭，肢体强痉		昏聩不语，目合口张，肢体松懈，手撒遗尿，鼻鼾息微，汗多肢冷，舌痿，脉微欲绝
	阳闭：面赤身热，口臭气粗，躁扰不宁，舌红苔黄腻，脉弦滑数		
	阴闭：面白唇暗，四肢不温，静卧不烦，痰涎壅盛，脉沉滑或缓		

4. 中风后遗症之口眼歪斜用方剂牵正散

白附子 6g，僵蚕 6g，全蝎 3g（祛风除痰通络）；连用 3~5 日。

第二节　头　痛

头痛是临床常见的自觉症状，可以单独出现，也可以见于多种疾病。是由于外感六淫、内伤杂病而引起的以头痛为主要表现的疾病。

西医学中的血管性头痛、紧张性、三叉神经自主性头痛（主要指丛集性头痛）、神经官能症、外伤后头痛、部分颅内疾病、五官科疾病等引起的头痛按此辨证施治。

【病因】

中医头痛的病因不外乎是外感与内伤两类。外感多因六淫之邪气侵袭，内伤多与情志不遂、饮食劳倦、跌倒损伤、体虚久病、禀赋不足、房劳过度等因素有关，具体如下。

1. 感受外邪

起居不慎，感受风、寒、湿、热之邪，邪气上犯颠顶（头顶之意思），清阳之气受阻，气血凝滞，而发为头痛。因风为百病之长，故六淫之中，以风邪为主要病因，多夹带寒、湿、热邪而发病。

2. 情志失调

忧郁恼怒，情志不遂，肝失条达，气郁阳亢，或肝郁化火，阳亢火生，上扰清窍，可发为头痛。若肝火郁久，耗伤阴血，精血不承，也可引发头痛。

3. 先天不足或房事不节

禀赋不足或房劳过度，使肾精久亏。肾主骨生髓，髓上通于脑，脑髓有赖于肾精的不断化生。若肾精久亏，脑髓空虚，则会发生头痛。若阴损及阳，肾阳虚弱，清阳不展，易可发为头痛，但是此类头痛临床较为少见。

4. 饮食劳倦及体虚久病

脾胃为后天之本，气血生化之源。若脾胃虚弱，气血化源不足，或病后正气受损，营血亏虚，不能上荣于脑髓脉络，可导致头痛发生。若因饮食不节，嗜酒太过，或过食辛辣肥甘，脾失健运，痰湿内生，阻遏清阳，上蒙清窍而为痰浊头痛。

5. 头部外伤或久病入络

跌仆闪挫，头部外伤，或久病入络，气血滞涩，瘀血阻于脑络，不通则痛，发为头痛。

【辨证分型】

（一）内伤头痛

本篇论述的内伤头痛，相当于西医学中的慢性头痛。

1. 肝阳头痛（类似西医学的偏头痛）

表现：头晕胀痛，两侧为重，心烦易怒，夜寐不宁，口苦面红，或兼胁痛，舌红苔薄黄，脉弦数。

治法：平肝潜阳息风。

药物：天麻钩藤颗粒（首选药物）、痛宁片、止痛安神片、正天丸、松龄血脉康胶囊、镇脑宁胶囊、罗布麻降压片、清脑降压片、抑眩宁胶囊、复方羊角颗粒。

2. 血虚头痛

表现：头痛而晕，时发时止，心悸怔忡，面色少华，神疲乏力，遇劳加重，舌质淡，苔薄白，脉细弱。

治法：养血滋阴，和络止痛。

药物：天麻头痛片、养血清脑颗粒、正天丸。

3. 气虚头痛

表现：头痛隐隐，时发时止，遇劳加重，纳食减少，倦怠乏力，气短自汗，舌淡苔薄白，脉细弱。

治法：健脾益气升清。

药物：人参养荣丸、十全大补丸、参芪颗粒。

4. 痰浊头痛

表现：头痛昏蒙沉重，胸脘满闷，纳呆呕恶，舌淡苔白腻，脉滑或弦滑。

治法：健脾燥湿，化痰降逆。

药物：半夏天麻丸、牛黄清心丸（局方）。

5. 肾虚头痛

表现：头痛且空，眩晕耳鸣，腰膝酸软，神疲乏力，滑精带下，舌红少苔，脉细无力。

治法：养阴补肾，填精生髓。

药物：阴虚者，服用知柏地黄丸、天麻首乌片、养阴降压胶囊；阳虚者，服用右归丸或金匮肾气丸。阴阳不辨，可用海马补肾丸。

6. 瘀血头痛

表现：头痛经久不愈，痛处固定不移，痛入锥刺，或有头痛外伤史，舌质紫暗，或有瘀斑、瘀点，苔薄白，脉细或细涩。

治法：活血化瘀，通窍止痛。

药物：血府逐瘀丸、天舒胶囊、通天口服液、正天丸、镇脑宁胶囊。

（二）外感头痛

1. 风寒头痛

表现：头痛连及颈背，呈掣痛样；经常有拘急收紧感（拘急的意思是因感受风寒而身体痉挛抽搐之意），或伴有恶风畏寒，遇风尤剧，头痛如裹，口不渴，舌质淡红，苔薄白，脉浮紧。

治法：疏散风寒，止痛。

药物：川芎茶调丸（首选药物）、大活络丸、天麻头痛片、九味羌活丸。

2. 风热头痛

表现：头痛而胀，甚至头胀如裂，发热或恶风，面红目赤，口渴喜饮，大便不畅通，或便秘溲赤（溲赤指的是小便短赤），舌质尖红，苔薄黄，脉浮数。

治法：疏风清热和络。

药物：牛黄上清丸、黄连上清丸。

3. 风湿头痛

表现：头痛如裹，肢体困重，胸闷纳呆，小便不利，大便或溏，舌质淡，苔白腻，脉濡。

治法：祛风胜湿通窍。

药物：天麻片 + 清脑复神液。

第三节 不 寐

不寐是以经常不能获得正常睡眠为特征的一类病症，主要表现为睡眠时间深度的不足。轻者入睡困难，或寐而不酣，时寐时醒，或醒后不能再寐，严重者彻夜不寐，常常影响生活、工作、学习与健康等。西医学中的神经官能症（神经症）、慢性消化不良、更年期综合征、贫血、动脉粥样硬化等以失眠为临床表现的疾病，均可以参照此病辨证论治。

【病因】

1. 饮食不节

平素暴饮暴食，消化不良，脾胃受损，停滞宿食酿生痰热，遏阻于中，痰热上扰，胃气失和，而不得安寐。另外，浓茶、咖啡、酒等也是影响睡眠的因素。

2. 情志失常

由于情志不遂，暴怒及抑郁伤肝，肝气郁结，肝郁化火，邪火扰动心神，神不安而不寐；或者五志过极（各种精神活动过度，损伤五脏精气），心火内炽，扰动心神而不寐；或者喜笑无度，心神激动，神魂不安而不寐；或者突受惊恐，导致心虚胆怯，神魂不安，夜不能寐。

3. 劳逸失调

劳倦过度而伤脾，或平素活动少而导致脾气虚，运化不健，气血生化乏源，而不能上奉于心，以致心神失养而失眠。或者思虑过度，伤及心脾，心伤则阴血暗耗，神不守舍；脾伤则食少纳呆，生化之源不足，营血亏虚，不能上奉于心，导致心神不安。

4. 病后体虚

久病血虚，年迈血少，引起心血不足，心失所养，心神不安而发生不寐；也可因为年迈体虚，阴阳亏虚而致不寐。平素阴虚，加上房劳过度，肾阴损耗，阴衰而不能上奉于心，水火不济，心火独亢，火盛神动，心肾失交而神志不宁。

【辨证分型】

1. 肝火扰心证

表现：失眠多梦，甚至彻夜不眠，烦躁易怒，伴有头晕脑涨，目赤耳鸣，口干而苦，不思饮食，便秘及小便短赤，舌红苔黄，脉弦而数。

治法：疏肝泻火，镇心安神。

药物：龙胆泻肝丸（首选药物），如果伴有大便秘结，烦躁易怒，加用当归芦荟丸、泻肝安神胶囊。

2. 痰热扰心证

表现：心烦失眠，胸闷脘痞（指的是胸腹间气机阻塞不舒而胀满的一种自觉症状），泛恶嗳气，口苦，头晕目眩，舌偏红，苔黄腻，脉滑数。

治法：清化痰热，和中安神。

药物：清脑复神液（含有温胆汤、芎芷石膏汤、羌活胜湿汤、四物汤、柏子养心丸、枣仁安神颗粒、二陈丸、酸枣仁汤的基础方）。

3. 心脾两虚证

表现：不易入睡，多梦易醒，心悸健忘，神疲食少，伴有头晕目眩，四肢倦怠，腹胀便溏，面色少华，舌淡苔薄，脉细无力。

治法：补益心脾，养血安神。

药物：归脾丸（首选药物）、灵芝胶囊、眠安宁口服液、脑力静糖浆。

4. 心肾不交证

表现：心烦失眠，入睡困难，心悸多梦，伴有头晕耳鸣，腰膝酸软，潮热盗汗，五心烦热，咽干少津，男子遗精，女子月经不调，舌红少苔，脉细数。

治法：滋阴降火，交通心肾。

药物：六味地黄丸＋交泰丸（首选药物）。如果以心阴不足为主要表现者，可用天王补心丸、养心安神片；如果伴有耳鸣、耳聋者，可用磁朱丸、健脾安神片、脑力宝丸、琥珀安神丸、复方枣仁片。

5. 心胆气虚证

表现：虚烦（虚烦指的是因虚而致心胸烦热者；多同时伴有郁闷不寐、口干咽燥等表现）失眠，触事宜惊，终日惕惕（惕惕是惊恐不安、心绪不宁的表现），胆怯心悸，伴有气短自汗、倦怠乏力的表现，舌淡，脉细数。

治法：益气震惊，安神定志。

药物：安神定志丸＋枣仁安神颗粒、安神养心丸。

【知识点加油站】

1. 水火不济

五行中心属火，肾属水。正常情况下，水火二者是互相制约、互相作用，以维持生理的动态平衡，这种情况称为"水火相济"。如果肾水不足，不能上济心火；或者心火妄动，下伤肾阴，则会失去这种协调平衡，人体就会出现心烦、失眠、遗精等表现，这就是"水火不济"。

2. 心阴不足

还可称为心阴虚，是指阴液不足，心失所养，虚热内扰，以心烦、心悸、失眠及阴虚症状为主要表现的虚热证候。可见于中医中的心悸、不寐、盗汗等，以及西医学的心律失常、神经官能症、贫血、甲状腺功能亢进、结核病等疾病。

3. 不寐的辨证鉴别要点（表7-5-4）

表7-5-4　不寐的辨证鉴别要点

要点		特点
分部位（主要部位在心）	肝	急躁易怒而失眠，多为肝火内扰
	胃	腹部胀满不舒，多为胃腑宿食，痰热内盛
分部位	肾	心烦心慌，头晕健忘而失眠，多为阴虚火旺，心肾不交
	脾	面色无华，神疲肢倦而失眠，多为脾虚不运而失养
	胆	心烦失眠，触事易惊，多属于心胆气虚

续表

要点		特点
分虚实	虚证	多属于阴血不足，心失所养，表现是体质瘦弱，面色无华，神疲懒言，心悸健忘
	实证	邪热扰心，表现为心烦易怒，口苦咽干，便秘，小便短赤

第四节　健　忘

健忘是指记忆力减退，遇事遗忘的一种病症，也称之为善忘、多忘等。健忘者，虚证多，实证少，虚实兼有者也多。西医学中的神经衰弱、神经官能症、脑动脉硬化等疾病出现健忘症状者，可参照本病辨证论治。

【辨证分型】

1. 心脾两虚证

病因：劳累或思虑过度、饮食无度、慢性失血导致人体气血耗伤，日久心脾不足。

表现：健忘失眠，心悸神倦，纳呆气短，脘腹胀满，舌淡，脉细弱。

治法：补益心脾。

药物：归脾丸（首选药物）、人参归脾丸、灵芝胶囊、眠安宁口服液、脑力静糖浆。

2. 肾精亏损证

病因：先天禀赋不足或房劳或久病导致。

表现：健忘，形体疲惫，腰腿酸软，头晕耳鸣，遗精早泄，五心烦热，舌红，脉细数。

治法：填精补髓。

药物：河车大造丸、海马补肾丸。

3. 痰浊扰心证

病因：五志化火，灼液成痰，痰火内盛，上扰心窍；或外感热邪，热邪灼液成痰，热痰内扰。

表现：健忘喜卧，头晕胸闷，恶吐痰涎，苔腻，脉弦滑。

治法：化痰宁心。

药物：清脑复神液。

4. 血瘀痹阻证

病因：外伤或身体虚弱、情志不舒、体内湿热痰浊导致血瘀产生而致病。

表现：遇事善忘，心悸胸闷，伴有言语迟缓，神思不敏捷，表现迟钝，面唇暗红，舌质紫暗，有瘀点，脉细涩或结代。

治法：活血化瘀。

药物：血府逐瘀丸。

第五节 多 寐

多寐是以不分昼夜时时欲睡、呼之即醒、醒后复睡为主要表现的疾病，也称为嗜睡、多眠等。西医学中的发作性嗜睡病、神经官能症、某些精神病等临床表现与多寐类似的，均可参照此病辨证论治。

【辨证分型】

1. 湿盛困脾证

病因：劳倦或思虑过度或饮食不节，导致脾失健运，湿浊内生。

表现：头蒙如裹，昏昏嗜睡，肢体沉重，偶伴浮肿，胸脘痞满，纳少，泛恶，舌淡苔腻，脉濡。

治法：燥湿健脾，醒神开窍。

药物：平胃丸。

2. 瘀血阻滞证

病因：因外伤或湿浊内生或情志不舒等导致气机不畅，瘀血内生。

表现：神倦嗜睡，头痛头晕，病程久，或有外伤史，舌质紫暗或有瘀斑，脉涩。

治法：活血通络。

药物：血府逐瘀丸。

3. 脾气虚弱证

病因：平时饮食不节或思虑过度导致脾失健运。

表现：嗜睡多卧，倦怠乏力，食后尤甚，伴有纳少便溏，面色萎黄，苔薄白，脉虚弱。

治法：健脾益气。

药物：香砂六君子丸。

4. 阳气虚衰证

病因：脾气虚弱，运化失司，水津停聚而成痰浊，痰浊、瘀血内阻，又可进一步耗伤气血，损伤阳气导致。

表现：心神昏浊，倦怠嗜睡，神疲懒言，畏寒肢冷，面色㿠白，健忘，舌淡苔薄白，脉沉细无力。

治法：益气温阳。

药物：附子理中丸。

第六节 面风痛

面风痛是以反复短暂发作的一侧面部剧痛或痉挛，伴有面部肌肉抽搐为主要表现的一类疾病，本病相当于西医学中的三叉神经痛。

【病因】

1. 外邪

面痛的发病与外邪有关，头面部为一身阳经之会，足三阳经筋结合于颅（面颧部），手三阳经筋会于角（头角部）。若风寒、风热等外邪侵袭手足三阳之络，闭阻经络，气血郁滞，不通则痛；风为阳邪，善行而数变，故疼痛乍发乍止、举发不时。

2. 内因

多由情志郁结，肝气失调，郁而化火，肝火上犯，以致面部疼痛，如烧如灼。若面痛反复发作，多年不愈，必致气血亏损，脉络瘀滞而作痛。

【辨证分型】

1. 风寒袭络证

表现：面颊短暂性、阵发性刀割样疼痛，遇寒而诱发或加重，发作时颜面紧束，面色苍白，畏寒恶风，舌苔薄白，脉浮紧。

治法：疏风散寒，通络止痛。

药物：川芎茶调丸 + 大活络丸。

2. 风火伤络证

表现：颜面短暂烧灼或刀割样疼痛，遇热加重，得凉稍减，疼痛时面红汗出，伴恶风发热，口干咽痛，舌质红、苔薄黄，脉浮数。

治法：疏风清热，通络止痛。

药物：牛黄上清丸、黄连上清丸（方剂为芎芷石膏汤）。

3. 风痰阻络证

表现：面部抽搐疼痛，麻木不仁，头晕，胸脘闷满，呕吐痰涎，形体肥胖，苔白厚腻，脉滑数。

治法：祛风化痰，通络止痛。

药物：二陈丸或清脑复神液 + 大活络丸。

4. 胃火上攻证

表现：颜面灼热剧痛，前额胀痛，面红目赤，口臭咽干，牙龈肿痛，喜喝冷饮，便秘溲赤，舌质红绛，苔黄少津，脉滑数。

治法：清胃泻火止痛。

药物：清胃丸。

5. 肝胆火炽证

表现：面部阵发性电击样剧痛，面颊灼热，面红目赤，伴有头晕目眩，烦躁易怒，口苦咽干，胸胁满闷，便秘尿赤，舌质红、苔黄，脉弦数。

治法：清泻肝火止痛。

药物：龙胆泻肝汤＋元胡止痛片。

6. 瘀血内阻证

表现：面痛屡发，痛时如针刺刀割，面色晦暗，皮肤粗糙，无明显寒热诱因，舌质紫暗，脉弦涩。

治法：活血化瘀，通络止痛。

药物：血府逐瘀丸。

7. 阴虚阳亢证

表现：颜面阵阵抽搐样剧痛，头晕目胀，失眠，心烦易怒，咽干口苦，腰膝酸软，兼见两颧潮红，五心烦热，失眠健忘，舌红少苔，脉弦细。

治法：滋阴潜阳，息风通络。

药物：天麻钩藤颗粒、石龙清血颗粒（方剂为镇肝熄风汤）。

第七节　郁　证

郁证是以心情抑郁、情绪不宁、胸部满闷、胁肋胀痛或易怒易哭、咽中如有异物梗阻为主症的疾病。郁证有广义与狭义之分。广义的郁，是由外邪、情志、饮食等因素导致；狭义的郁，单指情志不舒的郁。本节论述为狭义之郁。西医学中的神经官能症、抑郁症、癔症、更年期综合征及反应性精神病可参照本病辨证论治。

【病因】

1. 情志内伤

七情过极，尤其悲忧思怒，超过机体调节能力致气机郁阻而发病。

2. 体质因素

久病气血虚弱，遇情志刺激致气血失调而发病。

【辨证分型】

1. 肝气郁结证

表现：精神抑郁，情绪不宁，善太息，胸部满闷，胁肋胀痛，痛无定处，脘闷嗳气，不思饮食，大便失常，女子月经不调，舌质淡红，苔薄腻，脉弦。

治法：疏肝解郁，理气和中。

药物：柴胡舒肝丸。

2. 气郁化火证

表现：性情急躁，易怒，胸胁胀满，口苦而干，头痛，目赤耳鸣，嘈杂吞酸，大便秘结，舌质红，苔黄，脉弦数。

治法：疏肝解郁，清肝泻火。

药物：丹栀逍遥丸。

3. 痰气郁结证

表现：精神抑郁，胸部闷塞，胁肋胀满，咽中如有物梗阻，吞之不下，咯之不出，苔白腻，脉弦滑。

治法：行气开郁，化痰散结。

药物：半夏厚朴汤（方剂）。

4. 心神失养证

表现：多见于女性，常因为精神刺激而诱发。临床表现有多样性，但是同一患者每次发作多为同样几种症状重复；精神恍惚，心神不宁，多疑易惊，悲忧善哭，喜怒无常或时时欠伸（哈欠、伸懒腰）或手足舞蹈，喊叫骂詈，舌质淡，脉弦。

治法：甘润缓急，养心安神。

药物：甘麦大枣汤（方剂）。

5. 心脾两虚证

表现：多思善疑，心悸胆怯，失眠健忘，头晕神疲，面色不华，食欲不振，苔薄白，脉细滑。

治法：健脾养心，益气补血。

药物：归脾丸。

6. 心肾阴虚证

表现：情绪不宁，心悸眩晕，健忘，失眠多梦，五心烦热，腰膝酸软，盗汗，口燥咽干，男子遗精，妇女月经不调，舌红，苔少或无，脉细数。

治法：滋养心肾。

药物：天王补心丸＋六味地黄丸。

第六章

常见神经系统疾病测试题及参考答案

（扫码查看测试题）

第八篇 常见血液及内分泌系统疾病

第一章

概　述

一、血液系统

血液系统是由血液和造血器官组成，血液是由血浆及其中的血细胞（红细胞、白细胞及血小板）组成。人体出生后的造血器官是指骨髓、脾、胸腺和淋巴结。

二、内分泌系统

内分泌系统是人体的内分泌腺（垂体、甲状腺、甲状旁腺、肾上腺、性腺和胰岛）及位于某些脏器中的内分泌组织所构成的体液调节系统。通过合成和释放激素，如垂体激素（包括生长激素、泌乳激素、黄体生成激素等）、甲状腺激素、甲状旁腺激素、肾上腺激素（包括肾上腺素、糖皮质激素、盐皮质激素等）、性激素（包括雌激素、孕激素、雄激素如睾酮等）、胰岛激素（包括胰岛素及胰高糖素等），调节机体代谢。

【附录】血细胞各类人群正常值（表8-1-1）

表8-1-1　血细胞各类人群正常值

血细胞	人群	正常值
红细胞（RBC）	成年男性及儿童	$(4.0 \sim 5.5) \times 10^{12}/L$
	成年女性	$(3.5 \sim 5.0) \times 10^{12}/L$
	新生儿	$(6.0 \sim 7.0) \times 10^{12}/L$
白细胞（WBC）	成人	$(4 \sim 10) \times 10^{9}/L$
	新生儿	$(15 \sim 20) \times 10^{9}/L$
	6个月~2岁	$(11 \sim 12) \times 10^{9}/L$
血小板（PLT）		$(100 \sim 300) \times 10^{9}/L$

第二章

贫 血

贫血指的是人体外周血红细胞容量减少，低于正常范围下限的一种常见临床表现。临床上常以血红蛋白（HB）浓度来代替红细胞容量测定。目前认为，在平原地区（久居高原者血红蛋白含量比居于平原地区者高），成年男性 Hb < 120g/L，成年女性 Hb < 110g/L，妊娠女性 Hb < 100g/L，就有贫血。

在临床上，按照血红蛋白的浓度，贫血可分为轻度、中度、重度和极重度贫血。但为了诊治方便，还会从发病机制和病因对贫血予以分类。本章重点论述的缺铁性贫血与巨幼细胞贫血，就是按照此种分类办法。

第一节 缺铁性贫血

缺铁性贫血是机体对铁的需求与供给失去平衡，体内贮存铁耗尽，从而导致红细胞内铁缺乏，血红蛋白合成减少，最终引起贫血。表现为缺铁引起的小细胞低色素性贫血及其他异常。缺铁性贫血是最常见的贫血，其发病率在发展中国家、经济不发达地区及婴幼儿、育龄妇女等人群中明显增高。

【病因】（表 8 - 2 - 1）

表 8 - 2 - 1　贫血的病因

类别	具体情况
铁摄入不足	多见于婴幼儿、青少年、妊娠期和哺乳期妇女，以及素食主义者。婴幼儿需铁量较大，若不补充蛋类、肉类等含铁量较高的辅食，易造成缺铁；青少年偏食及素食者容易缺铁
铁需求增加	女性月经增多、妊娠或哺乳，需铁量增加，若不补充高铁食物，容易造成缺铁性贫血
铁吸收障碍	常见于胃大部切除术后，导致胃酸分泌不足而且食物快速进入空肠，绕过人体对铁的主要吸收部位（十二指肠），使铁吸收减少。另外，多种原因造成的胃肠道功能紊乱，如长期不明原因的腹泻、慢性肠炎等均可因铁的吸收障碍而发生缺铁性贫血

续表

类别	具体情况	
铁流失过多	慢性长期铁流失而得不到纠正则造成缺铁性贫血	
	慢性胃肠道失血	包括痔疮、胃及十二指肠溃疡、消化道息肉、胃肠道肿瘤、寄生虫感染、食管及胃底静脉曲张破裂等
	月经量过多	宫内放置节育环、子宫肌瘤及月经失调等妇科疾病
	咯血和肺泡出血	肺出血-肾炎综合征、肺结核、支气管扩张、肺癌等
	其他	遗传性出血性毛细血管扩张症、慢性肾衰竭行血液透析、多次献血等

【临床表现】（表8-2-2）

表8-2-2 贫血的临床表现

分类	具体表现	
缺铁原发病表现	如妇女月经量多、消化道溃疡、肿瘤、痔疮导致的黑便、血便，腹部不适、肠道寄生虫感染导致的腹痛或大便性状改变、肿瘤性疾病的消瘦等	
贫血表现	乏力、易倦、头晕、头痛、眼花、耳鸣、心悸、气短、纳差、面色苍白、心率增快	
组织缺铁表现	精神行为异常	如烦躁、易怒、注意力不集中、异食癖（喜欢泥巴等不可食用的东西）
	机体情况	体力、耐力下降；易感染；儿童生长发育迟缓、智力低下
	口腔	易发口腔炎、舌炎、舌乳头萎缩、口角炎、吞咽困难等
	毛发	毛发干枯、脱落
	皮肤及指甲	皮肤干燥、皱缩；指（趾）甲缺乏光泽、脆薄易裂，重者指（趾）甲变平，甚至凹下呈勺状（匙状指）

【治疗】

1. 对因治疗

如果是婴幼儿、青少年和妊娠期妇女营养不足引起的缺铁性贫血，应改善饮食；月经多引起的，应看妇科调理月经；寄生虫感染引起的，应进行驱虫治疗；恶性肿瘤引起的，应手术或放、化疗；上消化道溃疡引起的，应抑酸治疗等。

2. 药物治疗

首选口服铁剂（表8-2-3、表8-2-4）。

表8-2-3 常见铁剂的使用方法及不良反应

品名	用法用量	不良反应
硫酸亚铁	口服，0.3g/次，3次/日，餐后服用，4~6个月	对胃肠道黏膜有刺激性，可引起恶心、呕吐、腹泻、上腹痛；大量使用会引起急性中毒
多糖铁复合物	口服，0.15~0.3g/次，1次/日，餐时或餐后服用，4~6个月	较少，可有恶心、呕吐、腹泻、胃灼热感等

表 8 - 2 - 4　贫血的联合用药

指导思想	具体	理由
1 + 1 > 2	硫酸亚铁 + 维生素 EC 颗粒	维生素 C 促进铁剂吸收，效果更好
中药 + 西药	八珍丸 + 富马酸亚铁	用于气虚两虚型的贫血
	人参健脾丸 + 多糖铁复合物	用以脾胃虚弱型的贫血

3. 辅助治疗

选用铁质叶酸片、维生素 C、蛋白质粉、阿胶、角鲨烯软胶囊等。

【爱心提示】（表 8 - 2 - 5）

表 8 - 2 - 5　贫血的日常生活及合理用药提示

提示维度	具体内容
日常生活	纠正不良饮食习惯，保持均衡饮食
	要给予含铁丰富的食物，如瘦肉、血、肝、蛋黄、大豆、海带、香菇、木耳等
	平时饮食要注意荤（含铁）素（含维生素 C）合理搭配
	富含铁的食物不与浓茶、牛奶、咖啡同服，否则不利于铁的吸收；鱼、肉类、维生素 C 可加强铁剂吸收
合理用药	硫酸亚铁或右旋糖酐铁等铁剂，餐后服用胃肠道反应小且易耐受
	口服铁剂治疗，血红蛋白浓度一般 2 个月左右恢复正常。铁剂治疗应在血红蛋白恢复正常后至少持续 4 ~ 6 个月，待贮存铁指标正常后停药
	无机铁剂较有机铁剂对胃肠道刺激更大
	有机铁剂慎用于酒精中毒、肝炎、急性感染、肠道炎症、胰腺炎、消化道溃疡
	有机铁剂在肠道内与硫化氢结合成硫化铁，可导致肠蠕动减轻，导致便秘及黑便

【知识点加油站】

1. 匙状指

又称反甲、凹甲，其甲板中央凹陷，四周外翻、跷起，以致在甲板的中央放一滴水不会流出，故名匙状。在甲侧面观察更明显。所有甲板均可受累，常侵犯数个指甲，尤其是拇指指甲，趾甲受累较少。这种指甲常见于缺铁性贫血、梅毒、甲状腺障碍，偶见于风湿热及甲癣。儿童趾甲常见匙状指，但这种匙状指甲可自行消失。

2. 关于铁剂

治疗性铁剂有无机铁和有机铁两类。无机铁以硫酸亚铁为代表，有机铁则包括右旋糖酐铁、葡萄糖酸亚铁、山梨醇铁、富马酸亚铁和多糖铁复合物等。无机铁剂的不良反应较有机铁剂明显。

第二节　巨幼细胞贫血

巨幼细胞贫血（MA）是指叶酸和（或）维生素 B_{12} 缺乏或某些影响核苷酸代谢药

物作用，导致 DNA 合成障碍所致的贫血。其特点是呈现大细胞性贫血。大约 90% 的巨幼红细胞贫血为叶酸和维生素 B_{12} 缺乏引起的，在我国营养性巨幼细胞贫血以叶酸缺乏为主，欧美国家以维生素 B_{12} 缺乏及体内产生内因子抗体所致的恶性贫血多见。内因子缺乏所致的不可逆性贫血称"恶性贫血"。

【病因】（表 8 - 2 - 6、表 8 - 2 - 7）

表 8 - 2 - 6　叶酸缺乏的原因

类别	具体原因
摄入不足	人体每天叶酸的需要量为 200 ~ 400μg。食物中缺少新鲜蔬菜、过度烹煮或腌制均可使叶酸丢失
吸收障碍	乙醇也可以干扰叶酸的代谢，酗酒者特别是伴有肝硬化者常会有叶酸缺乏；小肠炎症、肿瘤、手术切除等均可导致叶酸的吸收不足
需要增加	妊娠期妇女每天叶酸的需要量为 400 ~ 600μg。生长发育的儿童、青少年以及白血病、肿瘤、甲状腺功能亢进及长期慢性肾衰竭用血液透析治疗的患者，叶酸的需求量都会增加，如补充不足就可发生叶酸缺乏
药物的影响	如甲氨蝶呤、氨苯蝶啶、乙胺嘧啶能抑制二氢叶酸还原酶的作用，影响四氢叶酸的生成。约 67% 口服柳氮磺胺吡啶的患者会出现叶酸在肠内吸收受抑制的情况

表 8 - 2 - 7　维生素 B_{12} 缺乏的原因

类别	具体原因
摄入减少	素食者因摄入减少导致维生素 B_{12} 缺乏
吸收障碍	主要见于萎缩性胃炎、全胃切除术后和恶性贫血患者。胃酸、胃蛋白酶和胰蛋白酶缺乏、肠道疾病、药物（对乙酰氨基酚、二甲双胍、秋水仙碱、苯乙双胍）影响、肠道寄生虫病会导致维生素 B_{12} 吸收障碍
利用障碍	麻醉药氧化亚氮抑制维生素 B_{12} 合成酶；维生素 B_{12} 体内运送障碍

【临床表现】（表 8 - 2 - 8）

表 8 - 2 - 8　巨幼细胞贫血的临床表现

维度	具体表现
血液系统	常有面色苍白、乏力、耐力下降、头晕、心悸等贫血表现。20% 患者会有白细胞、血小板低、出现感染、出血；少数出现肝脾肿大，轻度黄疸等
消化系统	患者出现食欲不振、腹胀、腹泻、便秘等表现；出现口角炎、"牛肉样舌"舌炎（乳头萎缩，舌面光滑呈"镜面样舌"或舌质绛红呈"牛肉样舌"）表现
神经系统	患者会出现末梢神经炎、深感觉障碍（如振动感和运动感消失）、共济失调（共济失调的意思就是运动协调障碍，手脚不能自如活动，有怪异的举止等表现）或步态不稳
精神症状	叶酸缺乏者会出现易怒、妄想等精神症状；部分患者还会出现抑郁、幻觉、妄想甚至精神失常、人格变态等

【治疗】

1. 治疗原则

治疗原发病，如胃肠道疾病等，纠正不良的饮食习惯；因为用药物引起的贫血，停用药物。

2. 药物治疗

（1）补充缺乏的营养物质　补充叶酸和维生素 B_{12}；口服叶酸直至贫血表现消失；无维生素 B_{12} 吸收障碍者，可口服维生素 B_{12} 剂型；如果有神经系统症状，治疗维持半年到 1 年；恶性贫血者，维持终生治疗，但是要给予注射治疗，而非口服。

（2）联合用药（表 8 – 2 – 9）

表 8 – 2 – 9　巨幼细胞贫血的联合用药

指导思想	具体药物	理由
1 + 1 > 2	叶酸片 + 多糖铁复合物	营养性巨幼细胞贫血经常合并缺铁，应同时补充铁剂
中药 + 西药	八珍丸 + 叶酸片	用于气虚两虚型的贫血
	人参健脾丸 + 叶酸片 + 硫酸亚铁	用以脾胃虚弱的贫血

3. 辅助治疗

选用铁质叶酸片、维生素 C、蛋白质粉、阿胶、多维片、复合 B 族维生素、赖氨肌醇维 B_1 口服液等。

【爱心提示】（表 8 – 2 – 10）

表 8 – 2 – 10　巨幼细胞贫血的日常生活及合理用药提示

提示维度	具体内容
日常生活	进食含叶酸和维生素 B_{12} 食物，如绿色蔬菜和肉类
	动物肝脏及肾脏、牛羊肉、禽蛋等含叶酸和维生素 B_{12} 丰富；植物基本不含维生素 B_{12}
	减少叶酸的破坏，提倡急火快炒和凉拌菜
合理用药	巨幼细胞贫血经常合并缺铁，应同时补充铁剂，并同时补充蛋白质及其他 B 族维生素
	对于胃肠道吸收障碍者，可以肌内注射四氢叶酸钙
	孕妇和哺乳期妇女，需要额外补充适量叶酸，不仅防止自身发生叶酸缺乏，还能明显降低胎儿神经管发育缺陷的发生

第三章

甲状腺疾病

甲状腺位于颈部甲状软骨下方，气管两旁，左右各一，犹如盾甲，故以此命名。甲状腺分泌的甲状腺素的主要作用是促进机体新陈代谢，维持机体的正常生长发育，对于骨骼和神经系统的发育有较大的影响。甲状旁腺分泌甲状旁腺素，其主要作用是调节体内钙和磷的代谢。在甲状旁腺素和降钙素的共同调节下，维持机体血钙的稳定。

第一节　甲状腺功能亢进症

甲状腺功能亢进，简称甲亢，指的是由于甲状腺腺体本身产生甲状腺激素过多而引起的甲状腺毒症，导致身体代谢活动加快，以神经、循环、消化等系统兴奋性增高和代谢亢进的一组临床综合征，常有多食、消瘦、心悸、出汗等主要临床表现。

普通人群中甲亢的整体患病率约为1.3%，其中约0.5%具有明显症状。通常来讲，女性及吸烟者甲亢的发病率较高。年轻女性发生弥漫性甲状腺肿伴甲亢（Graves病）的概率较高，在所有甲亢中该类型占85%左右，而老年人发生多结节性毒性甲状腺肿的概率较高。

【分型】（表8-3-1）

表8-3-1　甲亢的分型

分型依据	分型	具体内容
根据病变部位分型	原发性甲亢	指病变部位在甲状腺所致的甲亢。Graves病、多结节性毒性甲状腺肿、高功能腺瘤所致的甲亢都属于原发性甲亢。由于甲状腺合成甲状腺激素增多，反馈抑制垂体分泌促甲状腺激素，所以血中促甲状腺激素水平降低
	继发性甲亢	较少见，指由于垂体分泌促甲状腺激素增多，进而刺激甲状腺产生过多甲状腺激素所致的甲亢
根据程度分类	临床甲亢	指血清促甲状腺激素水平低于正常范围，而三碘甲状腺原氨酸（T_3）和四碘甲状腺原氨酸（T_4）水平升高，往往表现出典型的甲亢症状
	亚临床甲亢	指血清促甲状腺激素水平低于正常范围或不可测出，但T_3和T_4水平在正常范围，无或伴有轻微的甲亢症状

【病因】

毒性弥漫性甲状腺肿患者体内产生的特异性抗体—促甲状腺激素受体抗体，导致甲状腺细胞增生，产生过量甲状腺激素从而导致甲亢。这是甲亢最常见的病因，占所有甲亢的85%左右。

【临床表现】（表8-3-2）

表8-3-2　甲亢的临床表现

症状	类别	具体表现
主要症状	高代谢表现	体重下降、消瘦，即使是在饭量并未较前减少甚至较前增加的情况下；食欲亢进，大便次数增多，或腹泻；怕热、多汗，持续性心跳过快，通常超过100次/分，患者可自觉心悸
	眼部	双眼对称性良性突眼（眼球组织无变化，主要是眼睑和眼外部变化）
	精神及神经系统	神经过敏，兴奋，易激动，烦躁多虑，失眠紧张，多言多动，思想不集中，有时出现幻觉；也有部分患者寡言抑郁
	心血管系统	心悸、胸闷、气促，稍微活动后加剧
	消化系统	食欲亢进，易饥多食
	肌肉骨骼	肌肉软弱无力，部分会有周期性瘫痪；骨质疏松
	生殖系统	生殖功能减退；女性月经减少，周期延长；男性阳痿，偶见乳房发育
并发症	甲状腺危象	甲亢表现加重，高热、心动过速（140~240/分）、伴房颤或扑动、烦躁不安、呼吸急促、大汗淋漓、厌食、恶心、呕吐、腹泻，严重者休克等
	甲状腺功能亢进性心脏病	发生于老年患者，心房颤动或心力衰竭

【治疗】

1. 药物治疗

（1）选用抗甲状腺药物（抑制甲状腺素合成）治疗　这类药物症状改善需要2~3周，通常1~2个月才能恢复正常的基础代谢（表8-3-3）。

表8-3-3　甲亢的药物治疗

品名	适应证	使用方法	不良反应
丙硫氧嘧啶	用于不适合手术或放射碘治疗的轻中度甲亢、甲状腺危象及甲亢术前准备	初始300mg/d，3次/日，1~3个月症状改善后，每2~4周减量1次，减量50mg/次，减量期需2~3个月；病情稳定的维持量50~100mg/d，用药1~1.5年或更长	导致白细胞减少；严重时出现粒细胞缺乏症；药疹；谷丙转氨酶升高或黄疸等
甲硫氧嘧啶	同上	同上	出现粒细胞减少、药疹等发病率比丙硫氧嘧啶高

品名	适应证	使用方法	不良反应
甲巯咪唑（他巴唑）	同丙硫氧嘧啶	成人开始 30mg/d，可按病情轻重调节为 15～40mg/d，每日最大量 60mg，分 1～3 次口服；病情控制后逐渐转为维持量，5～15mg/d，疗程 12～18 个月。小儿开始剂量为 0.4mg/kg，分次口服，维持量减半	多见皮疹或皮肤瘙痒及白细胞减少，较少见粒细胞缺乏；可能出现再生障碍性贫血；有味觉减退、恶心呕吐等消化道不舒服表现
卡比马唑（甲亢平）	同丙硫氧嘧啶（不适宜甲亢危象）	同上（因属于甲巯咪唑衍生物，需要变成甲巯咪唑才可发挥疗效，故不适宜用于甲亢危象）	同上

（2）辅助药物（表 8-3-4）

表 8-3-4 甲亢的辅助药物

类别	品名	作用	应用
β 受体拮抗剂	普萘洛尔	改善心悸、心动过速、精神紧张、多汗等表现，还可阻断 T_4 转化为 T_3	治疗前 1～2 个月联合使用，10～20mg/次，3 次/日

（3）联合用药（表 8-3-5）

表 8-3-5 甲亢的联合用药

指导思想	具体药物	理由
对因 + 对症	甲巯咪唑 + 普萘洛尔	既抑制甲状腺素分泌（对因），又可缓解患者心慌、多汗表现
中药 + 西药	丙硫氧嘧啶 + 天王补心液	适合心肝阴虚的甲亢
	消瘿五海丸 + 逍遥丸 + 甲硫氧嘧啶	适合气郁痰阻的甲亢

2. 辅助治疗

选用蛋白质粉、多维片、氨基酸口服液等。

【爱心提示】（表 8-3-6）

表 8-3-6 甲亢的日常生活及合理用药提示

提示维度	具体内容
日常生活	平时适当休息，消除精神压力，避免精神刺激及过度劳累
	合理饮食，补充足够热量及营养。忌食辛辣刺激及含碘丰富的食物，少喝浓茶及咖啡
合理用药	服药期间避免不规则或间断服药，如果严重感染或精神刺激等导致病情加重，应该增加用药量
	该病用药疗程越长，复发概率越低

续表

提示维度	具体内容
合理用药	如果用药期间发生白细胞减少，可同时给予升白细胞的药物治疗，如利血生、鲨肝醇等，必要时可使用泼尼松
	如出现药疹，可给予抗组胺药物治疗或者更换其他抗甲状腺药物
	如出现谷丙转氨酶升高或黄疸，可加用保肝药物如甘泰片或换药
	甲状腺癌患者忌用抗甲状腺药物，因为其会导致肿瘤发展
	高度突眼表现及腺体过大有压迫表现者，不宜服用抗甲状腺药物，以免症状进一步加重；如用药中发生突眼加重、甲状腺肿大，可以减量使用抗甲状腺药物同时加用甲状腺片
	甲状腺明显肿大、甲亢伴有弥漫性甲状腺肿家族史、严重突眼等因素会导致停药后复发率高
	抗甲状腺药物中甲巯咪唑抗甲状腺激素作用最强，用量为丙硫氧嘧啶的1/10，作用快，代谢慢，持续时间长；甲硫氧嘧啶不良反应发生率最高，丙硫氧嘧啶最低
	丙硫氧嘧啶更适合甲亢合并妊娠患者
	甲亢治疗应避免含碘食物与药物；甲亢治愈后，也要避免含碘食物与药物，因为摄入大剂量碘是甲亢复发的重要因素

【知识点加油站】（表8-3-7）

表8-3-7　常用硫脲类抗甲状腺药物使用剂量

病情程度	基础代谢率	休息时心率（次/分）	治疗量（mg/d，分次口服）	
			甲硫/丙硫	甲巯/卡比
轻	< +30%	<100	200～300	20～30
中	+30%～60%	100～120	300～400	30～40
重	> +60%	>120	400～600	40～60
维持量			50～100	5～10

注：甲硫代表甲硫氧嘧啶；丙硫代表丙硫氧嘧啶；甲巯代表甲巯咪唑；卡比代表卡比马唑。

第二节　甲状腺功能减退症

甲状腺功能减退，简称甲减，是由于各种原因导致甲状腺激素产生不足或甲状腺激素的作用减弱，从而引起的全身性低代谢综合征。甲状腺功能减退好发于女性人群（在女性中的患病率大约是男性的10倍）、年龄超过60岁的老年人，以及有家族史或自身免疫性疾病史的人群。

【分型】（表8-3-8、表8-3-9）

表 8 - 3 - 8　甲减按发病部位分类

类型	具体内容
原发性甲减	又称甲状腺性甲减，最常见。为甲状腺腺体本身病变引起的甲减，多数是由于自身免疫性疾病、甲状腺手术和甲亢放射性碘治疗所致
中枢性甲减	包括垂体性甲减和下丘脑性甲减，比较少见。常见病因为下丘脑和垂体肿瘤、手术、放疗和垂体缺血性坏死。其中，由下丘脑病变引起的称为三发性甲减，比较罕见
甲状腺激素抵抗综合征	由于甲状腺激素在外周组织不敏感，不能发挥其正常的生物效应所引起的综合征

表 8 - 3 - 9　甲减按发病年龄分类

类型	具体情况
呆小病	起始于胎儿或新生儿
幼年型甲减	起病于儿童者
成年型甲减	起病于成年者

【病因】（表 8 - 3 - 10）

表 8 - 3 - 10　甲减的病因

种类	具体病因
自身免疫性疾病	最常见的是自身免疫性甲状腺炎，包括桥本甲状腺炎、萎缩性甲状腺炎等
甲状腺破坏	包括甲状腺手术、放射性碘治疗、颈部放疗等
药物	如治疗甲状腺功能亢进的硫脲类药物，治疗肝炎的干扰素，某些治疗精神疾病的药物如锂盐，还有胺碘酮、酪氨酸激酶抑制剂
垂体疾病	相对罕见，源于脑垂体产生的促甲状腺激素（TSH）减少，通常是由于垂体的肿瘤、淋巴细胞性垂体炎、垂体手术、垂体放疗等导致
短暂性甲状腺炎	包括亚急性甲状腺炎甲减期、产后甲状腺炎甲减期、安静性甲状腺炎甲减期等
消耗性甲减	是因为胃肠间质肿瘤或巨大血管瘤等表达Ⅲ型脱碘酶过多，导致甲状腺激素灭活或丢失过多引起的甲减
碘缺乏或过量	碘是合成甲状腺激素的原料，碘过少或过多都可能会导致甲状腺功能减退
甲状腺内的广泛病变	如淀粉样变性、血色素沉着症等
先天性原因	如基因突变导致的先天性甲减、先天性甲状腺缺乏等

【高危人群】

具有以下因素的人群，患有甲减的风险增加。

有自身免疫性疾病者；有恶性贫血者；一级亲属有自身免疫性甲状腺疾病者；有颈部及甲状腺的放射史，包括甲亢的放射性碘治疗及头颈部恶性肿瘤的外放射治疗者；既往有甲状腺手术或功能异常史者；甲状腺检查异常者；患有精神性疾病者；服用胺碘酮、锂制剂、酪氨酸激酶抑制剂者；高催乳素血症者；有心包积液者；血脂异常者。

【临床表现】

1. 成年型甲减（表 8 – 3 – 11）

表 8 – 3 – 11 　成年型甲减表现

类别	具体表现
一般表现	易疲劳、怕冷、少汗、动作缓慢、食欲减退而体重增加。记忆力减退，智力低下，反应迟钝，嗜睡，精神抑郁。典型黏液性水肿的表现：表情淡漠，面色苍白，眼睑浮肿，唇厚舌大，全身皮肤干燥、增厚、粗糙、多脱屑，毛发脱落，指甲增厚变脆、多裂纹，踝部可出现非凹陷性浮肿
肌肉与骨关节	肌肉无力，肌痛，肌强直、痉挛；部分肌肉萎缩，如手部肌肉、咀嚼肌等；关节疼痛
心血管系统	合并冠心病；心动过缓
消化系统	厌食、腹胀、便秘等
内分泌系统	性欲减退，男性阳痿，女性月经过多或闭经、不孕、溢乳等；部分伴有糖尿病
血液系统	会引起缺铁性贫血或巨幼红细胞性贫血或恶性贫血
黏液性水肿昏迷	嗜睡，低体温（<35℃），呼吸徐缓，心动过缓，血压下降，四肢肌肉松弛，反射减弱或消失，甚至昏迷、休克、肾功能不全而危及生命

2. 呆小病

患儿体格（出生体重偏重，不活泼，不主动吸奶；囟门关闭迟，出牙换牙迟，性器官官发育迟；身材矮小，四肢短粗，走路呈现鸭步）、智力发育较同龄人迟缓，起病越早病情越严重。

3. 幼年型甲减

介于呆小病与成人型之间，幼儿多表现呆小病，但体格、智能发育迟缓和面容改变不如呆小病显著，较大儿童与成年型甲减表现相似，但伴有不同程度的生长迟滞，青春期延迟。

【治疗】

1. 替代治疗

无论何种甲减，均需要甲状腺素替代治疗（表 8 – 3 – 12），永久性者需要终生服药（以左甲状腺素为例）。

表 8 – 3 – 12 　甲减的替代治疗

人群	治疗替代剂量计算
成年患者	替代剂量 50 ~ 200μg/d，平均 125μg/d，按照体重计算剂量 1.6 ~ 1.8125μg/(kg·d)
儿童	按照体重计算剂量 2.0μg/(kg·d)
老年人	按照体重计算剂量 1.0μg/(kg·d)
妊娠者	按照体重计算剂量需要比成年患者增加 30% ~ 50%
甲状腺癌术后	按照体重计算剂量 2.2μg/(kg·d)

（1）左甲状腺素钠片服用方法（表 8-3-13）

口服一般开始剂量 25~50μg/d，每 2 周增加 25μg，直到完全替代剂量，一般为 100~150μg。

表 8-3-13　左甲状腺素钠片服用方法

人群	服用方法	
高龄患者、心功能能不全、严重黏液性水肿者	开始剂量 12.5~25μg/d，以后每 2~4 周递增 25μg，不必要求达到完全替代剂量，一般 75~100μg/d 即可	
幼婴儿及儿童	6 个月以内	6~8μg/(kg·d)
	6~12 个月	6μg/(kg·d)
	1~5 岁	5μg/(kg·d)
	6~12 岁	4μg/(kg·d)
	开始时用完全替代剂量的 1/3~1/2，以后每 2 周逐渐增加	

（2）碘塞罗宁（适用于甲状腺功能低下及黏液性水肿）服用方法（表 8-3-14）

表 8-3-14　碘塞罗宁服用方法

人群	服用方法
成人	开始剂量 10~20μg/d，分 2~3 次口服，每 1~2 周递增 15~20μg，直到甲状腺功能恢复正常，维持量 25~50μg/d
儿童	体重 7kg 以下者，开始时 2.5μg/d，7kg 以上者 5μg/d。以后每隔 1 周增加用量，维持量 15~20μg/d，分 2~3 次口服

2. 亚临床甲减的处理

亚临床甲减指的是实验室检查只有促甲状腺素升高，而三碘甲状腺原氨酸（T_3）、甲状腺素（T_4）正常。该类甲减人群在伴有高胆固醇血症、血清促甲状腺素 >10mU/L 时需要给予左甲状腺素替代治疗。

3. 对症治疗

需要在替代疗法基础上开展对症治疗（表 8-3-15、表 8-3-16）。

表 8-3-15　甲减的对症治疗

情形	治疗
贫血	补充铁剂、维生素 B_{12}、叶酸
胃酸不足	补充稀盐酸

表 8-3-16　甲减的联合用药

指导思想	具体药物	理由
对因＋对症	左甲状腺素钠片＋硫酸亚铁＋叶酸片	适合甲减伴有缺铁性贫血者
中药＋西药	右归丸＋左甲状腺素钠片	适合肾阳虚衰的甲减
	附子理中丸＋碘塞罗宁	适合脾阳虚寒的甲减

【爱心提示】（表 8 – 3 – 17）

表 8 – 3 – 17　甲减的日常生活及合理用药提示

提示维度	具体内容
日常生活	日常避免负面情绪，保持愉快心情，以免延误治疗
	适量运动，加强保暖
	保持适当的碘摄入，不宜自行服用保健品。桥本甲状腺炎的甲减，避免摄入含碘食物及药物，以免诱发严重黏液性水肿
	进食粗纤维、高蛋白、低钠、低脂肪食物。控制海带、紫菜等高碘食物的摄入
	避免饮酒、烟熏及腌制食品；适量补充含铁食物，如红小豆、木耳；含维生素 B_{12} 食物，如动物肝脏；含叶酸食物，如黑芝麻等
合理用药	使用左甲状腺素时，老年患者和心脏病患者可发生心绞痛和心肌梗死，可用 β 受体拮抗剂对抗，并立即停用左甲状腺素钠片
	妊娠和哺乳期妇女可适当使用左甲状腺素钠片，对胎儿与婴儿无不良影响
	左甲状腺素钠片服用后起效缓慢，几周后才可以达到最高疗效
	病程长、病情重或黏液性水肿者使用左甲状腺素钠片应谨慎小心，开始用小剂量，以后缓慢增加至生理替代剂量
	左甲状腺素钠片空腹服用更有利于吸收

第四章

血 劳

西医临床的缺铁性贫血与中医"血劳"相似，可归属于"萎黄""虚劳"等范畴。

【病因】

1. 脾胃虚弱

平时偏食或长期营养不良，少食或节食等导致脾胃虚弱，或长期慢性胃肠疾病，导致水谷精微营养吸收不好，化血无源而致病。

2. 气血亏虚

与出血相关的疾病治疗不及时，如呕血、便血、咯血、鼻出血、崩漏、妇女产后失血，导致气随血脱，气血两虚而贫血；或久病虚弱，劳倦过度导致脾胃虚弱，气血生化无源而致病。

3. 脾肾亏虚

长期慢性疾病，烦恼过度，损伤及脾、肾两脏，脾胃虚弱，精血化生无源。精血同源，肾精亏虚进而无法化生血液，久而致病。

4. 虫积

各种寄生虫疾病，日久引起脾胃损伤，同时寄生虫又大量吸收人体精微，导致血液生化乏源致病。

【辨证分型】

1. 脾胃虚弱证

表现：面色萎黄，口唇色淡，爪甲无泽，神疲乏力，食少便溏，恶心呕吐，舌质淡，苔薄腻，脉细弱。

治法：健脾和胃，益气养血。

药物：香砂六君子丸＋当归补血颗粒、小温中丸（方剂）。

2. 气血两虚证

表现：面色苍白，倦怠乏力，头晕目眩，心悸失眠，少气懒言，食欲不振，毛发干脱，爪甲裂脆，舌淡胖，苔薄，脉濡细。

治法：益气补血，养心安神。

药物：八珍丸、伐木丸（方剂）。

3. 脾肾阳虚证

表现：面色苍白，形寒肢冷，腰膝酸软，神倦耳鸣，唇甲淡白，或周身浮肿，甚则腹水，大便溏薄，小便清长，男子阳痿，女子经闭，舌质淡或有齿痕，脉沉细。

治法：温补脾肾。

药物：八珍丸 + 无比山药丸。

4. 虫积证

表现：面色萎黄少华，腹胀，善食易饥，恶心呕吐，或有便溏，嗜食生米、泥土、茶叶等，神疲肢软，气短头晕，舌质淡，苔白，脉虚弱。

治法：杀虫消积，补益气血。

药物：化虫丸（方剂）或肥儿片、化积散、消积健儿颗粒、消积化虫胶囊 + 八珍丸。

第五章

内分泌系统疾病中医论治

第一节　瘿　病

瘿病是以颈前喉结两旁结块肿大为主症的疾病。古籍中又有瘿、瘿气、瘿瘤、瘿囊、影袋等名。西医中单纯性甲状腺肿、甲状腺结节、甲状腺功能亢进、甲状腺炎、甲状腺瘤、甲状腺癌属本病范畴，可参照本节辨证论治。

【病因】

1. 情志内伤

抑郁恼怒或忧愁思虑日久，肝气失于条达，气机郁滞，则津液不得正常输布，易于凝聚成痰，气滞痰凝，壅结颈前则形成瘿病。

2. 饮食及环境

饮食失调，或居住在高山地区，水土失宜，一是影响脾胃的功能，使脾失健运，不能运化水湿，聚而生痰；二是影响气血的正常运行，致气滞、痰凝、血瘀壅结颈前则发为瘿病。

3. 体质因素

妇女以肝为先天、妇女的经、孕、产、乳等生理特点与肝经气血有密切关系，遇情志、饮食等致病因素，常引起气郁痰结、气滞血瘀及肝郁化火等病理变化，故女性易患瘿病。另外，素体阴虚之人，痰气郁滞之后易于化火，更加伤阴，常使病机复杂，病程缠绵难愈。

【辨证分型】

1. 气郁痰阻证

表现：颈前喉结两旁结块肿大，质软不痛，颈部觉胀，胸闷，喜太息，或兼胸胁窜痛，病情常随情志波动，苔薄白，脉弦。

治法：理气舒郁，化痰消瘿。

药物：四海舒郁丸（方剂）、消瘿五海丸、五海瘿瘤丸。

2. 痰结血瘀证

表现：颈前喉结两旁结块肿大，按之较硬或有结节，肿块经久未消，胸闷，纳差，舌质暗或紫，苔薄白或白腻，脉弦或涩。

治法：理气活血，化痰消瘿。

药物：海藻玉壶汤（方剂）、内消瘰疬丸。

3. 肝火旺盛证

表现：颈前喉结两旁轻度或中度肿大，一般柔软光滑，烦热，容易出汗，性情急躁易怒，眼球突出，手指颤抖，面部烘热，口苦，舌质红，苔薄黄，脉弦数。

治法：清肝泻火，消瘿散结。

药物：栀子清肝汤合消瘰丸加减、丹栀逍遥丸＋消瘿五海丸、夏枯草膏。

4. 心肝阴虚证

表现：颈前喉结两旁结块或大或小，质软，病起较缓，心悸不宁，心烦少寐，易出汗，手指颤动，眼干，目眩，倦怠乏力，舌质红，苔少或无苔，舌体颤动，脉弦细数。

治法：滋阴降火，宁心柔肝。

药物：天王补心丹或一贯煎加减、甲亢灵片。

第二节　瘿劳

瘿劳多由瘿病治疗失时，或药物治疗失当及手术切除后，或因脑部肿瘤等病变，使脾肾阳虚、气血亏虚、水湿泛溢所致，是以疲乏呆钝、嗜睡、畏冷、浮肿、毛发脱落、脉迟缓等为主要表现的劳病类疾病。本病相当于西医学中的甲状腺功能减退。

【病因】

1. 禀赋不足

先天禀赋不足，则肾精亏虚，五脏形体失养，脑髓失充，故见形体发育迟缓，智力发育迟滞，严重者出现"五迟""五软"现象。

2. 饮食不节

忧愁思虑，饮食不节，损伤脾土，或外感邪气，耗伤中气，导致脾失健运，水湿内停，而出现纳呆腹胀、面浮肢肿；气血生化乏源，则见倦怠乏力、少气懒言、声音低微等。

3. 久病伤肾

久病伤肾，或素体虚弱，导致肾精亏虚，肾气虚衰，肾阳不足，以致形体失温，脑髓失充，可见神疲短气、畏寒肢冷、智力下降等。肾阳不足，导致心阳亏虚，心失所养，可见心慌、心悸、胸闷气短。病久阳气衰弱，而见嗜睡、神昏等重症。

【辨证分型】

1. 脾肾气虚型

表现：神疲乏力，少气懒言，纳呆腹胀，面色萎黄，腰膝酸软，小便频数而清，白带清稀，大便溏，舌质淡，脉沉弱。

治法：益气健脾补肾。

药物：四君子汤＋大补元煎。

2. 脾肾阳虚证

表现：神疲乏力，畏寒肢冷，记忆力减退，头晕目眩，耳鸣耳聋，毛发干燥易落，面色苍白，少气懒言，厌食腹胀，便秘，男子可见阳痿遗精，女子可见月经量少，舌淡胖有齿痕，苔白，脉弱而沉。

治法：温补脾肾。

药物：脾阳虚为主，附子理中丸；肾阳虚为主，右归丸；阳虚水泛金匮肾气丸；命门火衰加用四神丸。

3. 心肾阳虚证

表现：形寒肢冷，心悸，胸闷，怕冷，汗少，身倦易困，浮肿，表情淡漠，女性月经不调，男性阳痿，舌质淡暗或青紫，苔白，脉迟缓微沉。

治法：温补心肾，利水消肿。

药物：真武汤＋苓桂术甘汤。

4. 阳气衰微证

表现：畏寒蜷卧，腰膝酸冷，小便清长或遗尿，喜热饮，眩晕耳鸣，视物模糊，男子阳痿遗精、滑精，女子不孕不育、带下量多，舌质淡红，舌体胖大，舌苔薄白，尺脉弱。

治法：温补肾阳。

药物：金匮肾气丸。

第六章

常见血液及内分泌系统疾病测试题及参考答案

（扫码查看测试题）

第九篇 常见营养与代谢性疾病

第一章

概　述

人体的新陈代谢包括物质的合成代谢和分解代谢两个过程。在此过程中，营养物质的不足、过多或者比例失调，都会引起营养性疾病；当代谢的某个环节出现障碍，就会引起代谢性疾病。营养疾病与代谢疾病关系密切，常常并存并且彼此影响。例如糖尿病为代谢病，常伴有蛋白质和能量缺乏；维生素 D 缺乏症属于营养病，但常表现出钙磷的代谢失常。

一、中国营养学会对营养素的分类（表 9 - 1 - 1）

表 9 - 1 - 1　营养素分类

类别	具体涵盖内容
宏量营养素	包括糖类、蛋白质、脂肪，它们在消化过程中分别产生葡萄糖及其他单糖、肽和氨基酸、脂肪酸和甘油
微量营养素	矿物质包括常量元素和微量元素，是人体健康所必需的物质
	维生素分为脂溶性与水溶性
其他膳食成分	膳食纤维和水等

二、人体所需营养物质（表 9 - 1 - 2）

表 9 - 1 - 2　人体所需营养物质

类别		备注
糖（碳水化合物）		可在人体内合成，但实际大部分为体外供应
蛋白质	必需氨基酸	赖氨酸、缬氨酸、色氨酸、苏氨酸、异亮氨酸、亮氨酸、蛋氨酸、苯丙氨酸
	半必需氨基酸	组氨酸（婴幼儿所必需）、精氨酸
	非必需氨基酸	可在体内合成
脂类	必需脂肪酸	亚油酸、亚麻酸、花生四烯酸
	非必需脂肪酸	可在体内合成
矿物质	常量元素	钠、钾、钙、镁、磷、氯、硫、氮、氢、氧、碳
	微量元素	铁、锌、砷、硒、铜、锰、钴、碘、铬、镍、钒、硒、锡、氟、钼

续表

类别		备注
维生素	水溶性	维生素 B₁、B₆、B₂、B₁₂、烟酸、叶酸、泛酸、维生素 C、生物素
	脂溶性	维生素 A、D、E、K
膳食纤维	可溶性	果胶、藻胶、魔芋等
	不可溶性	全谷类食物（麦麸、麦片、糙米等）、豆类、蔬菜、水果等
其他膳食成分		水

三、营养性疾病的分类（表9-1-3）

表9-1-3 营养性疾病分类

营养缺乏分类	具体内容
蛋白质	指的是蛋白质和氨基酸的不足，如蛋白质缺乏、赖氨酸缺乏；肝硬化肝功能失代偿期的酪氨酸、蛋氨酸过多引起的肝性脑病
糖类	糖摄入过多引起肥胖，摄入不足导致消瘦
脂类	脂类摄入过多引起肥胖或血脂异常，摄入过少导致脂溶性维生素缺乏
维生素	缺乏或过多，如维生素 A 缺乏导致夜盲症，过量导致皮肤干燥、肝脏损伤等
微量元素	不足或过多，如铁摄入不足导致贫血，过量导致铁中毒

四、代谢病分类（表9-1-4）

表9-1-4 代谢病分类

代谢障碍分类	具体内容
蛋白质	继发于器官疾病，如严重肝病时的低蛋白血症
糖	各种原因导致的糖尿病及糖耐量降低及低血糖等
脂类	原发性血脂异常或糖尿病、甲减引起的血脂异常等
其他	嘌呤代谢障碍导致的痛风等

第二章

糖尿病

第一节 与糖尿病相关的日常知识

一、糖的分类

糖类是自然界中广泛分布的一类重要的有机化合物。日常食用的蔗糖、粮食中的淀粉、植物中的纤维素、人体血液中的葡萄糖等均属于糖类。糖类在生命活动过程中起着重要的作用，是一切生命体维持生命活动所需能量的主要来源。植物中最重要的糖是淀粉和纤维素，动物细胞中最重要的多糖是糖原（表9－2－1）。

表9－2－1　糖根据结构性质和聚合程度分类

类别	存在形式	组成
单糖	葡萄糖、果糖、核糖	最简单，不能再被水分解
双糖	蔗糖（甜菜、甘蔗）、麦芽糖（植物淀粉）、乳糖（乳汁）	蔗糖由果糖和葡萄糖缩合而成，麦芽糖由两个葡萄糖缩合而成，乳糖由半乳糖和葡萄糖缩合而成
多糖	淀粉、糖原、纤维素	多个葡萄糖单体聚合成的高分子聚合物

注：（1）淀粉可以转化成麦芽糖，麦芽糖可以转化成葡萄糖，葡萄糖经氧化分解成水与CO_2，提供能量。（2）葡萄糖在体内一是氧化分解提供能量；二是可以转化成肝糖原或肌糖原；三是转化形成脂肪。

二、尿的常识（表9－2－2、表9－2－3）

表9－2－2　正常尿液表现

色	量	味	质
淡黄到深黄；喝了很多水，无色；正常新鲜淡黄；缺水是深黄	每天排尿1500ml左右，排尿5~6次	微香而独特，略有氨味；放久了氨味变浓，闻起来有骚味	含水、无机盐、尿素和尿酸等

表 9 - 2 - 3　异常尿液表现

色	红色（血尿）	黄色尿 （黄色或深黄色）	无色尿 （排出饮水过多）	乳白色（有脓性分泌物）
可能原因	尿路感染、炎症、结石、肿瘤等	上火；吃胡萝卜；如浓茶样考虑肝脏疾病	可能是糖尿病、慢性间质性肾炎、尿崩症	常见于肾盂肾炎、膀胱炎、肾脓肿、尿道炎
气味及性状	焦糖味	甜水果味	臭味	出现经久不散的泡沫

注：24 小时排尿大于 8 次或者起夜大于 2 次，每次排尿小于 200ml，还有尿不尽的感觉，属于尿频；2 小时排尿小于 400ml 属于少尿。

第二节　糖尿病

糖尿病是一组由遗传和环境因素相互作用而引起的以慢性血葡萄糖（简称血糖）水平增高为特征的代谢性疾病，是由于胰岛素（胰岛素由胰腺中的胰岛 β 细胞合成与分泌而成）分泌和（或）作用缺陷所引起。

糖尿病不是单一疾病，而是复合病因引起的综合征。目前糖尿病已经成为位列于肿瘤和心血管疾病之后的第三大非传染性疾病，目前我国患糖尿病数量已经超过 1 亿人。

【分型】

按照国际通用标准分型（按照病因），糖尿病主要分为 1 型和 2 型、其他特殊型、妊娠期型（表 9 - 2 - 4）。

表 9 - 2 - 4　糖尿病分型

分型	具体阐释
1 型	指的是胰岛 β 细胞被破坏，而导致胰岛素绝对缺乏的疾病
2 型	指的是以胰岛素抵抗为主伴有胰岛素分泌不足到以胰岛素分泌不足为主伴有胰岛素抵抗的疾病；占所有糖尿病的 95% 以上
其他特殊型	包括由于基因缺陷、胰腺炎、胰腺切除、内分泌疾病（如甲状腺功能亢进症等）、药物或化学品（糖皮质激素、噻嗪类利尿剂、苯妥英钠、α 干扰素、沙丁胺醇等 β 受体激动药）等导致的糖尿病
妊娠型	妊娠期的糖尿病有两种情况，一是为妊娠前已确诊患糖尿病，称为"糖尿病合并妊娠"；另一种是妊娠前糖代谢正常或有潜在糖耐量减退、妊娠期才出现或确诊的糖尿病，又称为"妊娠期糖尿病"。糖尿病孕妇中 80% 以上为妊娠期糖尿病，而糖尿病合并妊娠者不足 20%。我国妊娠期糖尿病发生率为 1%～5%，近年有明显增高趋势。此类患者糖代谢多数于产后能恢复正常，但将来患 2 型糖尿病机会比常人增加

【病因】

糖尿病病因很复杂，至今尚未明确。

1. 1 型糖尿病

绝大多数 1 型糖尿病是自身免疫性疾病，遗传因素与环境因素共同导致了疾病的发生（表 9 - 2 - 5）。

表 9 - 2 - 5　1 型糖尿病的病因

因素类别		具体病因
环境因素	病毒感染	风疹病毒、腮腺炎病毒、柯萨奇病毒等
	化学毒性物质	吡甲硝苯脲、糖皮质激素、β 肾上腺受体激动剂、噻嗪类利尿药、苯妥英钠、α 干扰素等
	饮食	母乳喂养时间短或缺乏母乳喂养的患病率增高
	自身免疫	患者自身免疫系统紊乱，体内有胰岛细胞抗体
遗传因素		双亲中有一人患糖尿病，子女患病风险为 2% ~ 5%

2. 2 型糖尿病

2 型糖尿病的病因也主要是遗传和环境因素（此病因更主要）共同作用的结果。环境因素包括了人口老龄化、现代生活方式、营养过剩、活动不足、肥胖等因素。其发病机制如下（表 9 - 2 - 6）。

表 9 - 2 - 6　2 型糖尿病的发病机制

类别	具体内容
胰岛素抵抗	指各种原因使胰岛素作用的靶器官（主要是肝脏、肌肉、脂肪组织）对葡萄糖摄取和利用的效率下降，机体代偿性地分泌过多胰岛素产生高胰岛素血症，以维持血糖的稳定
胰岛 B 细胞功能缺陷	指的是胰岛 B 细胞分泌胰岛素不足或者分泌胰岛素过程中出现问题
葡萄糖毒性和脂毒性	二者是糖尿病发病机制中最重要的获得性因素。在糖尿病发生的过程中所出现的高血糖和脂代谢紊乱可导致胰岛素的敏感性进一步降低，以及更加损害胰岛 β 细胞功能，分别称之为"葡萄糖毒性"和"脂毒性"

【临床表现】（表 9 - 2 - 7、表 9 - 2 - 8）

表 9 - 2 - 7　糖尿病基本临床表现

类别	具体内容
代谢紊乱症状群	"三多一少"，意即多尿、多饮、多食和体重减轻
常见临床特点	可发生于任何年龄，但是多见于成人，常在 40 岁以后发病；大多数起病慢，症状相对轻，半数以上无任何表现；很多因慢性并发症、伴发病或体检时发现。经常发现患者有家族史；部分患者在饭后，胰岛素分泌高峰延后，会在饭后 3 ~ 5 小时血浆胰岛素升高，引起反应性低血糖，可成为这部分患者的首发临床表现
其他症状	还可伴有皮肤瘙痒，尤其是外阴瘙痒；血糖升高较快时还会产生视物模糊的表现。大多数患者无任何症状，仅仅是在健康体检或因某种疾病就诊化验时才发现高血糖

表 9 - 2 - 8　糖尿病并发症

分类		具体内容
急性严重代谢紊乱		糖尿病酮症酸中毒与高血糖高渗状态
感染并发症	皮肤	患者会有反复发生的皮肤疖、痈等化脓性感染；皮肤真菌感染，如足癣与体癣等
	妇科	女性患者易发生由白色念珠菌引起的真菌性阴道炎及巴氏腺炎
	泌尿及呼吸系统	肾盂肾炎和膀胱炎；部分患者合并肺结核疾病
慢性并发症	大血管病变	与非糖尿病患者群相比，糖尿病患者人群中动脉粥样硬化的患病率较高；动脉粥样硬化主要侵犯肾动脉、肢体动脉、脑动脉、冠状动脉、主动脉，引起心脑血管疾病、肾动脉硬化、肢体动脉硬化等
	微血管网及毛细血管的病变	微血管病变是糖尿病的特异性并发症，其典型改变是微循环障碍及微血管基底膜增厚等。主要表现在视网膜、肾脏、神经和心肌组织上，其中以糖尿病肾病和视网膜病变为主
神经系统并发症	中枢神经	会引起缺血性脑卒中、脑老化加速及老年痴呆症的发生等
	周围神经	是神经系统并发症中最常见的，通常是对称性的，下肢比上肢严重，病情缓慢。主要表现是肢端感觉异常（尤其下肢），可伴有痛觉过敏、疼痛；后期可出现肌力减弱或肌萎缩，甚至瘫痪。腱反射早期亢进、后期减弱或消失
	自主神经	属于比较常见的并发症，主要表现是瞳孔改变（缩小而且不规则、光反射消失、调节反射存在），排汗异常（汗多或少或无），腹泻（饭后或者午夜）、便秘、直立性低血压、持续心动过速、尿失禁、尿潴留、阳痿等
糖尿病足		轻者表现足部畸形、皮肤干燥和发凉、胼胝（临床上称之为糖尿病高危足）；严重者可出现足部溃疡、坏疽。糖尿病足是截肢、致残的主要原因
眼部		引起视网膜黄斑病变、白内障、青光眼、屈光改变等眼部并发症

注：（1）巴氏腺炎又称为前庭大腺炎；前庭大腺位于阴道口两侧，开口在阴道前庭，病原体易于侵入而引起炎症，是女性常见疾病之一。（2）胼胝俗称"老茧"，是皮肤长期受压迫和摩擦而引起的手、足皮肤局部扁平角质增生，常发于足跖，尤其是骨突起部位；此处的坏疽一般指的是干性坏疽，组织坏死后因继发腐败菌的感染和其他因素的影响而呈现黑色、暗绿色等特殊形态改变，称为坏疽。

【诊断和鉴别】

1. 糖尿病的诊断（表 9 - 2 - 9、表 9 - 2 - 10）

表 9 - 2 - 9　糖尿病诊断线索

诊断线索	具体内容
三多一少	多尿、多饮、多食和体重减轻
以糖尿病的并发症或伴发病首诊的患者	原因不明的失水、昏迷、休克；反复发作的皮肤疖或痈、真菌性阴道炎、肺结核等；血脂异常、高血压、脑卒中、肾病、视网膜病、周围神经炎、下肢坏疽及代谢综合征等
高危人群	糖耐量减低（IGT）和空腹血糖调节受损（IFG）、年龄超过 45 岁、肥胖或超重、糖尿病或肥胖家族史等

表 9 - 2 - 10　糖尿病及其他类型高血糖的诊断标准（WHO1999 年标准）

类别		血糖浓度（mmol/L）		
		静脉血浆	静脉全血	毛细血管全血
糖尿病	空腹和（或）	≥7.0	≥6.1	≥6.1
	服糖后 2 小时	≥11.1	≥10.0	≥11.1
糖耐量降低（IGT）	空腹和	<7.0	<6.1	<6.1
	服糖后 2 小时	7.8~11.1	6.7~9.9	7.8~11
空腹血糖调节受损（IFG）	空腹	6.1~6.9	5.6~6.0	5.6~6.0
	服糖后 2 小时	<7.8	<6.7	<7.8
正常人空腹（FPG）		3.9~6.0		
正常人 OGTT 2 小时后		<7.8		

注：①典型糖尿病症状 + 任意时间血浆葡萄糖 ≥11.1mmol/L；或 FPG ≥7.0mmol/L，或 OGTT2hPG ≥11.1mmol/L 或 HbA1c ≥6.5%。需要重复一次进行确认，诊断才能成立。任意时间指的是一日内的任何时间，无论上一次进餐的时间及食物摄入量。空腹状态指的是至少 8 小时没有进食热量。②OGTT2h：在清晨空腹进行，成人口服 75g 无水葡萄糖，溶于 250~300ml 水中，5~10 分钟饮完，空腹及开始饮用葡萄糖水后 2 小时测静脉血浆葡萄糖。空腹指的是 8~10 小时内无任何热量摄入。③IFG、IGT 代表了正常葡萄糖和糖尿病高血糖之间的中间代谢状态，可称之为糖尿病前期。④便携式血糖仪一般都是测定毛细血管或全血葡萄糖。儿童诊断标准与成人相同。⑤对于无糖尿病症状，仅仅一次血糖值达到糖尿病诊断标准者，必须在另一天复查核实而确定诊断。如果复查结果未达到糖尿病诊断标准，应该定期复查。IFG 和 IGT 的诊断应该根据 3 个月内的 2 次 OGTT 结果，用平均值来判断。

2. 糖尿病的鉴别诊断

（1）甲亢患者、部分肝病患者会出现尿糖阳性，但是 FPG 和 2hPG 正常。

（2）1 型糖尿病和 2 型的鉴别（表 9 - 2 - 11）主要根据临床特点和发展过程，从发病年龄、起病缓急、症状轻重、体重、是否依赖胰岛素维持生命等方面，结合 β 细胞功能检查进行综合分析确定。

表 9 - 2 - 11　糖尿病 1 型和 2 型的区别

维度	1 型	2 型
遗传	遗传家族史不典型	具有典型家族遗传史
年龄	通常见于青少年	多为中老年人
体型	正常或消瘦	超重或肥胖
发病速度	比较快，易发生酮症酸中毒等急性并发症	相对缓慢，不易发生酮症酸中毒
表现	三多一少表现明显	早期表现不明显
实验室检查	提示存在胰岛素绝对不足和胰岛特异性自身抗体阳性	不会出现胰岛素绝对不足和胰岛特异性自身抗体阳性
治疗	必须补充胰岛素	可以口服降糖药，也可以补充胰岛素

【治疗】

1. 2 型糖尿病患者治疗流程图（见图 9 - 2 - 1）

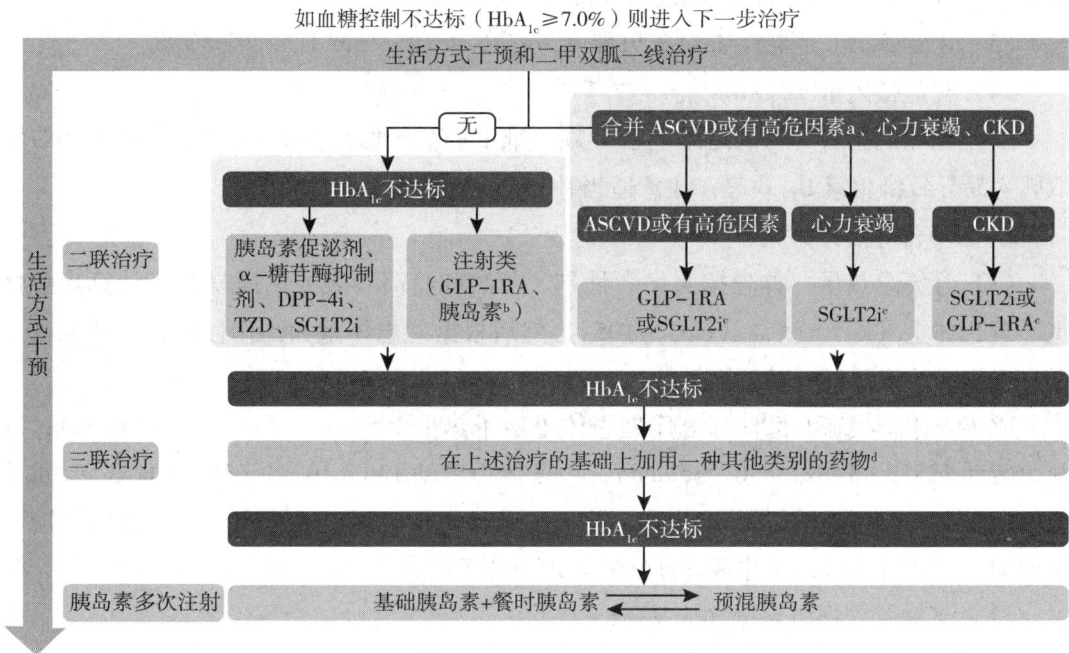

图 9 - 2 - 1　2 型糖尿病患者治疗流程图

2. 2 型糖尿病的综合指标控制（表 9 - 2 - 12）

表 9 - 2 - 12　中国 2 型糖尿病的综合控制指标

指标	目标值
毛细血管血糖（空腹/非空腹）	4.4 ~ 7.0/ < 10.0mmol/L
糖化血红蛋白	< 7.0%
血压	< 130/80mmHg
总胆固醇	< 4.5mmol/L
LDL - 胆固醇（未合并心血管病/已合并心血管病）	< 2.6/1.8mmol/L
HDL - 胆固醇（男性/女性）	> 1.0/1.3mmol/L
甘油三酯	< 1.7mmol/L
BMI	< 24kg/m²

三、糖尿病的医学营养治疗

1. 医学营养的治疗更加体现针对顾客的个体化治疗原则

（1）对于 1 型糖尿病患者，在合适的总热量、食物成分、合理的餐次安排等措施基础上，配合胰岛素治疗有利于控制高血糖和防止低血糖。

（2）对于 2 型糖尿病患者，尤其是肥胖或超重者，医学营养治疗有利于减轻体重，改善糖、脂代谢紊乱和高血压以及减少降糖药物剂量。

（3）限制饮酒；酒精量：对于男性 <25g/d，女性 <15g/d；每周≤2 次。

（4）食盐摄入量 <5g/d。

（5）糖尿病患者容易缺乏维生素 B 族、维生素 C、维生素 D、锌等；长期使用二甲双胍容易导致维生素 B_{12} 缺乏，注意适当补充。

2. 医学营养治疗方案

（1）计算总热量　首先按照患者性别、年龄和身高查表或用简易公式计算理想体重［理想体重（kg）= 身高（cm）- 105］，然后根据理想体重和工作性质，参照原来生活习惯等，计算每日所需总热量。

成年人休息状态下每日每公斤理想体重给予热量 105～125.5kJ（25～30kcal）；轻体力劳动 125.5～146kJ（30～35kcal）；中度体力劳动 146～167kJ（35～40kcal），重体力劳动 167kJ（40kcal）以上，儿童、孕妇、乳母、营养不良或伴有消耗性疾病者应酌情增加，肥胖者酌减，使体重逐渐恢复至理想体重的 ±5% 左右。

（2）了解营养物质含量（表 9 - 2 - 13）

表 9 - 2 - 13　糖尿病需要摄入的营养物质含量

类别	具体含量
糖类	约占饮食总热量 50%～60%，提倡用粗制米、面和一定量杂粮，忌食用葡萄糖、蔗糖、蜜糖及其制品（各种糖果、甜糕点饼干、冰淇淋、含糖饮料等）
蛋白质	一般不超过总热量 15%，成人每日每公斤理想体重 0.8～1.2g，儿童、孕妇、乳母、营养不良或伴有消耗性疾病者增至 1.5～2.0g，伴有糖尿病肾病而肾功能正常者应限制到 0.8g，血尿素氮升高者应限制在 0.6g；蛋白质应至少有 1/3 来自动物蛋白质，以保证必需氨基酸的供给
脂肪	约占总热量 30%，饱和脂肪、多价不饱和脂肪与单价不饱和脂肪旳比例应为 1:1:1，每日胆固醇摄入量宜在 300mg 以下
可溶性食用纤维	每日餐饮中纤维素含量不少于 40g，提倡食用绿叶蔬菜、豆类、块茎类、粗谷物、含糖成分低的水果等。可延缓食物的吸收，降低餐后血糖高峰，有利于改善糖、脂代谢紊乱，并促进胃肠蠕动、防止便秘
盐	每日摄入食盐应限制在 6g 以下

（3）食物营养合理分配　确定每日饮食总热量和糖类、蛋白质、脂肪的组成后，按每克糖类、蛋白质产热 16.7KJ（4kcal），每克脂肪产热 37.7KJ（9kcal），将热量换算为食品后制订食谱，并根据生活习惯、病情和配合药物治疗需要进行安排。每日三餐分配比例为 1/5、2/5、2/5 或 1/3、1/3、1/3。

（4）随访　以上仅是原则估算，在治疗过程中随访调整十分重要。如肥胖患者在治疗措施适当的前提下，体重不下降，应进一步减少饮食的总热量；体形消瘦的患者，在治疗中体重有所恢复，其饮食方案也应适当调整，避免体重继续增加。

【学习提示】

（1）kJ 和 kcal，分别代表热量单位。kJ 是千焦意思，kcal 是千卡的意思。它们之间的换算如下：1 千卡(1 大卡)＝4.182 千焦；1 卡＝4.182 焦耳。

（2）精确的人体基本热量计算法（表9－2－14）

表9－2－14　精确的人体基本热量计算法

性别	年龄	国际单位	备注
男性	11~17 岁	体重（公斤）× 105 ＝ 基本热量（千焦耳）	以上公式计算的是每人的基本所需热量，指维持生命的最基本需要如呼吸、心跳等需要的热量。一般行动、工作或运动所消耗的热量并不计算在内
	18~30 岁	体重（公斤）× 63 + 2850 ＝ 基本热量（千焦耳）	
	31~60 岁	体重（公斤）× 48 + 3500 ＝ 基本热量（千焦耳）	
	60 岁以上	体重（公斤）× 56 + 2050 ＝ 基本热量（千焦耳）	
女性	11~17 岁	体重（公斤）× 84 ＝ 基本热量（千焦耳）	
	18~30 岁	体重（公斤）× 61 + 1880 ＝ 基本热量（千焦耳）	
	31~60 岁	体重（公斤）× 36 + 3500 ＝ 基本热量（千焦耳）	
	60 岁以上	体重（公斤）× 44 + 2050 ＝ 基本热量（千焦耳）	

四、糖尿病患者的体育锻炼

糖尿病患者应根据年龄、性别、体力、病情有无并发症等不同条件进行合适的运动，循序渐进并长期坚持（表9－2－15）。1 型患者接受胰岛素治疗时，常可能处于胰岛素相对不足和胰岛素过多之间。在胰岛素相对不足时进行运动，会导致肝脏葡萄糖输出增加，血糖升高；在胰岛素相对多时进行运动，会使肌肉摄取和利用葡萄糖增加，有可能诱发低血糖反应。

表9－2－15　糖尿病患者的体育锻炼

类型	具体锻炼措施
1 型	体育锻炼宜在餐后进行，运动量不宜过大，持续时间不宜过长
2 型	对 2 型患者（尤其是肥胖患者）适当运动有利于减轻体重、提高胰岛素敏感性，但如有心、脑血管疾病或严重微血管病变者，则应按具体情况妥善安排

五、糖尿病患者的病情监测

糖尿病患者应定期监测血糖，建议患者应用便携式血糖计进行自我监测血糖。每3~6 个月定期复查 HbA1c，了解血糖总体控制情况，及时调整治疗方案。每年 1~2 次全面复查，了解血脂以及心、肾、神经和眼底情况，尽早发现有关并发症，同时给予相应治疗。

六、糖尿病患者的口服药物治疗

（一）促胰岛素分泌剂

1. 磺脲类（表9-2-16）

表9-2-16　常用磺脲类药物解析

类别	具体情形
作用机制	通过刺激胰岛B细胞分泌胰岛素，增加体内的胰岛素水平而降低血糖
适应证	用于新诊断的2型糖尿病非肥胖者，用饮食和运动治疗血糖控制不理想时。年龄>40岁，病程<5年，空腹血糖<10mmol/L时，效果较好
禁忌证	1型糖尿病，有严重并发症或晚期B细胞功能很差的2型糖尿病，儿童糖尿病，孕妇，哺乳期妇女，全胰腺切除者，对药物过敏或严重不良反应者等
不良反应	①低血糖，是最常见的不良反应，常发生于老年患者（60岁以上）、肝肾功能不全或营养不良者；②体重增加；③皮肤过敏，如皮疹、瘙痒等，④上腹不适、食欲减退等消化系统表现
对HbA1c	可以降低1.0%~1.5%
使用	可与其他作用机制不同的降糖药或胰岛素联合使用；餐前服用
药物选择	格列本脲易引起低血糖，老年人及肝肾心脑功能不好者慎用；格列吡嗪、格列齐特、格列喹酮作用温和，比较适合老年人；中度肾功能减退（指的是肌酐清除率30~60ml/min）适宜使用格列喹酮、瑞格列奈；伴有高血脂，适合选用格列齐特
其他	第1代有甲苯磺丁脲、氯磺丙脲、氯磺丁脲等；但目前使用的都是第2代磺脲类，如格列本脲、格列吡嗪、格列齐特、格列喹酮等。第3代有格列美脲

2. 格列奈类（表9-2-17）

表9-2-17　常用格列奈类药物解析

类别	具体情形
作用机制	主要通过刺激胰岛素的早时相分泌（指的是进餐后5分钟和30分钟的胰岛素分泌）而降低餐后血糖，也有一定的降空腹血糖作用
适应证	适合2型糖尿病早期餐后高血糖阶段或以餐后高血糖为主的老年患者。可以在肾功能不全的患者中使用
禁忌证	参考磺脲类药物
不良反应	低血糖和体重增加，但与磺脲类相比轻
对HbA1c	降低0.5%~1.5%
使用	可单独或与其他降糖药（磺脲类除外）联合使用；于餐前口服或餐前即刻服用
其他	主要药物有瑞格列奈、那格列奈等

（二）双胍类药物（表9-2-18）

表9-2-18　常用双胍类药物解析

类别	具体情形
作用机制	通过减少肝脏葡萄糖的输出和改善外周组织对胰岛素抵抗而降低血糖
适应证	无明显消瘦的（特别是肥胖者）患者及伴有血脂异常、高血压或高胰岛素血症患者；可以改善糖尿病心血管并发症。是2型糖尿病控制高血糖的一线用药和药物联合中的基本用药。也可用于2型糖尿病
禁忌证	心肝肺肾功能减退及高热患者禁用；1型不宜单独用；2型合并严重代谢紊乱、严重感染、外伤者，孕妇及哺乳妇女不可使用；对药物过敏或严重不良反应者；酗酒者、叶酸及VB12及铁缺乏者。肌酐清除率<60ml/min不宜。年老患者慎用，并监测肾功能；儿童不宜服用（除了明确是肥胖及存在胰岛素抵抗）；慢性胃肠病、慢性营养不良及消瘦者不适合使用
不良反应	①消化道的不良反应，进餐时服用以及小剂量开始、逐渐增量会减少不良反应。②皮肤过敏。③老年患者、肝肾心功能不好及缺氧者易发生乳酸性酸中毒。长时间使用可能会造成维生素B_{12}缺乏
对HbA1c	下降1.0%~1.5%
使用	与胰岛素联合可减少1型患者胰岛素用量和血糖波动；可单独或联合其他药物
其他	双胍类药物单独使用不会引起低血糖反应。常用药物为二甲双胍

注：乳酸性酸中毒指的是各种原因引起血乳酸水平升高而导致的酸中毒。乳酸性酸中毒是糖尿病患者的一种急性并发症，常见于服用大量双胍类药物的糖尿病患者。症状轻者可见恶心、腹痛、食欲下降、头晕、嗜睡、呼吸稍深快。病情较重或严重患者可有恶心、呕吐、头痛、头晕、全身酸软、口唇发绀、低血压、体温低、脉弱、心率快、脱水、呼吸深大、意识障碍、四肢反射减弱、瞳孔扩大、深度昏迷或休克。

（三）胰岛素增敏剂，又称噻唑烷二酮类（或格列酮类）药物（表9-2-19）

表9-2-19　常用格列酮类药物解析

类别	具体情形
作用机制	通过增加外周细胞对胰岛素作用的敏感性而降低血糖
适应证	胰岛素抵抗明显者
禁忌证	不适合1型糖尿病患者、孕妇、哺乳期妇女、儿童。心脏病、心力衰竭或肝病者慎用
不良反应	水肿与体重增加为主要不良反应，尤其与胰岛素联合使用时更突出。骨折和心力衰竭风险增加；心肌缺血及慢性心功能不全的风险被美国FDA黑框警示。吡格列酮会导致绝经期无排卵的胰岛素抵抗者排卵重新开始
对HbA1c	下降0.7%~1.0%
使用	可与磺脲类、双胍类、胰岛素合用
其他	罗格列酮因其不良反应在欧洲已撤市。常用药物有罗格列酮、吡格列酮、曲格列酮等

（四）α－葡萄糖苷酶抑制剂（表9－2－20）

表9－2－20　常用α－葡萄糖苷酶抑制剂类药物解析

类别	具体情形
作用机制	通过抑制碳水化合物在小肠上部的吸收而降低餐后血糖。阿卡波糖主要抑制α淀粉酶；伏格列波糖主要抑制麦芽糖酶和蔗糖酶
适应证	适合以碳水化合物为主要食物成分且空腹血糖正常或不太高而餐后血糖明显升高的1型和2型糖尿病（伏格列波糖只用于2型）
禁忌证	胃肠功能紊乱者、孕妇、哺乳期妇女、儿童；肝肾功能不全者慎用
不良反应	胃肠道反应，如腹胀、排气增多或腹泻
对HbA1c	降低0.5%
使用	应在进食第1口食物后服用。如出现低血糖，使用葡糖糖或蜂蜜纠正，蔗糖或淀粉效果不好；可与双胍类、磺脲类、胰岛素增敏剂或胰岛素联合使用
其他	小剂量用药可以减少不良反应发生率。常用药物有阿卡波糖、伏格列波糖等

（五）列汀类（DPP－4抑制剂，属于肠促胰岛素）（表9－2－21）

表9－2－21　常用列汀类药物解析

类别	具体情形
作用机制	通过抑制二肽基肽酶－4（DPP－4）而减少胰高血糖素样肽－1（GLP－1）在体内的失活，使内源性GLP－1水平升高。GLP－1以葡萄糖浓度依赖的方式增加胰岛素分泌，抑制胰高血糖素分泌，从而降低血糖
适应证	用于生活方式干预无法达标的2型糖尿病
禁忌证	1型糖尿病或对本品过敏者；治疗酮症酸中毒
不良反应	可能导致关节疼痛；引起腹痛、腹泻、恶心、呕吐等消化道症状及上呼吸道感染等
对HbA1c	降低0.4%～0.9%
使用	可与或不与食物同服；可以单药或与其他口服降糖药联合使用。有肾功能不全的患者使用时，按照说明书调整剂量即可
其他	单独使用不增加低血糖风险，对于体重中性影响。常用药物有西格列汀、维格列汀、沙格列汀、利格列汀等

注：二肽基肽酶－4（DPP－4）是机体内的一种酶，主要作用是分解蛋白质，使其失去活性。其中有一种被DPP－4分解的蛋白质叫胰高血糖素样肽－1，即GLP－1，该蛋白质可刺激胰岛素分泌、延缓胰岛β细胞凋亡、抑制胰高血糖素、延缓胃排空速度，从而发挥降糖作用。如果抑制了DPP－4的活性，就会减少GLP－1分解，达到降血糖的目的。

（六）列净类降糖药/SGLT－2 抑制剂（钠－葡萄糖协同转运蛋白－2 抑制剂）（表9－2－22）

表9－2－22　常用列净类药物解析

类别	具体情形
作用机制	抑制肾脏对葡萄糖的重吸收，降低肾糖阈，从而促进尿糖排出
适应证	成人2型；可以在轻、中度肝功能受损的患者中使用
禁忌证	在重度肝功能受损患者中不推荐使用。不用于 eGFR < 30 ml/min/1.73m^2 的患者；不用于1型、青少年及儿童糖尿病
不良反应	常见不良反应为泌尿系统和生殖系统感染及与血容量不足相关的不良反应，罕见不良反应包括糖尿病酮症酸中毒
对 HbA1c	降低 0.5% ~1.2%。在二甲双胍基础上联合治疗 HbA1c 可降低 0.4% ~0.8%
使用	早晨服用，不受饮食限制；可以与其他降糖药联合使用
其他	还有一定的减轻体重和利尿降压作用，有利尿降压作用，不流失钾，还可以降尿酸。SGLT2i 可使体重下降 0.6 ~3.0 千克。SGLT2i 与胰岛素或胰岛素促泌剂联用时应下调胰岛素或胰岛素促泌剂的剂量。起到降糖和心肾保护作用。常用药物有恩格列净、达格列净、艾托格列净等

注：肾糖阈：指当血浆葡萄糖浓度超过 8.96 ~10.08mmol/L 时，近端小管对葡萄糖的重吸收达到极限，尿中开始出现葡萄糖，此时的血糖浓度即为肾糖阈。

（七）胰高血糖素样肽－1 受体激动剂（GLP－1RA）

1. GLP－1RA 分类（表9－2－23）

表9－2－23　GLP－1RA 分类

类别	药物
短效	贝那鲁肽、艾塞那肽、利司那肽
长效	利拉鲁肽、艾塞那肽周制剂、度拉糖肽、洛塞那肽、司美格鲁肽

2. 常用 GLP－1RA 药物解析（表9－2－24）

表9－2－24　常用 GLP－1RA 药物解析

项目	具体情形
作用机制	通过激活 GLP－1 受体以葡萄糖浓度依赖的方式刺激胰岛素分泌和抑制胰高血糖素分泌，同时增加肌肉和脂肪组织葡萄糖摄取，抑制肝脏葡萄糖的生成而发挥降糖作用，并可抑制胃排空，抑制食欲
适应证	2型糖尿病以及伴有 ASCVD 或高危心血管疾病风险的 T2DM 患者
禁忌证	1型糖尿病等（不可以代替胰岛素使用）
不良反应	轻、中度的胃肠道反应，包括腹泻、恶心、腹胀、呕吐等

续表

项目	具体情形
对 HbA1c	联合使用后较之前降低 0.5%～1.51%；单用降低最高可达 2.87%（如贝那鲁肽）
使用	注射剂一天中任何时间，每周同一天；皮下注射
其他	能有效改善空腹及餐后 2 小时血糖，降低体重。联合胰岛素治疗能减少胰岛素剂量。可有效降低血糖，能部分恢复胰岛 B 细胞功能，降低体重，改善血脂谱及降低血压。GLP-1RA 可单独使用或与其他降糖药物联合使用

3. 度拉糖肽、艾塞那肽周制剂、洛塞那肽药物区别（表 9-2-25）

表 9-2-25　度拉糖肽、艾塞那肽周制剂、洛塞那肽药物区别

	度拉糖肽	艾塞那肽周制剂	洛塞那肽
商品名	度易达	百达扬	孚来美
达峰时间	48h	2 个高峰[a]	67～118h
半衰期	4～7 天	2.4h 每次	104～121h
用法	一天中任何时间，每周同一天；皮下注射	一天中任何时间，每周同一天；皮下注射	一天中任何时间，每周同一天；皮下注射
用量	0.75～1.50mg，每周 1 次	2mg，每周 1 次	0.1～0.2mg，每周 1 次
肾功能不全时用药	eGFR < 30（ml/min/1.73m²）不推荐	eGFR < 30（ml/min/1.73m²）不推荐	eGFR < 30（ml/min/1.73m²）不推荐

注：GLP-1RA 为胰高血糖素样肽-1 受体激动剂；eGFR 为估算的肾小球滤过率；a 表示 2 周微球表面结合的艾塞那肽释放，6～7 周微球内的艾塞那肽。

七、胰岛素制剂治疗

（一）胰岛素适应证

①1 型糖尿病；②糖尿病并发急性严重代谢紊乱及慢性并发症；③2 型糖尿病口服降糖药无效者；④合并妊娠、分娩者；⑤临床上的特殊类型糖尿病。

（二）2 型糖尿病患者的胰岛素治疗路径（见图 9-2-2）。

1. 胰岛素起始治疗的时机

（1）T1DM 患者在起病时就需要胰岛素治疗，且需终身胰岛素替代治疗。

（2）新诊断 T2DM 患者如有明显的高血糖症状、酮症酸中毒，首选胰岛素治疗。待血糖得到良好控制和症状得到显著改善后，再根据病情确定后续的治疗方案。

（3）新诊断糖尿病患者分型困难，与 T1DM 难以鉴别时，可首选胰岛素治疗。待血糖得到良好控制、症状得到显著改善、确定分型后再根据分型和具体病情制定后续的治疗方案。

（4）T2DM 患者在生活方式和口服降糖药治疗的基础上，若血糖仍未达到控制目

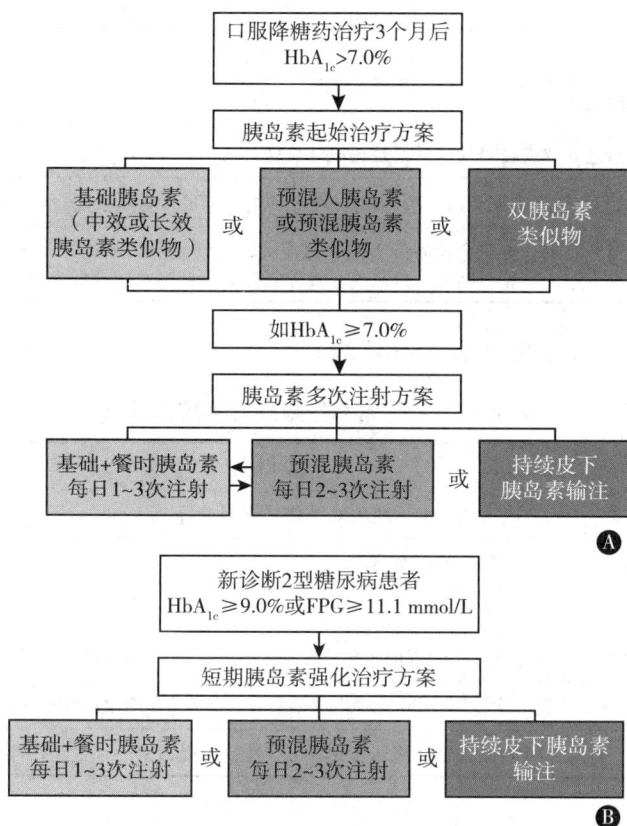

口服降糖药治疗3个月后
HbA$_{1c}$>7.0%

胰岛素起始治疗方案

| 基础胰岛素（中效或长效胰岛素类似物） | 或 | 预混人胰岛素或预混胰岛素类似物 | 或 | 双胰岛素类似物 |

如HbA$_{1c}$≥7.0%

胰岛素多次注射方案

| 基础+餐时胰岛素每日1~3次注射 | 预混胰岛素每日2~3次注射 | 或 | 持续皮下胰岛素输注 |

A

新诊断2型糖尿病患者
HbA$_{1c}$≥9.0%或FPG≥11.1 mmol/L

短期胰岛素强化治疗方案

| 基础+餐时胰岛素每日1~3次注射 | 或 | 预混胰岛素每日2~3次注射 | 或 | 持续皮下胰岛素输注 |

B

图 9 – 2 – 2　2 型糖尿病患者的胰岛素治疗路径

标，即可开始口服降糖药和胰岛素的联合治疗。通常经足量口服降糖药物治疗 3 个月后 HbA1c 依然≥7.0% 时，可考虑启动胰岛素治疗。

（5）在糖尿病病程（包括新诊断的 T2DM），出现无明显诱因的体重显著下降时，应该尽早使用胰岛素治疗。

2. 胰岛素治疗时胰岛素制剂的选择

根据患者具体情况，可选用基础胰岛素、预混胰岛素或双胰岛素类似物起始胰岛素治疗。基础胰岛素包括中效胰岛素和长效胰岛素类似物。当仅使用基础胰岛素治疗时，保留原有各种口服降糖药物，不必停用胰岛素促泌剂。

（三）胰岛素制剂分类（按照作用时间长短分类）

1. 超短效胰岛素（类似物）（表 9 – 2 – 26）

表 9 – 2 – 26　常用超短效胰岛素药物解析

项目	具体情形
包含药物	门冬胰岛素（诺和锐）、赖脯胰岛素、赖谷胰岛素
适应证	用于控制餐后血糖，也可以与中效胰岛素合用控制早晨或晚间高血糖

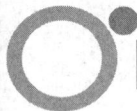

项目	具体情形
禁忌证	过敏者禁用
不良反应	注射后不进食或进食时间延后，会造成低血糖
使用	与三餐前15分钟皮下注射1次，用药10分钟内需要进食含碳水化合物的食物
优点	和常规胰岛素比，更符合胰岛素生理分泌模式，餐前注射吸收迅速，皮下吸收比人胰岛素快3倍，起效迅速，持续时间短，可以更有效控制餐后血糖以及减少低血糖发生

2. 常规（短效）胰岛素（表9 – 2 – 27）

表9 – 2 – 27　常用短效胰岛素药物解析

项目	具体情形
包含药物	重组人胰岛素、生物合成人胰岛素、胰岛素（猪）注射液等
适应证	糖尿病患者控制血糖，尤其是餐后血糖
禁忌证	过敏者禁用
不良反应	餐前30分钟用药不易把握，进餐提前容易导致血糖控制不好，进餐延后容易低血糖，导致血糖波动大
使用	餐前30分钟皮下注射1次，用药30分钟内需要进食含碳水化合物的食物。也可以与中效胰岛素合用
其他	还称为速效、普通、可溶性、中性胰岛素或者可溶性、正规、中性、未经修饰胰岛素

3. 中效胰岛素（表9 – 2 – 28）

表9 – 2 – 28　常用中效胰岛素药物解析

项目	具体情形
包含药物	低精蛋白锌胰岛素（NHP）、胰岛素锌混悬液（慢胰岛素）
适应证	糖尿病患者控制血糖；与短效胰岛素配合使用，提供胰岛素日基础用量
禁忌证	过敏者禁用
优点	平稳缓慢释放，低血糖危险比短效的小；对胰岛素基础分泌量低的患者控制血糖波动很有利
使用	睡前或早餐前每天给药1次，或每日早晚2次给药。混悬性胰岛素每次使用前应缓慢摇动使其均匀，不要剧烈晃动
其他	低精蛋白锌胰岛素（NHP）是胰岛素、锌、鱼精蛋白的混悬剂，如此配方使作用持续时间延长，加锌使其稳定。皮下注射后，平均1.5小时起效，4~12小时达到高峰，作用维持8~24小时

4. 长效胰岛素（表9 – 2 – 29）

表9 – 2 – 29　常用长效胰岛素药物解析

项目	具体情形
包含药物	精蛋白锌胰岛素、特慢胰岛素
适应证	糖尿病患者控制血糖；与短效胰岛素配合使用，提供胰岛素日基础用量

项目	具体情形
禁忌证	过敏者禁用
优点	精蛋白锌胰岛素比低精蛋白锌胰岛素释放更缓慢，作用时间更长
使用	每日餐前 0.5 小时注射 1 次；一般和短效配合使用
其他	皮下注射 3 ~ 4 小时起效，12 ~ 20 小时到高峰，作用维持 24 ~ 36 小时

5. 超长效胰岛素（类似物）（表 9 - 2 - 30）

表 9 - 2 - 30　常用超长效胰岛素药物解析

项目	具体情形
包含药物	甘精胰岛素、地特胰岛素
适应证	用于基础胰岛素的替代治疗，一般也和短效胰岛素和口服降糖药配合使用
优点	具有长效平稳特点，无峰值血药浓度，作用平稳
使用	甘精胰岛素每日傍晚前注射 1 次；地特胰岛素与口服药联合使用，1 天 1 次皮下注射
其他	皮下注射 1.5 小时起效，比中效慢，有效作用达到 22 小时左右，几乎无峰值出现

6. 预混胰岛素（表 9 - 2 - 31）

表 9 - 2 - 31　常用预混胰岛素药物解析

项目	具体情形
包含药物	诺和灵 30R、50R；优泌林 70/30
适应证	糖尿病患者控制血糖
禁忌证	过敏者禁用
优点	预混胰岛素是含有标示百分比的短效和中效的胰岛素，可同时具有短效和长效胰岛素作用；其中短效起效迅速，可以较好控制餐后高血糖；中效成分持续缓慢释放，主要起替代基础胰岛素分泌的作用
使用	早餐前 30 分钟皮下注射 1 次；有时需要晚餐前再注射 1 次
其他	还称之为双（时）相胰岛素。30R 0.5 小时起效，2 ~ 8 小时高峰，持续 24 小时；50R 0.5 小时起效，2 ~ 12 小时高峰，作用可达 16 ~ 24 小时

7. 超长效胰岛素类似物（表 9 - 2 - 32）

表 9 - 2 - 32　常用超长效胰岛素类似物药物解析

项目	具体情形
包含药物	德谷胰岛素
适应证	糖尿病患者控制血糖

续表

项目	具体情形
禁忌证	过敏者禁用
优点	有效降低糖化血红蛋白和空腹血糖，减少低血糖发生，尤其是夜间低血糖的发生风险
使用	随主餐每日给药 1 次
其他	德谷胰岛素经皮下注射后，呈现为超长效、无峰值，具有平稳、作用时间达到 42 小时的特点

注：基础胰岛素分泌是指 24 小时胰岛细胞持续脉冲式分泌的微量胰岛素（约 0.5～1 单位/小时）。正常人胰岛素的生理性分泌可分为基础胰岛素分泌和进餐后的胰岛素分泌，这两部分胰岛素分泌量大约各占基础胰岛素 50%，也就是说基础胰岛素分泌不依赖于进食，是指空腹状态下的胰岛素分泌。

（四）胰岛素治疗原则和方法

胰岛素治疗应在综合治疗的基础上进行，胰岛素剂量取决于血糖水平、β 细胞功能缺陷程度、胰岛素抵抗程度、患者的饮食和运动状况等，一般从小剂量开始，根据血糖水平逐渐调整。

1. 针对 1 型糖尿病

对于病情相对稳定、无明显消瘦的患者，初始剂量约为 0.5～1.0U/（kg·d）维持昼夜基础胰岛素水平约需全天胰岛素剂量的 40%～50%，剩余部分分别用于每餐前。例如，每餐前 20～30 分钟皮下注射速效胰岛素（或餐前即时注射速效胰岛素类似物）使胰岛素水平迅速增高，以控制餐后高血糖。

提供基础胰岛素水平的方法：①睡前注射中效胰岛素可保持夜间胰岛素基础水平，并减少夜间发生低血糖的危险性，另于早晨给予小剂量中效胰岛素可维持日间的基础水平；② 每天注射 1～2 次长效胰岛素或长效胰岛素类似物，使体内胰岛素水平达到稳态而无明显峰值。目前，较普遍应用的强化胰岛素治疗方案是餐前多次注射速效胰岛素，加睡前注射中效或长效胰岛素。应为患者制订试用方案，逐渐调整，直至达到良好血糖控制。一部分 1 型患者在胰岛素治疗后一段时间内病情部分或完全缓解，胰岛素剂量减少或可以完全停用，称为"糖尿病蜜月期"，通常持续数周或数月。

2. 针对 2 型糖尿病

胰岛素作为补充治疗，用于经合理的饮食和口服降糖药治疗仍未达到良好控制目标的患者，通常白天继续服用口服降糖药，睡前注射中效胰岛素（早晨可加小剂量或不加）或每天注射 1～2 次长效胰岛素。胰岛素作为替代治疗（一线用药）的适应证为：2 型糖尿病诊断时血糖水平较高，特别是体重明显减轻的患者；口服降糖药治疗反应差伴体重减轻或持续性高血糖的患者；难以分型且消瘦的糖尿病患者。此外，在 2 型糖尿病患者胰岛素补充治疗过程中，当每日胰岛素剂量已经接近 50U 时，可停用胰岛素促分泌剂而改成替代治疗。应用胰岛素作为 2 型替代治疗时，可每天注射 2 次中效胰岛素或预混制剂；胰岛 B 细胞功能极差的患者应按与 1 型类似的方案长期采用强化胰岛素治疗。

采用强化胰岛素治疗方案后，有时早晨空腹血糖仍然较高，可能原因为：①夜间胰岛素作用不足；②"黎明现象"：即夜间血糖控制良好，也无低血糖发生，仅于黎明短时间内出现高血糖，可能由于清晨皮质醇、生长激素等胰岛素拮抗激素分泌增多所致；③Somogyi 效应：即在夜间曾有低血糖，在睡眠中未被察觉，但导致体内胰岛素拮抗激素分泌增加，继而发生低血糖后的反跳性高血糖。夜间多次（0、2、4、6、8 时时间段）测定血糖，有助于鉴别早晨高血糖的原因。

采用强化胰岛素治疗时，低血糖症发生率增加，应注意避免、及早识别和处理。2 岁以下幼儿、老年患者、已有晚期严重并发病者不宜采用强化胰岛素治疗。目前的强化胰岛素治疗方法还有持续皮下胰岛素输注（又称为胰岛素泵）和人工胰。

3. 胰岛素注射部位与储存

（1）胰岛素注射液储存　没有开瓶使用的胰岛素应该在 2~8℃ 条件下冷藏密闭避光保存。已经开瓶使用的胰岛素注射液可以在室温（最高 25℃）保存最长 4~6 周（诺和灵 R、N、30R 注射液为 6 周，其他注射液为 4 周），使用中的胰岛素笔芯不要放在冰箱里，可以与胰岛素笔一起使用或随身携带，在室温最长保存 4 周。冷冻后的胰岛素不可以使用。

（2）胰岛素注射部位　腹壁注射吸收最快，其次分别为上臂、大腿和臀部，需轮流交替使用，同样的注射部位每月不能重复，而且同一部位的两次注射点要间隔2cm。

4. 使用胰岛素的注意事项

（1）胰岛素过量可以导致血糖降低，会出现饥饿感、精神不安、脉搏加快、瞳孔散大、焦虑、头晕、共济失调（共济失调是肌力正常的情况下出现的运动协调障碍，临床表现为肢体随意运动的幅度及协调发生紊乱，不能维持躯体姿势和平衡。共济失调可累及四肢、躯干及咽喉肌，引起姿势、步态和语言障碍等表现）、震颤、昏迷、惊厥等。此刻必须给予食用糖类。

（2）为防止血糖突然下降，来不及呼救而失去知觉，应给每一位患者随身携带记录有病情及使用胰岛素情况的卡片，以便不失时机地抢救处理。

（3）胰岛素注射部位可有皮肤发红、皮下结节、皮下脂肪萎缩等局部反应。因此需要经常更换注射部位。注射时血糖高，选择腹部注射，注射稍深一些，适当延长注射与进餐时的间隔；注射后要立即就餐，可选择腹部注射；注射后不能按时就餐，选择上臂或臀部，注射浅一些；注射时血糖正常，可选择任何部位，正常进餐；注射时血糖偏低，可选择上臂或臀部，注射浅一点，注射后尽快进餐。

（4）混悬液型胰岛素注射液禁止用于静脉注射，只有可溶性胰岛素（如短效胰岛素）才可以静脉给药。

（5）极少数患者会产生胰岛素耐受性，也就是在没有酮症酸中毒的情况下，每日胰岛素用量要高于200U；主要原因可能是感染、使用皮质激素或体内存在胰岛素抗体，此时可以更换不同动物种属的制剂或加服口服降糖药。

（6）低血糖、肝硬化、溶血性黄疸、胰腺炎、肾炎等患者禁用。

（7）少量胰岛素可被注射器吸附，含量越低吸附越高，使用剂量要考虑此因素。

（8）过敏反应　动物胰岛素和人胰岛素的结构有差异，有抗原性；另胰岛素制剂中混有的胰岛素原和其他杂质也有抗原性。动物胰岛素发生过敏者可以换用人胰岛素。应用人胰岛素有利于减少过敏反应；对人胰岛素过敏者可试用胰岛素类似物。少数患者会发生荨麻疹，偶尔见过敏性休克（可用肾上腺素抢救）。

八、糖尿病慢性并发症的治疗

糖尿病各种慢性并发症的防治策略应该是全面控制共同危险因素，包括积极控制高血糖、严格控制血压、纠正脂代谢紊乱、抗血小板治疗、控制体重、戒烟改善胰岛素敏感性等（表9－2－33）。

表9－2－33　糖尿病慢性并发症的治疗

并发症	药物	具体
周围神经病变	硫辛酸	在刚服用硫辛酸的1~2周内，最好能够经常性做好血糖监测，避免血糖过低
	甲钴胺	如果服用1个月无效则停止使用
	依帕司他片	专门用于预防、改善和治疗糖尿病并发的末梢神经病变，用药12周无效者停用，肝肾疾病者慎用
视网膜病变	羟苯磺酸钙胶囊	亚临床视网膜病变或预防性用药，每日500mg，分1~2次服用；非增生性视网膜病变或隐匿性视网膜病变每日750~1500mg，分2~3次服用；增生性视网膜病变，每日1500~2000mg，分3~4次服用。轻症疗程为1~3个月，中症者疗程为6~12个月，重症者疗程为1~2年
	肠激肽酶肠溶片	血管扩张药。有改善微循环作用。主要用于微循环障碍性疾病，如糖尿病引起的肾病，周围神经病，视网膜病，眼底病及缺血性脑血管病，也可用于高血压病的辅助治疗
糖尿病肾病	舒洛地特	用于有血栓形成危险的血管疾病，如糖尿病肾病的肾血管病变、视网膜病变、静脉炎后综合征、冠状动脉病变及脑血管疾病等。本药十分安全，并无特殊注意事项，但在同时使用抗凝剂治疗时，最好定期监测凝血指标

注：羟苯磺酸钙胶囊还可用于预防和治疗由微血管循环障碍引起的多种疾病。主要包括：糖尿病引起的视网膜病变；微循环障碍引起的心、脑、肾疾病；肾小球动脉硬化症等；降低血液黏稠度；防止微血栓形成；四肢麻木、疼痛，皮肤瘙痒；静脉曲张综合征等。

九、糖尿病合并妊娠的治疗

由于胎儿先天畸形的危险性最大时期在受孕7周内或停经9周前，因此糖尿病妇女应接受胰岛素治疗，使血糖控制正常后再受孕。糖尿病合并妊娠的医学营养治疗同非妊娠患者相同。药物治疗应选用短效与中效胰岛素；禁用口服降糖药物，整个妊娠期间应严密监测血糖。

十、治疗糖尿病的用药原则

糖尿病的用药原则是控制糖尿病、抗凝治疗、调脂治疗（尤其适用他汀类）、应用血管紧张素转化酶抑制剂和（或）血管紧张素受体拮抗剂，以降低血脂保护血管内皮、防治动脉粥样硬化和心、脑、肾、眼底、外周动脉病变的发生和发展。有适应证（如合并冠心病、快速心律失常、心功能不全）的患者，应该使用 β 受体拮抗剂。

1. 降压治疗

（1）糖尿病患者血压 ≥140/90 mmHg 时，应开始降压药物治疗；≥160/100 mmHg 时，应采用联合治疗方案。

一般糖尿病合并高血压患者，在安全达标的前提下，血压目标 <130/80 mmHg 较合适。

对于患有高血压合并糖尿病的孕妇，建议将血压控制至≤135/85 mmHg。

老年或伴有严重冠心病的糖尿病患者，血压控制目标可放宽至 <140/90 mmHg。

（2）五类降压药物均可用于糖尿病患者，其中 ACEI 或 ARB 在糖尿病合并白蛋白尿或慢性肾脏病时为首选药物。

联合用药可以 ACEI 或 ARB 为基础，联合钙通道阻滞剂、小剂量利尿剂或选择性 β 受体拮抗剂。在联合方案中更推荐单片固定复方制剂（ARB/钙通道阻滞剂、ARB 或 ACEI/利尿剂）。固定复方制剂在疗效、依从性和安全性方面均优于上述药物自由联合。

2. 调脂治疗

进行调脂药物治疗时，推荐将降低 LDL - C 作为治疗目标。极高危者 LDL - C <1.8mmol/L，高危者 LDL - C <2.6mmol/L。

心血管危险分层：

（1）高危：无动脉粥样硬化性心血管疾病（ASCVD）的糖尿病患者；

（2）极高危：有明确 ASCVD 病史的糖尿病患者。

ASCVD 病史包括既往心肌梗死或不稳定型心绞痛、稳定型心绞痛、冠状动脉血运重建术后、卒中和短暂性脑缺血发作以及外周动脉疾病。

药物治疗的起始宜应用中等强度他汀，根据个体调脂疗效和耐受情况，适当调整剂量。若胆固醇水平不能达标，与其他调脂药物联合使用（如依折麦布）。针对极高危患者，若他汀联合依折麦布 4~6 周后仍不达标，可加用前蛋白转化酶枯草溶菌素/kexin 9 型抑制剂（PCSK9），能获得安全有效的调脂效果，可进一步降低心血管风险。

3. 抗血小板治疗

阿司匹林用于 ASCVD 一级预防的获益较小，且可能增加出血风险，提示阿司匹林对于糖尿病患者心血管事件一级 预防的使用应慎重。

在 ASCVD 二级预防中，推荐糖尿病患者单独或联合使用小剂量阿司匹林、氯吡格雷可作为替代药物。目前对于阿司匹林一级预防的推荐为年龄 ≥50 岁且合并至少 1 项主要危险因素（早发 ASCVD 家族史、高血压、血脂异常、吸烟或慢性肾脏病/蛋白尿），且无出血高风险（阿司匹林过敏的 ASCVD 患者，需应用氯吡格雷（75 mg/d）作为二级预防）。

4. 慢性肾脏病治疗

（1）降血糖　钠－葡萄糖协同转运蛋白 2 抑制剂（SGLT2i）有降糖之外的肾脏保护作用。胰高血糖素样肽－1 受体激动剂（GLP－1RA）能减少糖尿病患者新发大量白蛋白尿的风险。

（2）合理的降压治疗可延缓糖尿病肾病的发生和进展。强烈推荐血管紧张素转化酶抑制剂（ACEI）或血管紧张素Ⅱ受体拮抗剂（ARB）类药物治疗。对于这类患者，ACEI 或 ARB 类药物不仅减少心血管事件，而且延缓肾病进展，包括终末期肾病的发生。

十一、糖尿病的联合用药（表 9－2－34）

表 9－2－34　糖尿病的联合用药

指导思想	具体药物	理由
中药＋西药	参芪降糖片＋二甲双胍缓释片	用于气阴两虚型的 2 型糖尿病
	金芪降糖片＋达格列净	用于气虚内热型的 2 型糖尿病
主药＋辅药	西格列汀＋羟苯磺酸钙胶囊	预防视网膜病变
主症＋兼症	格列齐特＋养肝明目片	用于糖尿病伴白内障者

十二、糖尿病的辅助治疗（表 9－2－35）

表 9－2－35　糖尿病的辅助治疗

类别	名称	具体辅助作用
营养素	蜂胶	具有辅助降血糖作用
	苦瓜素	号称天然胰岛素，中西医文献中对辅助降血糖都有记载
	葛根粉	中西医文献中提到具有辅助降血糖作用
	大豆卵磷脂	认为具有辅助促进胰岛素分泌作用；具体辅助作用，还有待进一步确证
	亚麻籽油	具有辅助延长降糖药物降糖效果作用；具体辅助作用，还有待进一步确证
	维生素 B 族	预防与治疗并发的周围神经炎作用
微量元素	铬	三价铬在胰岛素的辅助因子复合体中发挥作用，与葡萄糖的利用有关，有机形式的铬以二烟酰谷胱甘肽复合体形式存在于天然食品中，如玉米、食用菌、牛肉、花生、全麦片等，比无机形式的铬更容易吸收；保健品则有含铬的卵磷脂等

十三、糖尿病的三级预防

糖尿病的三级预防（表 9－2－36）应该以自身保健和社区支持为主要内容进行制定、实施、评价各种方案。

表 9 - 2 - 36　糖尿病的三级预防

级别	目的	具体内容
一级预防	避免糖尿病发生	是在一般人群中开展健康教育，提高人群对糖尿病防治的知晓度和参与度，倡导合理膳食、控制体重、适量运动、限盐、戒烟、限酒、心理平衡的健康生活方式，提高社区人群整体的糖尿病防治意识
二级预防	及早检出并有效治疗糖尿病	是指在高危人群中开展糖尿病筛查、及时发现糖尿病、及时进行健康干预等，在已诊断的患者中预防糖尿病并发症的发生
三级预防	延缓和（或）防止糖尿病并发症	降低致残率和死亡率，从而改善生活质量和延长寿命。继续控制血糖、血压及血脂；对已出现严重糖尿病慢性并发症者，推荐至相关专科进行治疗

【爱心提示】（表 9 - 2 - 37）

表 9 - 2 - 37　糖尿病的日常生活及合理用药提示

提示维度	具体内容
合理用药	二甲双胍用于 1 型糖尿病可以减少胰岛素的用量
	使用磺酰脲类药物剂量过大常诱发低血糖，也可诱发心脑血管意外，导致神经系统损伤等
	胰岛素适合在饭前 30 分钟注射；磺脲类应在饭前 10 ~ 30 分钟服用；双胍类适合在饭后服用以减少胃肠道反应；餐后血糖抑制剂适合在餐中服用，餐后服用无效
	肥胖型的 2 型糖尿病患者多有明显的胰岛素抵抗和高胰岛素血症，应首选能增加胰岛素敏感的药物，如二甲双胍、阿卡波糖等；尽量少选促胰岛素分泌剂及胰岛素，否则会加重高胰岛素血症
	非肥胖型 2 型糖尿病患者可选用促胰岛素分泌剂，疗效不好时可加用 α 糖苷酶抑制剂或双胍类
	肝功能不好可选用列净类药物（重度肝功不好除外）、胰岛素，待肝功恢复后再改用其他口服药物
	GLP - 1RA 类药品应冷藏 2 ~ 8℃ 冰箱中，不可冷冻。首次使用后的有效期为 1 个月，避光保存（每周 1 次的注射剂除外）
	复方制剂消渴丸含有格列本脲，使用中注意不良反应及禁忌证
	二甲双胍与磺脲类降糖药合用，作用机制上具有协同作用
	二甲双胍服用时避免饮酒，防止发生低血糖或乳酸中毒；可干扰维生素 B_{12} 的吸收，可以考虑补充维生素 B_{12}
	吡格列酮对于绝经期无排卵的胰岛素抵抗者会导致重新排卵，需要考虑避孕措施
日常生活	2 型糖尿病在 2 年内发生的，通过改变饮食与合理运动有机会恢复正常
	相信中医辨证治疗糖尿病，坚持联合使用中药治疗糖尿病
	体力活动过度、进食不规则、进食减少、饮用含酒精饮料等常为低血糖的诱因

【附录】　　　　糖尿病患者健康教育

1. 改变与强化认识

糖尿病患者健康教育是重要的基础治疗措施之一。

2. 教育内容

（1）药店或社区医疗糖尿病慢性病管理专职人员的培训。

（2）药店或社区医疗全体服务人员的培训教育。

（3）针对糖尿病患者及其家属和普通公众的糖尿病卫生保健教育。

3. 教育重点提示

应对患者家属耐心宣教，使其认识到糖尿病是终身疾病，治疗必须是终身的而且要持之以恒。让患者了解糖尿病的基础知识和治疗控制要求，学会测定尿糖或正确使用便携式血糖计，掌握医学营养治疗的具体措施和体育锻炼的具体要求，使用降血糖药物的注意事项，学会胰岛素注射技术，从而在药店专业人员或医务人员指导下长期坚持合理治疗并达标，坚持随访，按需要调整治疗方案。生活规律，戒烟和限制烈性酒，讲究个人卫生，预防各种感染。

第三章

低血糖症

一组由多种病因引起的以血浆葡萄糖（简称血糖）浓度过低，临床上以交感神经兴奋和脑细胞缺糖为主要特点的综合征。一般以血糖浓度低于 2.8mmol/L 作为低血糖的标准。

【病因】

临床上按照低血糖症的发生与进食的关系分为空腹（吸收后）低血糖症和餐后（反应性）低血糖症。空腹低血糖症的主要病因是不适当的高胰岛素血症，餐后低血糖症是胰岛素反应性释放过多。临床上反复发生的空腹低血糖提示有器质性疾病（如胰岛素瘤）；餐后引起的反应性低血糖症，多见于功能性疾病（与服药、器质性疾病无关）。部分空腹低血糖症则与药物有关，如服用磺酰脲类药物、饮酒、水杨酸盐等。

【临床表现】

低血糖呈现发作性，时间及频率随病因不同而异（表9－3－1）。

表 9－3－1　低血糖的临床表现

表现类别	具体表现
自主（交感）神经过度兴奋	出汗、颤抖、心悸、紧张、焦虑、饥饿感、流涎、软弱无力、面色苍白、四肢冰凉、收缩压轻度升高等
脑功能障碍	初期表现为精神不集中，思维语言迟钝，头晕、嗜睡、视物不清、步态不稳，可有幻觉、躁动、易怒、行为怪异等症状。严重可出躁动不安，强直性惊厥，昏迷甚至死亡

【诊断】

根据低血糖典型的"三联征"表现即可确诊。①低血糖症状；②发作时血糖低于 2.8mmol/L；③供糖后低血糖症状迅速缓解。

【治疗】

1. 低血糖发作处理

轻者口服糖水、含糖饮料，或进食糖果、馒头、面包等；重者采用葡糖糖静脉滴注。

2. 对因治疗

寻找致病原因，对因治疗。反复发生的空腹低血糖大多有器质性疾病，需寻找病因治疗；如果因为药物引起，则停药或调整用药剂量。

第四章

代谢综合征及肥胖症

第一节 代谢综合征

代谢综合征是一组以肥胖、高血糖（糖尿病或糖调节受损）、血脂异常［高甘油三酯血症和（或）低高密度脂蛋白血症］以及高血压等聚集发病、严重影响机体健康的临床证候群，是一组在代谢上相互关联的危险因素的组合，这些因素直接促进了动脉粥样硬化性心血管疾病的发生，也增加了发生 2 型糖尿病的风险。目前研究显示，代谢综合征患者是发生心脑血管疾病的高危人群，与非代谢综合征患者相比，其获得心血管病和 2 型糖尿病的风险均显著增加。

【病因】

目前认为，代谢综合征是复杂的遗传与环境因素相互作用的结果。而胰岛素抵抗是病因的中心环节。

【表现】

代谢综合征的临床表现就是它所包含的各个疾病及其并发症的临床表现。这些疾病可以同时或者先后出现于同一患者。相应的表现，如高血压、糖尿病、血脂异常、冠心病、脑卒中、肥胖症等详见相应章节。

【诊断】（表 9 – 4 – 1）

表 9 – 4 – 1 代谢综合征的具体诊断标准

项目	具体标准
腹型肥胖	腰围男性≥90 cm，女性≥85 cm；或 BMI≥25kg/m²
高血糖	空腹血糖≥6.1 mmol/L 或 2 hPG 血糖≥7.8 mmol/L 和（或）已确诊为糖尿病并治疗者
高血压	血压≥130/85 mmHg 及（或）已确认为高血压并治疗者
空腹甘油三酯（TG）	≥1.70 mmol/L
空腹高密度脂蛋白（HDL – C）	<1.04 mmol/L

以上具备 3 项或更多项即可诊断。

【预防】

目前代谢综合征防治的主要目标是预防临床心血管疾病以及 2 型糖尿病的发生，对已有心血管疾病者则要预防心血管事件再发。积极且持久的生活方式治疗是达到上述治疗目标的重要措施。原则上应先启动生活方式治疗，然后是针对各种危险因素的药物治疗。

生活方式干预重点包括保持理想的体重、适当运动、改变饮食结构以减少热量摄入、戒烟和不过量饮酒等，不仅能减轻胰岛素抵抗和高胰岛素血症，也能改善糖耐量和其他心血管疾病危险因素。

【治疗】

1. 治疗目标（表 9 - 4 - 2）

针对各种危险因素如糖尿病或糖调节受损、高血压、血脂紊乱以及肥胖等药物治疗。

表 9 - 4 - 2   代谢综合征的治疗目标

项目	目标数值
血压	糖尿病患者：<130/80 mmHg；非糖尿病患者：<140/90 mmHg
体重	在一年内降低 7% ~ 10%，争取达到正常 BMI 和腰围
血脂	LDL - C < 2.60 mmol/L，甘油三酯 < 1.70 mmol/L，HDL - C > 1.04 mmol/L（男）或 > 1.30 mmol/L（女）
血糖及 HbA1c	空腹血糖 < 6.1 mmol/L，负荷后 2 小时血糖 < 7.8 mmol/L 及 HbA1c < 7.0%

2. 药物使用

具体药物使用见相应疾病（高血压、血脂异常、糖尿病、肥胖症）的章节。

第二节   肥胖症

肥胖症是指体内脂肪堆积过多和（或）分布异常、体重增加，是包括遗传和环境因素在内的多种因素相互作用所引起的慢性代谢性疾病。

肥胖既是一个独立的疾病，又是 2 型糖尿病、心血管病、高血压、中风和多种癌症等疾病的危险因素，被世界卫生组织列为导致疾病负担的十大危险因素之一。目前我国成人超重率已超过 34%，肥胖率为 16.4%，因此预防和控制肥胖症已成为刻不容缓的任务。

【病因】

目前病因不明确，认为是遗传与环境因素相互作用的结果。超重和肥胖症的脂肪聚积是能量的摄入超过能量消耗，以致体内脂肪过多蓄积的结果（表 9 - 4 - 3）。

表9-4-3　肥胖症的病因

类别		具体情况
遗传因素		肥胖有一定的家族聚集性。双亲均为肥胖者，子女中有70%~80%的人表现为肥胖，双亲之一（特别是母亲）为肥胖者，子女中有40%的人较胖
环境因素	饮食	不良的饮食习惯，如吃得多、喜欢甜食或油腻性食物，导致能量摄入增多
	体力运动	平时运动少、体力活动不足、久坐等使能量消耗减少

【临床表现】

肥胖症可见于任何年龄，女性多见。多有进食过多和（或）运动不足史、肥胖家族史。轻度者多无症状，中度者会引起气急、关节痛、肌肉酸痛、焦虑、忧郁、体力活动减少等。经常与代谢综合征同时出现，还可能伴发阻塞性呼吸暂停综合征、胆囊疾病、高尿酸血症、痛风、骨关节疾病、静脉血栓、生育功能受损以及某些癌症（如女性乳腺癌、子宫内膜癌、男性前列腺癌等）。

肥胖者的脂肪分布有性别差异，男性主要分布在内脏和上腹部皮下，称之为"腹型或中心型"肥胖，发生代谢性综合征危险性比较大；女性脂肪主要分布在下腹部、臀部和大腿部皮下，称之为"外周性肥胖"，减肥比较困难。

【诊断】

（1）体重指数　简称 BMI。BMI = 体重/身高/身高（kg/m²），是诊断肥胖症最重要的指标（表9-4-4）。

表9-4-4　BMI 的范围与意义

指数范围	代表意义
<18.5kg/m²	偏瘦
18.5~24kg/m²	正常范围
24.0~27.9kg/m²	超重
≥28kg/m²	肥胖；代谢综合征中肥胖的体重指数则≥25kg/m²

（2）腰围　腰围的测量方法是让受试者直立，两脚分开25~35cm，用一根没有弹性、最小刻度为1mm的软尺放在右侧腋中线胯骨上缘与第12肋骨下缘连线的中点（通常是腰部的天然最窄部位），沿水平方向围绕腹部一周，紧贴而不压迫皮肤，在正常呼气末测量腰围的长度，读数准确至1mm；男性腰围≥85cm，女性腰围≥80cm为肥胖。

（3）理想体重（IBW）　IBW（kg）= 身高（cm）- 105 或 IBW（Kg）=［身高（cm）- 100］×0.9（男性）或0.85（女性）；如果实际体重超出标准体重的20%就视为肥胖。

【治疗】

1. 行为疗法

建立节食意识，每餐不过饱；尽量减少暴饮暴食的频度和程度。建立运动习惯，自觉长期坚持，与一般健身运动相比，以减肥为目的的运动时间应延长些；但是运动量可循序渐进，由小运动量开始，每日安排 30 分钟，待适应后再逐步增加至所应达到的目标。每天 30~60 分钟甚至更多时间的活动不要求一定是连续的，每次活动的总时间可以累加，但每次活动时间最好不少于 10 分钟。饮食与运动是治疗肥胖症的基础。

2. 医学营养疗法

采用低热量、低脂肪饮食，并且建立个体化饮食方案。在调配饮食上最好使其每天膳食的热量比原来日常水平减少约 1/3，这是达到每周能降低体重 0.5kg 目标的一个重要步骤。低能量减重膳食一般设计为女性 1000~1200 千卡/日，男性 1200~1600 千卡/日，或比原来习惯摄入的能量低 300~500 千卡。避免用极低能量膳食（即能量总摄入低于每天 800 千卡的膳食）。在用低能量饮食时，为了避免因食物减少引起维生素和矿物质摄入不足，应适量摄入含维生素 A、B_2、B_6、C 和锌、铁、钙等微量营养素补充剂。

3. 药物治疗

（1）药物减肥适应证

食欲旺盛，餐前饥饿难忍，每餐进食量较多；合并高血糖、高血压、血脂异常和脂肪肝；合并负重关节疼痛；肥胖引起呼吸困难或有阻塞性睡眠呼吸暂停综合征；BMI≥24kg/m² 有上述合并症情况，或 BMI≥28kg/m² 不论是否有合并症，经过 3~6 个月单纯控制饮食和增加活动量处理仍不能减重 5%，甚至体重仍有上升趋势者，可考虑用药物辅助治疗。

（2）减肥药物（奥利司他）（表 9-4-5）

表 9-4-5　奥利司他解析

类别	具体情形
作用机制	作为肠道胰脂肪酶的选择性抑制剂，它不抑制食欲而是阻断进食的脂肪在肠内吸收，摄入的脂肪中约有 1/3 因不能被吸收而从肠道排出，从而达到减重目的
适用人群	已经适度饮食控制和运动锻炼的肥胖和超重者，包括已经出现与肥胖相关的危险因素（糖尿病、高血压、血脂异常等）患者的长期治疗
使用	进餐前口服，每次 120mg，3 次/日，服药后 2 周起效，3~6 个月可减重 7~10kg；可以连续服用 6~12 个月；但是剂量增加到 400mg/d 以上时，作用不增
不良反应	①最主要的不良反应是大便次数与量增多以及脂肪便。②较少见的不良反应有上下呼吸道感染、泌尿道感染及月经失调等。③偶有皮肤瘙痒、荨麻疹等过敏反应。④脂溶性维生素吸收减少
禁忌证	慢性吸收不良综合征和胆汁淤积症患者禁用
注意事项	①2 型糖尿病的肥胖者使用本品后体重减轻，常伴有血糖控制改善，需要调整降糖药物使用，以防低血糖发生。②妊娠及哺乳期妇女、16 岁以下儿童及青少年不予使用。③不控制饮食会反弹

注：原来的中枢性作用减重药（食欲抑制剂），如西布曲明因为其在应用过程中有不良反应，目前已经停止生产并且禁止使用。

4. 联合用药（表9-4-6）

表9-4-6　肥胖的联合用药

指导思想	具体药物	理由
中药+西药	湿消丸+奥利司他胶囊	适合脾肾阴虚型的肥胖者
	轻身消胖丸+奥利司他胶囊	适合脾虚痰湿的肥胖者
	二甲双胍+降脂减肥片	适合伴有2型糖尿病和多囊卵巢综合征的肥胖者
	利拉鲁肽+参芪降糖片	适合肥胖的气阴两虚2型糖尿病患者
作用互补	奥利司他胶囊+维生素EC颗粒	长期服用奥利司他会造成脂溶性维生素尤其维生素E的吸收减少，必须予以补充

5. 辅助治疗

对于采用低能量饮食者，适时推荐补充维生素和锌、钙等营养素、膳食纤维素软胶囊、螺旋藻等。

【爱心提示】（表9-4-7）

表9-4-7　肥胖的日常生活及合理用药提示

提示维度	具体内容
日常生活	建立合理饮食习惯（低热量、低脂肪饮食）；建立适当运动的习惯
	不要单纯依靠节食来减重；避免油炸食品
合理用药	服用奥利司他并且补充脂溶性维生素时，两药间隔2小时服用
	奥利司他会造成腹泻或脂肪便，必要时加用卫生护垫
	二甲双胍会减少维生素 B_{12} 的吸收，必要时补充维生素 B_{12}
	有甲状腺疾病或胰腺炎病史的人慎用利拉鲁肽
	使用利拉鲁肽最好在每一天的同一时间注射

第五章

骨质疏松症

骨质疏松症是以骨量减少、骨组织微结构破坏为特征，致使骨脆性增加及易于骨折的代谢性骨病。每年的 10 月 20 日是"国际骨质疏松日"。

【分型】（表 9 – 5 – 1）

表 9 – 5 – 1　骨质疏松症的分型

分型	注解
原发性骨质疏松	分为绝经后骨质疏松（发生于绝经后妇女）和老年性骨质疏松（发生于老年人）
继发性骨质疏松	是由于其他疾病或长时间服用药物引起

【病因】（表 9 – 5 – 2）

表 9 – 5 – 2　骨质疏松症的病因

分型		具体原因
原发性骨质疏松	绝经后骨质疏松	雌激素缺乏
	老年性骨质疏松	雄激素缺乏；活性维生素 D 缺乏和钙摄入不足；蛋白质摄入不足；吸烟、酗酒、喝咖啡、体力活动少、光照少等是诱因
继发性骨质疏松	疾病	甲亢、1 型糖尿病、肝胆疾病、类风湿性疾病、痛风、红斑狼疮、胃切除术后等
	药物	糖皮质激素、甲氨蝶呤、含铝抗酸药、他莫昔芬等
特发性骨质疏松		多发于青少年和成人，多伴有遗传家族史

【临床表现】（表 9 – 5 – 3）

表 9 – 5 – 3　骨质疏松症的临床表现

类别	具体表现
骨痛与乏力	轻者无症状，仅仅是在 X 线拍片或骨密度测量时候被发现；较重者常主诉腰背疼痛、乏力或全身骨痛。骨痛呈弥漫性，无固定部位，检查不能发现压痛点；乏力常于劳累或活动后加重，负重物能力下降或不能负重

续表

类别	具体表现
易发生骨折	常常因轻微活动、创伤、弯腰、负重、挤压或摔倒后发生骨折。好发部位为脊柱、髋部、前臂，第一次发生骨折后，以后反复骨折概率增加。脊柱压缩性骨折易发生在绝经后期的骨质疏松者；髋部骨折多出现在股骨颈部，多发生在老年性骨质疏松患者，通常是在摔倒或挤压后发生
并发症	驼背和胸廓畸形，还会伴有胸闷、气短、呼吸困难等表现及骨折后生活自理能力下降等

【诊断】

（1）绝经后或双侧卵巢切除后女性。

（2）不明原因的慢性腰背疼痛。

（3）身材变矮或脊柱畸形。

（4）脆性骨折史或脆性骨折家族史。

（5）存在多种骨质疏松的危险因素，例如高龄、吸烟、低体重、长期卧床、服用糖皮质激素等。

【治疗】

骨质疏松疾病要以早期、综合、个体化的治疗原则为主。

1. 药物治疗

（1）骨健康补充剂（表 9 – 5 – 4）

表 9 – 5 – 4　骨健康补充剂的类别与作用

类别		作用
钙剂		减缓骨丢失，维护骨骼健康
维生素 D	非活性	如维生素 D_3（胆骨化醇）、维生素 D_2（骨化醇）；用于维生素 D 缺乏、防止佝偻病、骨软化症和婴儿手足搐搦症
	活性	如骨化三醇、阿法骨化醇；促进肠道钙吸收，用于绝经期和老年性骨质疏松的治疗、甲状旁腺功能低下症及维生素 D 依赖性佝偻病

（2）抗骨质疏松药物

①抑制破骨细胞形成及骨吸收药物（表 9 – 5 – 5）

表 9 – 5 – 5　抑制破骨细胞形成及骨吸收药物

类别	品名	适应证	使用	其他
双磷酸盐类	依替膦酸二钠（1代）	绝经后骨质疏松症、增龄性骨质疏松	口服，0.2g/次，2 次/日，两餐间服用；服药 2 周后，停药 11 周为 1 周期，然后重新开始第二周期；停药期间需要补充维生素 D_3 和钙剂；服药 2 小时内避免服用高钙及含矿物质的维生素食品或抗酸药	肾功能损害者、妊娠及哺乳期妇女慎用

续表

类别	品名	适应证	使用	其他
双磷酸盐类	阿仑膦酸钠（3代）	绝经后骨质疏松症、男性骨质疏松症	口服，10mg，1次/日或70mg，1次/周；早餐前30分钟服用至少200ml白开水送服，不要咀嚼或吸吮。服药30分钟内不要饮用牛奶、奶制品、含钙量高的饮料、橘子汁、咖啡。30分钟内不要躺卧	不按规定服用会引起食管炎、食管糜烂等不良反应
	利塞膦酸钠	治疗和预防绝经后骨质疏松症、男性骨质疏松症；湿疹样癌	口服，餐前30分钟直立位服药，最少200ml白开水送服，30分钟内不要躺卧。5mg，1次/日或者使用大剂量片剂根据剂量按周、月使用	可能引起消化道紊乱如吞咽困难、腹泻、恶心、便秘等；肌肉骨骼痛等
雌激素类药物	雌二醇凝胶	骨质疏松症	每日早晨或夜间涂抹于上臂、肩颈、腹部或大腿，洗澡后效果更佳。绝经后，每次1/2~1剂量单位（一剂量单位2.5g）；11次/日，连用25天，停5天；有子宫者加用孕激素；未绝经者，于周期第5天开始用，1.25~2.5/日，连用25天，从第14天起加用黄体酮	刺激子宫内膜增生，单独使用本品会增加发生子宫内膜癌、乳腺癌、脑卒中、静脉血栓风险
	结合雌激素（普瑞玛林）	骨质疏松症	口服；单独用药，0.625~1.25mg/次，1次/日；序贯疗法，0.625mg/次，1次/日，同时在周期的15~28天，每日加用2.5~10mg甲羟孕酮；持续疗法，0.625mg/次，1次/日，同时每日加用2.5mg甲羟孕酮	同上
孕激素类药物	替勃龙（合成激素，兼具雌、雄、孕激素活性）	用于缓解绝经后引起的潮热出汗、头痛等更年期表现；绝经后骨质疏松；增进性欲，稳定情绪等	口服，1次/日，2.5mg/次；最好固定同一时间服用，如症状消失可以改为每日服半量，连续服用3个月或更长。当服用剂量较大时，应定期加服孕激素，如每3个月，服用10天	已确诊或怀疑有激素依赖性肿瘤者，血栓静脉炎、心脑血管病者禁用；不可作为避孕药使用
	雷洛昔芬	用于预防绝经后骨质疏松症	口服，600mg/次，1次/日；不受进餐影响，老年人不需要调整剂量；需要长期使用；饮食摄入钙不足者，需加用维生素D和钙剂。乳腺癌患者完成对癌的治疗才可以使用	不引起子宫内膜增生；男性不予使用。对更年期潮热表现无用。可增加静脉血栓的危险
其他	依普黄酮	用于改善原发性骨质疏松的症状；提高骨量减少者的骨密度	餐后口服，0.2/次，3次/日，可根据患者年龄及症状予以调整	消化道不良反应，如食欲不振、恶心、呕吐等。男性者不予使用

注：雌激素用于绝经期骨质疏松的原则及注意事项见表9-5-6。

表9-5-6 雌激素用于绝经期骨质疏松的原则及注意事项

类别	具体内容
雌激素补充治疗原则	①确认患者有雌激素缺乏证据；②优先选用天然雌素制剂（尤其长期用药者）；③青春期及育龄期妇女雌激素用量应使雌二醇目标浓度达到中晚期卵泡水平，绝经后5年内生理性补充治疗目标浓度为早卵泡期水平；④65岁以上的绝经期妇女使用时应该选择更低量

续表

类别	具体内容
雌激素补充禁忌证	①子宫内膜癌和乳腺癌；②子宫肌瘤或子宫内膜异位；③不明原因阴道出血；④活动性肝炎或其他肝病伴有肝功能明显异常；⑤系统性红斑狼疮；⑥活动性血栓栓塞性病变；⑦其他如黑色素瘤、冠心病、镰状细胞性贫血等；⑧伴有严重高血压、糖尿病、胆囊疾病、偏头痛、癫痫、哮喘、母系乳腺癌家族史、乳腺增生者慎用
雌激素补充注意事项	①雌激素补充治疗的疗程一般不超过5年，治疗期间要定期进行妇科和乳腺检查；如子宫内膜厚度>5mm，必须加用适当剂量和疗程的孕激素；反复阴道出血者宜减少用量或停药。②一般口服给药，伴有胃肠、肝胆、胰腺疾病者，以及轻度高血压、糖尿病、血甘油三酯升高者应选用经皮给药；以泌尿生殖道萎缩症状为主者宜选用经阴道给药。③青春期和孕龄期妇女的雌、孕激素的配伍可选用周期序贯方案，绝经后妇女可选用周期或连续序贯方案、周期或连续联合方案

②刺激骨形成药物

这类药物包括氟制剂（如氟化钠、一氟磷酸二钠、一氟磷酸谷氨酰胺等）、甲状旁腺激素、生长激素、骨生长因子等。

（3）中成药（表9-5-7）

表9-5-7　用于骨质疏松症的中成药

品名	适用人群
骨疏康颗粒	用于肾阳虚衰，气血不足伴有血瘀者
阿胶强骨口服液	用于肝肾亏虚伴有气血亏虚者
强骨胶囊	用于肾阳虚衰、腰膝酸冷、夜尿频多的中、老年人
仙灵骨葆胶囊	用于肾虚引起的骨质疏松、骨关节炎、骨折等

（4）骨质疏松的对症治疗（表9-5-8）与联合用药（表9-5-9）

表9-5-8　骨质疏松的对症治疗

情形	使用
伴有疼痛者	加适量的非甾体抗炎药，如阿司匹林、吲哚美辛、塞来昔布等
伴有骨折或顽固性疼痛者	应用降钙素

注：降钙素有注射与喷鼻两种剂型，降钙素可以抑制钙从骨组织中流失，而骨骼对钙的摄取仍在进行，因此可以降低血钙；还具有镇痛作用。应用降钙素前需要补充5~7天钙制剂、维生素D。

表9-5-9　骨质疏松症的联合用药

指导思想	具体药物	理由
对因+对症	维生素D+葡萄糖酸钙+替勃龙	适合绝经期有潮热等表现的骨质疏松者
	降钙素（鼻内用药）+维磷葡钙片	适合骨质疏松以及各类癌症导致骨质疏松的骨痛
中药+西药	强骨胶囊+碳酸钙D$_3$颗粒	适合有肾阳虚的骨质疏松者
	骨疏康颗粒+碳酸钙D$_3$颗粒	适合肾虚及气虚不足的骨质疏松症

2. 辅助治疗

蛋白质粉、大豆异黄酮维生素片、鱼油胶囊、亚麻籽油软胶囊、大豆卵磷脂胶囊、氨基酸片等。

【爱心提示】（表9-5-10）

表9-5-10　骨质疏松症的日常生活及合理用药

提示维度	具体内容
日常生活	含维生素D丰富的食物有鱼类肝脏或脂肪组织、蛋黄、乳汁、奶油、猪肝、鱼籽等
	日常多晒太阳，人体皮肤经日光中紫外线照射，可以生成维生素D_3
	补充足够的蛋白质和富含异黄酮的食物；低钠高钾、高不饱和脂肪酸（深海鱼类、亚麻籽油等）饮食
	补充适量的钙（每天钙元素总摄入量800～1200mg）和维生素D
	妇女围绝经期和绝经后5年内是治疗绝经期骨质疏松症的关键时段
	孕妇如果可以饮食补充维生素D，就不要格外药物补充
合理用药	骨质疏松患者如果食物中摄入钙与维生素D不足，都应该适当补充维生素D和钙
	避免使用导致骨质疏松的药物，如苯巴比妥（属于镇静、催眠、抗惊厥药）、抗癫痫药（如卡马西平、丙戊酸钠、拉莫三嗪等）等
	骨质疏松症者使用骨化三醇，用药后的第1、3、6个月应监测血钙及血肌酐，如正常可以改为6个月1次
	妊娠期及哺乳期妇女谨慎使用骨化三醇；肾功能正常者服用骨化三醇时，需要预防脱水，应保证充足的液体摄入
	预防维生素D缺乏症，用母乳喂养的婴儿1日400U，妊娠期必要时400U/日
	鱼肝油制剂中含有维生素A，长期使用容易导致维生素A慢性中毒，因此治疗佝偻病适合使用纯维生素D制剂
	孕妇使用过量的维生素D，可导致胎儿瓣膜上主动脉狭窄、脉管受损、甲状旁腺功能抑制而导致新生儿长期低血糖抽搐
	抗酸药和导泻剂因含钙或镁、铁离子，可能导致降钙素的吸收
	使用降钙素治疗骨质疏松，鼻内用药时12周为1个疗程，治疗期间每日需要服用钙0.5～1.0g，维生素D400mg
	高钙血症、高钙尿症、含钙肾结石或有肾结石病史者、对钙过敏者等禁用钙制剂

【知识点加油站】

1. 维生素 D_2 与 D_3 的区别（表 9 – 5 – 11）

表 9 – 5 – 11　维生素 D_2 与维生素 D_3 的区别

	维生素 D_2	维生素 D_3
来源	通过植物性的食物进行摄取，如花生等坚果类食物以及豆类、菌类等	通过自身合成（日光照射皮肤）或通过动物性食物如动物肝脏、动物表皮获取
生成方式	由麦角固醇及酵母菌经紫外线照射，从而发生光合作用的产物，主要存在于植物中，且主要由小肠吸收，并贮存于肝脏和脂肪组织中	由人体皮肤中的脱氢胆固醇经阳光中的紫外线照射转变而来
缺乏	在自然界中含量较少，身体中少量缺乏维生素 D_2 也不会对机体造成较大损害	会导致出现严重缺钙的现象，并且单纯补钙并不能起到较好的改善作用，可以在日常生活中多晒太阳帮助缓解缺钙的情况

2. 关于补钙

钙制剂属于矿物质类药物，矿物质又称为无机盐，是构成人体组织和维持正常生理活动的重要物质（表 9 – 5 – 12）。人体组织几乎含有自然界存在的所有元素，其中碳、氢、氧、氮四种元素主要组成了蛋白质、脂肪和糖等有机物，其余各种元素大部分以无机物的形式存在于体内而起作用，称为矿物质。钙是维持人体神经、肌肉、骨骼、毛细血管通透性等正常功能所必需的元素，人体许多生理过程都离不开钙的参与，例如肌肉收缩、肾功能、呼吸和血液凝固等，其在体内含量比任何其他元素都多。人体内钙的缺乏常常是由于维生素 D 缺乏引起，因为维生素 D 是钙吸收不可或缺的。

婴幼儿缺钙可出现佝偻病，抗病能力下降；儿童缺钙会影响生长发育；青少年缺钙会导致骨骼力度不强，牙齿发育不良；孕妇缺钙可出现牙齿松动，小腿抽筋，胎儿先天性缺钙；中老年缺钙可导致骨质疏松和驼背，还可能引起轻度甲亢。

表 9 – 5 – 12　钙剂的分类及特点

分类	具体的钙制剂	特点
有机钙	葡萄糖酸钙、乳酸钙、柠檬酸钙、枸橼酸钙、螯合钙	有机酸钙一般体溶性较好，但是钙含量偏低，相对于无机钙而言吸收更好，尤其是螯合钙，据临床资料其吸收可超过90%
无机钙	氧化钙、碳酸钙、磷酸氢钙、氯化钙等	无机钙的含钙量较高，但是大都溶解度低，胃肠道刺激极大，吸收很差，只有 4% ~15%

（1）日常需要补钙的人群（表 9 – 5 – 13）

表 9 – 5 – 13　日常需要补钙的人群及钙剂选择

人群	缺钙表现	钙剂选择
儿童	夜惊、夜啼、烦躁、盗汗、厌食、方颅、佝偻病、骨骼发育不良等	应该选用胃肠刺激小、溶解度高、吸收利用度高的有机钙，尤其是螯合钙

续表

人群	缺钙表现	钙剂选择
青少年	腿软、抽筋、精力不集中、偏食、厌食、蛀牙、牙齿发育不良、易感冒、易过敏	无机钙、有机钙均可
孕妇、哺乳期妇女	小腿痉挛、腰酸背痛、关节痛、胯骨痛	有机钙
40 岁以上的人	腰酸背痛、小腿痉挛、骨质疏松和骨质增生、骨质软化、各类骨折、高血压、心脑血管病、糖尿病	无机钙、有机钙均可，但对于胃酸分泌少者、老年人，因胃肠功能减弱、消化液分泌减少，应该选用水溶性好及吸收好的有机钙，如葡萄糖酸钙等

注：（1）其他需要补钙人群　①嗜酒者、长时间吸烟者、经常性食用富含纤维素食物者、吸收不良综合征、使用糖皮质激素者、服用异烟肼、四环素或含铝制酸剂者都应补充钙制剂；②绝经后的妇女；③过敏性疾病患者。

（2）钙制剂与其他药物相互作用　①不宜与洋地黄类（如地高辛，该药用于慢性心功能不全及室上性心动过速等）药物合用；②大量饮酒、吸烟及含有咖啡因的饮料及富含纤维素的食物，会抑制钙吸收；③与苯妥英钠及四环素类药物同用，二者吸收会减少；④维生素 D、避孕药、雌激素会增加钙的吸收；⑤与噻嗪类利尿药（如氢氯噻嗪等）合用会发生高钙血症；⑥与含钾药物合用会发生心律失常。

（3）钙制剂使用禁忌证　高钙血症、高钙尿症、含钙肾结石或有肾结石病史者、对钙过敏者等禁用。心肾功能不全者慎用。

（2）影响钙吸收的常见因素（表 9 – 5 – 14）

表 9 – 5 – 14　影响钙吸收的因素

因素		具体因素
增加钙吸收		维生素 D、雌激素、孕激素、避孕药物、乳糖、氨基酸、赖氨酸、精氨酸等
阻碍钙吸收	含草酸多的食物	如菠菜、芹菜、葡萄、甘蓝、草莓、青椒等
	富含纤维素的食物	芹菜、白菜、胡萝卜、菠菜、燕麦、玉米、荞麦等
	不良嗜好	如大量饮酒、含咖啡因饮料、大量吸烟
	药物	如苯妥英钠、四环素等
服用时间		补充钙制剂以清晨和睡前各服用 1 次为佳（因为人的血钙水平清晨与后半夜最低，此时服用可以得到很好地利用），而且最好在餐后 1 小时后服用，以减少食物对钙吸收的影响

（3）日常补钙误区（表 9 – 5 – 15）

表 9 – 5 – 15　日常补钙的误区

误区	实际情况
含钙量高效果好	吸收入体内真正的钙元素量 = 钙制剂标注的钙含量×吸收率。如果只选择钙含量高的产品，吸收率又低，只会带来严重的便秘，而真正进入骨骼的量是不多的
随便什么钙都可以	好的钙剂要成为"骨骼健康专家"，在配方上就需要考虑配以多种骨骼所必需的微量元素。同时，可添加维生素 D 帮助钙的吸收
钙剂的安全性都差不多	应以药准字号的钙剂为首选，因为药品有质量监控且有肯定的临床疗效观察，而保健品做不到。在选购药品时，可注意选择外包装有绿色"OTC"标识的产品，此为乙类非处方药，用药更安全一些

续表

误区	实际情况
便宜就好	因为钙剂剂型很多，含量、规格不一，在选择时要考虑到吸收率以及人群特点，不能片面强调便宜的就好

（4）各种疾病与钙剂使用（表9-5-16）

表9-5-16　各种疾病与钙制剂的应用

疾病	理由
过敏性鼻炎	降低过敏的表现
荨麻疹（急性期）	降低血管通透性，改善急性期的表现
湿疹及接触性皮炎（急性期）	可降低急性期渗出的表现
瘙痒症	改善瘙痒的表现程度
骨质疏松	多数与钙流失有关，需要补充钙剂
佝偻病	因维生素D缺乏导致钙磷代谢异常
高血压（尤其高盐摄入者）	缺钙和血压升高有关，补钙可以辅助降压

第六章

高尿酸血症和痛风

高尿酸血症和痛风是嘌呤代谢障碍引起的代谢性疾病，但痛风发病有明显的异质性（异质性指的是不同的人发病机制等情况是不一样的），除高尿酸血症外可表现为急性关节炎、痛风石、慢性关节炎、关节畸形、慢性间质性肾炎、尿酸性尿路结石。高尿酸血症患者只有出现上述临床表现时，才称为痛风。本病相当于中医学中的痹证。

【分类】（表9-6-1）

表9-6-1　痛风的分类

分类		具体内容
原发性痛风		多由先天嘌呤代谢异常所致，常与肥胖、糖脂代谢紊乱、高血压、动脉硬化和冠心病等聚集发生
继发性痛风	系统性疾病	如慢性肾功能不全、白血病、淋巴瘤、银屑病、甲减等
	药物	如氢氯噻嗪、阿司匹林、贝诺酯、利血平、替米沙坦、氯沙坦、胰岛素、青霉素、洛美沙星等

【病因】

具体病因目前不十分清楚，认为与地域、民族、饮食有很大的关系。沿海地区发病率相对较高。一般只有10%～15%高尿酸血症患者会发展成为痛风。当血尿酸浓度过高和（或）在酸性环境下，尿酸可析出结晶，沉积在骨关节、肾脏和皮下组织等，导致痛风性关节炎、痛风肾和痛风石等（表9-6-2、表9-6-3）。

表9-6-2　痛风的病因

病因类别	具体内容
尿酸排泄减少	占85%以上；因肾脏肾小球滤过减少等
尿酸生成增多	占10%；体内生物酶缺陷，具有一定遗传性
胰岛素抵抗	原发性高尿酸血症常伴有肥胖、糖尿病、动脉粥样硬化、冠心病和高血压

表 9 - 6 - 3　痛风的诱因

类别	具体内容
药物	噻嗪类利尿剂、烟酸、小剂量阿司匹林、吡嗪酰胺等
富含嘌呤食物	动物内脏、海鲜、豆制品、火锅汤等
饮酒	啤酒及过量酒精

【临床表现】

多发病于 40 岁以上男性，女性多在更年期后发病，病患群体常有家族遗传史。痛风疾病程分为 4 期（表 9 - 6 - 4）。

表 9 - 6 - 4　痛风病程分期

分期	具体表现
无症状期	仅有波动性或持续性高尿酸血症，从血尿酸增高到症状出现的时间较长，长达数年到数十年，部分终身不出现症状；痛风患病率随年龄增长而增加
急性关节炎期	多在夜间或清晨突然发病，呈现剧痛，数小时内出现受累关节的红、肿、热、痛和功能障碍，首发关节常累及趾及第 1 跖趾关节，其次为踝、膝、腕、指、肘等
	秋水仙碱治疗后，关节炎症状迅速缓解
	饮酒、暴食、过劳着凉、手术、外伤、精神紧张、高蛋白、高嘌呤均可成为发作诱因
	初次发作常呈自限性，数日内自行缓解，此时受累关节局部皮肤出现脱屑和瘙痒，为本病特有表现
	可伴有高尿酸血症，但部分急性发作时，血尿酸可正常
痛风石及慢性关节炎期	痛风石是痛风的特征性临床表现，可见于耳轮、跖趾、指间和掌指关节，常多关节受累，且多见于关节远端，表现为关节肿胀、僵硬、畸形及周围组织纤维化和变性，严重者患处周围皮肤发亮、变薄；破溃时则有豆渣样白色物质排出
肾脏病变	痛风性肾病，随病情进展会出现夜间排尿增多，晚期出现肾功能不全的水肿、高血压等
	尿酸性肾石病，大约 10%～25% 痛风患者伴有尿酸结石，常无症状，结石较大者会出现肾绞痛、血尿

【检查与诊断】（表 9 - 6 - 5）

表 9 - 6 - 5　痛风的检查与诊断

	项目	数值
检查	血尿酸测定	男性：150～380 μmol/L；女性：100～3000 μmol/L（更年期后接近男性）
	尿尿酸测定	限制嘌呤饮食 5 天后，每日尿酸排出 >3.57 mmol（600 mg），可认为尿酸生成过多
	滑囊液或痛风石内容物镜检	显微镜下见尿酸盐结晶
诊断	关节液穿刺或痛风石活检证实为尿酸盐结晶可做出诊断	
	高尿酸血症	男性与绝经后女性血尿酸 >420 μmol/L；绝经前女性 >350 μmol/L
	痛风	中老年男性如果出现特征性关节炎表现、尿路结石或肾绞痛发作，并伴有高尿酸血症应该考虑

【治疗】

1. 用药原则（表9－6－6）

表9－6－6　痛风的用药原则

用药原则	具体内容
针对病因	控制高尿酸血症，预防尿酸盐沉积
缓解最难受表现	迅速终止急性关节炎发作
防止最危险的表现	防止尿酸结石形成和肾功能损害

2. 药物治疗

（1）急性发作期的治疗（表9－6－7）

表9－6－7　痛风急性发作期的治疗

药物	使用时机	使用方法	注意事项
秋水仙碱	痛风的急性发作、预防复发性痛风的急性发作	每1～2小时服0.5～1mg，直至症状缓解或出现消化道恶心、呕吐等表现时停用；以后48小时内不需要服用；之后，0.5mg/次，2～3次/日，连用7日	禁用于肝肾功能不全者、孕妇等；慎用于老年人；80%有腹痛、腹泻、呕吐及食欲不振表现
非甾体抗炎药	痛风急性发作的肿胀与疼痛的缓解	主要药物有吲哚美辛、对乙酰氨基酚（首选）、布洛芬等	非甾体抗炎药物之间不要联合使用，防止药物不良反应加重
糖皮质激素	上述药物治疗无效，不能使用秋水仙碱或非甾体抗炎药时，或肾功能不全者	如泼尼松，起始剂量0.5～1mg/kg/d，3～7天后减量或停用，疗程不要超过2周	糖皮质激素停药后容易出现症状"反跳"

（2）痛风发作间歇期和慢性期的治疗（表9－6－8、表9－6－9）

表9－6－8　常用的排尿酸药（增加尿酸排泄，降低尿酸水平）

品名	适用人群	禁忌证
丙磺舒	适用于痛风性关节炎伴高尿酸血症及痛风石，但必须肾小球滤过率 > 50～60ml/min；无肾结石及肾结石病史；尿酸低；未服用水杨酸类药物	肝肾功能不全者、磺胺过敏者禁用。有消化性溃疡、肾结石病史、老年人不宜使用
苯溴马隆	适用于反复发作痛风性关节炎伴高尿酸血症及痛风石	严重肾功能不全者禁用。可见胃肠道反应、肾绞痛及激发急性关节炎发作

注：①对有关节炎急性发作史，而无痛风石或肾结石，肾功能正常，血尿酸增高及24小时尿液尿酸 < 700mg（4.165mmol/L）者，选用排尿酸药。②应用排尿酸药过程中，应多饮水，保持尿量2000ml/日以上；同时应碱化尿液，可服用碳酸氢钠3g/d，防止尿酸排出过程中形成尿路结石。

表 9 – 6 – 9   常用的抑制尿酸生成药（使尿酸生成减少）

品名	适应证	注意事项
别嘌醇	慢性痛风及痛风性肾病患者（也有溶解痛风结石作用）	可引起过敏性肝坏死、肝肉芽肿形成伴胆囊炎、胆管炎、剥脱性皮炎，常见于用药后 3～4 周。慎用于肝功能损害者及老年人
非布司他	慢性痛风及轻、中度肝功能或肾功能不全者的痛风长期治疗	合并心脑血管疾病的老年患者慎用；正在接受硫唑嘌呤、巯嘌呤治疗的患者禁用。会导致肝功能异常及腹泻

注：对于应用排尿酸药无效、过敏或不适宜用排出尿酸药者，如肾功能不全、肾结石可应用抑制尿酸生成药。

（3）联合用药（表 9 – 6 – 10）

表 9 – 6 – 10   痛风的联合用药

指导思想	具体药物	理由
对因 + 对症	丙磺舒片 + 碳酸氢钠片	在排尿酸同时，碱化尿液以防形成尿路结石
中药 + 西药	海马补肾丸 + 非布司他片	适合肝肾亏虚的慢性痛风者
	大活络丸 + 别嘌醇片	适合遇冷发作或疼痛加重的痛风者
治疗 + 预防	非布司他片 + 螺旋藻片 + 复方蛋氨酸胆碱片	预防长时间服用非布司他带来的肝损害，加用护肝药

【爱心提示】（表 9 – 6 – 11）

表 9 – 6 – 11   痛风的日常生活及合理用药提示

提示维度	具体内容
日常生活	限制饮酒和高嘌呤食物大量摄入；高嘌呤食物指的是动物内脏如心、肝、肾、脑；啤酒、豆制品、海鲜、火锅汤等
	急性发作时应注意卧床休息，局部用冷敷
	大量饮水，每日至少 2000ml 以上
	避免剧烈运动与受凉；日常可以使用螺旋藻片，因其属于碱性物质
合理用药	服用秋水仙碱，会导致维生素 B_{12} 吸收不好，可以补充维生素 B_{12}
	秋水仙碱不适合作为长期预防痛风性关节炎发作的药物
	苯溴马隆片，每日 1 次，饭后服用，剂量渐增，连用 3～6 个月
	服用苯溴马隆的过程中，如果痛风性关节炎急性发作可以联合使用非甾体抗炎药
	别嘌醇服用初期可诱发痛风，因此在开始的 4～8 周可与小剂量的秋水仙碱合用
	别嘌醇联合使用维生素 C、氯化钙等可增加肾脏中黄嘌呤结石的形成
	抗痛风药可造成肝损害，应同时加用护肝药，如复方蛋氨酸胆碱片等
	别嘌醇、丙磺舒可引起骨髓抑制，应定期检查全血细胞，必要时补充升白或红细胞药
	碳酸氢钠不宜长期使用，会造成碱中毒

第七章

营养与代谢性疾病中医论治

第一节　消渴病

消渴是以多饮、多食、多尿、乏力、消瘦或尿有甜味为主要临床表现的一种疾病。西医的糖尿病按此辨证论治。

【病因】

1. 禀赋不足

先天禀赋不足中尤以阴虚体质人患消渴病为多。

2. 饮食失节

长期过食肥甘，醇酒厚味，辛辣香燥，损伤脾胃，致脾胃运化失职，湿热内蕴，化燥伤津，消谷耗液，消灼肺胃津液发为消渴。

3. 情志失调

长期过度的精神刺激，如郁怒伤肝，肝气郁结，或劳心竭虑，营谋强思等，以致郁久化火，火热内燔，消灼肺胃阴津而发为消渴。

4. 劳欲过度

房事不节，劳欲过度，肾精亏损，虚火内生，则火因水竭益烈，水因火烈而益干，终致肾虚肺燥胃热俱现，发为消渴。

【辨证分型】

1. 上消

肺热津伤证（肺脏燥热，津液失布）

表现：口渴多饮，口舌干燥，尿频量多，烦热多汗，舌边尖红，苔薄黄，脉洪数。

治法：清热润肺，生津止渴。

药物：二冬汤（方剂）或玉泉丸、参精止渴丸、糖尿灵片、玉兰降糖胶囊。

2. 中消

（1）胃热炽盛证

表现：多食易饥，口渴、尿多，形体消瘦，大便干燥，苔黄，脉滑实有力。

治法：清胃泻火，养阴增液。

药物：金芪降糖片或消渴安胶囊、消渴康颗粒。

（2）气阴亏虚证

表现：口渴引饮，能食与便溏并见，或饮食减少，精神不振，四肢乏力，体瘦，舌质淡红，苔白而干，脉弱。

治法：益气健脾，生津止渴。

药物：降糖舒胶囊或参芪降糖胶囊、糖尿乐胶囊、消渴灵片、降糖丹、降糖甲片、消渴平片、愈三消胶囊、糖脉康胶囊或七味白术散＋生脉饮、参芪消渴颗粒、养阴降糖片、消渴丸（内含格列本脲）。

3. 下消

（1）肾阴亏虚证

表现：尿量频多，混浊如脂膏，或尿甜，腰膝酸软，乏力，头晕耳鸣，口干唇燥，皮肤干燥，瘙痒，舌红苔少，脉细数。

治法：滋阴固肾。

药物：麦味地黄丸、降糖胶囊或六味地黄丸、糖尿灵片、甘露消渴胶囊、桑枝颗粒。

（2）阴阳两虚证

表现：小便频数，混浊如膏，甚至饮一溲一，面容憔悴，耳轮干枯，腰膝酸软，四肢欠温，畏寒肢冷，阳痿或月经不调，舌苔淡白而干，脉沉细无力。

治法：滋阴补阳，补肾固涩。

药物：金匮肾气丸、七味消渴胶囊、海马补肾丸。

【知识点加油站】

对于消渴同时伴有视物模糊、听力下降或白内障等并发症者，可以考虑同时加用杞菊地黄丸或明目地黄丸、名目羊肝丸、磁朱丸、拨云退翳丸等。

第二节　肥　胖

肥胖是由于多种原因导致体内膏脂堆积过多，体重异常增加，并伴有头晕乏力、神疲懒言、少动气短等症状的一类病状。现代医学的单纯性（体质性）肥胖病、继发性肥胖病（如继发于下丘脑及垂体病、胰岛病及甲状腺功能低下等的肥胖病），可参照本节治疗。

【病因】

1. 年老体弱

由于中年以后，人体的生理机能由盛转衰，脾的运化功能减退，又过食肥甘，运化不及，聚湿生痰，痰湿壅结，或肾阳虚衰，不能化气行水，酿生水湿痰浊而成肥胖。

2. 饮食不节

暴饮暴食，食量过大，或过食肥甘，长期饮食不节，一方面可致水谷精微在人体内堆积成为膏脂，形成肥胖；另一方面也可损伤脾胃，不能布散水谷精微及运化水湿，致湿浊内生，蕴酿成痰，痰湿聚集体内，使人体臃肿肥胖。

3. 脾胃失调

长期喜卧好坐，缺乏运动，则气血运行不畅，脾胃呆滞，则运化失司，水谷精微失于输布，化为膏脂痰浊，聚于肌肤、脏腑、经络而致肥胖。妇女在妊娠期或产后由于营养过多，活动减少，亦容易发生。

4. 禀赋不足

阳热体质，胃热偏盛者，食欲亢进，食量过大，脾运不及，可致膏脂痰湿堆积而成肥胖。和西医学说的遗传因素类似。

【辨证分型】

1. 胃热滞脾证

表现：多食，消谷善饥，形体肥胖，脘腹胀满，面色红润，心烦头晕，口干口苦，胃脘灼热嘈杂，得食则缓；舌红苔黄腻，脉弦滑。

治法：清胃泻火，佐以消导。

药物：小承气汤（方剂）或麻仁丸；兼症者用药见表9-7-1。

表9-7-1　胃热滞脾证的兼症与用药

兼症	药物
伴有大便秘结、口干者	枳实导滞丸或木香槟榔丸
伴有胁痛口苦、烦躁易怒者	龙胆泻肝丸
伴有小便短赤、大便秘结、口干者	防风通圣丸

2. 痰湿内盛证

表现：形体肥胖，身体沉重，肢体困倦，胸膈痞满，痰涎壅盛，头晕目眩，口干而不欲饮，嗜食肥甘醇酒，神疲嗜卧；苔白腻或白滑，脉滑。

治法：燥湿化痰，理气消痞。

药物：二陈丸+五苓散。

3. 脾虚不运证

表现：肥胖臃肿，神疲乏力，身体困重，胸闷脘胀，四肢轻度浮肿，晨轻暮重，劳累后明显，饮食如常或偏少，既往多有暴饮暴食史，小便不利，便溏或便秘；舌淡胖，边有齿印，苔薄白或白腻，脉濡细。

治法：健脾益气，渗利水湿。

药物：参苓白术颗粒、人参健脾丸；伴有阴虚者可选用湿消丸。

4. 脾肾阳虚证

表现：形体肥胖，颜面虚浮，神疲嗜卧，气短乏力，腹胀便溏，自汗气喘，动则更甚，畏寒肢冷，下肢浮肿，尿昼少夜频；舌淡胖，苔薄白，脉沉细。

治法：温补脾肾，利水化饮。

药物：真武汤（方剂）＋苓桂术甘颗粒；无比山药丸等。有兼症者，按照如下用药（表9-7-2）。

表9-7-2　脾肾阳虚证的兼症与用药

兼症	药物
阳虚水泛的肾病（颜面、下肢浮肿，小便频数等）为主时	肾康宁或肾炎消肿片＋苓桂术甘颗粒
阳虚水泛的心病（心悸、心慌、气短乏力等）为主时	参附强心丸或芪苈强心胶囊、参桂胶囊＋苓桂术甘颗粒

5. 气滞血瘀型

表现：肥胖懒动，喜太息，胸胁满闷，烦躁易怒，面色晦暗，肢端色泽不鲜，甚或青紫等，男子性欲下降或阳痿，女子月经不调或量少、闭经，经色紫暗或有血块；舌质暗或有瘀斑；舌苔薄，脉弦或涩。

治法：活血化瘀，理气。

药物：血府逐瘀丸。

第八章

常见营养与代谢性疾病测试题及参考答案

（扫码查看测试题）

第十篇 常见的泌尿系统疾病

第一章

泌尿系统知识点概要

泌尿系统是由肾脏、输尿管、膀胱、尿道（图 10 – 1 – 1）及相关的血管、神经、淋巴管等组成，具有生成与排泄尿液的功能。在这个系统中，肾脏功能尤其重要，它不仅是排泄器官而且是一个重要的内分泌器官，对调节和维持机体内环境稳定具有重要的作用。

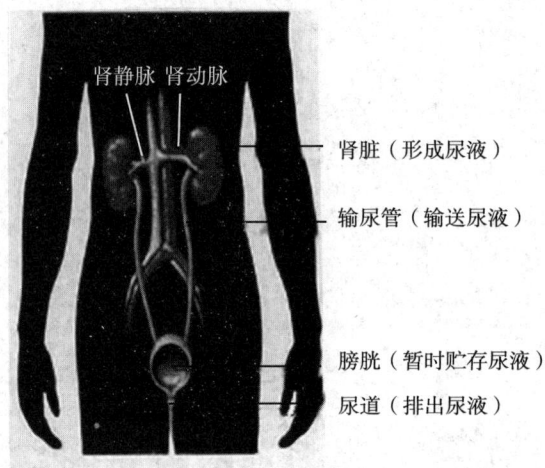

图 10 – 1 – 1　泌尿系统器官组成示意图

1. 肾脏的功能 （表 10 – 1 – 1）

表 10 – 1 – 1　肾脏的功能

作用类别	具体功能
过滤	人体绝大多数的代谢产物，如尿素、肌酐、尿酸等多由肾脏的肾小球排泄
重吸收	肾小球每日形成原尿180L，但实际排出体外尿量1500ml左右，其中99%被肾小管重吸收，进入血液循环等
内分泌	生成肾素、血管紧张素、促红细胞生成素等

2. 尿液的特点（表 10 – 1 – 2）

表 10 – 1 – 2　正常尿液与异常尿液的特点

维度	正常尿液	异常尿液
量	成人 24 小时排尿量 1～2L	如果 24 小时尿量超过 2.5L，排除饮水等因素，则有可能与肾脏、代谢、内分泌等疾病有关
色	透明，淡黄色	淡红色尿，可能是泌尿生殖系统疾病、出血性疾病
		暗红色、棕红色甚至酱红色，可能是溶血性贫血等
		粉红色，可能是心肌梗死
		深黄色，可能是黄疸，放置过久后会呈现棕绿色
		呈现黄白色或白色，放置后可有白色云雾状沉淀，常见泌尿系统化脓性感染
味	新鲜的有特殊微弱芳香气味	有氨味，常提示慢性膀胱炎和尿潴留
		烂苹果的甜味，提示有糖尿病酮症酸中毒
		大蒜味，可能有机磷农药中毒
成分	水、无机盐、尿素、尿酸、肌酐等	葡萄糖，考虑糖尿病
		白细胞，考虑尿路感染
		蛋白质，考虑肾炎
pH	6～6.5	pH 降低，考虑痛风、糖尿病、慢性肾病、尿酸盐结石等
		pH 升高，考虑肾盂肾炎、膀胱炎或服用碱性药物

3. 尿液检测试纸（表 10 – 1 – 3）

表 10 – 1 – 3　尿液检测试纸

种类	用途
早孕试纸	在同房后的第 7～14 日就可以检测出是否怀孕，但并非 100% 准确
尿糖试纸	以此判断尿中糖的情况或诊断糖尿病，并非 100% 准确
排卵（避孕）试纸	预测和监测妇女的排卵情况，达到生育和避孕的目的

第二章

尿路感染

尿路感染又称为泌尿道感染，是指各种病原微生物入侵泌尿道并生长繁殖而引起的尿路感染性疾病。

按照发病部位可分为上尿路感染（指的是肾盂肾炎）与下尿路感染（指的是膀胱炎）。上尿路感染又分为急性和慢性，上下尿路感染易合并存在。

本章节主要论述由细菌引起的尿路感染。尿路感染相当于中医学中的淋证。

【病因及诱因】（表 10 - 2 - 1、表 10 - 2 - 2）

表 10 - 2 - 1　尿路感染的病因

类别	具体情形
革兰阴性菌	是尿路感染最常见的致病菌，其中大肠埃希菌的占 80%，其次为变形杆菌等
革兰阳性菌	其中以葡萄球菌最多

注：变形杆菌见于伴有尿路结石者；大肠埃希菌多见于无症状性细菌尿或首次发生尿路感染、单纯性尿路感染者。

表 10 - 2 - 2　尿路感染的诱因

诱因		具体情形
诱因	尿路梗阻	如肾及输尿管结石、尿道狭窄、前列腺肥大、妊娠妇女等均可引起尿潴留，而造成细菌繁殖
	性别因素	如女性尿道口接近肛门容易导致细菌上行，所以女性患病率高
	免疫力低下	慢性病患者，如糖尿病患者；老年人；接受放、化疗人群等
流行病学		女性高于男性；已婚 > 未婚；50 岁以后男性、60 岁后女性发病率增高

【感染途径】

上行感染，病原菌由尿道向上引起膀胱、输尿管、肾盂等的感染，占尿路感染的 95%。

【临床表现】

1. 膀胱炎（表 10 - 2 - 3）

表 10 - 2 - 3　膀胱炎的临床特点及表现

维度	具体内容
易发人群	多见于中青年妇女
发病时机	常在性生活后发生，也可发生在月经后、妇科手术后；多继发于尿道炎、阴道炎、子宫颈炎或前列腺炎等
主要表现	尿频、尿急、尿痛（即膀胱刺激征）、下腹部疼痛、排尿不适，部分迅速出现排尿困难
尿液情况	混浊并有异味，约30%患者会出现血尿
其他方面	少数伴有腰痛、发热，体温不超过38℃；如有系统表现并且体温大于38℃，应考虑上尿路感染

2. 肾盂肾炎

（1）急性肾盂肾炎　可发生于各年龄段，育龄女性最多，起病急。具体表现见表 10 - 2 - 4。

表 10 - 2 - 4　急性肾盂肾炎表现

维度	具体表现
全身表现	高热、寒战、头痛、全身酸痛、恶心、呕吐，体温多在38℃以上
泌尿系统表现	尿频、尿急、尿痛、排尿困难、下腹部疼痛、腰痛（多为酸痛或钝痛）等，少数还有剧烈的腹部阵发性绞痛，沿着输尿管向膀胱方向放射
体征	检查时肾区有叩击痛

（2）慢性肾盂肾炎　50%以上的患者有急性肾盂肾炎病史，会出现不同程度低热，间断性尿频、排尿不适、腰部酸痛以及肾小管功能受损的表现（如夜尿增多、低比重尿等）。病情持续可发展成慢性肾衰竭，感染严重时又可有急性肾盂肾炎表现。

3. 无症状性菌尿

患者无尿路感染的症状，尿常规无明显异常，但是尿培养有细菌生长。

【诊断】

1. 诊断标准

尿路感染的症状 + 尿液细菌学检查。

2. 感染部位定位诊断（表 10 - 2 - 5）

表 10 - 2 - 5　根据临床表现进行感染部位的定位诊断

临床表现	诊断
有发热寒战等，伴有明显腰痛，输尿管点和（或）肋脊点压痛、肾区叩击痛等	上尿路感染（急性肾盂肾炎）
以膀胱刺激征为突出表现，一般少有发热、腰痛等	下尿路感染（膀胱炎）

【治疗】

1. 用药原则（表 10 – 2 – 6）

表 10 – 2 – 6　尿路感染的用药原则

维度	具体
首选	首选对革兰阴性菌敏感的抗生素（表 10 – 2 – 7），尤其首发者
要求	抗生素在尿和肾内浓度要高；选用肾毒性小、副作用小的抗生素
联合用药前提	单一药物治疗失败、严重感染、混合感染、耐药菌株出现时应联合用药
疗程	根据尿路感染的类别给予不同的治疗时间

表 10 – 2 – 7　大肠埃希菌、葡萄球菌敏感药物列表

微生物	首选抗菌药	备选
大肠埃希菌	庆大霉素	环丙沙星、阿米卡星、哌拉西林、头孢 2 代、氨苄西林 + 舒巴坦
葡萄球菌	青霉素、耐酶青霉素	头孢 1 代、林可霉素

2. 药物治疗

（1）急性膀胱炎（表 10 – 2 – 8）

表 10 – 2 – 8　急性膀胱炎的药物治疗

措施	具体内容
单剂量疗法	常用环丙沙星 0.75g，氧氟沙星 0.4g，新诺明 2.0g，阿莫西林 3.0g；任选其一，1 次顿服
短疗程疗法（又称 3 日疗法）	可选用磺胺类、喹诺酮类、半合成青霉素（如阿莫西林、氨苄西林、美西林等）或头孢类等抗生素，任选一种，连用 3 天，约 90% 患者可治愈

注：针对 3 日疗法，停服抗生素 7 天后，如果还可检测出真性细菌尿，应继续给予 2 周抗生素治疗；对于妊娠妇女、老年患者、糖尿病患者、机体免疫力低下者及男性患者不适宜使用单剂量及 3 日疗法，应该采用较长疗程。

（2）肾盂肾炎　首选对革兰阴性杆菌有效药物；72 小时无效者，按照药敏结果换药（表 10 – 2 – 9）。

表 10 – 2 – 9　肾盂肾炎的药物治疗

类别	具体内容
病情轻者	用喹诺酮类、半合成青霉素、头孢菌素类等，连续口服 14 天
严重者	住院静脉滴注
慢性肾盂肾炎	确认感染细菌用药；常用的有氟喹诺酮类、青霉素类、头孢菌素类、碳青霉烯类等

注：病情轻者，治疗 14 天后，90% 可以治愈；如检测尿菌仍阳性，根据药敏选用的抗生素进行 4~6 周的继续治疗。

（3）再发性尿路感染　再发性尿路感染包括复发和重新感染（再感染）（表 10 – 2 – 10）。

表 10 - 2 - 10　再发性尿路感染的治疗

情形	具体治疗
重新感染	治疗方法与首次发作相同，对半年内发生 2 次以上者，可用长程低剂量治疗，即每晚睡前排尿后，服用小剂量抗生素 1 次（如新诺明或氧氟沙星），每 7~10 天更换一次抗生素。连用半年
复发	疗程 6 周。反复发作者，给予长程低剂量抑菌疗法

注：治疗后症状消失，尿菌阴性，但停药 6 周后，再次出现真性细菌尿，菌株与上次不同称为重新感染；如果菌株与上次相同称为复发。

（4）妊娠期尿路感染　适合选用毒性小的抗菌药（如阿莫西林、呋喃妥因、头孢菌素）；对于急性膀胱炎可用药 3~7 天；对于急性肾盂肾炎可用药 14 天（最好选用第 3 代头孢，疗程 2 周）。

（5）联合用药（表 10 - 2 - 11）

表 10 - 2 - 11　尿路感染的联合用药

指导思想	具体药物	理由
中药 + 西药	三金片或八正颗粒 + 氧氟沙星	适用于尿路感染属湿热下注者
	缩泉丸 + 阿莫西林	适合慢性尿路感染属肾气不固（尿频、尿急）者
对因 + 对症	新诺明 + 碳酸氢钠	既针对细菌感染的病因，又可以解决疾病的膀胱刺激症状

3. 辅助治疗

配合使用维生素 EC 颗粒或蜂胶胶囊，有助于提高机体抗病能力及减轻炎症表现。

【爱心提示】（表 10 - 2 - 12）

表 10 - 2 - 12　尿路感染的日常生活及合理用药提示

提示维度	具体内容
日常生活	日常多饮水，勤排尿，是最有效的预防办法；饮食清淡，减少辛辣刺激
	用一些护理性洗液保持会阴部清洁，尤其女性，大便时手纸由前向后擦拭
	患病后注意休息 3~5 天，多饮水，勤排尿；发热者予以易消化和富含维生素的饮食，必要时选用复合维生素片或维生素 EC 颗粒等
合理用药	与性生活感染有关的膀胱炎，性交后立即排尿，并口服 1 次常用量抗生素
	膀胱刺激征和血尿明显者，可口服碳酸氢钠片 1g，3 次/日，可碱化尿液，抑制细菌生长，缓解症状
	用磺胺类抗生素加用碳酸氢钠，还可以增强药物抗菌活性，并避免尿路结晶形成

【知识点加油站】（表 10 - 2 - 13）

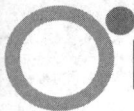

表 10 − 2 − 13　尿常规中主要指标的意义

指标	异常指标	意义
尿蛋白	24 小时尿蛋白持续超过 150mg，称为蛋白尿	可能肾炎或其他肾病
红细胞	>3 个/HPF 为镜下血尿	可能肿瘤或泌尿系统结石
白细胞	>5 个/HPF 为异常	有尿路感染或免疫病

第三章

淋菌性尿道炎

淋菌性尿道炎是淋球菌引起的泌尿生殖系统的化脓性感染，属于淋病中单纯型淋病的一种，该病潜伏期短，传染性强，会导致多种并发症或后遗症。人是淋球菌的唯一天然宿主。淋球菌对一般消毒剂很敏感，如硝酸银、苯酚溶液、升汞溶液等很容易杀死淋球菌。

【病因】

病因就是淋球菌感染（革兰阴性菌）。

【传播途径】

性交及间接接触被淋球菌感染的物品（衣裤、被褥、毛巾、浴盆、坐便器等）而被传染。

【临床表现】（表 10 – 3 – 1）

表 10 – 3 – 1　淋菌性尿道炎的临床特点及表现

维度	具体表现	
易发人群	多发于性活跃的中青年	
发病时间	感染后 3 ~ 5 天发病	
初期表现	尿频、尿急、尿痛，很快会出现尿道口红肿并有稀薄液体流出，24 小时候病情加重，分泌物变为黄色脓性	
	男性	夜间常有阴茎痛性勃起，出现血尿、血精；严重者可并发前列腺炎、精囊炎、附睾炎，甚至不育等
	女性	女性表现轻；可并发淋菌性宫颈炎，但是 70% 患者无症状或表现轻微，最常见为阴道分泌物增多、尿痛、非经期子宫出血、经血过多等，严重者可并发淋菌性盆腔炎，甚至造成不孕
全身表现	轻微，少数会有发热、全身不适、食欲不好等；1 ~ 2 周后症状减轻	

【治疗】

1. 药物治疗（表 10 - 3 - 2）

表 10 - 3 - 2　淋菌性尿道炎的药物治疗

病因情形	药物使用
能确定淋球菌感染，但不排除存在其他病原微生物感染	头孢曲松 + 阿奇霉素（对阿奇霉素过敏者选用多西环素）
不确定淋球菌感染	阿奇霉素或多西环素
单纯淋球菌感染	因致病菌容易产生耐药菌株，现在青霉素已不作为首选，可用头孢类、喹诺酮类、新诺明等；如环丙沙星 500mg 或氧氟沙星 400mg，1 次口服
淋球菌同时合并衣原体感染	联合使用阿奇霉素 1g，1 次口服；或多西环素 200mg/d，分 2 次，连服 7 天

2. 辅助治疗

同时服用维生素 EC 颗粒或氨基酸口服液等来提高机体抗病能力，减轻炎症表现。选用消杀类产品对衣物、坐便器等消毒处理，以防二次或间接传染。

【爱心提示】（表 10 - 3 - 3）

表 10 - 3 - 3　淋菌性尿道炎的日常生活及合理用药提示

提示维度	具体内容
日常生活	患病期间避免性接触
	患者衣物避免和其他人在一起清洗，以免间接传染
	患者接触的东西注意消毒处理
	治疗期间多饮水，增加尿量，增加对致病菌的冲刷作用
	性行为尽量使用安全套
合理用药	使用阿奇霉素、多西环素时可以增加护肝药，如复方蛋氨酸胆碱片等
	治疗结束后 2 周内，在无性接触史的情况下，符合下述标准为治愈：①症状与体征全部消失；②在治疗结束后 4~7 天淋球菌培养呈阴性

第四章

尿石症

尿石症是最常见的泌尿外科疾病之一，结石可见于肾、膀胱、输尿管和尿道的任何部位。但以肾与输尿管结石为常见。其发病特点如下（表 10 – 4 – 1），本病可以参照中医学中的癃闭与淋证治疗。

表 10 – 4 – 1 尿石症的发病特点

因素	具体阐释
性别	男性多于女性，约 3∶1
年龄	多见于青壮年，约占 70%；上尿路结石好发于 20 ~ 50 岁，男性多；男性 35 岁为发病年龄高峰，女性 30 岁与 55 岁为高峰
部位	上、下尿路结石发病率比例约 5∶1 以上
区域	南方高于北方

【病因】（表 10 – 4 – 2）

表 10 – 4 – 2 尿石症的病因

病因种类	具体内容
自然环境	如气候（高温、干旱地区高发）、饮用水水质等
社会环境	如经济状况、生活质量等
遗传因素	具有一定的遗传性
营养成分	如过量动物蛋白、食糖过多，蔬菜、食物纤维、谷类摄入过少
代谢异常	如草酸、胱氨酸和钙、磷、嘌呤等代谢异常（痛风、甲状旁腺功能亢进）
药物	如长期、大量的使用维生素 C、D、磺胺类药物等
泌尿疾病	尿路感染、梗阻、肾脏疾病等

一、上尿路结石（肾和输尿管结石）

上尿路结石的形成主要在肾脏，位于肾盏或肾盂中，较小者常集于下盏；而输尿管的结石多来自肾脏，常停留在 3 个生理狭窄部（输尿管有 3 个狭窄部：一个在肾盂与输尿管移行处，也就是输尿管起始处；一个在越过小骨盆入口处；最后一个在进入膀胱壁的内部。这些狭窄是结石、血块及坏死组织容易停留的部位），下 1/3 者多见（75%）；多为单侧，双侧约占 10%，男多于女，青壮年多发。

结石根据成分可以分为草酸钙结石、磷酸钙结石、尿酸盐结石、胱氨酸结石、嘌呤结石等，其中草酸钙结石（占 80%）、尿酸结石（占近 10%）比较常见。

【临床表现】

上尿路结石的主要表现是与活动有关的血尿和疼痛。

1. 疼痛（表 10 – 4 – 3）

表 10 – 4 – 3 疼痛的特点

疼痛特点	具体内容
部位	腰部、肋脊角或上、中、下腹部
性质	隐痛、钝痛或绞痛发作，持续或间歇性。钝痛的结石一般在肾盂或肾盏内；绞痛的结石多在输尿管内；还可引起尿频、尿急、排终末尿痛
肾绞痛	①突然发生、剧烈、刀割样；②持续或阵发性加剧；③向下腹、外阴、大腿内侧放射；④伴排尿、尿液异常和全身表现（如恶心、呕吐、出冷汗、面色苍白、呻吟不止甚至休克等）
其他	如果是输尿管末端结石，会有膀胱刺激征

注：肋脊角为第 12 肋骨与脊柱构成的夹角。其前为肾脏和输尿管上端所在的区域，是体格检查的重要骨骼标志。一侧肋脊角叩击痛与双侧肋脊角叩击痛考虑有肾炎、肾结石、肾结核等。

2. 血尿

多为镜下血尿，常在疼痛后相继出现；与活动有关，少数人仅为活动性血尿。

3. 脓尿

并发感染时，可呈现肾盂肾炎，膀胱炎的表现而被误诊或漏诊，延误治疗。

【治疗】

1. 肾绞痛治疗（急性期的处理）（表 10 – 4 – 4）

表 10 – 4 – 4 肾绞痛的治疗

药物	具体内容
非甾体抗炎药	用于首次发作的肾绞痛；常用药物有双氯芬酸钠和吲哚美辛等，吲哚美辛可以直接作用于输尿管，用法为 25mg，口服，或者消炎痛栓剂 100mg，肛塞；肛塞时可以减轻疼痛，降低输尿管水肿，并促进排石
解痉药	阿托品和山莨菪碱，可以松弛输尿管平滑肌，缓解痉挛
	黄体酮可以抑制平滑肌的收缩而缓解痉挛，对止痛和排石有一定的疗效
	硝苯地平 10mg 口服或舌下含化，对缓解肾绞痛有一定的作用
	坦索罗辛可缓解输尿管平滑肌痉挛，对治疗肾绞痛具有一定的效果
阿片类药	哌替啶、曲马多等；阿片类镇痛药应该与阿托品等解痉药一起联合使用

续表

药物	具体内容
中医药	针灸刺激肾俞、京门、三阴交或阿是穴也有解痉止痛的效果
	针对结石（<0.6cm）使用中草药包括泽泻、胖大海、金钱草、玉米须及芭蕉芯等，清热利湿，通淋排石，预防或促进结石排出
抗生素	有尿路感染者根据感染细菌情况选用适当的抗生素

2. 药物溶石（表10-4-5）

药物溶石属于保守疗法（非手术治疗），针对结石<0.6cm，表面光滑（草酸钙结石一般表面粗糙），结石以下部位尿路无梗阻、无感染、无肾功能损害者。

表10-4-5　常见溶石药物

种类	药物	适合人群
调节尿液酸碱度用药	枸橼酸氢钾钠、碳酸氢钠、枸橼酸铋钾片（碱化尿液药）	适用于尿酸结石和胱氨酸结石
	氯化铵（酸化尿液药）	适用于磷酸盐结石
调节代谢药物	别嘌醇	适用于尿酸结石
	乙酰半胱氨酸、硫普罗宁	适用于胱氨酸结石

3. 联合用药（表10-4-6）

表10-4-6　尿石症的联合用药

指导思想	具体药物	理由
中药+西药	肾石通颗粒+别嘌醇+碳酸氢钠	西药溶石，中药排石
对因+对症	补中益气丸+金钱草片+碳酸氢钠	适合平时易疲倦，因劳累而发作的结石患者

4. 辅助治疗

选用膳食纤维素胶囊、螺旋藻等。

【爱心提示】（表10-4-7）

表10-4-7　尿石症的日常生活及合理用药提示

提示维度	具体内容
日常生活	患者每日饮水2000~3000ml，昼夜均匀，以促进结石排出
	适度运动，促进结石排出，具体见下面运动法排石
	草酸钙结石者，避免进食浓茶、菠菜、花生、芦笋等含草酸多的食物
	尿酸钙结石患者避免嘌呤高的饮食
合理用药	使用别嘌醇期间多喝水，以利于尿酸排泄

【知识点加油站】

泌尿系统结石结合体位运动，有利于结石下移，排出体外（表10-4-8）。正常的尿液的排泄运动是由肾盏、肾盂、输尿管、膀胱、尿道的顺序，而后排出体外的。泌尿系统结石的排出，也要沿着这条通道才能排出体外，所以要想排出泌尿系统结石，也要顺应这条排泄管道前进，否则结石不能被排出体外。

表 10 - 4 - 8   结石类别与运动排石法

结石类别		运动方式
肾结石	肾上盏结石	居于肾的上部，应当采取直立式跑跳运动，有利于结石向肾盏方向移动，肾盏是结石排出肾脏的通道
	肾中盏结石	应当采取侧卧位，具体来说，左肾中盏结石，应当采取右侧卧位；右肾中盏结石，应当采取左侧卧位；肾下盏结石，应当采用倒立位运动
	肾盂结石	要采取侧卧法，左肾盏结石，采取右侧卧法；右肾盏结石，采取左侧卧法
输尿管结石		直立性跑跳运动
膀胱结石		要使膀胱充盈，采取直立排尿法
尿道结石		与膀胱结石采取的方式相同

二、膀胱结石与尿道结石

膀胱结石与尿道结石多见于 10 岁以下的男孩或有前列腺增生的老年人，与营养不良及低蛋白饮食有关。尿道结石大多来源于肾脏与膀胱。

【临床表现】（表 10 - 4 - 9）

表 10 - 4 - 9   膀胱结石与尿道结石的临床表现

结石类型	具体内容
膀胱结石	除了伴有膀胱刺激症状外，其典型表现是排尿突然中断，并感疼痛，放射至阴茎头部和尿道远端，伴排尿困难。常通过手搓拉阴茎、跳跑及改变姿势后缓解，并继续排尿
尿道结石	有膀胱刺激征，还伴有尿潴留以及会阴部剧痛，可有点滴排尿及尿痛、尿线变细，有时出现血尿等

【治疗】

（1）下尿路结石的治疗主要以手术 + 抗感染为主（略）。

（2）中医药治疗（参照中医淋证篇章辨证施治部分）。

三、尿路结石的日常预防

因绝大多数结石含钙，因此本章只论述含钙结石的预防。

含钙尿路结石患者的预防措施应该从改变生活习惯和调整饮食结构开始，保持合适的体重指数、适当的体力活动，保持营养平衡和增加富含枸橼酸的水果（如柑橘、柠檬、苹果、山楂、菠萝、草莓等）摄入是预防结石复发的重要措施。只有在改变生活习惯和调整饮食结构无效时，才会考虑采用药物治疗。

1. 日常水的摄入

能增加尿量，从而降低尿路结石成分的过饱和状态，预防结石的复发。推荐每天的液体摄入量在 2.5~3.0L 以上，使每天的尿量保持在 2.0~2.5L 以上。建议尿石症患者在家中自行测量尿的比重，使尿的比重低于 1.010 为宜，以达到并维持可靠的尿液稀释度。

2. 饮食管理

（1）钙合理摄入　低钙饮食虽然能够降低尿钙的排泄，但是可能会导致骨质疏松和增加尿液草酸的排泄。摄入正常钙质含量的饮食、限制动物蛋白和钠盐的摄入比传统的低钙饮食具有更好的预防结石复发的作用。正常范围或者适当程度的高钙饮食对于预防尿路含钙结石的复发具有临床治疗价值。

但是，饮食以外的补钙对于结石的预防可能不利，因为不加控制的高钙饮食会增加尿液的过饱和水平。通过药物补钙来预防含钙结石的复发仅适用于肠源性高草酸尿症，口服 200~400mg 枸橼酸钙在抑制尿液草酸排泄的同时，可以增加尿液枸橼酸的排泄。

（2）限制饮食中草酸的摄入　大量摄入富含草酸的食物后，尿液中的草酸排泄量会明显地增加。草酸钙结石患者尤其是高草酸尿症的患者应该避免摄入诸如甘蓝、杏仁、花生、甜菜、西芹、菠菜、大黄、红茶等富含草酸的食物。其中，菠菜中草酸的含量是最高的，草酸钙结石患者更应该注意忌食菠菜。低钙饮食会促进肠道对草酸盐的吸收，增加尿液草酸盐的排泄。补钙对于减少肠道草酸盐的吸收是有利的，然而仅适用于肠源性高草酸尿症患者。

（3）限制钠盐的摄入　高钠饮食会增加尿钙的排泄，每天钠的摄入量应少于 6g。

（4）限制蛋白质的过量摄入　低碳水化合物和高动物蛋白饮食与含钙结石的形成有关。高蛋白质饮食引起尿钙和尿草酸盐排泄增多的同时，使尿的枸橼酸排泄减少，并降低尿的 pH 值，是诱发尿路含钙结石形成的重要危险因素之一。避免过量摄入动物蛋白质，每天动物性蛋白质的摄入量应该限制在 150g 以内，复发性结石患者每天的蛋白质摄入量不应该超过 80g。

（5）减轻体重　超重是尿路结石形成至关重要的因素之一。推荐尿路结石患者的体重指数控制在 $BMI \leqslant 20kg/m^2$。

（6）增加水果、蔬菜及粗纤维的摄入　饮食中水果和蔬菜的摄入可以稀释尿液中的成石危险因子，但并不影响尿钾和尿枸橼酸的浓度。因此，增加水果和蔬菜的摄入可以预防低枸橼酸尿症患者的结石复发。

（7）减少维生素 C 的摄入　维生素 C 经过自然转化后能够生成草酸。服用维生素 C 后尿草酸的排泄会显著增加，形成草酸钙结晶的危险程度也相应增加。建议复发性草酸钙结石患者避免摄入大剂量的维生素 C。

（8）限制高嘌呤饮食　伴高尿酸尿症的草酸钙结石患者应避免高嘌呤饮食。

3. 药物预防性治疗

目前疗效较为肯定的药物有碱性枸橼酸盐、噻嗪类利尿剂、别嘌醇以及中药。

（1）噻嗪类利尿药　噻嗪类利尿药（如氢氯噻嗪和吲达帕胺等）可以降低正常患者的尿钙水平，降低尿液草酸盐的排泄水平，抑制钙的肠道吸收。另外，噻嗪类药物可以抑制骨质吸收，增加骨细胞的更新，防止伴高钙尿症结石患者发生骨质疏松的现象。因此，噻嗪类利尿药的主要作用是减轻高钙尿症，适用于伴高钙尿症的含钙结石患者。常用剂量为双氢克尿噻 25mg，每天 2 次。噻嗪类利尿药的主要不良反应是低钾血症和低枸橼酸尿症，与枸橼酸钾一起应用可以减轻副作用，并且可以增强预防结石复发的作用。部分患者长期应用后可能会出现低血压、疲倦和男性勃起障碍，应该注意用药后发生低镁血症和低镁尿症的可能性。

（2）碱性枸橼酸盐　碱性枸橼酸盐能够增加尿枸橼酸的排泄，降低尿液草酸钙、磷酸钙和尿酸盐的过饱和度，提高对结晶聚集和生长的抑制能力，能有效地减少含钙结石的复发。临床上用于预防含钙结石复发的碱性枸橼酸盐包括枸橼酸氢钾钠、枸橼酸钾、枸橼酸钠、枸橼酸钾钠和枸橼酸钾镁等制剂。

枸橼酸钾和枸橼酸钠都具有良好的治疗效果，但是钠盐能够促进尿钙排泄。单纯应用枸橼酸钠盐时，降低尿钙的作用会有所减弱。临床研究也表明，枸橼酸钾盐的碱化尿液效果比钠盐好，而且钾离子不会增加尿钙的排泄。因此，枸橼酸钾预防结石复发的作用比枸橼酸钠强。碱性枸橼酸盐的主要不良反应是腹泻，患者服用后依从性较差。

（3）别嘌醇　别嘌醇可以减少尿酸盐的产生，降低血清尿酸盐的浓度，减少尿液尿酸盐的排泄。此外，别嘌醇还可以减少尿液草酸盐的排泄。推荐别嘌醇用于预防尿酸结石和伴高尿酸尿症的草酸钙结石患者，用法为每次 100mg，3 次／日，或者 300mg，1 次／日。

（4）中药　目前认为中草药如泽泻、胖大海、金钱草、玉米须及芭蕉芯等以及中成药如肾石通颗粒、金钱草片、复方石韦片等清热利湿、通淋排石药物对于预防结石或促进含钙结石排出具有一定的作用和疗效。

第五章

前列腺疾病

前列腺是男性特有的性腺器官，在人体中具有重要的功能（表10-5-1）。

表10-5-1　前列腺功能

功能	具体内容
生育	分泌前列腺液（是精液的重要组成成分），对维持精子正常的生理功能具有重要作用，进而影响生育
排尿	前列腺包绕尿道，与尿道括约肌一起控制排尿的功能
内分泌	前列腺内含有丰富的5α-还原酶，对雄激素双氢睾酮的产生具有影响
运输	具有运输精子与精液的功能

前列腺形状如栗子，底朝上，与膀胱相贴，尖朝下，抵泌尿生殖膈，前面是耻骨联合，后方为直肠壶腹。直肠指诊时可触及前列腺的后面，可以通过指诊诊断前列腺是否肥大等，向上并可触及输精管壶腹和精囊腺（图10-5-1）。

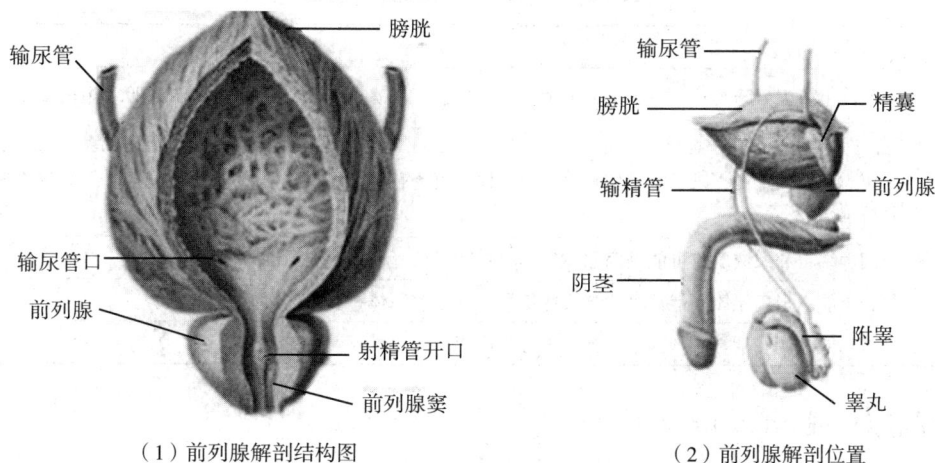

（1）前列腺解剖结构图　　　　　　　　（2）前列腺解剖位置

图10-5-1　男性生殖系统解剖图

第一节　前列腺炎

前列腺炎是指前列腺在病原体或（和）某些非感染因素作用下，患者出现以骨盆区域疼痛或不适、排尿异常等症状为特征的一组疾病。

前列腺炎是成年男性的常见疾病。大约有 50% 的男性在一生中的某个时期会受到前列腺炎的影响；部分前列腺炎可能严重地影响患者的生活质量。按照疾病病程时间的长短可分为急性前列腺炎和慢性前列腺炎。本病相当于中医学中的淋证。

【分型】（表 10 – 5 – 2）

表 10 – 5 – 2　前列腺炎的分型

类型	具体（百分率为前列腺炎症中所占比例）
Ⅰ 型	急性细菌性前列腺炎，占比接近 1%。是前列腺的急性感染性疾病，有明显的下尿路感染症状及畏寒、发热、肌痛等全身症状
Ⅱ 型	慢性细菌性前列腺炎，占 5% ~10% 左右。有反复发作的下尿路感染症状，持续时间超过 3 个月
Ⅲ 型	慢性前列腺炎/慢性骨盆疼痛综合征，占 90% 左右。主要表现为长期、反复的骨盆区域疼痛或不适，持续时间超过 3 个月，可伴有不同程度的排尿症状和性功能障碍，严重影响患者的生活质量
Ⅳ 型	无症状性前列腺炎，占比接近 1%

【病因】

前列腺炎发病的重要诱因包括：酗酒、嗜辛辣食品、不适当性活动、久坐引起前列腺长期充血；受凉、过劳导致机体抵抗力下降或特异体质；盆底肌肉长期慢性挤压；导尿等医源性损伤等（表 10 – 5 – 3）。

表 10 – 5 – 3　前列腺炎的病因

类型	病因
Ⅰ 型	病原体主要为大肠埃希菌，其次为金黄色葡萄球菌、肺炎克雷白菌、变形杆菌、假单胞菌属等，绝大多数为单一病原菌感染
Ⅱ 型	主要为病原体感染，以逆行感染为主，病原体主要为葡萄球菌属，其次为大肠埃希菌、棒状杆菌属及肠球菌属等
	前列腺结石和尿液反流可能是病原体持续存在和感染复发的重要原因
Ⅲ 型	检查未能发现病原体，但仍可能与某些细菌、沙眼衣原体、支原体等感染有关
	排尿功能失调、精神心理因素及神经内分泌因素

【临床表现】（表 10 – 5 – 4）

表 10 – 5 – 4　前列腺炎的临床表现

类型	具体表现
Ⅰ 型	常突然发病，表现为寒战、发热、疲乏无力等全身症状，伴有会阴部和耻骨上疼痛，及尿路刺激症状和排尿困难，甚至急性尿潴留；部分会伴发急性膀胱炎、附睾炎等
Ⅱ 型	一般表现为尿频、尿急、尿痛、夜间增多；下腹部、阴囊、会阴区坠胀及疼痛等症状反复发作，病史超过 3 个月，部分患者可伴有失眠、焦虑或精神抑郁等症状

续表

类型	具体表现
Ⅲ型	主要表现为骨盆区域疼痛，可见于会阴、阴茎、肛周部、尿道、耻骨部、腰骶部等部位。排尿异常可表现为尿急、尿频、尿痛、夜尿增多等。由于慢性疼痛久治不愈，会伴有性功能障碍、焦虑、抑郁、失眠、记忆力下降等
Ⅳ型	无临床相关症状

【治疗】

1. Ⅰ型前列腺炎的药物治疗（表10-5-5）

表10-5-5　Ⅰ型前列腺炎的药物治疗

药物类别	具体内容
抗生素	开始时静脉滴注广谱抗生素（根据敏感菌选抗菌药），如广谱青霉素、三代头孢菌素、氨基糖苷类或氟喹诺酮等
	患者发热等症状改善后，可改用口服药物（如氟喹诺酮类药物），疗程至少4周
	症状较轻的患者也应口服抗生素2~4周，同时根据发热情况选用解热镇痛消炎药
退热药	针对发烧者使用对乙酰氨基酚、布洛芬等退热
中成药	本型多见热毒壅盛及湿热蕴结，可用三金片、普乐安片、癃清片等；安宫牛黄丸（针对高热不退者使用）

2. Ⅱ型前列腺炎的药物治疗（表10-5-6）

表10-5-6　Ⅱ型前列腺炎的药物治疗

药物	具体内容
抗生素	选择能够穿透前列腺包膜的抗生素，常用的抗生素是氟喹诺酮类或四环素类药物，如环丙沙星、左氧氟沙星和洛美沙星等抗生素治疗，至少维持4~6周
α-受体拮抗剂	能松弛前列腺和膀胱等部位的平滑肌而改善下尿路症状和疼痛，如阿夫唑嗪、多沙唑嗪、萘哌地尔、坦索罗辛和特拉唑嗪等。疗程至少应在12周以上
解热镇痛药	针对疼痛者辅助使用
中成药	本型多以湿热下注为主，可选用宁泌泰胶囊、前列舒通胶囊、癃闭清片等

3. Ⅲ型前列腺炎的药物治疗（表10-5-7）

表10-5-7　Ⅲ型前列腺炎的药物治疗

药物	具体内容
抗生素	对于炎症性者，氟喹诺酮类药物治疗2~4周，根据疗效决定后期用药；对于合并衣原体感染者，口服大环内酯类或四环素类药物
α-受体拮抗剂	坦索罗辛单用疗程至少12周以上，与抗生素合用疗程在6周以上。坦索罗辛疗程在12~24周效果更好

续表

药物	具体内容
M－受体阻滞药	对伴有膀胱过度活动症表现如尿急、尿频和夜尿多但无尿路梗阻的前列腺炎患者，可以用酒石酸托特罗定治疗
抗抑郁及焦虑药	对合并抑郁、焦虑者，可选用三环类抗抑郁剂、选择性 5－羟色胺再摄取抑制剂和苯二氮䓬类药物等
其他疗法	前列腺按摩及坐浴等热疗法。对于部分炎症者使用硝呋太尔 1~2 周，可缓解部分症状。部分非炎症性患者考虑使用普瑞巴林来缓解不舒服表现
中成药	见下面中医辨证治疗部分
植物制剂	主要指花粉类制剂与植物提取物，其药理作用如非特异性抗炎、抗水肿、促进膀胱逼尿肌收缩与尿道平滑肌松弛等作用较为广泛。如普乐安片、普适泰、槲皮素（洋葱、苹果、绿茶中含量多）、沙巴棕软胶囊等。其用法用量需依据患者的具体病情而定，通常疗程以月为单位

4. 前列腺炎的联合用药（表 10－5－8）

表 10－5－8　前列腺炎的联合用药

指导思想	具体药物	理由
中药＋西药	普乐安片＋左氧氟沙星片＋布洛芬	适合Ⅰ型，西药杀菌，中药抗炎消肿效果更佳
	柴胡舒肝丸＋氧氟沙星＋多沙唑嗪	适合Ⅲ型属于肝气郁结型的前列腺患者
	特拉唑嗪＋维生素 EC 颗粒＋前列回春片	适合肾虚血瘀伴有下焦郁热的前列腺炎者
对因＋对症	阿奇霉素分散片＋坦索罗辛胶囊＋沙巴棕软胶囊	适合有支原体感染而且伴有疼痛和尿频、尿急者
	阿米替林＋谷维素＋坦索罗辛＋普适泰	适合平时伴有焦虑及抑郁者

5. 辅助治疗

维生素 EC 颗粒、番茄红素胶囊、锯棕榈复合片、花粉螺旋藻胶囊等。

【爱心提示】（表 10－5－9）

表 10－5－9　前列腺炎的日常生活及合理用药提示

提示维度	具体内容
日常生活	注意戒酒，忌辛辣刺激食物。平时多食含有维生素 E 和维生素 C 的抗氧化食物，如菠菜、甘蓝、莴苣、猕猴桃、柠檬、花生、松子、榴莲等
	多饮水；避免憋尿、久坐和疲劳；会阴部保持清洁，防止尿路感染引发前列腺炎
	注意保暖，加强体育锻炼，性生活要规律
合理用药	在使用 α－受体拮抗剂时注意该类药物导致的眩晕和体位性低血压等不良反应
	Ⅲ型前列腺炎的非炎症性患者不用抗生素治疗
	足疗程、中西药联合使用、适当的补充维生素 EC 颗粒对于疾病恢复至关重要

第二节　前列腺增生

前列腺增生又称为良性前列腺增生，是引起中老年男性排尿障碍最为常见的一种良性疾病，亦称为良性肥大。

前列腺增生的发病率随年龄的增长而增加，最初通常发生在 40 岁以后，到 60 岁时大于 50%，80 岁时高达 83%。随着年龄的增长，排尿困难等症状也随之增加。大约有 50% 的前列腺增生男性有中度到重度的下尿路症状。本病相当于中医学中的癃闭。

【病因】（表 10 – 5 – 10）

表 10 – 5 – 10　前列腺增生的病因

类别	具体内容
病因	认为与性激素平衡失调（雄激素水平过高）、遗传因素及前列腺炎等有关
诱因	年龄、肥胖、糖尿病、心脏病等属于诱发因素

【临床表现】（表 10 – 5 – 11）

表 10 – 5 – 11　前列腺增生的临床表现

表现类别	具体内容
储尿期症状	尿频、尿急、夜尿增多及急迫性尿失禁；尿频为最早出现的症状，表现为夜间次数增加（夜间 2 次或以上），但每次尿量不多
排尿期症状	尿等待（排尿起始延迟）、尿分叉、排尿困难及尿滴沥；排尿困难是最主要的症状，严重时出现尿潴留
排尿后症状	尿不尽感
其他	血尿、尿路感染、膀胱结石、肾积水、痔疮或疝气加重等

【治疗】

前列腺增生发生急性尿潴留，需要到医院导尿处理。

1. 药物治疗（表 10 – 5 – 12）

表 10 – 5 – 12　前列腺增生的药物治疗

类别	药物	适用人群
α – 受体拮抗剂	包括非选择性 α – 受体拮抗剂，如酚苄明；选择性 α – 受体拮抗剂如多沙唑嗪、阿呋唑嗪、特拉唑嗪；α₁ – 受体拮抗剂，如坦索罗辛、萘哌地尔	改善前列腺肥大者排尿困难等下尿路表现
5α – 还原酶抑制剂	如非那雄胺、度他雄胺和依立雄胺	前列腺肥大且排尿困难者；防止前列腺增生的进展
M 受体拮抗剂	如托特罗定、奥昔布宁、索利那新等	前列腺肥大且尿路梗阻不严重者

续表

类别	药物	适用人群
植物药	详见前列腺炎章节	辅助缓解下尿路症状
中药	详见癃闭辨证分型章节	不同辨证的人群
氨基酸类	谷丙甘氨酸胶囊	改善尿频、尿不净、排尿困难及尿潴留，可以消肿镇痛、改善微循环

2. 联合用药（表10-5-13）

表10-5-13　前列腺增生的联合用药

指导思想	具体药物	理由
中药+西药	金匮肾气丸+酚苄明+维生素EC颗粒	适合肾阳虚衰的前列腺增生
辅助改善	非那雄胺+普乐安+海马补肾丸	改善非那雄胺造成的勃起功能障碍

【爱心提示】（表10-5-14）

表10-5-14　前列腺增生的日常生活及合理用药提示

提示维度	具体内容
日常生活	适当限制饮水可以缓解尿频症状，但每日水的摄入不应少于1500ml
	酒精和咖啡具有利尿和刺激作用，可以引起尿量增多、尿频、尿急等症状。所以应适当限制酒精类和含咖啡因类饮料的摄入
	学习膀胱排空尿液的技巧，如重复排尿等；膀胱训练，鼓励患者适当憋尿，以增加膀胱容量和排尿间歇时间
	对于尿失禁者，选用尿不湿类商品
合埋用药	α受体拮抗剂常见的不良反应包括头晕、头痛、无力、困倦、体位性低血压、逆行射精等；体位性低血压更容易发生在老年及高血压患者中
	对于具有疾病进展高危性的患者，5α-还原酶抑制剂可用于防止前列腺增生的进展
	该病患者如果不接受防止增生进展治疗会出现远期危害（发生急性尿潴留与前列腺癌）；尽管前列腺增生未必变成前列腺癌，但二者并存情况很常见
	药物治疗需要坚持疗程，以提高生活与生命质量
	5α-还原酶抑制剂最常见的不良反应包括勃起功能障碍、射精异常、性欲低下和其他如男性乳房女性化、乳腺痛等
	对于性功能障碍的不良反应可以联合使用海马补肾丸来改善
	前列腺增生联合治疗的长期疗效一定优于单药治疗
	平时适当补充维生素EC颗粒等
	M受体拮抗剂使用后会有口干、便秘、排尿困难及视物模糊的不良反应；口干可以服用维生素C缓解，便秘可以用润肠丸缓解，视物模糊可以用明目地黄丸缓解
	避免使用抗胆碱药和抗组胺药，如阿托品、扑尔敏等；会加重排尿困难表现
	对于老年患者，更适合使用谷丙甘氨酸胶囊，并且和非那雄胺或坦索罗辛联合使用效果更好

第三节　前列腺疾病症状自测表

（扫码查看测试题）

第六章

男性性功能障碍性疾病

第一节　勃起功能障碍

勃起功能障碍（ED）指阴茎持续不能或维持足够的勃起以完成满意的性生活，而且病程 3 个月以上，是最常见的一种男性性功能障碍，俗称阳痿。目前我国 40 岁以上男性人群 ED 患病率超过 40%。

【分类】（表 10 - 6 - 1）

表 10 - 6 - 1　勃起功能障碍分类

分类	具体内容
器质性	多种原因引起的某一器官或组织发生损伤而造成永久性 ED
心理性	患者由于紧张、压力、抑郁、焦虑或夫妻感情不和等精神心理因素而造成 ED
混合性	以上二者均存在的 ED

【病因】（表 10 - 6 - 2）

表 10 - 6 - 2　器质性 ED 的病因

类别	具体内容
血管性	所有导致高血压的危险因素，如吸烟、高脂血症、肥胖等均能增加 ED 的发病率；动脉粥样硬化性疾病等
慢性病	脑卒中、糖尿病、尿毒症、酒精中毒、多发神经性病变、甲状腺疾病等
药物	抗高血压药、抗抑郁药、抗精神病药等

【临床表现】

患者勃起缓慢或者难以勃起，或者虽然能够勃起但是因勃起的硬度不够，造成阴茎插入困难或者完全不能插入阴道；或者虽然能勃起但是不能维持足够的勃起硬度，导致插入后疲软或未射精阴茎即疲软。

【诊断】

1. 通过国际勃起功能问卷 –5（IIEF –5）确定 ED 的程度

问卷回答者根据下列问题回答过去 6 个月的各项表现（表 10 – 6 – 3）。

表 10 – 6 – 3　国际勃起功能问卷 – 5（IIEF – 5）

项目	0	1	2	3	4	5	得分
1. 您在性交过程中，对阴茎勃起及维持勃起的信心如何？	无性生活	很低	低	中等	高	很高	
2. 受到性刺激后，有多少次阴茎能坚挺地进入阴道？	无性生活	几乎没有或完全没有	只有几次	有时或大约一半时候	大多数时候	几乎每次或每次	
3. 阴茎进入阴道后有多少次能维持阴茎勃起？	无性生活	几乎没有或完全没有	只有几次	有时或大约一半时候	大多数时候	几乎每次或每次	
4. 性交时保持阴茎勃起至性交完毕有多大困难？	无性生活	非常困难	很困难	困难	有点困难	不困难	
5. 尝试性交有多少时候感到满足？	无性生活	几乎没有或完全没有	只有几次	有时或大约一半时候	大多数时候	几乎每次或每次	

备注：正常值：各项得分相加计算评分，≥22 分为勃起功能正常；12 ~ 21 分为轻度 ED；8 ~ 11 分为中度 ED；<7 分为重度 ED。

2. 按阴茎勃起硬度分级（表 10 – 6 – 4）

表 10 – 6 – 4　按阴茎勃起硬度进行 ED 分级

级别	具体内容
Ⅰ级	阴茎只胀大但不硬，为重度 ED
Ⅱ级	硬度不足以插入阴道，为中度 ED
Ⅲ级	能插入阴道但不坚挺，为轻度 ED
Ⅳ级	阴茎勃起坚挺，为勃起功能正常

3. 确定 ED 心血管疾病风险因素分层（表 10 – 6 – 5）

表 10 – 6 – 5　确定 ED 心血管疾病风险因素分层

低危组	中危组	高危组
无症状、<3 个冠心病风险因素（性别因素除外）	≥3 个冠心病风险因素（性别因素除外）	高危心律失常
轻度、稳定型心绞痛（已就诊和/或已接受治疗）	中度、稳定型心绞痛	不稳定性或反复发作的心绞痛

续表

低危组	中危组	高危组
既往出现心肌梗死但无并发症	近期出现心肌梗死（2～6周内）	短期内出现心肌梗死（＜2周）
左心功能不全/慢性心衰（NYHA 分级Ⅰ级）	左心功能不全/慢性心衰（NYHA 分级Ⅱ级）	左心功能不全/慢性心衰（NYHA 分级Ⅲ/Ⅳ级）
冠状动脉成功再通术后	动脉硬化性疾病的非心血管表现（如中风、外周血管病变）	肥厚梗阻性心肌病及其他类型心肌病
高血压控制良好	—	高血压控制不佳
轻度血管疾病	—	中到重度血管疾病

【治疗】

1. 根据心血管疾病风险因素分层进行 ED 治疗的流程图（表 10 – 6 – 6）

表 10 – 6 – 6　ED 治疗流程图

步骤	执行内容		
第一步	确定 ED 及严重程度		
第二步	对 ED 患者进行心血管危险分层		
	低危	中危	高危
第三步	根据心血管危险分层决定治疗方向。		
	开始或继续性活动；治疗 ED；原发病治疗；生活随访	首先进行特殊心血管检查（运动试验、超声心动图）；然后根据心血管检查结果，再分为低危或高危患者后作相应的治疗	首先进行心血管疾病治疗；然后等心脏功能稳定后经专家评估方能考虑性功能的治疗
日常	跟踪随访		

2. 药物治疗

（1）以 5 型磷酸二酯酶（PDE – 5）抑制剂作为一线治疗药物（表 10 – 6 –7）。

表 10 – 6 –7　PDE –5 药物解析

维度	具体内容
作用机制	抑制降解阴茎海绵体平滑肌的环磷酸鸟苷（cGMP）的 PDE – 5 活性而提高 cGMP 浓度，促使海绵体平滑肌松弛，引起阴茎海绵体动脉扩张，强化阴茎勃起
常用药物	西地那非、伐地那非和他达拉非
使用	口服后有足够性刺激才能增强勃起功能，长程治疗可改善血管内皮功能，提高血管弹性，可促进患者勃起功能"正常化"。饮食与酒精对其影响不大（但脂肪饮食对西地那非、伐地那非吸收有影响）。一般服用几种抗高血压药物，也不会增加 PDE – 5 抑制剂不良反应。对健康男性的精液量、精液黏稠度、精子密度、精子活动力及精子正常形态无明显影响
禁忌	对有 QT 间期延长病史患者慎用；硝酸盐（如硝酸甘油，单硝酸异山梨酯，硝酸异山梨酯等）与 PDE – 5 抑制剂合用可导致顽固性低血压，凡使用硝酸盐者禁用。伐地那非可引起轻度 QT 间期延长，禁忌与 Ia 类（奎尼丁、普鲁卡因胺）或 Ⅲ 类（胺碘酮）抗心律失常药合用

维度	具体内容
不良反应	与 α 受体拮抗剂有一定相互作用，在某些情况下可能导致体位性低血压；如需联合使用，西地那非和伐地那非建议间隔 4 小时。 可致视觉异常，主要表现为眩光、蓝视。服用他达拉非后，少数患者可能出现肌痛、背痛。对 ED 患者总体有效率 80% 左右。（具体见表 10 - 6 - 8）

表 10 - 6 - 8　PDE - 5 抑制剂的常见不良反应

不良反应	西地那非	他达拉非	伐地那非
头痛	12.8%	14.5%	16%
面部潮红	10.4%	4.1%	12%
消化不良	4.6%	12.3%	4%
鼻塞	1.1%	4.3%	10%
头晕	1.2%	2.3%	2%
视觉异常	1.9%	-	< 2%
背痛	-	6.5%	-
肌痛	-	5.7%	-

（2）雄激素（表 10 - 6 - 9）

表 10 - 6 - 9　雄激素解析

维度	具体内容
适用人群	性腺功能减退合并 ED 者
作用机制	补充雄激素
常用药	十一酸睾酮胶丸、注射剂和贴剂等
禁忌	前列腺癌或怀疑前列腺癌的患者，禁忌应用雄激素补充疗法

（3）其他

对于口服药物无效者，可以采用海绵体注射药物（有效率为 85%），如前列地尔、罂粟碱、酚妥拉明等。

（4）联合用药

表 10 - 6 - 10　勃起功能障碍的联合用药

指导思想	具体药物	理由
中药 + 西药	海马补肾丸 + 枸橼酸西地那非片 + 维生素 EC 颗粒	西药治标（解决临时性勃起），中药治本，解决肾虚之根本
	固精补肾丸 + 他达拉非 + 维生素 EC 颗粒	适合于肾阳虚类型的阳痿患者
对因 + 对症	逍遥丸 + 五子衍宗丸 + 达泊西汀 + 葡萄糖酸锌颗粒	适合平时抑郁怕冷而且早泄的男性患者

3. 辅助治疗

维生素 EC 颗粒、锌制剂等（对性功能恢复有积极作用）。

【爱心提示】（表 10 - 6 - 11）

表 10 - 6 - 11　勃起功能障碍的日常生活及合理用药提示

提示维度	具体内容
日常生活	保持乐观心态，妥善处理夫妻关系；有意识培养夫妻生活默契度
	戒烟戒酒；避免过度劳累，合理作息与运动。尽量减少酒后行房的习惯
	适当摄入高蛋白、脂肪提高性欲；饮食中注意补充维生素 E、维生素 C 及含锌高的食物，如牡蛎、羊肉、牛肾、松子、茄子等
	治疗前列腺炎、糖尿病、高血压等慢性病
合理用药	不要随意使用所谓的壮阳药物，不要盲目使用偏方
	一定要采取中医辨证的方法选用中成药

第二节　早　泄

早泄（PE）是常见的男性性功能障碍，必须包含 3 个要素：①较短的阴道内射精潜伏时间；②缺乏射精的控制能力；③由上述两方面对患者和（或）性伴侣造成的心理压力和交流障碍。因早泄涉及个人隐私且多数早泄者未寻求治疗，其敏感性影响调查结果的可靠性。有专家预估 18 岁以上男性早泄的发病率超过 20%。

【分类】（表 10 - 6 - 12）

表 10 - 6 - 12　早泄的分类

类别	具体内容
原发性	又称为终身性早泄；从第一次性生活开始，几乎总是在阴茎插入阴道之前或之后在大约 1 分钟内射精
继发性	又称为获得性早泄；在出现早泄症状之前存在一段正常时间的射精功能，射精潜伏期（即阴茎插入阴道到射精开始的时间）明显缩短，通常 ≤3 分钟
变异型	是指短的阴道内射精潜伏期不规律出现，并伴有射精控制能力下降的主观感受，这种分型不是一种性功能障碍，而是一种性功能的正常变化
主观性	具有以下一个或多个特征：主观感觉持续性或非持续性出现较短的射精潜伏期；偏执地认为阴道内射精潜伏时间短或延迟射精能力差；实际射精潜伏期在正常范围或高于正常；射精控制力（在即将射精的瞬间控制射精的能力）缺乏或降低；这种偏执感不能归因于其他精神障碍

【病因及表现】（表 10 - 6 - 13）

表 10 - 6 - 13　早泄的病因及表现

	原发性	继发性	变异性	主观性
阴道内射精潜伏时间	很短（1分钟左右）	短（3分钟左右）	短或正常	正常或延长
病因	神经生物学因素及遗传因素	神经生物学因素及遗传因素	神经生物学因素及遗传因素	神经生物学因素及遗传因素
表现	持续性	持续性	持续性	持续性
患病率	低	低	低	低
治疗	药物伴咨询	药物伴咨询	药物伴咨询	药物伴咨询

【诊断】（表 10 - 6 - 14）

表 10 - 6 - 14　早泄诊断（PEDT）量表

项目 \ 评分标准	0	1	2	3	4
性交时想延缓射精有多大难度？	没有	有点	中等	非常	完全不行
射精发生在想射精前的概率？	没有（0%）	不经常（25%）	有时候（50%）	大多数（75%）	总是（100%）
是否受到很小的刺激射精？	没有（0%）	不经常（25%）	有时候（50%）	大多数（75%）	总是（100%）
您是否会因在有射精意愿前射精而沮丧？	没有	有点	一般	很多	非常多
是否担心射精时间会让配偶不满意？	没有	有点	一般	很多	非常多

注：PEDT 量表评分为五项总和，总分范围 0～20 分。0～8 分：不存在早泄问题；9～10 分：可能存在早泄问题；11～20 分：存在早泄问题。

【治疗】

1. 短效选择性 5 - 羟色胺再摄取抑制剂（SSRI）

达泊西汀是国内第一个也是至今唯一获批早泄适应证的口服药物（表 10 - 6 - 15）。

表 10 - 6 - 15　达泊西汀解析

维度	具体内容
人群	18～64 岁男性早泄患者，大约在 1～2h 后起效。目前认为对生育无影响
使用	建议治疗初始剂量为 30 mg，可于性交前 1～3h 用一杯水送服，每24h 最多服药 1 次。在使用6次治疗剂量后，根据利弊决定是否继续
禁忌	禁止用于心脏有明显病理状况的患者，如心力衰竭，没有用永久性起搏器治疗的传导异常（2级或3级的房室阻滞或病窦综合征），明显的心肌缺血和瓣膜疾病；禁用于同时服用大环内酯类、康唑类、钙离子拮抗剂等肝药酶抑制剂的患者；禁用于中度和重度肝损伤等患者
不良反应	服药 3 小时内出现头痛、眩晕、恶心、腹泻、失眠和疲劳、心悸无力或意识模糊等。轻度头痛、恶心等不良反应一般是暂时的，很快会消失

续表

维度	具体内容
不良反应处理	请立即躺下并使头部低于身体的其他部位，或坐下将头部放于双膝之间直至症状消失；同时建议患者用药后在长时间坐躺后缓慢起身

注：常用的长效 SSRI 包括西酞普兰、氟西汀、氯氟沙明、帕罗西汀和舍曲林，所有这些药物具有共同的药理作用，使用后射精延迟可出现在用药几天后，通常需给药 1~2 周才能起效，但还没有获批治疗早泄。帕罗西汀的疗效优于氟西汀、氯米帕明和舍曲林，舍曲林优于氟西汀，然而氯米帕明的效果与舍曲林、氟西汀无显著差异。

2. 外用局部麻醉剂（表 10 – 6 – 16）

表 10 – 6 – 16   外用局部麻醉剂解析

维度	具体内容
常用药	复方甘菊利多卡因乳膏/凝胶，利多卡因/丙胺卡因喷雾剂等
机制	通过降低阴茎头敏感性，延迟阴道内射精潜伏时间，从而延长性高潮到达时间来治疗早泄
使用	一般在性生活前 5 ~ 10 min 使用，涂抹或者喷雾于阴茎前端、系带周围。有生育需求应避免使用外用局部麻醉剂
不良反应	ED、过敏反应等，及伴侣阴道不适感等

3. α1 – 肾上腺素能阻滞剂

赛洛多辛、多沙唑嗪、特拉唑嗪、阿夫唑嗪能够使 50% ~ 67% 患者主观延迟射精，对治疗早泄具有一定疗效，分析原因可能在于降低精道交感紧张，从而延迟射精。有专家认为，赛洛多辛对于达泊西汀无反应或不耐受的早泄患者是一种有效的治疗方法。

第七章

慢性肾炎及肾病综合征

第一节　慢性肾小球肾炎

慢性肾小球肾炎，简称慢性肾炎，由多种病因引起，以蛋白尿、血尿、高血压、水肿为基本临床表现，起病方式（与病因有关）各有不同，病情迁延，可有不同程度的肾功能减退，最终发展成慢性肾衰竭的一组肾小球疾病。

我国慢性肾炎患病率已经超过10%，患者人数超过1亿，可发生于任何年龄阶层，中青年居多，其中男性多见。本病属于中医学中"水肿""腰痛""虚劳""尿血"等范畴。

【病因】（表10 - 7 - 1）

表 10 - 7 - 1　慢性肾小球肾炎的病因

类别	具体内容
急性肾炎	大约20%左右的慢性肾炎是由急性肾炎转变而来
感染	多见于乙型肝炎感染而导致；部分属于链球菌感染引起，尤其是儿童
免疫性疾病	由系统性红斑狼疮、类风湿关节炎、强直性脊柱炎、血管炎等引起
非免疫非炎症性疾病	肥胖、高血压性肾病、糖尿病性肾病等引起

注：上呼吸道感染（如感冒、急性扁桃体炎等）、急性胃肠炎、部分药物（如部分化疗药物、非甾体类抗炎药等）等成为疾病的诱因。

【临床表现】（表10 - 7 -2）

表 10 - 7 - 2　慢性肾炎的临床表现

分期		具体内容
早期		起病隐匿，早期有疲倦乏力、腰部酸痛、食欲不振等表现，多数有水肿（早上从眼睑开始，进而双腿，用手按会留下坑，最后波及全身）
体征	蛋白尿	尿液泡沫增多；实验室检查尿蛋白1~3g/d
	血尿	肉眼可见可乐色或粉红色尿液，或镜下血尿
	高血压	轻度升高，但大多数迟早发生高血压（部分严重者低压持续升高）
	贫血	水肿明显时有轻度贫血；肾功能损害时，呈现中度以上

续表

分期	具体内容
中后期	肾功能逐渐受损，可持续数年或数十年，逐渐进入慢性肾衰竭（见慢性肾衰分期表10-7-3）

注：正常人尿液中可含极少量的蛋白质0~80mg/d，部分人在剧烈运动、改变体位、发烧、受寒等情况下也可出现暂时性的尿蛋白升高。尿蛋白异常最常见于多种肾脏疾病，也可见于尿路系统感染、结石或肿瘤。若尿液蛋白质定性检测为阳性，或尿液中蛋白质浓度超过100mg/L或含量超过150mg/d，被称为蛋白尿。

表10-7-3　我国慢性肾衰的分期

分期	按肾小球滤过率（ml/min）	分期	按肌酐清除率（ml/min）	肾小球硬化大致程度（过滤器坏的程度）
1	≥90	肾功能代偿期	50~80	70
2	60~89	肾功能失代偿期	25~50	75
3a	45-59	肾功衰竭期尿毒症前期	10~25	80
3b	30~44	尿毒症期	<10	85
4	15~29			
5	<15			

【实验室检查】（表10-7-4）

表10-7-4　慢性肾炎的肾功能检查

项目	血肌酐	血尿素氮	肾小球滤过率	尿酸
检查情况	升高（>130μmol/L）	升高	部分正常，部分下降	升高

【治疗】

控制高血压和减少蛋白尿（表10-7-5）

表10-7-5　慢性肾炎患者控制高血压的目标和药物选择

维度	具体内容	
血压控制目标	(1) 尿蛋白>1g/d，血压控制在125/75mmHg以下 (2) 尿蛋白<1g/d，血压控制在130/80mmHg以下	
药物选择	选择具有延缓肾功能恶化、保护肾功能的降压药	
	氢氯噻嗪12.5~50mg/d，1次或分次口服	用于有钠水潴留容量依赖性高血压者
	ACEI或ARB；氨氯地平等	ACEI和ARB除降压之外，可减少蛋白尿，减轻肾小球硬化，延缓肾衰竭
	大剂量双嘧达莫（300~400mg/d）	对系膜毛细血管性肾小球肾炎有一定降尿蛋白作用
	小剂量阿司匹林（50~100mg/d）	
	复方α酮酸片	含有多种人体必需氨基酸，配合低蛋白饮食可预防慢性肾病者因蛋白摄入不足及营养不良引起的不良后果
	中药	见辨证分型

【爱心提示】（表 10 – 7 – 6）

表 10 – 7 – 6   慢性肾炎的日常生活及合理用药提示

提示维度	具体内容
日常生活	低蛋白及低磷饮食（内脏、坚果、干菜等）可减轻肾小球压力，延缓肾小球硬化。对于无肾功能减退者，蛋白质摄入量以 0.8g/（kg·d）为宜。肾功能不全的氮质血症者，蛋白质摄入控制在 0.5 ~ 0.8g/（kg·d）为宜，其中高效价的动物蛋白需要占比 1/3 以上，如鸡蛋、牛奶、鱼、瘦肉等
	在低蛋白饮食同时，适当增加碳水化合物及必需氨基酸（如复方 α 酮酸片）摄入，如粗粮谷物及麸类食物等；防止负氮平衡
	对于高血压患者应限制钠盐摄入（<3g/d）
	平时注意休息，避免劳累；防止上呼吸道感染
合理用药	肾功能不全者在应用 ARB 和 ACEI 时应注意防止高血钾，对于血肌酐 >350μmol/L 的非透析治疗患者不宜使用
	不要使用肾毒性药物，如氨基糖苷类抗生素、头孢菌素类、万古霉素、非甾体类抗炎药（如双氯芬酸钠、布洛芬、吲哚美辛）、含马兜铃的中药（如细辛、威灵仙、马兜铃、青木香、寻骨风）等

第二节 肾病综合征

肾病综合征是由一组具有类似临床表现，不同病因及病理改变的肾小球疾病构成的临床综合征。以大量蛋白尿、高度水肿、高脂血症及低蛋白血症为其典型症状，可引起肾功能损害、细菌感染、蛋白质及代谢紊乱等。本病属于中医学中"水肿""腰痛""虚劳"等范畴。目前该病已经占到慢性肾病的 20% 以上。

【病因】（表 10 – 7 – 7）

表 10 – 7 – 7   肾病综合征的病因

类别	具体内容
免疫	免疫复合物形成损伤肾小球
感染	乙肝病毒、丙肝病毒等
药物	常见的有抗生素、非甾体类抗炎药、降压药、抗癌药及抗风湿药物等

【临床表现】（表 10 – 7 – 8）

表 10 – 7 – 8   肾病综合征的临床表现

维度	具体情况
主要症状	水肿、食欲不振、乏力、腰痛、肢体酸痛，甚至胸闷气喘、腹部膨隆
体征	大量蛋白尿、低蛋白血症、水肿和高脂血症的四联症（三高一低）

续表

维度		具体情况
并发症	感染	依次为呼吸道、泌尿道、皮肤感染等
	血栓及栓塞	肾静脉血栓最多；其次为肺静脉、下肢静脉、冠状动脉及脑血管等
	急性肾衰竭	表现为少尿或无尿等
	心血管疾病	冠心病、高血压等
	其他	肌肉萎缩、内分泌紊乱、药物吸收不好

【诊断】（表 10 – 7 – 9）

表 10 – 7 – 9　肾病综合征的诊断

序号	四联症	具体内容
1	尿蛋白（漏蛋白）	>3.5g/d
2	低白蛋白血症	<30g/L（正常 35 ~ 50g/L）
3	明显水肿	先从下肢开始
4	高脂血症	肝脏反应性地合成白蛋白与脂蛋白导致

注：其中 1、2 两项是诊断所必须；同时必须排除继发性病因及遗传性疾病才可以诊断为原发性肾病综合征。

【鉴别诊断】（表 10 – 7 – 10）

表 10 – 7 – 10　慢性肾炎与肾病综合征的区别

项目	慢性肾炎	肾病综合征
体征表现	血尿、蛋白尿、水肿、高血压	大量蛋白尿、低蛋白血症、水肿、高脂血症
疾病进程	缓慢	来势凶猛
血白蛋白	>35g/L	<30g/L
蛋白尿	<3.5g/d	>3.5g/d
治疗	以降尿蛋白药物为主	以免疫抑制剂为主

【治疗】

1. 对症治疗

（1）利尿消肿（表 10 – 7 – 11）

表 10 – 7 – 11　利尿剂的使用

类别	用法用量
噻嗪类利尿剂	氢氯噻嗪 25mg，3 次/日，口服
保钾利尿剂	氨苯蝶啶 25mg，3 次/日；或螺内酯 20mg，3 次/日，口服；可与噻嗪类联合使用
袢利尿剂	呋塞米 20 ~ 120mg/d；或布美他尼 1 ~ 5mg/d，分次口服
渗透性利尿剂	低分子右旋糖酐或淀粉代血浆，静脉滴注

（2）减少蛋白尿 ACEI、ARB 或长效二氢吡啶类钙拮抗剂，如氨氯地平等。

2. 免疫调节治疗

（1）糖皮质激素（表 10 - 7 - 12）

表 10 - 7 - 12 糖皮质激素的使用

维度	具体方法
起始足量	泼尼松成人 1mg/kg/d，儿童 21mg/kg/d，最大量不超过 80mg，口服 8 周，必要时延长到 12 周
缓慢减量	足量治疗后每 1 ~ 2 周减少原用量的 10%，当减到每日 20mg 左右时症状易反复，应缓慢减量
长期维持	最后以最小剂量 10mg/d 作为维持量，继续服用 6 ~ 12 个月或更长

注：根据患者对激素的反应，可将其分为激素敏感型（用药 8 ~ 12 周疾病缓解）、激素依赖型（激素减量到一定程度就复发）、激素抵抗型（激素治疗无效）。

（2）免疫抑制剂（表 10 - 7 - 13）

表 10 - 7 - 13 免疫抑制剂的使用

药物	用法用量
环磷酰胺	属于细胞毒药物，用于激素依赖型或激素抵抗型患者，协同激素治疗；如无激素禁忌，一般不作为首选或单独用药。2mg/kg/d，分 1 ~ 2 次口服，累计达 6 ~ 8g 后停药
环孢素	作为二线药物用于治疗激素及细胞毒药物无效的难治性肾病综合征。5mg/kg/d，分 2 次口服，服药 2 ~ 3 个月后缓慢减量，共计服 6 个月左右
麦考酚吗乙酯	广泛用于肾移植后的排斥反应，1.5 ~ 2.0g/d，分 2 次口服，共计用 3 ~ 6 个月，减量维持 6 ~ 12 个月

（3）其他（表 10 - 7 - 14）

表 10 - 7 - 14 阿魏酸哌嗪片解析

维度	具体阐述
作用	抗凝、抗血小板聚集、扩张微血管、增加冠脉流量、解除血管痉挛作用
适应证	各类伴有镜下血尿和高凝状态的肾小球疾病，如肾炎、慢性肾炎、肾病综合征、早期尿毒症以及冠心病、脑梗死、脉管炎等的辅助治疗
使用	不可长期使用，每次用药最长 2 ~ 3 个月左右

【爱心提示】（表 10 - 7 - 15）

表 10 - 7 - 15 肾病综合征的日常生活及合理用药提示

提示维度	具体内容
日常生活	注意卧床休息，尤其是严重水肿、低蛋白血症者；同时保持适当活动，以防肢体静脉血栓形成
	应给予优质蛋白质饮食，0.8 ~ 1.0g/kg/d；多食用富含不饱和脂肪酸的饮食及可溶性纤维（燕麦、米糠、豆类等）；低盐饮食，<3g/d

提示维度	具体内容
合理用药	利尿治疗不宜过快过猛，以免造成血容量不足，加重血液黏度，诱发血栓形成或栓塞并发症
	患者使用激素时，可采用全日量顿服或者在维持用量期间采用 2 日量隔日顿服，以减少激素不良反应
	长期应用激素应注意监测，及时处理感染、药物性糖尿病、骨质疏松等不良反应
	患者要注意维生素、铁、钙的补充

第八章

泌尿系统疾病中医论治

第一节 淋 证

淋证是指以小便频数短涩、淋漓刺痛、小腹拘急引痛为主症的病症。西医学中的急慢性尿路感染、尿路结石、急慢性前列腺炎、泌尿道结核等凡是具有以下淋证表现者，均可以参照本病辨证论治。

（一）热淋及石淋

西医学中的急慢性尿路感染、急慢性前列腺炎、尿路结石等有如下表现者可以按此辨证论治。

【病因】

平时喜欢辛辣刺激、肥甘厚腻的饮食或者嗜酒而酿成湿热；或者感受外界暑邪，导致湿热流注下焦；或者下阴不洁，秽浊之邪侵入下焦；或者心火亢盛，下移小肠。以上导致湿热蕴结下焦，气化不利，发生热淋。

【辨证分型】

1. 热毒壅盛证

表现：恶寒高热，持续难退，小便短赤、淋漓涩痛，会阴部、肛门热痛，并向少腹或腰部放射；舌质红，苔黄，脉洪数。

治法：清热解毒，凉血活血。

药物：三金片＋大败毒胶囊。

2. 湿热蕴结证

表现：尿频，尿急，排尿时尿道灼热涩痛，小便黄浊，尿后滴白，阴囊潮湿，心烦气急，口苦口干；舌质红，苔黄腻，脉滑实或弦数。

治法：清热利湿通淋。

药物：八正颗粒；或五淋化石丸、三金片、分清五淋丸、复方石韦片、癃清片、宁泌泰胶囊等。

（二）劳淋

西医学中的各种尿路结石慢性期、慢性前列腺炎、前列腺肥大等有以下表现者可以按此辨证论治。

【病因】

久病导致脾虚或房劳肾虚，导致湿浊留恋不去，影响膀胱气机不利而生淋病。

【辨证分型】

1. 肾阴亏虚证

表现：腰部隐痛，小便淋漓或涩痛，伴头晕耳鸣、腰酸腿痛等；舌质红或少苔，脉细数。

治法：滋阴补肾通淋。

药物：六味地黄丸或左归丸。

2. 脾肾亏虚证

表现：小便频数、尿后余沥不尽、劳后白浊，神疲乏力，或食欲不振，或形寒肢冷，腰膝酸软，性欲降低；舌淡胖，苔白，脉沉迟或弱。

治法：补脾益肾通淋。

药物：无比山药丸（以食欲不振、腰膝酸软为主时）或金匮肾气丸、济生肾气丸（以形寒肢冷、腰膝酸软为主时）或补中益气丸（以神疲乏力、小腹坠胀为主时）。

（三）气淋

【病因】

平时抑郁或恼怒导致肝失疏泄，气机郁结，气机郁滞日久导致血行瘀阻而发病。

【辨证分型】

1. 肝气郁结证

表现：小腹、腰骶部、会阴部等部位疼痛或坠胀；排尿时尿道刺痛，淋漓不畅；尿后滴沥不尽；平时急躁焦虑或精神抑郁；舌淡红，苔薄白、脉弦（相当于西医学中Ⅲ型前列腺炎伴有失眠、焦虑等）。

治法：疏肝解郁通淋。

药物：柴胡疏肝散。

2. 气滞血瘀证

表现：腰部隐痛，或腰腹部绞痛，痛引少腹，或伴血尿或血精、呕吐，小便涩痛不畅；舌质暗红或有瘀斑，苔白或黄，脉弦紧或涩（相当于西医学中上尿路结石或Ⅲ型前列腺炎无细菌感染者）。

治法：化瘀散结通淋。

药物：血府逐瘀丸。

（四）血淋

相当于西医学中的泌尿系统尿路感染、尿道结石或肿瘤等伴有出血。

【病因】

阴部不洁，秽浊之邪侵入膀胱酿成湿热，热盛伤络，迫血旺行；或久淋不愈，耗伤正气，或房事不节，耗伤肾阴，虚火迫血不循经行，导致尿中带血。

【辨证分型】

湿热蕴结证或脾肾亏虚证（见膏淋部分）。

表现：小便热涩赤痛，尿色深红，或带有血块，疼痛急剧，或腰膝酸软，食欲不振，或心烦；舌尖红，苔黄，脉滑数。

治法：清热通淋，凉血止血。

药物：以湿热为主者，五淋化石丸、琥珀消石颗粒等；以腰膝酸软且虚热为主者，无比山药丸。

（五）膏淋

相当于西医学中的乳糜尿（丝虫病、腹腔肿瘤、肾病等引起）、前列腺炎、肾小球肾炎、肾病综合征等。

【病因】

湿热下注，以致气化不利，无以分清泌浊，脂液随小便而成膏淋；或肾气亏虚，膀胱不固，不能制约脂液，脂液随小便出而成。

【辨证分型】

1. 湿热蕴结证

表现：小便浑浊乳白或如泔水，上有浮油，放置后可有沉淀，伴有絮状凝块，或混有血液、血块，尿道热涩疼痛，尿时阻塞不畅，苔黄腻，舌质红，脉濡数。

治法：清热利湿，分清泄浊。

药物：八正颗粒、五淋化石丸。

2. 脾肾亏虚证

表现：小便浑浊如米泔水或滑腻如膏脂，神疲乏力，头晕食少，腹胀便溏，或脘腹坠胀，食后益甚，或腰膝酸软，便意频数，舌淡苔白，脉缓弱等。

治法：补脾益肾，分清泄浊。

药物：无比山药丸；以肾阴虚为主时，用知柏地黄丸；以肾阳虚为主时，用金匮肾气丸。

第二节　癃　闭

癃闭是以小便量少、排尿困难甚至小便闭塞不通为主症的一种病症。其中小便不畅，点滴而短少，病势较缓者，称为癃；小便闭塞，点滴不通，病势较急者，称为闭。西医学中各种原因引起的尿潴留及无尿症，如神经性尿闭、尿道结石、尿道狭窄、前列腺增生所出现的尿潴留及肾功能不全引起的少尿、无尿均可参照本病辨证论治。

【辨证分型】

1. 膀胱湿热证

病因：过食辛辣肥腻，酿湿生热，湿热不解，下注膀胱；或湿热素盛，肾热下移膀胱；或下阴不洁，湿热侵袭，膀胱湿热阻滞，气化不利，小便不通；或尿量极少，而为癃闭。

表现：小便点滴不通，或量极少而短赤灼热，小腹胀满，口苦口黏，或口渴不欲饮，或大便不畅，舌质红，苔黄腻，脉数。

治法：清利湿热，通利小便。

药物：八正颗粒或前列安栓、前列回春胶囊、尿塞通片、前列泰片、前列通片；如伴有心烦、口舌生疮糜烂者，可加导赤丸。

2. 肝郁气滞证

病因：七情所伤，引起肝气郁结，疏泄不及，从而影响三焦水液的运行和气化功能，致使水道通调受阻，形成癃闭。

表现：小便不通或通而不爽，情志抑郁，或多愁善怒，胁腹胀满，舌红苔薄黄，脉弦。

治法：疏理气机，通利小便。

药物：柴胡舒肝丸。

3. 浊瘀阻塞证

病因：瘀血败精，或肿块结石，阻塞尿道，小便难以排出，因而形成癃闭。

表现：小便点滴而下，或尿如细线，甚则阻塞不通，小腹胀满疼痛，舌紫暗或有瘀点，脉涩。

治法：行瘀散结，通利水道。

药物：代抵当汤（方剂）或大黄䗪虫丸、血府逐瘀丸、泽桂癃爽胶囊、前列桂黄片、癃闭通胶囊；若有结石，可加金钱草片等。

4. 脾气不升证

病因：劳倦伤脾，饮食不节，或久病体弱，致脾虚清气不能上升，则浊气难以下降，小便因而不通，而成癃闭。

表现：小腹坠胀，时欲小便而不得出，或量少而不畅，神疲乏力，食欲不振，气短语声低微，舌淡苔薄，脉细。

治法：升清降浊，化气行水。

药物：补中益气丸、参苓白术散。

5. 肾阳衰惫证

病因：年老体弱或久病体虚，肾阳不足，命门火衰，气不化水，是以"无阳则阴无以化"，致尿不得出而成癃闭。

表现：小便不通或点滴不爽，排出无力，面色㿠白，神气怯弱，畏寒肢冷，腰膝冷而酸软无力，舌淡胖，苔薄白，脉沉细或弱。

治法：温补肾阳，化气利水。

药物：济生肾气丸、前列舒乐颗粒、海马补肾丸。

6. 肺热壅盛证

病因：热邪袭肺，肺热气壅，肺气不能肃降，津液输布失常，水道通调不利，不能下输膀胱；又因热气过盛，下移膀胱，以致上下焦均为热气闭阻，气化不利，而成癃闭。

表现：小便不畅或点滴不通，咽干，烦渴欲饮，呼吸急促或有咳嗽，舌红苔薄黄，脉数。

治法：清泄肺热，通利水道。

药物：清肺饮（方剂）；羚羊清肺丸。如伴有尿赤灼热、小腹胀满，可加八正颗粒。

第三节　阳　痿

阳痿是指成年男子性交时，由于阴茎痿软不举，或举而不坚，或坚而不久，无法进行正常性生活的病症。但对发热、过度劳累、情绪反常等因素造成的一时性阴茎勃起障碍，不能视为病态。西医学中各种功能及器质性疾病造成的阳痿（勃起功能障碍），可参照本病辨证论治。

【病因】

1. 劳伤久病

先天不足或房事过度，或手淫、早婚，均可造成精气虚损，命门火衰而致阳事不举。另久病劳伤，损及脾胃，气血化源不足，可致宗筋失养而成阳痿。

2. 七情失调

忧思郁怒，则肝失疏泄，宗筋所聚无能，乃成阳痿；或过思多虑，损伤心脾，气血不足，宗筋失养；或大惊猝恐，伤于心肾，气机逆乱，气血不达宗筋，不能作强，则阳事不举。

3. 饮食不节

过食醇酒厚味，脾胃运化失常，聚湿生热，湿热下注肝肾，经络阻滞，气血不荣宗筋，乃成阳痿。

4. 外邪侵袭

久居湿地或湿热外侵，蕴结肝经，下注宗筋，或寒湿伤阳，阳为阴遏，发为阳痿。

【辨证分型】

1. 命门火衰证

表现：阳事不举，或举而不坚，精薄清冷，神疲倦怠，畏寒肢冷，面色㿠白，头晕耳鸣，腰膝酸软，夜尿清长，舌淡胖，苔薄白，脉沉细。

治法：温肾壮阳。

药物：赞育丸、右归丸、五子衍宗丸、男宝胶囊、龟龄集、雷龙片、青娥丸、补肾强身胶囊、海马补肾丸、鹿角胶、复方虫草口服液。

2. 心脾亏虚证

表现：阳痿不举，心悸，失眠多梦，神疲乏力，面色萎黄，食少纳呆，腹胀便溏，舌淡，苔薄白，脉细弱。

治法：补益心脾。

药物：归脾丸、天王补心丸。

3. 肝郁不舒证

表现：阳事不起，或起而不坚，心情抑郁，胸胁胀痛，脘闷不适，食少便溏，苔薄白，脉弦。

治法：疏肝解郁。

药物：逍遥丸 + 五子衍宗丸。

4. 惊恐伤肾证

表现：阳痿不振，心悸易惊，胆怯多疑，夜多噩梦，常有被惊吓史，苔薄白，脉弦细。

治法：益肾宁神。

药物：启阳娱心丹（方剂）或海马补肾丸。

5. 湿热下注证

表现：阴茎萎软，阴囊潮湿，瘙痒腥臭，睾丸坠胀作痛，小便赤涩灼痛，胁胀腹闷，肢体困倦，泛恶口苦，舌红苔黄腻，脉滑数。

治法：清利湿热。

药物：龙胆泻肝丸、四妙丸。

第四节 早 泄

早泄是指性交时射精过早，甚至未交即泄或乍交即泄，以致不能进行正常性交的一种病症。西医学上的早泄亦按此病辨证论治。

【病因】

1. 情志内伤

情志不畅，忧郁不舒，损伤肝木，肝疏泄失常引起早泄；或心志过喜，君火动极，过早令精关启动；或性交时突遇惊恐，损伤肾气，精关不固而发早泄。

2. 湿热侵袭

湿热流注于肝经，邪火妄动；或醇酒厚味，导致湿热内生，下注于肾，相火妄动，扰乱精室，性交时相火更旺而精关不固导致早泄。

3. 纵欲过度

房事不节或少年手淫过度，导致肾气不足，肾的封藏功能失职，精关开合不灵；或日久伤及肾阴，性交时，心火一动，导致相火动极，精室扰动发生早泄。

4. 久病体虚

病久脾虚生化不足，则肾气失养，而精关不固；或脾虚气陷，性交时君火动极，而脾失升摄；或思虑过度，伤至心脾，心阴不足，性交时君火动极而导致相火妄动，扰动精室而早泄。

【辨证分型】

1. 肝经湿热证

表现：早泄，阴茎易举，伴口苦咽干，胸闷胁痛，阴囊湿痒，小便黄浊，舌红，苔黄腻，脉弦滑而数。

治法：清泻肝经湿热。

药物：龙胆泻肝丸。

2. 心脾两虚证

表现：早泄，心悸怔忡，健忘多梦，食少，腹胀便溏，神疲乏力，舌淡，脉细弱。

治法：补益心脾。

药物：归脾丸。

3. 相火妄动证

表现：早泄，阳事易举，腰膝酸软，五心烦热，潮热盗汗，舌红少苔，脉细数。

治法：滋阴降火。

药物：知柏地黄丸。

4. 肾气不固证

表现：早泄遗精，性欲减退，腰膝酸软，小便清长，夜尿多，面色㿠白，舌淡苔白，脉沉弱。

治法：益肾固精。

药物：金匮肾气丸。

第五节　水　肿

水肿是体内水液潴留，泛滥肌肤，引起头面部、眼睑、四肢、腹背甚至全身浮肿的疾病，严重者还可伴有胸水、腹水等。西医学中的急慢性肾炎、肾病综合征、继发性肾小球疾病等以水肿为主要表现者，可参照此病辨证论治。本节主要阐述慢性肾炎的中医辨证分型。

（一）本证

【辨证分型】

1. 脾肾气虚证

病因：喜欢生冷饮食、居住或工作环境潮湿等导致水湿内停，脾气受阻；先天不足，房劳过度等，导致肾气不足，脾虚不能运化水湿，肾虚则封藏失职，精微下泻（蛋白尿）而成疾病。

表现：腰脊酸痛，神疲乏力，或浮肿，纳呆或脘胀，大便溏薄，尿频或夜尿多，舌质淡，舌有齿痕，苔薄白，脉细。

治法：补气健脾益肾。

药物：四君子颗粒 + 桂附地黄丸；肾炎康复片。

2. 肺肾气虚证

病因：先天肺气亏虚（免疫力低），或肺病日久伤肾，肺肾俱亏，肺气虚不能通调水道，则上源失调；肾气虚不能气化，则下源失和，水液内聚成病。

表现：颜面浮肿或肢体肿胀，疲倦乏力，少语懒言，自汗出，易感冒，腰脊酸痛，面色萎黄，舌淡，苔白润，脉细弱。

治法：补益肺肾。

药物：玉屏风口服液 + 金匮肾气丸或海马补肾丸或百令胶囊。

3. 脾肾阳虚证

病因：素体阳虚，或久病阴损及阳，脾肾阳亏，脾阳虚不能运化水湿，肾阳亏，开合失司，水液内停，泛溢肌肤。

表现：全身浮肿，面色苍白，畏寒肢冷，腰脊冷痛，神疲，纳少，便溏，遗精，阳痿，早泄，或月经失调，舌嫩淡胖，有齿痕，脉沉细或沉迟无力。

治法：温补脾肾。

药物：附子理中丸或济生肾气丸、肾炎舒胶囊。

4. 肝肾阴虚证

病因：素体阴虚，或房劳过度，或久虑多思，阴精暗耗，肝肾不足，导致风阳上亢，则灼伤经脉。

表现：目睛干涩或视物模糊，头晕耳鸣，五心烦热或手足心热，口干咽燥，腰脊酸痛，遗精，或月经失调，舌红少苔，脉弦细或细数。

治法：滋养肝肾。

药物：杞菊地黄丸。

5. 气阴亏虚证

病因：久病气阴两虚，气虚津液输布，清气不升，气化失司，水液内停；阴亏则虚热内生，灼伤经脉。

表现：面色无华，少气乏力，或易感冒，午后低热，或手足心热，腰酸痛，或见水肿，口干咽燥或咽部暗红，咽痛，舌质红，少苔，脉细或弱。

治法：益气养阴。

药物：参芪丸 + 六味地黄丸或肾炎康复片。

（二）标证

【病因】

1. 湿邪内阻

居住或工作环境潮湿，或脾气亏虚不能运化水湿，湿浊内停，或泛于肌肤，或中阻肠胃，或化热内阻，可变生多证。

2. 瘀血内阻

情绪不好，则肝失疏泄，气机失畅，日久血瘀水停；或久病入络，经脉瘀阻，脉络不通，则血不循常道而外溢（血尿表现）。

【辨证分型】

1. 水湿证

表现：颜面或肢体水肿，舌苔白或白腻，脉细缓或沉缓。

治法：利水消肿。

药物：五苓胶囊 + 五皮饮（方剂）。

2. 湿热证

面浮肢肿，身热汗出，口干不欲饮，胸脘痞闷，腹部胀满，纳食不香，尿黄短少，便溏不爽，舌红，苔黄腻，脉滑数。

治法：清热利湿。

药物：三仁汤（方剂）或昆明山海棠片（火把花根片）、黄葵胶囊、血尿胶囊。

湿热证出现下述情形时，用药见表 10 - 8 - 1。

表 10 - 8 - 1　湿热证的情形与用药

情形	用药
湿热蕴结上焦，咯吐黄痰者	杏仁滑石汤（方剂）
湿热中阻，痞满腹胀者	黄连温胆汤（方剂）

续表

情形	用药
湿热蕴结下焦者	八正颗粒或益肾康胶囊
湿热蕴结咽喉，咽喉痛明显者	银翘散、银翘解毒丸

3. 血瘀证

表现：面色黧黑或晦暗，腰痛固定或呈刺痛，肌肤甲错，肢体麻木，舌色紫暗或有瘀斑，脉象细涩。

治法：活血化瘀。

药物：血府逐瘀丸或肾炎四味片（血瘀兼有气虚及湿热者可用）。

4. 湿浊证

表现：纳呆，恶心或呕吐，口中黏腻，脘胀或腹胀，身重困倦，浮肿尿少，精神萎靡，舌苔腻，脉沉细或沉缓。

治法：健脾化湿泄浊。

药物：胃苓汤（方剂）或选用平胃丸 + 五苓散或香砂胃苓丸（如有上腹部不舒服、胀满表现时使用）。

第九章

常见泌尿系统疾病测试题及参考答案

（扫码查看测试题）

第十一篇　常见的风湿性疾病

第一章

概　述

风湿性疾病简称风湿病，是指影响骨、关节及其周围软组织，如肌肉、滑囊、肌腱、筋膜、神经等的一组疾病。包括各种关节炎在内的弥漫性结缔组织病，是风湿病的重要组成部分，但是风湿病不只限于弥漫性结缔组织病（简称结缔组织病）。

除有风湿病的慢性病程、肌肉关节病变外，结缔组织病还有以下特点（表 11 - 1 - 1）

表 11 - 1 - 1　　结缔组织病的特点

特点	具体内容
自身免疫性疾病	指免疫细胞，如淋巴细胞丧失了对自身组织的耐受性，以至于对自身组织出现免疫反应并且导致组织损伤；用白话解释就是免疫细胞本应该是对外防御的，现在出问题了，开始自己攻击自己了
病理改变	以血管和结缔组织慢性炎症的病理改变为基础；病变累及多个系统（如运动、消化、神经、呼吸等系统）
病程	多为慢性，只有早期诊断、合理治疗，才能够使患者得到良好的预后
异质性	同一疾病，不同患者的临床表现和预后差异很大
治疗	大多用糖皮质激素治疗有一定的效果

【分类】（表 11 - 1 - 2）

表 11 - 1 - 2　　风湿性疾病的范畴和分类

疾病类别	涵盖的疾病
弥漫性结缔组织病	类风湿关节炎、红斑狼疮、血管炎、干燥综合征、皮肌炎等
脊柱关节病	强直性脊柱炎、银屑病性关节炎、炎症性肠病性质关节炎等
退行性关节病	骨关节炎（原发性与继发性）
与代谢相关的风湿病	痛风、免疫缺陷病等
与感染相关的关节炎	病毒、细菌等引起的关节炎等（如链球菌感染引起的风湿性关节炎）
神经血管性疾病	雷诺病、压迫性神经病变（周围神经受压、神经根受压）等
骨与软骨病变	骨质疏松、肥大性骨关节病、骨软化等
非关节性风湿病	椎间盘病变、关节周围病变、特发性腰痛等

【特点】（表 11 - 1 - 3）

表 11 - 1 - 3　常见的关节炎疾病特点

类别	类风湿	骨性关节炎	痛风
周围关节炎	有	有	有
起病急缓	缓慢	缓慢	急骤
首发关节	近端指间关节、掌指关节、腕关节	膝、腰、远端指间关节	第一跖趾关节
疼痛性质	持续，休息后加重	活动后加重	疼痛剧烈，夜间重
肿的性质	软组织为主	骨性肥大	红、肿、热
畸形情况	常见	小部分	少见
疾病演变情况	对称性多关节炎	负重关节症状明显	反复发作
脊柱炎和（或）髂骶关节病变	偶尔有	腰椎增生，唇样改变	无

【知识点加油站】

结缔组织是人和高等动物的基本组织之一。由细胞、纤维和细胞外间质组成。纤维包括胶原纤维、弹性纤维和网状纤维，主要起到联系各组织和器官的作用。基质是略带胶黏性的液质，填充于细胞和纤维之间，为物质代谢交换的媒介。纤维和基质又合称"间质"，是结缔组织中最多的成分。结缔组织具有很强的再生能力，创伤的愈合多通过它的增生而完成。结缔组织又分为疏松结缔组织（如皮下组织）、致密结缔组织（如肌腱）、脂肪组织等。

第二章

类风湿关节炎

类风湿关节炎是以慢性、对称性、进行性累及周围关节为主要临床表现的多系统性炎症性的自身免疫性疾病，该病如果未进行适当治疗，病情会逐渐加重发展。该病也是造成患者丧失劳动力和致残的主要原因之一。

目前我国类风湿关节炎患病率为 0.4% 左右，总患病人数约 500 万，男女患病比率为 1∶4，80% 患者发病于 35~50 岁。

【病因】

目前认为该病的发生与遗传因素、免疫紊乱、环境因素（可能与病毒等感染、吸烟等有关）三者共同作用的结果。

【临床表现】

起病缓慢而隐匿，在出现明显关节症状前可有数周的低热，少数会有高热、乏力、全身不适、体重下降等表现，以后逐渐出现典型关节症状；主要临床表现是从关节症状（从短暂轻微的少关节炎到急剧进行性的多关节炎均可出现）到关节外多系统受累。

1. 关节的主要表现（表 11 - 2 - 1）

表 11 - 2 - 1　类风湿关节炎关节的主要表现

类别	具体表现
晨僵	95% 以上的患者会出现晨僵（早晨起床后病变关节感觉僵硬，如胶着样感觉，持续时间至少 1 小时才有诊断意义）
痛与压痛	关节痛是最早出现的症状，最常出现的部位是腕、掌指关节、近端指间关节；其次是足趾、膝、踝、肘、肩等关节；多呈现对称性与持续性，受累的关节往往有压痛，受累关节的皮肤呈褐色色素沉着
关节肿	受累关节都可肿胀，常见部位是掌指关节、近端指间关节、膝等关节，也多呈现对称性
关节畸形	见于疾病晚期患者，常见的是腕和肘关节强直、掌指关节半脱位、手指向尺侧倾斜和呈现"天鹅颈样"和"纽扣花样"
关节活动障碍	关节肿痛及结构破坏引起活动障碍
特殊关节受累及	如颈椎、肩髋关节受累，则疼痛、活动受限；颌关节受累，则讲话和咀嚼困难及疼痛，甚至张口受限

2. 关节外的主要表现（表 11 - 2 - 2）

表 11 - 2 - 2　类风湿关节炎关节外的主要表现

类别	具体表现
类风湿结节	是类风湿最常见的关节外表现，约30%左右的患者出现；多位于受压部位的皮下，如前臂伸面、跟腱、枕等处
类风湿血管炎	主要是累及小动脉的坏死性小动脉炎，可表现为指或趾端坏死、皮肤溃疡、外周神经病变等
干燥综合征	大约40%左右患者在各个时期会出现口干、眼干等干燥综合征的表现
其他	淋巴结肿大、心脏受累、间质性肺病、贫血、葡萄膜炎等

【诊断】

目前仍沿用美国风湿病学会 1987 年修订的分类标准。以下 7 项中如果出现≥4 条就可以确诊类风湿关节炎。包括：①晨僵至少 1 小时（≥6 周）；②3 个或 3 个以上的关节受累（≥6 周）；③手关节（腕、掌指、近端指关节中至少 1 个）受累（≥6 周）；④对称性关节炎（≥6 周）；⑤有类风湿皮下结节；⑥手 X 线片改变（至少骨质疏松或关节间隙狭窄）；⑦血清类风湿因子阳性（滴度 >1∶20）。

【治疗】

（一）药物治疗

治疗类风湿关节炎常用的 4 大类药物主要包括非甾体类抗炎药、改变病情的抗风湿药、糖皮质激素及植物药等；但是针对不同的类风湿关节炎患者，方案应个体化。

1. 非甾体抗炎药（表 11 - 2 - 3）

表 11 - 2 - 3　类风湿关节炎关于非甾体抗炎药的应用

维度	具体内容
用途	非甾体抗炎药是改变关节炎症状的药物，因不能控制病情，所以必须与改变病情的抗风湿药同服
常用药	塞来昔布、美洛昔康、双氯芬酸、吲哚美辛、萘普生、布洛芬等
换药时机	足量使用第一种非甾体类抗炎药 1~2 周后无效时，才改为另外一种
老年人用药	适宜选用半衰期短的非甾体类抗炎药，如对乙酰氨基酚、布洛芬、双氯酸钠、阿司匹林、贝诺酯等
	对于有溃疡病史的老年人，适宜选用选择性 COX - 2 抑制剂以减少胃肠道不良反应（如美洛昔布、塞来昔布、尼美舒利；也可选用阿司匹林、舒林酸等）
	对于贝诺酯、萘普生、吲哚美辛、双氯芬酸钠、吡罗昔康、安乃近慎用
儿童用药	对乙酰氨基酚（2 岁以上）、阿司匹林、萘普生、双氯芬酸钠、布洛芬（2 岁以上）；2 岁以下用药为布洛芬、对乙酰氨基酚，但要在医生指导下使用
联合应用	避免 2 种及 2 种以上的非甾体类抗炎药联合使用，因为效果不叠加，反而不良反应加大，产生"1 + 1 < 2"效果

2. 改变病情的抗风湿药

该类药物发挥作用较慢，临床症状的明显改善大约需 1~6 个月。

（1）甲氨蝶呤（表 11-2-4）

表 11-2-4　甲氨蝶呤药物应用

维度	具体内容
作用	原为抗肿瘤药，后调整剂量及用法用作免疫抑制药。具有很强的免疫抑制作用及很强的抗炎作用
适应证	用于类风湿关节炎、红斑狼疮、银屑病、关节炎、脊柱关节病的周围关节炎、多肌炎、皮肌炎、多发性肉芽肿等自身免疫性疾病
使用	口服，7.5~20mg/周，1 日内服完，4~6 周起效，疗程至少 6 个月
不良反应	肝损害、胃肠道反应、骨髓抑制等，停药后多能恢复。应用免疫抑制量的 24 小时内给予适量的亚叶酸钙，可以对抗甲氨蝶呤毒性，而不影响其免疫抑制作用
相对优点	间歇疗法治疗多发性肉芽肿起效比糖皮质激素、烷化剂（环磷酰胺）或硫唑嘌呤迅速，所以急性患者应首先选用本品；用于糖皮质激素无效的皮肌炎、多肌炎均可见肌力改善、皮疹减退；是治疗类风湿关节炎的首选药物，并且是与其他药物联合时的基本药物
联合时机	受累关节超过 20 个，起病 2 年内就出现关节骨破坏，类风湿因子持续处在高水平，有关节外症状
具体联合	甲氨蝶呤 + 来氟米特；甲氨蝶呤 + 柳氮磺吡啶；甲氨蝶呤 + 白芍总苷

（2）来氟米特（表 11-2-5）

表 11-2-5　来氟米特药物应用

维度	具体作用
作用	抗炎及免疫抑制作用
适应证	用于类风湿关节炎、系统性红斑狼疮、银屑病、关节炎等自身免疫性疾病，也可用于器官移植的抗排异反应
使用	口服，50mg/次，1 次/日，3 天后 10~20mg/次，1 次/日
不良反应	胃肠道反应、高血压、头晕、皮疹、瘙痒、白细胞减少、可逆性脱发等

（3）环孢素（表 11-2-6）

表 11-2-6　环孢素药物应用

维度	具体内容
作用	主要抑制 T 细胞功能
适应证	主要用于心、肝、肾、肺、骨髓移植的抗排异反应，可与肾上腺皮质激素或其他免疫抑制剂合用，也可用于治疗类风湿关节炎、系统性红斑狼疮、肾病型慢性肾炎、自身免疫性溶血性贫血、银屑病、葡萄膜炎等自身免疫性疾病
使用	口服，2.5~5mg/kg/d，分 2 次服用
不良反应	血肌酐、血压升高

（4）环磷酰胺（表 11 - 2 - 7）

表 11 - 2 - 7　环磷酰胺药物应用

维度	具体内容
作用	具有强大免疫作用；抗炎功能
适应证	用于各种自身免疫性疾病，对于严重的类风湿关节炎及红斑狼疮，大多都有效；与糖皮质激素合用效果更好；还可用于溃疡性结肠炎、多发肉芽肿、天疱疮、特发性血小板减少性紫癜、器官移植的抗排斥反应等
使用	口服，100mg/次，1 次/日
不良反应	胃肠道反应、肝损害、脱发、骨髓抑制、性腺抑制、出血性膀胱炎等

（5）麦考酚酸酯（赛可平）（表 11 - 2 - 8）

表 11 - 2 - 8　麦考酚酸酯药物应用

维度	具体内容
作用	抑制免疫细胞的增殖反应
适应证	用于心肝肾、骨髓移植的抗排斥反应；用于不耐受其他免疫抑制剂或疗效不佳的类风湿关节炎及红斑狼疮、原发性肾小球肾炎、牛皮癣等自身免疫性疾病
使用	口服，成人 1.5 ~ 2.0g/d，维持量 0.25 ~ 0.5g/d，分 2 次空腹服用
不良反应	胃肠道反应、血象改变、皮肤疱疹病毒感染、腿痛、骨痛、发热、乏力等

（6）青霉胺（青霉素代谢物）（表 11 - 2 - 9）

表 11 - 2 - 9　青霉胺药物应用

维度	具体内容
作用	有明显的免疫、抗炎及抗纤维化作用
适应证	用于类风湿关节炎、慢性活动性肝炎、硬皮病、干燥综合征等自身免疫性疾病，有明显的疗效；对类风湿的各种临床表现有明显改善；用于慢性活动性肝炎有助于转氨酶下降或正常
使用	口服，成人 0.5 ~ 1.0g/d，分 3 ~ 4 次空腹服用；过早停药易复发
不良反应	胃肠道反应、血常规改变、皮肤瘙痒、味觉减退、蛋白尿、肌无力等

（7）雷公藤内酯（表 11 - 2 - 10）

表 11 - 2 - 10　雷公藤内酯药物应用

维度	具体内容
作用	有比较强的免疫及抗炎作用
适应证	用于类风湿关节炎、红斑狼疮、白塞病、肾小球肾炎、皮肌炎等；外用于牛皮癣的治疗

续表

维度	具体内容
使用	口服，0.3~0.5mg/kg/d，每分3~4次服用，病情控制后可减量或间歇疗法。1个月为1个疗程；外用时，涂抹患处，每日2~3次
不良反应	胃肠道反应、血象改变等，停药后可恢复

注：植物药还有白芍总苷，可用于改善类风湿关节炎患者的症状和体征，不良反应很少。

（8）泼尼松（表11-2-11）

表11-2-11　泼尼松药物应用

维度	具体内容
作用	有很强的免疫及抗炎作用
适应证	用于过敏性皮炎、异位性皮炎、过敏性哮喘；寻常型天疱疮、自身免疫性溶血性贫血；类风湿关节炎、红斑狼疮；器官移植的排斥反应、接触性皮炎等
使用	口服，20~60mg/d，疗效不明显可增加至100mg/d，维持量10mg/d。如出现胃酸过多，则应加服抗酸药物；长期大量用药饮食还应增加蛋白，以补偿蛋白质的分解，并适当加服钙制剂，以防钙流失及抽搐发生；停用该药物时，应该逐渐减量停用，不可骤停
不良反应	长期或大剂量应用可引起肥胖、多毛、痤疮、血糖升高、高血压、水肿、血钾降低、消化性溃疡、骨质疏松、伤口愈合不良等

（9）柳氮磺吡啶（表11-2-12）

表11-2-12　柳氮磺吡啶药物应用

维度	具体内容
作用	具有抗菌消炎与免疫抑制的作用
适应证	主要用于炎症性肠病，即克罗恩病和溃疡性结肠炎；风湿性关节炎
使用	2~3g/d，分2次服用，从小剂量开始使用，可以减少不良反应，一般1~2个月显效
不良反应	皮肤过敏反应多见；胃肠道症状；肝肾损害；中性粒细胞及血小板减少等

（10）氯喹（表11-2-13）

表11-2-13　氯喹药物应用

维度	具体内容
适应证	治疗疟疾急性发作，控制疟疾症状。还可用于治疗阿米巴痢疾、华支睾吸虫病、肺吸虫病、结缔组织病等；还用于光敏性疾患，如日晒红斑症。用于病程短及病情轻的风湿关节炎患者
使用	250mg/d，1次/日，大约2~3个月见效，疗程不宜超过12个月，定期进行视力检查
不良反应	胃肠道症状；皮肤瘙痒；脱毛、湿疹、牛皮癣等

（11）生物制剂（表11-2-14）

表11-2-14　用于类风湿的生物制剂的分类及作用

类别	具体药物	作用
肿瘤坏死因子-α（TNF-α拮抗剂）	依那西普、英夫利西单抗、阿达木单抗	能够抑制骨破坏
白介素-1（IL-1拮抗剂）	阿那白滞素	用于中至重度类风湿关节炎
白介素-6（IL-6拮抗剂）	托珠单抗	用于中至重度活动性类风湿

（12）左旋咪唑（表11-2-15）

表11-2-15　左旋咪唑的应用

维度	具体内容
适应证	用于肺癌、乳腺癌手术后或急性白血病、恶性淋巴瘤化疗后的辅助治疗；还可用于自身免疫性疾病，如类风湿关节炎、红斑狼疮、银屑病及上呼吸道感染、肝炎、菌痢、疖疮、脓肿、顽固性支气管哮喘等
使用	50mg/次，2~3次/日，可连续服药。支气管哮喘，50mg/次，3次/日，连用3日，停药7天，6个月为1个疗程。银屑病，外用，5ml/次，每3~5日1次，涂布药物需要保持24小时以上
不良反应	消化道症状，皮肤瘙痒、皮疹、发热，停药后可缓解；个别出现肝功损害

3. 联合用药（表11-2-16）

表11-2-16　类风湿关节炎的联合用药

指导思想	具体药物	理由
对因+对症	甲氨蝶呤+布洛芬	既可以缓解疼痛表现，又针对免疫紊乱的病因
中药+西药	大活络丸+甲氨蝶呤	适合有冷痛麻表现的类风湿患者
口服+外用	甲氨蝶呤+万通筋骨贴	口服药缓解病情，外用药缓解肌肉及关节疼痛表现

（二）辅助治疗

1. 营养素

多维片、蛋白质粉、氨基酸口服液、氨糖软骨素、辅酶Q10、角鲨烯软胶囊（对于服用改变病情的抗风湿药者可降低药物的不良反应）。

2. 外用药物

如消肿止痛酊、万通筋骨贴、云南白药、风湿药酒（如风湿液等）外涂等辅助治疗，可快速缓解关节症状。

3. 物理疗法

频谱治疗仪、红外线照射等。

【爱心提示】（表 11 - 2 - 17）

表 11 - 2 - 17　类风湿关节炎日常生活及合理用药提示

提示维度	具体内容
日常生活	从中西医的角度来正确认识疾病及其发展等，树立信心，积极、坚持配合治疗
	饮食上要给予高蛋白质、高维生素、清淡、易消化饮食，忌辛辣、刺激性食物
	关节肿痛明显者，应强调休息及关节制动（急性期），在关节肿痛缓解后应注意早期开始关节的功能锻炼
	恢复期的关节康复锻炼：主要是关节活动度的恢复训练。锻炼关节前辅以温热疗法，以改善局部血液循环，起到消炎、镇痛的作用
	指关节活动方法：握拳与手指平伸交替运动
	腕关节活动方法：两手合拳，反复交替用力向一侧屈曲
	肘关节活动方法：手掌向上，两臂向前平伸，迅速屈伸肘关节
	肩关节活动方法：做前后旋转运动及上臂外展运动
	膝关节活动方法：做下蹲及向前抬腿运动
	髋关节活动方法：取坐位，做髋关节屈伸及旋转运动，3～4 次/日，10～15 分钟/次
	患者根据自己对疼痛的耐受程度确定关节活动量，禁止过度剧烈的活动，活动量和时间随着病情的好转递减，病情完全缓解时停止
	告知患者疾病的发生发展及可能带来的远期危害，以促使该类患者最大化科学合理地足疗程用药与坚持配合治疗
	大多数类风湿关节炎，在病程早期的 2～3 年内致残率较高，如果未能及时诊断和及早治疗，3 年内关节破坏达 70%。积极正确的治疗可以使 50%～80% 以上的患者病情缓解
合理用药	为了缓解改变病情的抗风湿药对肝脏的影响，可以使用护肝药物，如复方蛋氨酸胆碱片、多烯磷脂酰胆碱胶囊等

【知识点加油站】

1. 肢体语言式服务法

从业者在接待顾客中应学会利用肢体语言式服务法来服务顾客。所谓的肢体语言服务法就是利用我们的动手能力给顾客做触诊，协助诊断顾客病情或减轻顾客痛楚而增加彼此信任，从而提高服务质量的办法；在实际服务中很多从业者都会在引导顾客使用风湿类外用擦剂或喷剂时采用这一办法，现场给顾客的病患部位涂抹药物，同时用手在喷涂部位适当揉搓，不但让顾客感觉亲切，而且还能突显药物疗效。诸如颈椎病、腰椎病、膝关节骨质增生、头痛、高血压、风湿性关节炎、胃炎等，给顾客予以适当的肢体语言都会相应提高服务质量，让顾客更满意并再次回头。因此我们在日常工作中要善于总结哪些疾病可以利用肢体语言式服务法诊断并服务顾客。

2. 对于免疫抑制剂的 3 点认识

（1）上述改变病情的抗风湿药（除了氯喹、柳氮磺吡啶外）都属于免疫抑制剂，既抑制免疫病理反应，又干扰正常的免疫。免疫抑制剂在治疗自身免疫性疾病方面的疗效，只能是暂时缓解症状，延缓疾病进展，但不能根治。

（2）免疫抑制剂共同的不良反应有：长期应用会降低机体的免疫力，诱发细菌、病毒、真菌感染；导致畸胎，影响发育；女性会造成卵巢功能降低与闭经；男性可导致精子缺乏与无精；长期使用增加肿瘤的发病率。

（3）免疫抑制药与免疫增强药是两回事。免疫增强药是增强机体的免疫功能，使低下的免疫功能恢复正常；或替代体内缺乏的免疫活性物质发挥作用；临床主要用于原发或继发的免疫缺陷性疾病（如艾滋病），难治性细菌、真菌、病毒感染（如带状疱疹、复发性口疮、乙型流脑等），肿瘤的辅助治疗。常见的药物有重组人干扰素、胸腺肽、转移因子、银耳多糖、香菇多糖、人免疫球蛋白等。

3. 类风湿关节炎与风湿性关节炎的鉴别（表 11 - 2 - 18）

表 11 - 2 - 18　类风湿关节炎与风湿性关节炎的鉴别

维度	类风湿关节炎	风湿性关节炎
易发人群	35～50 岁，女性多发	好发于 5～15 岁儿童及青少年
病因	属于免疫性疾病，与激素、遗传、感染等有关	与链球菌感染有关
诱因	微生物感染（病毒、细菌）、吸烟等	寒冷、潮湿、上呼吸道感染
发生部位	四肢小关节，并呈对称性	大关节部位，如下肢的髋、膝、踝；上肢的肩、肘、腕等
表现	晨僵与关节压痛、类风湿结节	关节红、肿、热、痛，游走性疼痛
检查	类风湿因子阳性	抗链球菌溶血素 O 试验阳性
治疗	缓解病情及抗风湿治疗	首选青霉素类药物治疗
预后	不容易治疗，会导致关节畸形或功能丧失	不会导致关节畸形，很容易治愈

第三章

骨关节炎

骨关节炎是由于关节软骨完整性被破坏以及关节边缘软骨下骨病变，导致关节症状和体征的一组异质性疾病。

该病多见于中老年人，女性多于男性。40 岁人群骨关节炎的患病率为 10% ~ 17%，60 岁以上为 50%，75 岁以上高达 80%。按照是否有明确病因，可分为原发性骨关节炎（病因不明确）和继发性骨关节炎；按照关节分布可分为局限性骨关节炎和全身性骨关节炎。本病相当于中医中的痹证。

【病因】（表 11 – 3 – 1）

表 11 – 3 – 1　骨关节炎的病因

类别	具体病因
一般因素	遗传、高龄、肥胖、性激素、骨密度、过度运动、吸烟以及存在其他疾病等
机械因素	创伤、关节形态异常、长期从事反复使用某些关节的职业因素或剧烈的活动等

【临床表现】（表 11 – 3 – 2）

表 11 – 3 – 2　骨关节炎的临床表现及体征

临床表现及体征		具体内容
疼痛		隐匿发作，持续钝痛，多发生于活动后，经过休息可以缓解。随着病情的进展，关节活动因疼痛而受限，甚至休息时也可发生疼痛
晨僵和黏着感		晨僵时间比较短暂，一般不超过 30 分钟。黏着感指关节静置一段时间后，开始活动感到僵硬，如黏住一般，稍微活动可缓解。多见于老年人下肢关节
其他		随着病情的进展，出现关节畸形、功能障碍
体征	关节肿胀	严重者可见畸形
	压痛和被动痛	受累关节局部有压痛；被动运动时产生疼痛
	关节活动弹响	也称为骨摩擦音，主要是膝关节。检查办法：患者取坐位，检查者一手活动膝关节，一手按在所查关节上，关节活动时可感到"咔嗒"声；可能是软骨缺失或关节面欠光滑

【治疗】

1. 控制症状药物

（1）非甾体抗炎药

控制骨关节炎症状，如对乙酰氨基酚、塞来昔布、美洛昔康、双氯芬酸、布洛芬等。

（2）糖皮质激素

关节腔注射长效糖皮质激素，疗程数周到数月，但在同一关节不能反复注射，注射间隔时间不应少于 4~6 个月。

2. 改善病情及软骨保护剂

（1）氨基葡萄糖（表 11-3-3）

表 11-3-3 氨基葡萄糖的用药归纳

维度	具体内容
作用	刺激软骨细胞产生蛋白多糖，保护受损的软骨细胞，延缓骨关节炎疾病发展，改善关节活动，缓解疼痛
适应证	治疗和预防全身所有部位的骨关节炎。缓解和消除骨关节炎的肿胀和疼痛等表现，改善关节活动功能
使用	餐中或餐后口服，1~2 粒/次，3 次/日，疗程 4~12 周，严重者疗程可延长；每年重复治疗 2~3 次
不良反应	轻度胃肠道症状及过敏反应

（2）硫酸软骨素（表 11-3-4）

表 11-3-4 硫酸软骨素的用药归纳

维度	具体内容
作用	①可以减少脂质沉着于动脉壁，降低血胆固醇，对中枢神经有镇静、镇痛作用；②具有催生关节滑液，润滑关节软骨表面，减少摩擦使关节更为灵活的同时，为关节软骨输送足够的营养物质，改善骨质增生
适应证	用于动脉硬化、冠心病、骨关节炎等；制成滴眼可用于角膜炎、角膜溃疡、角膜损伤等
使用	口服，600mg/次，2 次/日，疗程 3 个月

（3）双醋瑞因（表 11-3-5）

表 11-3-5 双醋瑞因的用药归纳

维度	具体内容
作用	可诱导软骨生成，具有镇痛、抗炎及解热作用；延缓骨关节炎病程
适应证	用于各种骨关节炎及相关疾病
使用	1 粒/次，1~2 次/日，不低于 3 个月；治疗前 4 周，1 粒/日，晚餐后服用，可缓解腹泻反应，药物适应后变成 2 粒/日
不良反应	轻度腹泻及腹痛等

（4）透明质酸（玻璃酸钠）（表 11 - 3 - 6）

表 11 - 3 - 6　透明质酸的用药归纳

维度	具体内容
作用	增强关节液的润滑功能，营养与保护软骨作用；保水作用
适应证	对非药物疗法和单纯止痛疗效不佳的膝关节骨关节炎患者；还可用于干眼症、眼睛疲劳；外伤、光线、佩戴隐形眼镜导致的角膜损伤等
使用	1 次/周，膝关节腔内注射，4～6 周 1 个疗程

3. 联合用药

表 11 - 3 - 7　骨关节炎的联合用药

指导思想	具体药物	理由
对因 + 对症	氨基葡萄糖 + 对乙酰氨基酚	既保护受损关节，又减缓骨关节炎的疼痛
口服 + 外用	对乙酰氨基酚 + 消痛贴膏	同时使用外用药物，可以减少口服药物用量，并相应减少口服药的不良反应
中药 + 西药	大活络丸 + 氨基葡萄糖	适合有冷痛麻表现的骨关节炎

【爱心提示】（表 11 - 3 - 8）

表 11 - 3 - 8　骨关节炎日常生活及合理用药提示

提示维度	具体内容
日常生活	平时控制活动量，减少关节负重
	注意补充含钙饮食，预防骨质疏松
	避免过度及不恰当的运动方式，如爬山、长跑、长期站立等
合理用药	塞来昔布、美洛昔康、双氯芬酸、布洛芬等药物的不良反应有胃肠道症状，肾或肝功能损害，影响血小板，可增加心血管不良事件发生风险；此类药物应使用有效剂量，短疗程
	使用双醋瑞因在最初的 2～4 周给药时，可与其他镇痛药或非甾体抗炎药联合使用
	为降低非甾体抗炎药胃肠道的不良反应，可以在使用传统的非甾体抗炎药的同时给予 H_2 受体拮抗剂或质子泵抑制剂
	如伴有麻木表现时，加用 B 族维生素；如伴有骨质疏松时，加用钙制剂与维生素 D
	对于使用非甾体抗炎药胃肠道反应大的患者，可以外用止痛贴剂
	加用维生素 A、维生素 EC 颗粒等抗氧化剂，可以通过预防软骨的氧化损伤，调节关节腔内炎症反应，以及参与胶原的合成过程来发挥作用
	含有虫类的中成药药性多辛温，作用比较猛烈，有一定的毒性，用量不可以过大，也不可以久服
	服用含有川乌、草乌、附子等成分的药物，如果有唇舌发麻、恶心、头晕、心悸、脉迟等重度反应，应立即停药并予以解毒处理

【知识点加油站】

1. 抗氧化剂

抗氧化剂指的是能够阻止氧气不良影响的一类物质。它是能帮助捕获并中和自由基，从而消除自由基对人体损害的物质（科学研究发现，人体细胞电子被抢夺是万病之源，自由基是一种缺乏电子的物质，它进入人体后会到处争夺电子。自由基与人体衰老、动脉粥样硬化、脑缺血及脑血栓等息息相关）。目前市面上抗氧化的商品有维生素E、维生素C、谷胱甘肽、β胡萝卜素、番茄红素、茶多酚、蜂蜜、维生素B、花青素（如黑枸杞）、燕麦片、大豆异黄酮等。

2. 骨关节炎与骨质增生的区别（表11-3-9）

表11-3-9　骨关节炎与骨质增生（骨刺）的区别

维度	骨关节炎	骨质增生（骨刺）
易发人群	中老年人，65岁以上更多	中老年人
病因	年龄、肥胖、炎症、外伤共同作用的结果	骨关节炎、骨代谢异常等
发病部位	关节内部	关节内或关节外骨的边缘部位
表现	关节疼痛及压痛、关节活动受限及肿大或畸形、骨摩擦音等	大多无症状，只有压迫神经、肌腱等才会出现痛、麻、胀等表现
治疗	对症治疗	对症治疗

第四章

非关节性疾病

第一节 颈椎病

颈椎病又称为颈椎综合征，指的是颈椎、椎间盘退行性改变及其继发的病理改变累及其周围组织结构（神经根、脊髓、椎动脉、交感神经等）出现相应的临床系列表现。如果只有颈椎的退行性改变而无临床表现者，则称为颈椎退行性改变。

随着现代从事低头工作方式的人群增多，加之电脑、手机、空调的广泛使用，人们屈颈和遭受风、寒、湿的机会不断增加，导致颈椎病的患病率不断上升，且发病年龄开始逐渐年轻化。本病可以按照中医痹证辨证论治。

【病因】（表11-4-1）

表11-4-1 颈椎病的病因

类别	具体病因
颈椎的退行性改变	是颈椎病发病的主要原因，由于年龄增长与长时间的颈椎超负荷使用导致颈椎结构改变与机能衰退。
慢性劳损	如不当的工作姿势（低头工作者）、对颈椎有影响的体育锻炼（倒立）、不当的睡眠体位（枕头的高度以及柔软度）都可造成颈椎的慢性劳损

【分型】

颈椎病根据受累组织和结构的不同，临床上分为神经根型、脊髓型、交感神经型、椎动脉型、颈型（又称软组织型）、其他型（目前主要指食道压迫型）。如果两种以上类型同时存在，称为"混合型"。

【临床表现】

1. 神经根型颈椎病（表11-4-2）

表11-4-2 神经根型颈椎病的易患人群及临床表现

维度	具体内容
易患人群	约占60%~70%，多见于30~50岁者，男性比女性发病率高1倍
颈部痛、僵感	颈痛和颈部发僵，是最早出现的症状；有些患者还有肩部及肩胛骨内侧缘疼痛

续表

维度	具体内容
上肢痛、麻感	疼痛和麻木沿着受累神经根的走行和支配区放射，具有特征性，因此称为根型疼痛；疼痛和麻木呈发作性、持续性；症状的出现与缓解和患者颈部的位置和姿势有明显关系
上肢沉重感	患侧上肢感觉沉重、握力减退，有时出现持物坠落

2. 脊髓型颈椎病（表 11-4-3）

表 11-4-3　脊髓型颈椎病的易患人群及临床表现

维度	具体内容
易患人群	发病率占颈椎病的 12%~20%，以 40~60 岁的中年人为多；多数患者无颈部外伤史
下肢麻、沉重感	首先出现一侧或双侧下肢麻木、沉重感，随后逐渐出现行走困难，下肢感觉肌肉发紧、抬步慢，不能快走；继而出现上下楼梯时需要借助上肢扶着拉手等才能登上台阶。严重者步态不稳、行走困难；患者双脚有踩棉花的感觉。部分患者起病隐匿，往往是在想追赶即将驶离的公共汽车，却突然感觉双腿不能快走而发现
上肢麻痛、无力感	一侧或双侧上肢麻木、疼痛、双手无力、不灵活，写字、系扣、持筷等精细动作难以完成，手持的物件容易掉落；严重者甚至不能自己进食
躯干部"束带感"	躯干部出现感觉异常，常感觉在胸部、腹部或双下肢有如皮带样的捆绑感，称为"束带感"；同时下肢还可伴有烧灼感、冰凉感
膀胱及直肠功能障碍	如排尿无力、尿频、尿急、尿不尽、尿失禁或尿潴留等排尿障碍，以及大便秘结、性功能减退等表现
预后	可造成肢体瘫痪，因而致残率高

3. 交感神经型颈椎病（表 11-4-4）

表 11-4-4　交感神经型颈椎病的临床表现

维度	具体内容
头面部表现	头晕或眩晕、头痛或偏头痛、头沉、枕部痛，睡眠欠佳、记忆力减退、注意力不易集中等。偶尔有因头晕而跌倒者；面部或某一肢体多汗、无汗、畏寒或发热，有时感觉疼痛、麻木
眼耳鼻喉部表现	眼胀、干涩或多泪、视力变化、视物不清、眼前好像有雾等；耳鸣、听力下降；鼻塞、咽部异物感、口干、声带疲劳、味觉改变等
胃肠道表现	恶心、甚至呕吐、腹胀、腹泻、消化不良、嗳气以及咽部异物感等
心血管表现	心悸、胸闷、心率变化、心律失常、血压变化等

注：上述表现往往与颈部活动有明显关系，坐位或站立时加重，卧位时减轻或消失。颈部活动多、长时间低头、在电脑前工作时间过长或劳累时明显，休息后好转。

4. 椎动脉型颈椎病（表11-4-5）

表11-4-5 椎动脉型颈椎病的临床表现

维度	具体内容
眩晕、复视	发作性眩晕，复视（复视就是将一个物体看成两个物体意思）并且伴有眼震（眼震是一种不受意念控制的眼球节律性运动）；有时伴随恶心、呕吐、耳鸣或听力下降；这些症状都与颈部位置改变有关
下肢无力	下肢突然无力摔倒，但是意识清醒，多在头颈处于某一位置时发生
肢体麻木	偶有肢体麻木、感觉异常；可出现一过性瘫痪，发作性昏迷

5. 颈型颈椎病（表11-4-6）

表11-4-6 颈型颈椎病的临床表现

维度	具体内容
易患人群	30~40岁女性多见
诱因	机体在受风寒侵袭、感冒、疲劳、睡眠姿势不当或枕高不适宜，使颈椎过伸或过屈，颈项部某些肌肉、韧带、神经受到牵张或压迫所致
发作时间	多在夜间或晨起时发病，有自然缓解和反复发作的倾向
颈部表现	有颈项强直、疼痛，可有整个肩背疼痛发僵，不能作点头、仰头及转头活动，呈斜颈姿势。需要转颈时，躯干必须同时转动，也可出现头晕的症状
其他	部分患者可出现反射性肩臂手疼痛、胀麻，咳嗽或打喷嚏时症状不加重

【物理检查诊断】（表11-4-7）

表11-4-7 颈椎病的简易物理检查法

方法	具体内容
前屈旋颈试验	令患者颈部前屈，嘱其向左右旋转活动。如颈椎处出现疼痛，表明颈椎小关节有退行性变
椎间孔挤压试验	又称为压顶试验。令患者头偏向患侧，检查者左手掌放于患者头顶部，右手握拳轻叩左手背，则出现肢体放射性痛或麻木，表示力量向下传递到椎间孔变小，有根性损害（图11-4-1）；对根性疼痛厉害者，检查者用双手重叠放于头顶、向下加压，即可诱发或加剧症状（图11-4-2）
臂丛牵拉试验	患者低头，检查者一手扶患者患侧头颈部，另一手握患肢腕部，作相反方向推拉，看患者是否感到放射痛或麻木，若患肢出现放射痛、麻木，提示为神经根型颈椎病（图11-4-3）
上肢后伸试验	检查者一手置于健侧肩部起固定作用，另一手握于患者腕部，并使其逐渐向后、向外呈伸展状，以增加对颈神经根牵拉，若患肢出现放射痛，表明颈神经根或臂丛有受压或损伤
大致部位检查	微微低头，从最突出的即第七颈椎开始往上，用手轻轻地按压颈椎及左右两侧，有疼痛的位置考虑可能的病变颈椎

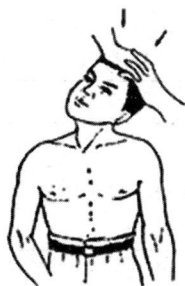

图 11 - 4 - 1　椎间孔挤压试验　　　图 11 - 4 - 2　击顶试验　　　图 11 - 4 - 3　臂丛牵拉试验

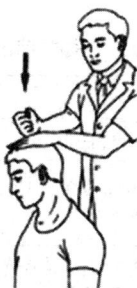

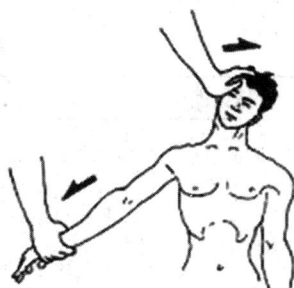

【治疗】

目前颈椎病的保守治疗主要是采用中西医结合以及康复治疗等综合疗法，药物方面采用中药结合西药消炎镇痛、扩张血管、利尿脱水、营养神经等联合治疗。

1. 疾病发作期治疗（表 11 - 4 - 8）

表 11 - 4 - 8　颈椎病发作期治疗

表现类别	治疗药物
以疼痛为主时	口服非甾体类抗炎药物 + 外用消痛贴膏
疼痛伴有麻木感时	非甾体类抗炎药 + 维生素 B_1 或 B_6 或多种维生素片
因受凉发作或加重时	大活络丸或风湿液 + 对乙酰氨基酚

注：使用上述药物同时，可以配合针灸止痛或穴位按摩止痛或病变局部进行中药离子导入或局部封闭、牵引等措施治疗。

2. 疾病慢性期治疗（表 11 - 4 - 9）

表 11 - 4 - 9　颈椎病慢性期治疗

伴随症状	治疗药物
伴有骨质疏松者	中医辨证用药 + 钙制剂
压迫椎动脉伴有眩晕者	中医辨证用药 + 氟桂利嗪胶囊 + 氨基葡萄糖片
伴有骨质增生者	中医辨证用药 + 维生素 EC 颗粒 + 硫糖软骨素 A

3. 联合用药（表 11 - 4 - 10）

表 11 - 4 - 10　颈椎病的联合用药

指导思想	具体药物	理由
中药 + 西药	颈舒颗粒/颈复康颗粒 + 氨基葡萄糖片	适用于瘀血阻滞的神经根型颈椎病
	壮骨伸筋胶囊 + 维生素 EC 颗粒 + 硫酸软骨素片	适用于肝肾亏虚寒湿阻络证中的神经根型颈椎病
	海马补肾丸 + 复方硫酸软骨素片	适用于肝肾两亏型的神经根型颈椎病

【爱心提示】（表 11 - 4 - 11）

表 11 - 4 - 11　颈椎病的日常生活提示

提示维度	具体内容
日常生活	避免床上看书、看电视、玩手机等
	避免高枕头，一般成人颈部垫高约 10cm 较好，高枕会使颈部处于屈曲状态，其结果与低头姿势相同；避免长期低头姿势，工作 1~2 小时后适当休息
	避免风寒、潮湿、空调直吹颈部，避免冷水洗头；避免颈部外伤
	平时多食用一些强筋壮骨的食物，如各种动物的筋类、海参等
	脊髓型颈椎病不可以随意按摩，以防脊髓损伤发生

【知识点加油站】

颈椎间盘是位于颈椎两椎体之间，由软骨板、纤维环、髓核组成的一个密封体。上下有软骨板，是透明软骨覆盖于椎体上。上下的软骨板与纤维环一起将髓核密封起来。纤维环由胶原纤维束的纤维软骨构成，位于髓核的四周。颈部纤维环前厚后薄，髓核易向后外侧脱出，突入椎管或椎间孔，压迫脊髓或脊神经造成颈椎间盘脱出症。

【附录】　　　　　　　　　社区健康教育

不仅要在社区中开展颈椎病预防教育，还要把预防教育开展到中小学乃至大学中，大力宣传有关颈椎的保健知识，教育学生们树立颈椎的保健意识，重视颈椎健康，从源头上堵截颈椎病。

（一）健康教育互动环节

教大家做诸如"米字操"等预防或减轻颈椎病的简单易学的小体操（表 11 - 4 - 12）。

表 11 - 4 - 12　"米字操"步骤及动作分解

步骤	具体动作分解
预备式	可以盘坐在垫子上，或者坐在椅子上，腰背挺直，尽量让颈部伸展，下颌略收，双臂放松下垂，肩膀向后微微张开。感觉整个身体充分拉伸，保持 5 秒钟，然后慢慢放松。注意不要闭眼，目视前方
前屈式	自预备式，缓慢向前屈颈低头，双肩打开，肩膀有向后牵引的趋势，直至颈肩肌肉感到绷紧为止，保持 5 秒钟，然后缓慢放松回复原位。如果已经出现颈部不适的状况，那么不建议做"米字操"中的后仰动作，以免加重症状
左侧式	自预备式，头部缓慢偏向左侧，感觉让左耳向左肩贴近，使右侧颈肩肌肉感到绷紧为止，同时右臂尽力向下伸，脊柱保持挺直。之后缓慢放松恢复到预备式
右侧式	自预备式，头部慢慢偏向右侧，让右耳与右肩靠近。与左侧式方向相反，动作一致
左转式	自预备式，头部向左侧扭转，目光尽量看向身体后方，但是身体不能转动，保持 5 秒钟，最后恢复原位
右转式	自预备式，头部向右侧扭转，与左转式方向相反，动作一致

（二）颈椎病自测环节

利用自测表，提示顾客目前疾病所处阶段或状态以及未来可能的发展以及坚持治疗后的预后等，有利于顾客坚持足疗程用药等（表 11 - 4 - 13）。

表 11 - 4 - 13   颈椎病患者脊髓功能状态自评（40 分法）

自评项目	具体内容	评分标准	得分
上肢功能 （左右分查，共 16 分）	无使用功能	0 分	
	勉强握食品进餐，不能系扣写字	2 分	
	能持勺子进餐，勉强系扣，写字扭曲	4 分	
	能持筷子进餐，能系扣，但不灵活	6 分	
	基本正常	8 分	
下肢功能 （左右不分，共 12 分）	不能端坐、站立	0 分	
	能端坐，但不能站立	2 分	
	能站立，但不能行走	4 分	
	扶双拐或需人费力搀扶勉强行走	6 分	
	扶单拐或扶梯上下楼行走	8 分	
	能独立行走，跛行步态	10 分	
	基本正常	12 分	
括约肌功能 （共 6 分）	尿潴留，或大小便失禁	0 分	
	大小便困难或其他障碍	3	
	基本正常	6 分	
四肢感觉 （上下肢分查，共 4 分）	麻、痛、紧、沉或痛觉减退	0 分	
	基本正常	2 分	
束带感觉 （躯干部，共 2 分）	有紧束感觉	0 分	
	基本正常	2 分	
合计总分			

注：1 级，0 ~ 10 分，完全不能实现日常生活活动；2 级，11 ~ 20 分，基本不能实现日常生活活动；3 级，21 ~ 30 分，部分实现日常生活活动；4 级，30 ~ 40 分，基本能实现日常生活活动。

第二节　腰椎间盘突出症

腰椎间盘突出症指的是腰椎间盘发生退行性病变以后，因某种原因（损伤、过劳等）导致纤维环部分或全部破裂，连同髓核一并向外膨出，压迫神经根或脊髓引起腰痛和一系列神经症状的疾病。本病好发于 20 ~ 50 岁的人群，男女发病比例为 5：1 左右。腰椎间盘突出症以腰 4 ~ 5、腰 5 ~ 骶 1 发病率最高，约占 95%。本病相当于中医学中的痹证。

【病因】

腰椎间盘的退行性病变（即老化）是基本病因，其次是损伤等因素。常见的诱发因素有增加腹压、腰部姿势不正、突然负重、妊娠、受寒和受潮等。

【临床表现】（表 11 - 4 - 14）

表 11 - 4 - 14　腰椎间盘突出症的临床表现

维度	具体表现
病史	患者曾有过腰部外伤、慢性劳损或受寒湿史，大部分患者在发病前有慢性腰痛史
腰痛	腰痛是首发症状，一般先有反复腰痛，此后出现腿痛。病变部位的椎体旁有压痛；急性发作时腰腿疼痛剧烈，并伴有下肢放射性疼痛，腰部活动功能严重受限，生活不能自理
坐骨神经痛	疼痛由臀部沿大腿后方向小腿及足背部放射。有的患者为了减轻疼痛，松弛坐骨神经，常表现为行走时向前倾斜，卧床时取弯腰侧卧屈髋屈膝位
下肢麻木与无力	肢体麻木、肌肉无力和（或）神经支配区感觉异常
马尾综合征	出现大小便功能障碍，鞍区（肛周大腿根部内侧区域）感觉异常，急性发病时作为急症手术的指征

【诊断】

简单检查时直腿抬高或加强试验、挺腹试验均可阳性（表 11 - 4 - 15），膝、跟腱反射减弱或消失，趾背伸力减弱。

表 11 - 4 - 15　腰椎间盘突出症的挺腹、直腿抬高试验的操作方法

检查方法	具体操作
挺腹试验	患者仰卧，双手放于腹部或两侧，以头部及两足跟为着力点，将腰部和臀部向上抬。如出现腰痛或患肢放射痛即为阳性，说明神经根周围存在软组织损伤和无菌性炎症
直腿抬高试验	患者双下肢伸直仰卧，检查者一手扶住患者膝部使其膝关节伸直，另一手握住踝部并徐徐将之抬高，直至患者产生下肢放射痛为止，记录下此时下肢与床面的角度，即为直腿抬高角度。正常人一般可达80度左右，且无放射痛。若抬高不足70度，且伴有下肢后侧的放射痛，则为阳性。在此基础上还可以进行直腿抬高加强试验，即检查者将患者下肢抬高到最大限度后，放下约10度左右，在患者不注意时，突然将足背屈，若能引起下肢放射痛即为阳性。阳性常见于腰椎间盘突出症，也可见于单纯性坐骨神经痛

【治疗】

对于无显著神经损害的患者采取保守治疗（表 11 - 4 - 16），一般 6 ~ 12 周会得到缓解。

表 11 - 4 - 16　腰椎间盘突出症的保守治疗药物

药物种类	治疗目的
非甾体抗炎药	可缓解慢性腰痛并改善功能状态，但对坐骨神经痛的改善效果并不明确；是治疗腰痛的一线药物
糖皮质激素	全身应用可短期缓解疼痛，考虑到全身使用激素带来的不良反应，不推荐长期使用

续表

药物种类	治疗目的
肌肉松弛剂	用于急性期和亚急性期腰痛患者的药物治疗，但在治疗坐骨神经痛方面效果不好。如替扎尼定、复方氯唑沙宗片、氟吡汀等
抗抑郁药	对慢性腰背痛和坐骨神经痛有一定疗效

注：其他联合用药等参照颈椎病部分。

【爱心提示】（表 11 - 4 - 17）

表 11 - 4 - 17　腰椎间盘突出症的日常生活提示

提示维度	具体内容
日常生活	中度患者注意卧床休息，一般静养 3 周左右，配合适当下地活动
	配合骨盆牵引治疗
	饮酒后不要服用替扎尼定，会导致其中枢镇静作用加强
	日常保持正确的站姿及坐姿；注意避免腰部受伤；避免腰部受凉

第三节　肩周炎

肩周炎又称漏肩风、冻结肩、凝肩，是肩周肌肉、肌腱、滑囊和关节囊等软组织的慢性炎症，以肩关节疼痛和活动障碍为主要症状。本病的好发年龄在 50 岁左右（所以又称为"五十肩"），男女性发病率的比例大约为 1∶3，多见于体力劳动者，而且左肩发病多于右肩。本病可参照中医痹证辨证论治。

【病因】

肩部的软组织退行性病变，对各种外力的承受能力减弱；肩部的长期过度活动，姿势不良等所产生的慢性致伤力；上肢外伤后肩部固定过久，肩周组织继发萎缩、粘连；肩部急性挫伤；牵拉伤后因治疗不当等，均可导致肩周炎。

【临床表现】（表 11 - 4 - 18）

表 11 - 4 - 18　肩周炎的临床表现

表现类别	具体内容
疼痛	肩痛由轻到重，肩痛昼轻夜重为本病一大特点，持续时间为 2~9 个月。常因天气变化及劳累而诱发
活动受限	以肩关节的外展、上举、内旋、外旋等活动受限最为明显，随着病情进展，肩关节各方向的主动和被动活动均受限，特别是梳头、穿衣、洗脸、叉腰等动作均难以完成，可持续 4~12 个月
压痛	多数患者在肩关节周围可触到明显而广泛的压痛点
怕冷	患肩怕冷，很多患者终年用棉垫包肩，即使在暑天，肩部也不敢吹风

【体检】

肩周炎的患者在体检时做肩关节外展试验（表 11 - 4 - 19），患侧肩外展需侧身耸肩。

表 11 - 4 - 19　肩周炎的肩关节外展试验

维度	具体内容
适用人群	肩部有异常疼痛或活动不佳的人群
阳性意义	肩关节及其周围组织有病变，多见于肩关节脱位或骨折、肩关节炎、肩关节粘连及锁骨骨折等
阴性意义	患者肩部痛系内脏疾病的反射痛

【治疗】

本病部分患者可自愈，但不会完全恢复。治疗主要以保守疗法为主。

1. 药物治疗

（1）急性期治疗　针对疼痛持续难以入睡者，予以口服非甾体抗炎药或同时外用复方水杨酸甲酯乳膏；对于患处怕冷者，可以口服加患处涂抹如风湿液，或患处贴敷通络祛痛膏。

（2）缓解期治疗　中药辨证论治 + 肩部功能锻炼。

2. 联合用药

可参照颈椎病部分。

【知识点加油站】

肩关节功能锻炼的方法见表 11 - 4 - 20。

表 11 - 4 - 20　肩关节功能锻炼的方法及具体操作

方法	具体操作
爬墙法	面对墙直立，足尖抵住墙角线，双手同时向上逐渐伸展，如同壁虎爬墙，待患肢卜举至极限时，就是疼痛无法忍受时，用患手中指在墙上留一痕迹，下次爬墙时超越此痕迹。连续 10 分钟左右
划圈法	划圈分为竖圈、横圈。竖圈为上下方向划圈，横圈为左右方向划圈，类似太极拳中的云手动作。每次可顺时针或逆时针方向各划 15 ~ 20 圈，也可根据自己的体质逐渐加量。每天练 3 ~ 5 次
拉轮法	在墙或树上安一滑轮，穿过一绳，两端各系一小木棍，上下拉动锻炼 很多公园可见这种锻炼器材
梳头法	双手交替由前额、头顶、枕后、耳后，向前、纵向绕头一圈，类似梳头动作，每次 15 ~ 20 下，每天 3 ~ 5 次

第四节　腰肌劳损

腰肌劳损又称为"功能性腰痛"或"腰臀肌筋膜炎"，主要是指腰骶部肌肉、筋膜等软组织慢性损伤，以腰部隐痛、反复发作、劳累后加重为主要临床表现。30～50岁的中青年为高发人群。在慢性腰痛中，腰肌劳损占的比例最大。是腰痛的常见原因之一。本病属于中医学的腰痛范畴。

【病因】（表11-4-21）

表11-4-21　腰肌劳损的病因

类别	具体情形
急性损伤	多由急性腰扭伤后失治、误治，反复多次损伤所造成
慢性炎症	由于劳动中长时间的维持某种不平衡体位及习惯性姿势不良引起，如长期从事弯腰工作、长时间坐位、久站等形成无菌性炎症
腰椎病	椎间盘突出、腰椎滑脱、腰椎骨折等造成

【临床表现】

患者有长期腰痛史，反复发作，可放射到臀部；腰骶部一侧或两侧酸痛不舒，时轻时重，缠绵不愈。腰部的酸痛会在劳累或受风寒后加剧，休息或改变体位后减轻。患者不能坚持弯腰工作，常被迫时时伸腰或以拳头击腰部以缓解疼痛，腰部有压痛点。

【治疗】

1. 一般治疗

避免过度劳累，平时采用理疗、推拿按摩、自我功能锻炼（如采取俯卧位，去枕，然后用力挺胸抬头，双手双脚向空中伸展）等措施。

2. 药物治疗（表11-4-22）

表11-4-22　腰肌劳损的药物治疗

药物类别	药物使用
非甾体类抗炎药	口服＋外用氟比洛芬巴布膏，可减轻炎症反应，缓解疼痛
中成药	辨证分型后，内服使用
	外涂正红花油、伤湿止痛膏、骨友灵搽剂等

3. 联合用药（表11-4-23）

表11-4-23　腰肌劳损的联合用药

指导思想	具体内容	理由
口服＋外用	舒筋丸＋正红花油/通络祛痛膏/复方水杨酸甲酯乳膏	适合寒湿痹阻的腰肌劳损，外用药物可直达病灶，起效更迅速

续表

指导思想	具体内容	理由
中药＋西药	痹祺胶囊＋布洛芬	西药可迅速缓解疼痛，中药从根本上消除引起腰肌劳损的风湿因素

【爱心提示】（表 11 - 4 - 24）

表 11 - 4 - 24　腰肌劳损的日常生活及合理用药提示

提示维度	具体内容
日常生活	避免保持同一姿势时间过长；适当采取游泳、骑车、散步等运动
	避免搬运重物；保证每天摄入充足的蛋白质和维生素
	注意减肥，腰部注意保暖，避免受寒
	一定按照中医辨证选用中药，并且坚持使用，有助于疾病康复
	采用"飞燕式"的方法进行腰背部肌肉锻炼：俯卧床上，双臂放在身体两侧，双腿伸直，然后将头、上肢和下肢用力向上抬起，不要使肘和膝关节屈曲，要始终保持伸直，如飞燕状。反复锻炼 20 ~ 40 次
合理用药	腰息痛胶囊内含扑热息痛，不要与非甾体抗炎药合用，否则会增加药物毒性及不良反应

第五节　扭　伤

扭伤是指由于剧烈运动或负持重物时姿势不当或跌倒、牵拉和过度扭转等原因，使关节发生超常范围的活动，造成关节内外或躯体部的软组织（如肌肉、肌腱、韧带、血管等）损伤，而无骨折、脱臼、皮肉破损等情况。扭伤容易发生于腰、踝、膝、肩、腕、肘、髋等部位。

【临床表现】（表 11 - 4 - 25）

表 11 - 4 - 25　扭伤的分期及表现

阶段	具体表现
初期	损伤部位疼痛剧烈，迅速肿胀和关节活动受限，2 天内伤处出现瘀血
中期	3 ~ 4 天后，肿胀消退，疼痛减轻，瘀斑转为青紫色
后期	10 天后瘀肿大多消退，瘀斑变黄色，疼痛不明显，功能轻度障碍；3 周之后基本恢复正常

【治疗】

1. 急性期处理

48 小时内，应用冷敷。

2. 药物治疗（表 11 - 4 - 26）

表 11 - 4 - 26 扭伤的药物治疗

药物种类	具体药物
非甾体抗炎药	布洛芬、对乙酰氨基酚等（疼痛剧烈时服用）
外用中成药	镇痛活络酊、正红花油、七厘散
口服中成药	云南白药胶囊、七厘散、大活络丸

【爱心提示】（表 11 - 4 - 27）

表 11 - 4 - 27 扭伤的合理用药与生活提示

提示维度	具体内容
合理用药	云南白药胶囊针对各种跌打损伤，无论轻重，出血者用温开水送服；瘀血肿痛与未流血者用酒送服；妇科各症，用酒送服；但月经过多、红崩用温开水送服。毒疮初起，服 1 粒，另取药粉用酒调匀，敷患处；如已化脓，只需内服
	外用药物针对瘀斑而无皮肤破损者涂抹
	七厘散既可口服，又可外用调敷患处
	使用大活络丸时，最好用温黄酒送服，效果更好
日常生活	扭伤刚发生时，用冷敷；24～48 小时扭伤部位停止出血后用热敷
	减少受伤关节的活动

【知识点加油站】

冷敷的目的在于防止内出血持续。热敷和冷敷都是物理疗法，作用却截然不同。血遇热而活，遇寒则凝，所以在受伤早期宜冷敷，以减少局部血肿；在出血停止以后再热敷，可加速消散伤处周围的瘀血。一般而言，受伤 24～48 小时出血停止后开始用热敷。

第五章

风湿性疾病中医论治

第一节 痹 证

痹证是由于风、寒、湿、热等外邪闭塞经络，气血运行不畅所导致的以肌肉、关节、筋骨发生酸痛、麻木、重着、僵硬、变形、屈伸不利，甚至关节肿大等表现的病症。轻者病在四肢关节肌肉，重者可在内脏。西医学中的风湿性关节炎、类风湿关节炎、痛风、骨关节炎、肩关节周围炎、坐骨神经痛、强直性脊柱炎等出现痹证临床表现时，可参照以下辨证施治。急性期以风寒湿热等实证多见，间歇期或慢性期以痰瘀互结、肝肾不足或气血亏虚为主。

【病因】

1. 感受外邪

久居潮湿之地或长期水下作业、出入冷库、阴雨潮湿季节出汗后入水，风寒湿外袭。气血痹阻，变为风寒湿痹；如外感风热，与湿气合并或者风寒湿痹，郁久化热而成风湿热痹。

2. 饮食不节

平时喜欢油腻及甜食，爱好饮酒及辛辣刺激饮食，长期饮食不节造成脾虚，导致体内水湿不能很好地运化，从而湿热内生，流注到关节变为痹证。

3. 劳逸不当

劳欲过度，平时作息不规律（将息失宜），导致正气虚弱，外邪乘虚而入，痹阻经络而成痹证。

4. 体质亏虚

禀赋不足，素体虚弱；或病后或产后气血不足，外邪乘虚而入，痹阻经络而成痹证。

【辨证分型】

1. 风寒湿痹证

表现：肢体关节、肌肉疼痛，或游走不定，或遇寒加重，得热痛减，或肢体关节酸楚、重着，肿胀散漫，或肌肤麻木不仁，关节屈伸不利，舌质淡，苔薄白或白腻，脉弦紧或濡缓。

具体还可以分为以下三种证型。

（1）行痹

表现：肢体关节，肌肉酸痛，游走不定，关节屈伸不利；初起可见恶风、发热等表现，舌苔薄白，脉浮或脉缓（风邪偏盛，表现风的症状，游走性为主。）

治法：祛风通络，散寒除湿。

药物：舒筋丸、追风透骨丸、木瓜片、雷公藤片、祛风止痛片、抗风湿药酒、疏风活络片。

（2）痛痹

表现：肢体关节疼痛较剧，痛有定处，得热痛减，遇寒痛增，关节屈伸不利，局部皮肤或有寒冷感。舌质淡，舌苔白，脉弦紧（寒邪偏盛，表现寒的症状，以痛为主。）

治法：温经散寒，祛风除湿。

药物：风湿定胶囊或强力天麻杜仲胶囊、风湿马钱片、风湿痹痛胶囊、风湿关节炎丸、风湿骨痛丸、风湿镇痛片、药艾条、追风舒经活血片、寒湿痹颗粒、风湿液。

（3）着痹

表现：肢体关节或肌肉重着酸痛，或有肿胀，手足沉重，活动不便，肌肤麻木不仁。舌质淡，舌苔白腻，脉濡缓。（湿邪偏盛，表现湿的症状，以关节不灵活为主。）

治法：除湿通络，祛风散寒。

药物：小活络丹或风痛安胶囊、风湿灵片、风湿定片、风痛片、正清风痛宁、伸筋片、追风透骨丸、追风活络丸、痹痛宁胶囊、腰息痛、木瓜丸、大活络丸。

2. 风湿热痹证

表现：游走性关节疼痛，局部灼热红肿，得冷稍舒，痛不可触；可病及一个或多个关节，可有肌肤瘀斑。多兼有发热、恶风、口渴、烦躁不安等全身症状。舌质红，舌苔黄或黄腻，脉滑数或浮数。

治法：清热通络，祛风除湿。

药物：风痛安胶囊、风湿圣药胶囊、克痹骨泰片、痛风定胶囊、湿热痹颗粒、四妙丸、昆明山海棠。

3. 寒热错杂证

表现：关节灼热肿痛，遇寒加重，或关节冷痛喜温，手心灼热，恶风怕冷，口干口苦，尿黄，舌红，苔白或黄，脉弦或紧或数。

治法：温经散寒，清热除湿。

药物：风湿祛痛胶囊。有兼症时用药如下（表11-5-1）。

表 11 - 5 - 1　　寒热错杂证兼症时的联合用药

兼症	用药
如果寒重热轻	风湿祛痛胶囊 + 舒筋丸
如果热重寒轻	风湿祛痛胶囊 + 克痹骨泰片
如果关节疼痛，恶风怕冷明显	风湿祛痛胶囊 + 桂附地黄丸
如果手心灼热，舌红少苔	风湿祛痛胶囊 + 六味地黄丸

4. 痰瘀痹阻证

表现：痹证日久，肌肉关节刺痛（表示与瘀证有关），固定不移，或关节肌肤紫暗、肿胀，按之较硬，肢体顽麻或重着，或关节僵硬变形，屈伸不利，有硬结瘀斑，或胸闷痰多。舌质紫暗或有瘀斑（表示有瘀证），舌苔白腻，脉弦涩。

治法：化痰行瘀，蠲痹通络。

药物：大活络丸、瘀血痹片、腰痹通胶囊、强筋健骨丸或四物膏 + 二陈丸。

5. 肝肾亏虚证

表现：痹证日久不愈，时轻时重，腰膝酸软，疲劳时加重，关节屈伸不利，肌肉瘦削；或畏寒肢冷，阳痿遗精，或骨蒸劳热，心烦口干。舌质淡红，苔薄白或少津，脉沉细弱或细数。

治法：培补肝肾，舒筋止痛。

药物：阳虚者，畏寒肢冷，可用独活寄生丸、风湿寒痛片、玄七通痹胶囊、金关片、益肾蠲痹丸、桂龙药酒、壮骨伸筋胶囊、杜仲壮骨胶囊、尪痹复康颗粒、七味通痹口服液、金乌骨通胶囊；阴虚者，腰膝疼痛，低热心烦，或午后潮热，可用耆鹿逐痹胶囊、舒筋通络颗粒。如有虚劳咳嗽，骨蒸潮热者，则用河车大造丸 + 独活寄生丸。

6. 气血虚弱证

表现：关节疼痛酸楚，时轻时重，气候变化、劳倦活动后加重，神疲乏力，面色少华，形体消瘦，肌肤麻木，短气自汗，唇甲淡白，头晕眼花。舌淡苔薄，脉细弱。

治法：益气养血，和营通络。

药物：风湿液、风湿定胶囊 + 八珍颗粒。

【知识点加油站】

1. 引经药

指药物对机体某部分的选择性作用，即某些药物对某些脏腑经络有特殊的亲和作用，因而对这些部位的病变起着主要或者特殊的治疗作用。

2. 痹证引经药（表 11 - 5 - 2）

表 11 - 5 - 2　　痹证的引经药

部位	引经药
颈椎	葛根
腰椎	杜仲

部位	引经药
下肢	牛膝
肩关节	桑枝

第二节　腰　痛

腰痛是指因外感、内伤或挫闪导致腰部气血运行不畅，或失于濡养，引起以腰脊或脊旁部位疼痛为主要症状的一种病症。西医学中的腰椎骨质增生、腰椎间盘突出症、腰肌劳损、强直性脊柱炎、腰肌纤维炎等以腰痛为主要表现者均可参照以下辨证施治。

【病因】

1. 外邪侵袭

居住环境潮湿，或出汗遇风；衣着单薄，或冒雨着凉，或暑夏贪凉，腰府失护，风、寒、湿、热之邪乘虚侵入，阻滞经脉，气血运行不畅而发腰痛。

2. 体虚年虚

先天禀赋不足，或久病体虚，或年老体衰，或房事不节，以致肾之精气虚亏，腰府失养，而发腰痛。

3. 跌仆闪挫

举重抬升，暴力扭转，坠落跌打，或体位不正，用力不当，导致腰部经络气血运行不畅，气血阻滞不通，瘀血留滞而发生疼痛。

【辨证分型】

1. 寒湿腰痛

表现：腰部冷痛重着，转侧不利，逐渐加重；静卧痛不减，遇寒冷、阴雨天则加重。舌质淡，苔白腻，脉沉而迟缓。

治法：散寒行湿，温经通络。

药物：风湿寒痛片、追风活络丸、追风透骨丸、寒湿痹丸、腰息痛胶囊、腰痛宁胶囊、舒筋活络丸、腰椎痹痛丸、大活络丸、舒筋丸。

2. 湿热腰痛

表现：腰部疼痛，重着而热；暑湿阴雨天气症状加重，活动后有可能减轻。身体困重，小便短赤，舌质红，苔黄腻。脉濡数或弦数。

治法：清热利湿，舒筋止痛。

药物：四妙丸。

3. 瘀血腰痛

表现：腰痛如刺，痛有定处，痛处拒按，日轻夜重。轻者俯仰不便，重则不能转侧。舌质暗紫，或有瘀斑，脉涩。部分患者有跌扑闪挫病史。

治法：活血化瘀，理气止痛。

药物：壮骨关节丸、风痛灵搽剂、盘龙七片、腰痹通胶囊、三七伤药片、跌打丸、伸筋丹胶囊。

4. 肾虚腰痛

（1）肾阳虚

表现：腰部隐隐作痛，酸软无力，缠绵不愈，局部发凉，喜温喜按，遇劳更甚，卧则减轻，常反复发作。少腹拘急，面色㿠白，肢寒畏冷，舌淡，脉沉细数。

治法：温补肾阳，温煦经脉。

药物：杜仲壮骨胶囊、独活寄生丸、右归丸、海马补肾丸、五子衍宗丸。

（2）肾阴虚

表现：腰部隐隐作痛，酸软无力，缠绵不愈，心烦失眠，口燥咽干，面色潮红，手足心热，舌红少苔，脉弦细数。

治法：滋补肾阴，濡养筋脉。

药物：左归丸、知柏地黄丸、大补阴丸、杜仲丸（用于阴阳俱损、阴虚内热者）、舒筋通络颗粒。

以上如无明显的阴阳偏盛，可服用青娥丸；因为平时房事过度而导致腰痛者可用河车大造丸。

寒湿腰痛、肾虚腰痛、瘀血腰痛在内服药物的基础上，尚可配合熨法治疗，以肉桂、吴茱萸、葱头、花椒，上四味捣匀炒热，以布裹包熨痛处，冷则再炒熨之。

第六章

常见风湿性疾病测试题及参考答案

（扫描二维码查看测试题）

第十二篇　常见皮肤疾病

第一章

概　　述

皮肤作为人体最大的器官以及人体内外环境的分界，具有屏障、吸收、感受、分泌和排泄、体温调节、物质代谢及免疫调节等功能，并且是重要的免疫器官。

一、正常皮肤的分类及特点（表 12 - 1 - 1）

表 12 - 1 - 1　正常皮肤的分类及特点

皮肤类型	角质层含水量	PH（酸碱度）情况	皮肤特点
干性皮肤（又称干燥型皮肤）	<10%	>6.5；适合选用过脂皂	皮质分泌量少，皮肤干燥，缺少油脂，皮纹细，毛孔不明显，洗脸后有紧绷感，对外界刺激（如气候、温度变化）敏感，易出现皮肤皲裂、脱屑和皱纹。干性皮肤既与先天性因素有关，也与经常风吹日晒、使用碱性洗涤剂过多有关，毛发发干
中性皮肤（也称普通型皮肤）	20% 左右	4.5～6.5；适合选用软皂	皮脂分泌量适中，皮肤表面光滑细嫩，不干燥，不油腻，有弹性，对外界刺激适应性较强；属于最理想的皮肤类型
油性皮肤（也称多脂性皮肤）	20% 左右	<4.5；适合选用硬皂	多见于中青年及肥胖者，皮脂分泌旺盛，皮肤外观油腻发亮，毛孔粗大，易黏附灰尘；肤色较深，但弹性好。不宜起皱，对外界刺激不敏感。油性皮肤多与雄激素分泌旺盛、偏食高脂食物及香浓调味品有关，易患痤疮、脂溢性皮炎等，毛发发亮
混合性皮肤	20% 左右	—	属于干性、油性、中性皮肤混合存在的一种情况；面部中央呈油性，双面颊、双颞部呈中性或干性，躯干部皮肤与头面部一致
敏感性皮肤（也称过敏性皮肤）	不一	避免引起过敏的皂	多见于过敏体质者，皮肤对外界刺激反应性强，对冷、热、风、紫外线、化妆品较敏感；易出现红斑、丘疹、瘙痒等表现

二、日常皮肤的保养

（1）保持良好的心情，心情抑郁、紧张等会加速皮肤衰老。

（2）合理饮食，禁烟酒，预防便秘；保持充足睡眠，尤其晚上 22 点到次日凌晨 2 点，此时是皮肤细胞代谢最旺盛的时间段。

（3）维生素与微量元素缺乏，皮肤就会干燥，出现色素沉着、脱屑等，并加速老化。因此平时要适当补充维生素 EC 颗粒和 β 胡萝卜素，有利于防止皮肤老化。

（4）坚持体育锻炼，可增加皮肤新陈代谢与供氧。

（5）选用合适的洗涤剂与水清理面部皮肤，水要选用软质水（山区的水含有较多钙盐、镁盐；应先煮沸后再加入适量小苏打变成软水后再使用），温度在 35 ~ 38℃左右。

（6）避免强光照射，养成外出打伞或外涂防晒剂的习惯。

（7）选择合适化妆品，选择合适的保湿、抗衰老、抗氧化的化妆品及面膜，避免含激素、汞、砷等化妆品。

三、人体各部位易发皮肤病分布示意图（图 12 - 1 - 1）

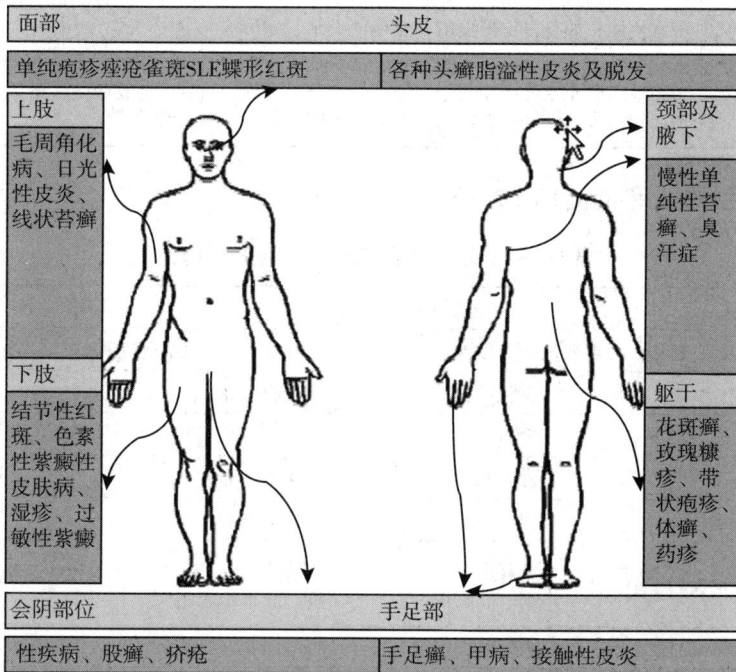

面部	头皮
单纯疱疹痤疮雀斑SLE蝶形红斑	各种头癣脂溢性皮炎及脱发

上肢
毛周角化病、日光性皮炎、线状苔癣

下肢
结节性红斑、色素性紫癜性皮肤病、湿疹、过敏性紫癜

颈部及腋下
慢性单纯性苔癣、臭汗症

躯干
花斑癣、玫瑰糠疹、带状疱疹、体癣、药疹

会阴部位	手足部
性疾病、股癣、疥疮	手足癣、甲病、接触性皮炎

图 12 - 1 - 1　人体各部位易发皮肤病分布示意图

四、皮肤病外用药物常用剂型的特点及选用

1. 常用剂型的特点（表 12 - 1 - 2）

表 12 - 1 - 2　皮肤病外用药物剂型特点

剂型	特点
溶液	大多是作为湿敷。目的是通过冷湿敷使有渗出液的创面，减轻渗液，保持创面清洁；如硼酸溶液、依沙吖啶（利凡诺）溶液、0.01% 高锰酸钾溶液等

剂型	特点
洗剂	洗剂是水和粉的混合制剂，平时水在上层，粉剂沉淀在瓶底。使用前需要摇匀；使用目的主要是通过洗剂外用后，蒸发水分降低皮肤温度，洗剂中的消炎、杀菌、止痒药起到治疗作用；如炉甘石洗剂、硫磺洗剂等
软膏	以羊毛脂、凡士林、聚乙二醇（用聚乙二醇为基质可以吸收渗出液，适用于皮肤糜烂和水疱）等为基质，比较油腻，涂用后能使皮肤软化，药物易于深入吸收，对某些角化、慢性皮肤病（如慢性湿疹等）其效果要优于霜剂；常用的软膏如丹皮酚软膏、硫磺软膏、尿素软膏等
乳膏	以藻类、聚山梨酯类、脂肪酸硫酸钠类等为基质，分为油包水型和水包油型；不影响皮肤水分蒸发与分泌，适用于没有渗出的皮肤瘙痒或皮损，禁用于皮肤溃烂及水疱；如夫西地酸乳膏、卤米松乳膏等
酊剂	是药物溶解在酒精中的制剂；药物涂用后，酒精蒸发较快，再加上酒精制剂中含有止痒、脱皮的药物，便可达到治疗作用。由于药物有一定刺激性，所以面部、黏膜部位及婴幼儿不宜使用；如复方土槿皮酊、止痒消炎水、碘酊等
硬膏剂	药物加入胶布或薄膜制剂中，使用后与空气隔绝，有利于药物吸收，避免了因衣服摩擦而使药物损失的弊端；如医用愈肤膜、曲安奈德新霉素贴膏等

2. 常用剂型的选用（表 12 - 1 - 3）

表 12 - 1 - 3　皮肤病外用药物剂型选择

皮损特点		选用剂型	药物
急性皮炎	仅有红斑、丘疹、无渗液	散剂或洗剂	如痱子粉、炉甘石洗剂等
	炎症重、糜烂、渗出多	溶液	如硼酸溶液
	有糜烂但渗出不多	糊剂	如复方锌糊
亚急性皮炎	渗出不多者	糊剂或油剂	如氧化锌油
	无糜烂者	乳膏剂或糊剂	如尿素乳膏
慢性皮炎		乳膏剂、软膏剂、酊剂、涂膜剂	如丹皮酚软膏、复方樟脑乳膏、复方曲安奈德涂膜剂、止痒消炎水等
单纯瘙痒无皮损		乳膏剂、酊剂	如糠酸莫米松乳膏、复方土槿皮酊等

第二章

真菌性皮肤病

真菌性皮肤病指的是皮肤感染真菌后引起的感染性疾病。本病在春季和夏季高发。根据发病部位的不同，可以分为足癣、股癣、手癣、头癣等。临床上，根据真菌入侵组织深浅程度不同，将致病真菌分为浅部真菌和深部真菌，浅部真菌主要侵犯人体的毛发、皮肤、甲板，其引起的疾病统称为癣。本章主要阐述皮肤癣病中的手足癣及甲真菌病。

第一节　手癣和足癣

手足癣病指的是皮肤癣菌侵犯手或（和）足、掌趾（指）而引起的浅部真菌感染性皮肤病。该病主要通过（直接或间接）接触传染，用手搔抓足癣部位、与患者共用足盆、拖鞋等相互传染以及穿着不透气的皮鞋、球鞋、塑料鞋易诱发本病。中医学称手癣为鹅掌风。

【病因】

皮肤癣菌感染导致；潮湿、糖尿病、肿瘤、免疫缺陷病、长期应用广谱抗生素、外用糖皮质激素等是诱因。

【临床表现】

手足癣的发病特点是多发于成年人；南方高于北方，夏季重、冬季轻，或夏季发作、冬季痊愈。皮损会由一侧传播到对侧，足癣多双脚犯病，手癣多单侧。手足癣的分类如下（表 12 - 2 - 1）。

表 12 - 2 - 1　手足癣的 3 种常见类型

类型	具体表现
水疱鳞屑型	好发于指（趾）间、掌心、足趾、足侧；表现为手或足群集或散发性水疱，不易破溃，伴瘙痒，水疱数天后干涸，呈现领圈状脱屑；皮损可不断向周围蔓延，病情稳定时以脱屑为主
浸渍糜烂型	又称间擦型；好发于指（趾）缝，足癣尤其以第 3~4 和 4~5 趾间多见；表现为指（趾）间皮肤浸渍发白、糜烂和裂隙，继发细菌感染时有恶臭味，伴有不同程度的瘙痒。多汗症或穿不透气鞋的人群常见
角化型	好发于掌跖部或足跟部，皮肤干燥，角质增厚，表面粗糙脱屑，纹理加深，易发生皲裂；一般无瘙痒，有皲裂时疼痛

【治疗】

1. 药物治疗

（1）药物选用原则（表 12 - 2 - 2、表 12 - 2 - 3）

表 12 - 2 - 2　手足癣药物选用原则

类别	具体内荣
外用药物	对于皮肤癣病，一般只选用外用药，如克霉唑、咪康唑、益康唑、酮康唑、联苯苄唑、特比萘芬等
内服药物	当外用药物疗效不好、疾病反复发作、角化过度、皮肤受累面积大或者患者不愿意接受外用药物或者患者伴有糖尿病、艾滋病时，选择伊曲康唑、氟康唑、特比萘芬等

注：应该根据手足癣不同的临床分型选用不同剂型的外用药物。

表 12 - 2 - 3　手足癣类型与外用药物剂型

手足癣类型	最适合的外用剂型	具体药物
水疱鳞屑型	选择刺激性小的霜剂和水剂	联苯苄唑霜剂
浸渍糜烂型	选择粉剂	咪康唑粉、枯矾粉
角化过度型	选择剥脱及渗透作用强的制剂	水杨酸软膏

（2）药物使用（表 12 - 2 - 4）

表 12 - 2 - 4　手足癣药物使用

类别	具体使用
外用药	每日涂抹 2~3 次，疗程 1~2 周
口服药	伊曲康唑片，口服，200mg/次，2 次/日，连服 7 日为一疗程；如效果不明显，休息 21 日后再增加 1 个疗程
	特比萘芬片，口服，250mg/次，1 次/日，手足癣连用 7 日；指甲癣连用 4~6 周；趾甲癣连用 12 周

（3）联合用药（表 12 - 2 - 5）

表 12 - 2 - 5　手足癣的联合用药

指导思想	具体药物	理由
口服 + 外用	伊曲康唑胶囊 + 硝酸益康唑乳膏	适用于反复发作的手足癣，口服加外用缩短治疗周期，起效迅速
	大蒜素软胶囊 + 水杨酸软膏	适用于角化过度型的手足癣，可快速起效
中药 + 西药	龙胆泻肝丸 + 克霉唑软膏	适用于瘙痒剧烈、心烦易怒、口苦的湿热下注型手足癣
治疗 + 保养	硝酸咪康唑乳膏 + 蜂胶软胶囊	适用于糖尿病伴有手足癣者，蜂胶既可以协助降糖，又可以抑制真菌

2. 辅助治疗

大蒜素软胶囊（药物）、蜂胶软胶囊。

【爱心提示】（表 12 – 2 – 6）

表 12 – 2 – 6　手足癣的日常生活及合理用药提示

提示维度	具体内容
日常生活	不与他人共用日常生活用品，如拖鞋、指甲刀、毛巾等
	保持手足的适度清洁与干爽，夏季穿透气性好的鞋子
合理用药	水疱型、糜烂性手足癣禁用足光散
	对于角化过度型可以推荐足光散先泡脚后涂抹外用膏剂，如效果不好，可推荐纱布予以封包（涂完外用药物用纱布包裹，可以最大化促进药物吸收）治疗
	患者鞋子内抛洒阿司匹林或酮康唑片剂碾碎后的粉末，最大化消灭鞋内真菌
	手足癣病的治疗以外用药物为主，治疗成功的关键在于坚持用药，疗程一般需要 1~2 周，角化过度型手足癣及外用药物效果不良者可以联合口服药物
	口服康唑类药物会影响肝功能，可以服用护肝药，如复方蛋氨酸胆碱片来降低对肝功损害
	联苯苄唑治疗手足癣 1 次/日，2~4 周为 1 个疗程
	酮康唑、克霉唑、益康唑、咪康唑用于浅部真菌感染或皮肤念珠菌感染；氟康唑、伊曲康唑、伏立康唑用于治疗深部真菌感染

【知识点加油站】

1. 伊曲康唑与特比萘芬（表 12 – 2 – 7）

表 12 – 2 – 7　伊曲康唑和特比萘芬比较

药物	作用特点
伊曲康唑	针对深部真菌及浅表真菌均有抗菌作用，有一定的肝毒性与心脏毒性。饭后服用吸收好
特比萘芬	对皮肤真菌有杀菌作用，对白色念珠菌只起到抑制作用；肝毒性比伊曲康唑轻，进食高脂食物可以使药物利用度增加 40%

2. 手足癣的中医辨证分型（表 12 – 2 – 8）

表 12 – 2 – 8　手足癣的中医辨证分型

分型	表现	药物
湿热蕴结证	水疱聚集，瘙痒难忍，有灼痛感，破裂流水，微热汗出，口渴不欲饮，舌红苔黄腻，脉濡数	二妙丸、龙胆泻肝丸
血虚风燥证	病程迁延日久，或失治误治，皮纹深厚粗糙，皲裂痒痛，宛如鹅掌，舌燥少津，脉细数	湿毒清胶囊

第二节 甲 癣

甲癣是甲真菌病的一种，指皮肤癣菌引起的甲病，俗称"灰指甲"。甲真菌病是由各种真菌引起的甲板或甲下组织感染。

【病因】

甲癣多由手足癣感染而来，甲外伤、免疫功能低下、糖尿病等是易感因素。

【临床表现】

手足癣患者中大约50%伴有甲真菌病；指甲甲板不同程度受损、变色、无光泽、增厚、凹凸不平，或部分或全部脱落等。本病病程长，治疗较为困难，若不治疗可伴随终身。

【治疗】

1. 外用药物（表12-2-9）

表12-2-9 甲癣外用药物的使用

维度	具体内容
情形一	远端受损甲板<50%；无甲母质受累；受累指甲、趾甲数目<4个；不能耐受口服药物治疗
治疗方法	锉光病甲后将盐酸阿莫罗芬搽剂均匀涂抹于患处，每周1~2次，指甲感染连续用药6个月，趾甲感染需持续9~12个月；每3个月观察治疗进展
	先用温水软化患处，锉掉病变部位（指的是甲上不光滑、不紧密的呈灰色、白色或黄色的病变部位），再涂复方聚维酮碘搽剂，1~2次/日，坚持使用至新甲长出，需2个月以上
	先用温水软化患处，锉掉病变部位涂抹环吡酮胺乳膏并包扎，2次/日，疗程14周
情形二	情形一以外的情况
治疗方法	第一步，尿素软膏+纱布（封包处理，目的是使病甲软化剥离）直到病甲去除 第二步，外用环吡酮软膏或酮康唑乳膏等涂抹

2. 口服药物（表12-2-10）

表12-2-10 伊曲康唑与特比萘芬的使用

药物	具体应用
伊曲康唑	餐后口服，400mg/d，分2次服用，1周/月、停药3周为1个疗程。指甲受累，则2~3个疗程；趾甲受累，则3~4个疗程
特比萘芬	进食高脂肪餐后口服，250mg/d，1次/日。指甲受累，疗程为6~9周；趾甲受累，疗程为12~16周

3. 联合用药、爱心提示 参照手足癣部分。

第三章

细菌性皮肤病

第一节　毛囊炎与疖肿

毛囊炎、疖肿等是一组累及毛囊及其周围组织的细菌感染性疾病。

【病因】

金黄色葡萄球菌感染是常见病因。免疫功能低下或糖尿病、长期应用糖皮质激素、高温、多汗、卫生习惯不好、搔抓、痤疮、湿疹等是常见诱因。

【临床表现】（表 12 - 3 - 1）

表 12 - 3 - 1　毛囊炎与疖肿的临床表现

类别	毛囊炎	疖肿
炎症位置	局限于毛囊口的化脓性炎症	毛囊深部及其周围组织的化脓性炎症
好发部位	头面部、颈部、臀部及外阴	头面部、颈及臀部
症状	典型症状为粟粒大毛囊性红色丘疹，数天内中央逐渐形成丘脓疱，中心有一毛发贯穿，周围有明显红晕，破后排出少量脓液，继而结痂痊愈，一般不留瘢痕，自觉疼痛或微瘙痒	初期为毛囊性炎性红色丘疹，以后逐渐向周围扩散，形成硬结，伴有局部红肿热痛，数日后中央变软，顶端发生黄白色点状脓栓，破后有脓液流出，以后逐渐消退而愈合
并发症	发生于头皮的毛囊炎，可引起脱发	发生于鼻部和唇部（周围）的疖，易引起海绵窦静脉炎及脑脓肿

【治疗】

（一）药物治疗

1. 外用消毒剂类药物

（1）醋酸氯己定溶液（表 12 - 3 - 2）

表 12 - 3 - 2　醋酸氯己定溶液的使用

维度	具体内容
适应证	适用于皮肤及黏膜的消毒；创面感染、阴道感染和子宫颈糜烂的冲洗
使用方法	可直接用 0.05% 溶液对局部皮肤及黏膜消毒；创面及阴道冲洗，1~2 次/日

（2）碘伏（表 12 - 3 - 3）

表 12 - 3 - 3　碘伏的使用

维度	具体内容
适应证	用作杀菌消毒剂，可用于皮肤、黏膜的消毒，处理烫伤。治疗滴虫性阴道炎、霉菌性阴道炎、皮肤真菌感染等。还用于手术前皮肤的消毒、各种注射部位皮肤消毒、器械浸泡消毒以及阴道手术前消毒等
使用方法	医用碘伏浓度为 1%，用于皮肤的消毒治疗可直接涂擦；稀释 2 倍可用于口腔炎漱口；2% 的碘伏用于外科手术中手和其他部位皮肤的消毒；0.5% 的碘伏用于阴道炎冲洗治疗
其他	禁止与红汞等拮抗药物同用

（3）聚维酮碘溶液（表 12 - 3 - 4）

表 12 - 3 - 4　聚维酮碘溶液的使用

维度	具体内容
适应证	对多种细菌、芽孢、病毒、真菌等有杀灭作用；用于化脓性皮炎、皮肤真菌感染、小面积轻度烧烫伤、小面积皮肤及黏膜创口的消毒
使用方法	外用，皮肤感染用棉签蘸取少量 0.5% 溶液，由中心向外周局部涂搽，1～2 次/日。黏膜创伤或感染用 0.025%～0.1% 溶液冲洗

2. 外用抗生素类药物（针对细菌感染）

莫匹罗星软膏、复方多黏菌素 B 软膏、红霉素软膏、夫西地酸乳膏、过氧苯甲酰凝胶、鱼石脂软膏（主要用于疖肿）。

3. 中药外用药物（主要用于疖肿等）

如意金黄散、生肌玉红膏等。

4. 口服药物（表 12 - 3 - 5）

表 12 - 3 - 5　口服药物的选择

类别	具体药物
西药	选用青霉素类、头孢类、喹诺酮类、大环内酯类等抗生素
中成药	清热解毒类

5. 联合用药

表 12 - 3 - 6　毛囊炎与疖肿的联合用药

指导思想	具体药物	理由
口服 + 外用	罗红霉素 + 聚维酮碘溶液	在杀菌同时，改善皮损红肿热痛的表现
治疗 + 调养	阿莫西林颗粒 + 维生素 EC 颗粒	在杀菌同时，提高机体免疫力，缩短病程

（二）辅助治疗

维生素 EC 颗粒、氨基酸口服液、转移因子口服液、蛋白质粉等，以提高机体免疫力。

【爱心提示】（表 12 - 3 -7）

表 12 - 3 - 7　毛囊炎与疖肿的日常生活及合理用药提示

提示维度	具体内容
日常生活	发生于鼻部和唇部（周围）的疖，易引起海绵窦静脉炎及脑脓肿；因此该部位的疖不要用手挤压
	疖肿及毛囊炎反复发作者应检查血糖，排除糖尿病
	毛巾或纱布浸湿温水后热敷，有助于毛囊炎的消退
	毛囊炎感染区域可选用温水和抗菌肥皂清洁，每天 2 次左右
合理用药	顽固性或严重的毛囊炎，采取口服 2 种不同抗生素联合使用的措施，如甲氧苄啶＋四环素或阿莫西林或磺胺甲恶唑等
	过氧苯甲酰凝胶与肥皂、清洁剂、维 A 酸等治疗痤疮的制剂及药用化妆品等同用，会增加局部刺激或干燥作用

第二节　寻常型脓疱疮

脓疱疮俗称"黄水疮"，又称为传染性脓疱疮，是皮肤的急性化脓性炎症，以发生丘疹、水疱、脓疱，容易破溃糜烂，形成蜜黄色脓痂为特征。该病具有很强的传染性，可以在托儿所、幼儿园、中小学校园发生流行。

【病因】

金黄色葡萄球菌（占 50%～70%）及溶血性链球菌等引起，可直接或间接接触或自身接种传染。少数可诱发肾炎或风湿热，主要与溶血性链球菌感染有关。

【临床表现】（表 12 - 3 -8）

表 12 - 3 - 8　黄水疮的临床表现

维度	具体内容
分类	发生于面部等暴露部位多属于寻常型；发生在躯干及四肢属于大疱型脓疱疮，发生在小腿或臀部属于深脓疱疮
寻常型表现	皮损初为红斑点或小丘疹，迅速转化为脓疱，周围有明显红晕，壁薄，易破溃，脓液干燥后形成蜜黄色厚痂，会因搔抓扩散；陈旧的结痂会在 6～10 天后脱落，不留瘢痕。病情严重者会引起全身中毒症状及淋巴结炎，甚至肾小球肾炎等

【治疗】

1. 药物治疗

（1）西药外用药物（表 12 - 3 - 9）

对于病情轻、无并发症者，以外用药物为主。

表 12 - 3 - 9　各种疾病情形下外用药物的使用

疾病情形	处理办法
皮损渗出较少时	直接使用 75% 酒精消毒或炉甘石洗剂清洗
皮损广泛、渗出较多时	使用 0.1% 乳酸依沙吖啶溶液、1%~3% 硼酸溶液或 1：5000 高锰酸钾溶液等冷湿敷
上述处理后	红霉素、莫匹罗星、夫西地酸或复方多黏菌素 B 等抗生素药膏外涂皮损部位

（2）中药外用药物

三黄膏、冰硼散、复方片仔癀软膏等。

（3）口服药物

参见毛囊炎部分。如果 7 天内效果不明显，提示可能出现耐甲氧西林金黄色葡萄球菌，可选用夫西地酸或万古霉素。

2. 辅助治疗

维生素 EC 颗粒、氨基酸口服液、84 消毒液（对污染衣物及环境及时消毒，以减少疾病传播）。

第四章

病毒性皮肤病

病毒性皮肤病是指由于病毒感染引起的，以皮肤黏膜病变为主的一类皮肤疾病。不同种类的病毒感染所引起的皮损存在很大差异，可表现为疣、疱疹、红斑发疹性（如麻疹）。

第一节　单纯疱疹

单纯疱疹是由单纯疱疹病毒引起的，以簇集性水疱为特征，有自限性（在不治疗的情况下到一定时间自己痊愈）并容易反复发作的病毒性皮肤病。

【病因】

单纯疱疹是由单纯疱疹病毒感染所致。胃肠功能紊乱、经期、过度疲劳等机体免疫力下降时可诱发。

【传播途径】

1 型的单纯疱疹主要发生于儿童，通过接吻或公用餐具传播，主要引起生殖器以外的皮肤黏膜及脑部感染。2 型单纯疱疹主要发生于青年人和成人，通过密切性接触传播，主要引起生殖器部位或新生儿感染。

【临床表现】（表 12 - 4 - 1）

表 12 - 4 - 1　单纯疱疹的临床表现

类型	具体表现
初发型	开始时，发病部位附近的皮肤黏膜会有疼痛、触痛和烧灼感。通常会出现全身性的流感样症状，如浑身乏力、食欲差、发烧和淋巴结肿痛。随后形成水疱，而后出现典型的成簇或散在分布的多发水疱；水疱破溃后，会出现糜烂；后期皮损结痂，症状缓解
复发型	患者原发感染消退后，在诱发因素的刺激下，同一部位会反复发作，皮损好发于皮肤黏膜交界处，如口周、口角、鼻、眼、面颊部及外阴部位（外阴部位的属于生殖器疱疹）等，也可见于口腔黏膜部位。发作初期局部先出现灼热，然后出现红斑，其上群集有针头大小的水泡及丘疹，数天后水疱破溃易形成糜烂，后结痂继而愈合。病程 1 ~ 2 周，易反复发作

注：单纯疱疹感染的不同部位，除有以上表现外，还会有自身的特点（表 12 - 4 - 2）。

表 12 – 4 – 2　其他部位单纯疱疹的表现

部位	具体表现
口唇疱疹	多发生在皮肤黏膜交界处，如口角、嘴唇边缘
面部疱疹	发生在脸颊、眼皮和耳垂等部位，皮损面积较大，也可固定在同一部位
疱疹性龈口炎	多发于 1～5 岁儿童；好发于口腔、牙龈、舌、硬腭、咽等部位。皮损表现为迅速发生的群集性小水疱，很快破溃形成表浅溃疡，也可开始即表现为红斑、浅溃疡。疼痛比较明显，可伴有发热、咽痛及局部淋巴结肿痛；自然病程 1～2 周
疱疹性角膜结膜炎	患者出现流泪、畏光，角膜形成树枝状或圆板状溃疡，严重者可发生角膜穿孔甚至失明，伴有结膜充血和水肿、眼睑水疱和耳前淋巴结肿大

【治疗】

1. 药物治疗

（1）外用药物（表 12 – 4 – 3）

表 12 – 4 – 3　单纯疱疹的外用药物

维度	药物使用
对因处理	阿昔洛韦软膏或喷昔洛韦软膏、膦甲酸钠乳膏外涂
皮损部位有渗出处理	康复新液浸透纱布后湿敷
皮损部位无渗出	炉甘石洗剂湿敷皮损处，有利于皮损疱疹收敛结痂
继发细菌感染	夫西地酸乳膏、莫匹罗星软膏涂抹
有龈口炎者	新洁尔灭予以漱口

（2）系统性用药（对因药物）（表 12 – 4 – 4）

阿昔洛韦、伐昔洛韦、泛昔洛韦、喷昔洛韦。

表 12 – 4 – 4　不同情形下单纯疱疹的系统性用药

疾病情形	用法
初发感染者	口服，阿昔洛韦 200mg/次，5 次/日；或 400mg/次，3 次/日；或伐昔洛韦 1000mg/次，2 次/日；疗程 7～10 天；同时外用抗病毒软膏
对于复发者	同初发感染者，疗程 5 天
频繁复发者（1 年 6 次以上）	口服，阿昔洛韦 400mg/次，3 次/日；或伐昔洛韦 500mg/次，1 次/日；连用 6～12 个月
原发感染症状严重或皮损广泛者	静脉滴注
对阿昔洛韦耐药者	改用膦甲酸钠静脉滴注或同时外用膦甲酸钠乳膏

（3）联合用药（表 12 - 4 - 5）

表 12 - 4 - 5　单纯疱疹的联合用药

指导思想	具体药物	理由
口服 + 外用	阿昔洛韦片 + 阿昔洛韦软膏	外用直达病灶，联合使用缩短疾病进程
中药 + 西药	伐昔洛韦片 + 血府逐瘀丸	适合气滞血瘀型的复发型疱疹

2. 辅助治疗

选用维生素 EC 颗粒、氨基酸口服液等。

【知识点加油站】

1. 皮肤溃疡

属于继发性皮损，皮肤或黏膜缺损形成的创面，可深达皮肤深层如真皮（皮肤表皮层的下层是真皮层），可以由感染、损伤、肿瘤、血管炎等引起。红斑是皮损中斑疹的一种，属于原发性皮损，指的是皮肤黏膜的局限性颜色改变，与周围皮肤平齐，无隆起或凹陷，大小可不一，形状可不规则，直径一般小于 1cm，直径大于 1cm 时成为斑片。

2. 丘疹

丘疹属于原发性皮损，是局限性、实质性、直径小于 1cm 表浅隆起性皮损，可以表现为扁平（如扁平疣）、粗糙不平呈现乳头状（如寻常疣）、颜色可呈现紫色（如扁平苔藓）、淡黄色（如高血脂中的黄色瘤）、黑褐色（如色素痣）等。形态介于丘疹与斑疹之间的稍隆起皮损称为斑丘疹，丘疹顶部有小水疱时称为丘疱疹，丘疹顶部有小脓疱时称为丘脓疱疹。

第二节　带状疱疹

带状疱疹是由水痘 - 带状疱疹病毒引起的沿单侧周围神经分布的群集性疱疹，并以伴有明显神经痛为特征的一种皮肤病。本病痊愈后可以获得持久的免疫，因此一般不会复发。在中医上称为"蛇串疮"或"缠腰火丹"等。50 岁以上人群属于易患人群。

【病因】

带状疱疹起病往往由于儿时患过水痘而致水痘 - 带状疱疹病毒潜伏在身体里，当成人抵抗力下降时，潜伏的病毒"苏醒"而发展为带状疱疹。凡是可造成免疫力低下的疾病或生活方式都是该疾病的诱因。

【临床表现】（表 12 - 4 - 6）

表 12 - 4 - 6　带状疱疹的临床表现

分期	具体表现
前驱期	发疹前可有轻度乏力、低热、纳差等全身表现，患处皮肤自觉灼热或灼痛，触碰有明显的痛觉，持续 1~5 天，也可没有前驱表现直接发疹

续表

分期		具体表现
典型表现	皮损表现	患处先出现潮红斑，很快出现粟粒到黄豆粒大小的丘疹，簇状分布不融合，继而迅速变为水疱，疱壁紧张发亮，内部液体澄清，外围绕以红晕，各簇水疱之间皮肤正常；水疱干涸、结痂脱落后留有暂时性红斑或色素沉着
	皮损好发部位	依次为肋间神经、颈神经、三叉神经和腰骶神经支配区域。皮损可发生于身体的一侧，沿单侧周围神经走向，呈带状分布，一般不超越身体正中线
	神经痛	神经痛为本病特征之一，在发病前或伴随皮损出现，老年患者常较为剧烈
	病程	一般病程 2~3 周，老年人病程可达 3~4 周
特殊表现		部分患者可出现眼部（多见于老年人）、耳部带状疱疹及带状疱疹后遗神经痛（指的是带状疱疹在皮损消退 4 周后神经痛仍然持续存在）

【治疗】

1. 药物治疗

（1）外用药物（表 12 - 4 - 7）

表 12 - 4 - 7　带状疱疹的外用药物

维度	用药
对因处理	阿昔洛韦乳膏或喷昔洛韦软膏、膦甲酸钠乳膏、干扰素凝胶、酞丁安乳膏等外涂
合并眼部带状疱疹者	阿昔洛韦滴眼液、干扰素软膏、碘苷（疱疹净）滴眼液

（2）口服药物（表 12 - 4 - 8）

表 12 - 4 - 8　带状疱疹的口服药物

维度	用药
对因药物	如阿昔洛韦 800mg/次，5 次/日；或伐昔洛韦 1000mg/次，3 次/日；泛昔洛韦 250mg/次，3 次/日；疗程 7 天；或溴夫定 125mg/d，1 次/日
止痛药物	非甾体类抗炎药及去痛片等；中重度者，用阿片类药物如吗啡、复方曲马多片；或者使用加巴喷丁、普瑞巴林等
营养神经药物	维生素 B_1、维生素 B_{12} 等，配合止痛药物有利于缓解神经痛表现
缓解与预防神经痛后遗症药物	维生素 E、维生素 EC 颗粒
糖皮质激素	用于病程 7 天内、无其他相关疾病的 50 岁以上患者，口服泼尼松 30~40mg/d，疗程 7~10 天（是否用激素临床有争议）
治疗后遗神经痛药物	加巴喷丁、普瑞巴林、阿米替林、利多卡因贴剂、复方曲马多片等

注：与阿昔洛韦等比较，使用溴夫定可缩短皮损的水疱结痂时间，更快控制病毒复制，缩短带状疱疹后遗神经痛时间；而且溴夫定比泛昔洛韦和伐昔洛韦能更好地缓解疼痛。

（3）联合用药

表 12 - 4 - 9   带状疱疹的联合用药

指导思想	具体药物	理由
对因 + 对症	溴夫定片 + 对乙酰氨基酚片	既抑制病毒，又可缓解当下最难受的神经痛表现
	阿昔洛韦片 + 维生素 EC 颗粒	既抑制病毒，又需要最大化地预防未来出现神经痛后遗症
中药 + 西药	龙胆泻肝片 + 泛昔洛韦片	适合烦躁易怒、口苦的湿热下注者

2. 辅助治疗

维生素 EC 颗粒、多维片、转移因子口服液、螺旋藻片；频谱治疗仪照射（促进皮疹消退）。

【爱心提示】（表 12 - 4 - 10）

表 12 - 4 - 10   带状疱疹的日常生活及合理用药提示

提示维度	具体内容
日常生活	避免各种让机体免疫力低下的活动，日常多食用含维生素多的饮食
	带状疱疹在结痂之前，由于水疱具有传染性，因此需要隔离避免间接或直接接触而传染他人
合理用药	如果皮肤结痂瘙痒，可以使用炉甘石洗剂湿敷缓解
	使用加巴喷丁或普瑞巴林，明显缓解疼痛之后不要立即停药，要维持治疗 2 周以上
	阿昔洛韦、伐昔洛韦用药期间需要多喝水，防止药物沉积于肾小管
	阿昔洛韦与更昔洛韦、膦甲酸钠、干扰素合用具有协同或相加作用

【中医辨证论治】（表 12 - 4 - 11）

表 12 - 4 - 11   带状疱疹的中医辨证分型

分型	表现	药物
肝胆湿热证	皮肤潮红，疱壁紧张，灼热刺痛；伴口苦咽干，急躁易怒，大便干，小便发黄；舌红，苔薄黄或黄腻，脉弦滑	龙胆泻肝丸
脾虚湿蕴证	皮损颜色较浅，疱壁松弛，破后糜烂、渗出，疼痛轻，口不渴，纳差或食后腹胀，大便时溏；女性患者常见白带多；舌淡体胖，苔白或白腻，脉沉缓或滑	参苓白术颗粒
气滞血瘀证	皮损大部分消退，或有血痂、红斑色暗，疼痛不止或隐痛绵绵；伴心烦失眠等；舌质暗紫，苔白，脉细涩	元胡止痛片或柴胡舒肝丸或血府逐瘀丸

【作业】

根据带状疱疹的病因与表现，思考带状疱疹最大化治疗方案。

治疗维度	推荐药物
最难受的表现（当下）	
最危险的表现（未来）	
直接病因	
诱因	

第三节　疣

疣是由人乳头瘤病毒（HPV）感染所引起的皮肤黏膜的良性赘生物，可以发生在身体的各个部位，具有一定的传染性。根据表现和发病部位可以分为寻常疣、扁平疣、跖疣及尖锐湿疣等。易发人群以 16～30 岁人群为主。

【病因】

该病主要通过直接接触患者、健康带病毒者或间接接触传染致病。外伤、免疫功能低下是发生感染的重要诱因。

【临床表现】

皮肤上出现疣状赘生物，通常是病毒潜伏一段时间后出现，该病的潜伏期为 6 周－2 年。

1. 寻常疣（瘊子）（表 12－4－12）

表 12－4－12　寻常疣的临床表现

维度	具体内容
易发人群	5～20 岁的人群及免疫功能低下者
好发部位	主要好发于手部
典型表现	黄豆大小或更大的半球状角化丘疹，表面粗糙、坚硬，色灰黄或灰褐色、皮肤色，可因自身接种数目逐渐增多。多数无症状或感觉轻微，病程漫长，亦有自然退化者
丝状疣	发生在额头、眼皮、颈部和腋窝，疣体细长，顶端有角质，像一个长度 1cm 的小钉倒立在皮肤上
甲周疣	发生在指（趾）甲周围，通常呈粗糙、不规则的隆起，可发生皲裂导致出血和触痛，可能导致指（趾）甲疼痛并影响其生长

2. 扁平疣（青年扁平疣）（表 12－4－13）

表 12－4－13　扁平疣的临床表现

维度	具体内容
易发人群	16～30 岁为主，尤其是青少年人群
好发部位	颜面、手背、前臂等处
典型表现	略微隆起的米粒到黄豆大小的淡褐色或正常皮色的扁平隆起性丘疹，圆形或椭圆形，表面光滑，质硬，数目众多，常密集，搔抓后皮损可沿抓痕成串珠状或条状排列。病程漫长，可自行消退，部分可复发

3. 跖疣（表 12 - 4 - 14）

表 12 - 4 - 14　跖疣的临床表现

维度	具体内容
易发人群	青壮年为主
好发部位	足底任何部位；但摩擦、受压部位多见，主要以跖骨中部区域为主
典型表现	皮疹起初是细小发亮的丘疹，逐渐增至黄豆大小或更大，在逐渐增大时由于压迫形成淡黄色或黄褐色胼胝样扁平丘疹或斑块，表面粗糙，界限清楚，中间微凹，边缘为稍高的角质环，去除角质层后，中心可见点状出血形成的小黑点，可有疼痛和压痛，也可无

4. 尖锐湿疣（表 12 - 4 - 15）

表 12 - 4 - 15　尖锐湿疣的临床表现

维度	具体内容
易发人群	拥有多个性伴侣或有高风险性伴侣的性活跃的中青年男女人群
好发部位	外生殖器及肛门周围皮肤及黏膜湿润区域。
典型表现	皮损初期是单个、多个或成群的淡红色小颗粒，质地柔软，顶端稍尖锐。后期逐渐增多、增大，变为乳头状、菜花状、鸡冠状及蕈状，颜色为白色、粉红色或灰色，表面可有渗液、破溃、糜烂、出血等表现

【治疗】

目前没有能够针对 HPV 感染的特异性抗病毒的方法；主要采用物理和外用药物治疗来破坏疣体。

1. 药物治疗

（1）外用药物（表 12 - 4 - 16）

表 12 - 4 - 16　各种疣的外用药物

病种	外用药物
寻常疣	维 A 酸乳膏、阿达帕林凝胶、他扎罗汀凝胶、水杨酸软膏、咪喹莫特乳膏
扁平疣	维 A 酸乳膏、阿达帕林凝胶、他扎罗汀凝胶、人干扰素 α2b 凝胶、咪喹莫特乳膏、酞丁胺霜
跖疣	维 A 酸乳膏、斑蝥素乳膏、酞丁胺霜或 5 - 氟尿嘧啶软膏
尖锐湿疣	酞丁安乳膏、咪喹莫特乳膏、斑蝥素乳膏、鬼臼毒素酊

（2）系统性用物（口服或注射）

在外用药物同时可合用免疫调节剂，如硫酸锌、西咪替丁、维 A 酸、干扰素、转移因子、左旋咪唑、匹多莫德等药物。

2. 辅助治疗

选用维生素 EC 颗粒、螺旋藻片。

【**爱心提示**】（表 12 – 4 – 17）

表 12 – 4 – 17　疣的日常生活及合理用药提示

提示维度	具体内容
日常生活	坚持使用避孕套，会降低尖锐湿疣传播概率
	免疫功能低下者更容易患尖锐湿疣，应注意免疫力的改善
	避免与高风险者发生性行为，包括有 HPV 感染者
	相信自身免疫力，HPV 携带者免疫力正常后，HPV 可自动消失
	寻常疣及扁平疣避免搔抓，以免发生自身接种，皮损扩散。接触皮损后立即洗手
	寻常疣及扁平疣患者避免非患者群体接触皮损，以防传染他人
合理用药	咪喹莫特乳膏不要封包使用，用药 6 ~ 10 小时后需要将药物清洗掉。局部破损时不宜使用；用药期间避免性生活
	咪喹莫特乳膏治疗外生殖器疣，隔日使用 1 次，8 ~ 12 周为 1 个疗程，最多不超过 16 周
	鬼臼毒素，2 次/日，连续 3 天，然后停药观察 4 天为 1 个疗程；如果疣体未消退，可同法重复治疗，最多不可超过 3 个疗程
	口服鬼臼毒素 300mg 即可致死，大面积、过量、长时间外涂均可造成严重毒性反应
	匹多莫德可增强人体免疫功能，适用于反复发作的呼吸道感染、尿路感染及慢性支气管炎的治疗，还适用于因为免疫力低下时感染各种病毒的慢性病患者及恶性肿瘤者
	针对尖锐湿疣，重组人干扰素 α2α 皮下或肌内注射，100 ~ 300 万 U/次，3 次/周，使用 1 ~ 2 个月。重组人干扰素 α2b 皮下注射 100 ~ 300 万 U/次，隔日次，3 次/周，1 ~ 2 个月为 1 个疗程

第五章

皮炎与湿疹

第一节　接触性皮炎

接触性皮炎是接触外源性物质后在皮肤黏膜接触部位发生的炎症性反应。

【病因】（表 12 – 5 – 1）

表 12 – 5 – 1　接触性皮炎的病因

类别	具体内容
刺激物	能够引起皮肤损害的酸类物质、碱性物质、动物性物质（海蜇、毛虫、蜂类）、植物性物质（荨麻、漆树）等
致敏物	含有某些化学成分的皮革制品、橡胶制品、染发剂、皮毛制品、化妆品、洗发水、指甲油、杀虫剂等

【临床表现】（表 12 – 5 – 2、表 12 – 5 – 3）

本病根据病程长短可以分为急性、亚急性和慢性接触性皮炎。

表 12 – 5 – 2　急性接触性皮炎的临床表现

特点	具体表现
急骤性	起病急
区域性与单一性	皮炎范围通常与接触物基本一致，边界清楚，例如内裤染料过敏者皮损可呈内裤形状分布，接触物为粉尘则皮损会分布于身体暴露部位。接触部位出现水肿性红斑，其上可有丘疹或丘疱疹；严重可出现水泡
局限性	去除病因接触物后症状减轻，经适当治疗 1~2 周后可痊愈
自觉症状	轻者瘙痒，重者灼痛或胀痛。全身反应严重者会伴有发热、畏寒、头痛恶心及呕吐等

表 12 – 5 – 3　亚急性及慢性接触性皮炎的临床表现

类别	具体表现
亚急性皮损	轻度红斑，皮损渗出减少，开始出现结痂与脱屑
慢性表现	皮肤苔藓样病变（指的是患病部位皮肤增厚、干燥、粗糙、色素沉着或减退等表现）及鳞屑样表现

【治疗】

该病的治疗原则是脱离接触物并对症处理。

1. 外用药物（表 12 - 5 - 4）

表 12 - 5 - 4　不同情况下接触性皮炎的外用药物选择

病情及分期	具体处理
急性期有液体渗出时	以选用溶液剂型为主，如纱布浸硼酸溶液湿敷
亚急性期有少量渗出时	以选用油剂为主，如氧化锌油剂
亚急性期无渗出时	选用霜剂及软膏或洗剂，如肤轻松软膏、炉甘石洗剂等
慢性期苔藓样病变	以选用膏剂为主，如硼酸氧化锌冰片软膏、丹皮酚软膏等
有感染时	选用抗生素软膏，如红霉素软膏、莫匹罗星软膏等

2. 口服药物（表 12 - 5 - 5）

表 12 - 5 - 5　不同情况下接触性皮炎的口服药物选择

情况	具体处理
有瘙痒表现时	抗组胺药物，如西替利嗪、氯雷他定，瘙痒严重者服用镇静药
严重的急性期患者	服用糖皮质激素，如泼尼松等
有细菌感染时	抗生素
辅助降低渗出及过敏样表现	钙制剂及维生素 C

第二节　湿　疹

湿疹是由多种内、外因素引起的，临床上以急性、亚急性、慢性期各种皮损表现为主而且病情易反复的皮肤疾病。

【病因】（表 12 - 5 - 6）

表 12 - 5 - 6　湿疹的病因

类别	具体病因
内因	与神经功能障碍、内分泌失调（如月经紊乱及妊娠等）、消化不良、肠道疾病、新陈代谢异常、慢性感染性病灶（如慢性胆囊炎、扁桃体炎、肠寄生虫病等）等有一定的关系
外因	与饮食（如鱼、虾、牛羊肉等）、吸入物（如花粉、尘螨等）、动物皮毛、各种化学物质（如化妆品、肥皂）、生活环境（如日光、炎热、干燥等）等有关

【临床表现】

根据病程以及临床特点，本病可以分为急性、亚急性、慢性湿疹。具体表现如下（表 12 - 5 - 7 ~ 表 12 - 5 - 10）。

表 12 – 5 – 7　急性湿疹的临床表现

特点	具体表现
弥漫性	好发于面、耳、手、足、前臂、小腿外漏部位，严重者可泛发于全身，常对称分布
多形性	皮损呈多形性，常表现为红斑基础上的针头至粟粒大小丘疹、丘疱疹，严重时出现小水疱，并融合成片，且边界不清楚
自觉症状	剧烈瘙痒，常因为搔抓形成点状糜烂面，有明显的浆液性渗出

表 12 – 5 – 8　亚急性期湿疹的临床表现

维度	具体表现
皮损表现	急性湿疹炎症症状减轻后或者不适当处理导致病程变久而发展，具体表现是红肿以及渗出减轻，仍可见少量丘疹或丘疱疹，皮损暗红色，可以有少许鳞屑或轻度浸润
自觉症状	瘙痒，搔抓后仍出现糜烂
演变	在外界因素或致敏原刺激下或处理不当，会再次导致急性发作

表 12 – 5 – 9　慢性湿疹的临床表现

维度	具体表现
转归	多因急性、亚急性湿疹反复发作演变而成，也可以是最初就呈现慢性炎症
皮损特点	患处皮肤表现为浸润性暗红斑上有丘疹、抓痕、鳞屑，局部皮肤增厚、表面粗糙，有不同程度的苔藓样变、色素沉着或色素减退
自觉症状	明显瘙痒，常呈现阵发性
病程	迁延数月或数年甚至终身
好发部位	小腿、足、肘窝、手、乳房、外阴、阴囊、肛门等处，多呈现对称发病

表 12 – 5 – 10　婴儿湿疹（奶癣）的临床表现

维度	具体内容
好发部位	好发于 2~3 个月婴儿的面颊、额部、眉间和头部，重者躯干、四肢亦可发疹
典型表现	初期皮损为对称性分布的红斑，后渐出现丘疹、丘疱疹、水疱，常因搔抓、摩擦导致水疱破裂，形成渗出性糜烂面，水疱干涸后可形成黄色痂皮；患儿自觉剧痒。如继发感染会出现脓疱或脓痂，会伴有局部淋巴结肿大和发热的表现。部分患儿皮损表面干燥，表现为小丘疹上面覆盖少量灰白色糠秕状脱屑，还可以表现脂溢性，表现为红斑丘疹上附着淡黄色脂性黏液，后者会形成结痂，瘙痒不明显
消化系统	大多伴有胃肠功能障碍，如吐奶、腹泻或便秘等表现（这类婴儿多易患湿疹）

【鉴别诊断】（表 12 - 5 - 11 ~ 表 12 - 5 - 13）

表 12 - 5 - 11　急性湿疹与急性接触性皮炎的鉴别

鉴别点	急性湿疹	急性接触性皮炎
病因	复杂，多属内因，不易搞清楚	多属外因，有外界刺激物的接触史
好发部位	任何部位	主要在接触部位
皮损特点	多形性，对称性，无大疱及坏死，炎症轻	单一形态，可有大疱及坏死，炎症重
皮损边界	不清楚（弥漫性）	清楚（区域性）
自觉表现	瘙痒，一般不痛	瘙痒，灼热或疼痛
病程	较长，易复发	较短，去除病因可自愈，不接触不复发

表 12 - 5 - 12　慢性湿疹与慢性单纯性苔藓的鉴别

鉴别点	慢性湿疹	慢性单纯性苔藓
病史	由急性湿疹发展而来，有反复发作的亚急性病史，急性期先有皮损后出现瘙痒感	多先有痒感，搔抓后出现皮损
病因	各种内外因素	神经、精神因素为主
好发部位	身体任何部位	颈项、肘、膝关节伸侧、腰骶部
皮损特点	米粒大小灰褐色丘疹，融合成片，浸润肥厚，有色素沉着	多角形扁平丘疹，密集成片，呈苔藓样变，边缘可见扁平发亮丘疹
转化	可以变成急性发作，有渗出倾向	慢性，干燥

表 12 - 5 - 13　手足湿疹与手足癣的鉴别

鉴别点	手足湿疹	手足癣
好发部位	手、足背	掌跖或指趾间
皮损性质	多形性，易渗出，边界不清，多对称分布	深在性水疱，无红晕，领圈状脱屑，边界清楚，常单发
甲损害	甲病少见	常伴有甲增厚、污秽、脱落

【治疗】

1. 外用药物

选用原则见表 12 - 5 - 14。

表 12 - 5 - 14　不同情况下湿疹的外用药物选择

病情	具体处理
急性期有大量渗出时	3% 硼酸溶液、0.1% 依沙吖啶溶液纱布冷湿敷
急性期无水疱、糜烂、渗出时	炉甘石洗剂、糖皮质激素乳膏
急性期有糜烂但渗出不多时	氧化锌油剂
亚急性期	糖皮质激素乳膏
慢性期	糖皮质激素软膏、尿素软膏、水杨酸软膏、他克莫司软膏

2. 外用糖皮质激素的选用（表 12 – 5 – 15）

表 12 – 5 – 15   不同情况下湿疹的糖皮质激素药物选择

病情	药物选择
轻度湿疹	弱效糖皮质激素，如氢化可的松乳膏、地塞米松乳膏
中度湿疹	中效糖皮质激素，如曲安奈德、糠酸莫米松乳膏
重度肥厚性湿疹	强效糖皮质激素，如哈西奈德乳膏、卤米松乳膏；连续使用不超过 2 周
儿童患者、面部及皮肤皱褶部位	选择弱效和中效糖皮质激素乳膏；或他克莫司软膏、吡美莫司乳膏，无糖皮质激素的不良反应

3. 口服药物（表 12 – 5 – 16、表 12 – 5 – 17）

表 12 – 5 – 16   不同情况下湿疹的口服药物选择

情况	具体处理
有瘙痒表现时	抗组胺药物，如西替利嗪、氯雷他定、复方甘草酸苷片
严重的急性期患者	服用糖皮质激素，如泼尼松等
有细菌感染时	抗生素，7～10 天；如头孢克肟、环丙沙星、氨苄西林等
辅助降低渗出及过敏表现	钙制剂及维生素 C、复方甘草酸苷片、甘草酸二铵肠溶胶囊
病情严重，用以上办法效果不好或者短期应用激素有效需要减用或停用糖皮质激素时	免疫抑制剂，如甲氨蝶呤、环孢素、麦考酚酸酯等

4. 儿童湿疹的治疗

（1）外用药物

氢化可的松乳膏、糠酸莫米松乳膏等。

（2）口服药物（表 12 – 5 – 17）

表 12 – 5 – 17   不同伴随症状下儿童湿疹的药物选择

伴随症状	药物选择
伴有单纯消化不良	健儿消食口服液，酪酸梭菌活菌胶囊、枯草杆菌肠球菌二联活菌颗粒、婴儿健脾散、肥儿丸、山麦健脾口服液等
有消化不良及热证	健儿清解液
伴有消化不良及腹泻	鞣酸蛋白酵母散
伴有寄生虫	磷酸哌嗪宝塔糖、阿苯达唑片等

5. 联合用药

表 12 – 5 – 18   湿疹的联合用药

指导思想	具体药物	理由
口服＋外用	复方甘草酸苷片＋他克莫司软膏	可以快速缓解瘙痒等过敏表现
中药＋西药	湿毒清胶囊＋复方甘草酸苷片/甘草酸二铵胶囊	适合血虚风燥伴有瘙痒的慢性湿疹者

【爱心提示】（表 12 – 5 – 19）

表 12 – 5 – 19 湿疹的日常生活及合理用药提示

提示维度	具体内容
日常生活	婴幼儿尽量母乳喂养，而且不要过饱
	不宜用热水沐浴；不宜用碱性肥皂
	患者尽量避免辛辣刺激饮食（如饮酒、辣椒等）
合理用药	氟轻松维 B_6 乳膏长期应用会出现色素沉着、血管扩张、继发感染或轻度萎缩等不良反应
	使用维生素 C，可以降低毛细血管的通透性，主要用于皮肤病中的过敏性疾病、慢性炎症性疾病、色素性皮肤病的辅助治疗
	使用钙制剂可以增加毛细血管致密度、降低通透性，使渗出减少，具有消炎、消肿、抗过敏的作用，主要用于急性湿疹期；通俗的说法就是，使用钙制剂可以增加抗过敏药物的作用，减轻炎症，缩短病程
	儿童不宜长期用地奈德乳膏，会影响发育
	复方甘草酸苷片还可用于治疗各种慢性肝病、肝功能异常、湿疹、皮炎、荨麻疹等
	使用外用药物时，涂抹面积一定要大于皮损面积

【中医辨证论治】（表 12 – 5 – 20）

表 12 – 5 – 20 湿疹的中医辨证分型

分型	表现	用药
湿热蕴结证	皮损潮红灼热，肿胀，渗出显著；发病急，病程短，心烦、口渴、大便秘结、小便赤少；舌质红，舌苔白或黄，脉弦滑或滑数（急性期）	二妙丸、龙胆泻肝片、防风通圣丸、连翘败毒丸、皮肤病血毒丸、清热散结片、除湿止痒洗液、消风止痒颗粒
脾虚湿蕴证	皮损瘙痒、潮红，兼有少量渗液，或可见抓痕、鳞屑；病程日久，口渴不思饮，大便不干或有溏泻；舌质淡，舌体胖或有齿痕，舌苔白或腻，脉沉缓或滑（亚急性期）	参苓白术颗粒
血虚风燥证	皮损粗糙肥厚，苔藓样变，角化皲裂或肌肤麻木，脱屑、瘙痒；舌淡苔白，脉沉细或沉缓（慢性期）	湿毒清胶囊

【知识点加油站】

冷湿敷

　　皮肤科冷湿敷的目的是减少皮损处皮肤的渗出。流程是把药液倒入清洁容器中放凉，或放到冰箱冷藏，将无菌纱布叠成 4~8 层，放入溶液中浸透，拿出后捏住纱布，两角轻微拧一下，以不往下滴水为宜，放到皮损部位湿敷，因为湿纱布上的水分会蒸发，可间隔 5 分钟左右再次重复如上操作，反复湿敷大约 20 分钟左右。

第六章

皮肤附属器疾病

皮肤附属器包括毛（毛干、毛根、毛囊）、皮脂腺、汗腺、指（趾）甲等。皮肤附属器对维持正常的皮肤功能具有重要作用。

第一节 脂溢性皮炎

脂溢性皮炎又称为脂溢性湿疹，是人体头、面、胸背或会阴部等皮脂溢出较多部位的皮肤慢性炎症，发生在面部时常与痤疮并发。

【病因】

目前认为该病可能与遗传、性激素失调、痤疮丙酸杆菌感染、局部皮肤刺激、精神因素、维生素 B 族缺乏、胃肠道障碍、饮食因素等有关。

【临床表现】（表 12 - 6 - 1）

表 12 - 6 - 1　脂溢性皮炎的临床表现

维度	具体内容
好发部位	头皮、颜面、背、胸部等皮脂溢出较多的部位
皮损表现	皮损初发为毛囊性丘疹，逐渐融合为暗红或黄红色斑片，其上覆有油腻性鳞屑或痂，可见渗出、结痂和糜烂，并呈现湿疹样表现；严重者泛发全身，发展成脂溢性红皮病（皮肤呈现弥漫性潮红及显著脱屑）
自觉症状	伴有不同程度的瘙痒，多为慢性病程，容易反复发作

【治疗】

1. 药物治疗

（1）外用药物

表 12 - 6 - 2　脂溢性皮炎外用药物选择

病情	药物选择
抗炎、抑菌、去脂	抗真菌制剂如酮康唑霜、益康唑霜等以及硫软膏等
炎症及皮损较重	短期使用中强效糖皮质激素，如糠酸莫米松乳膏、哈西奈德乳膏

续表

病情	药物选择
糖皮质激素无效者	他克莫司软膏或吡美莫司乳膏
有液体渗出时	选用氧化锌软膏、呋喃西林乳膏、金霉素眼膏等外涂

（2）口服药物（表 12 - 6 - 3）

表 12 - 6 - 3　脂溢性皮炎的口服药物选择

病情	药物选择
瘙痒剧烈时	口服抗组胺药（如西替利嗪、氯雷他定）或镇静剂（如安定片）
促进炎症恢复，缩短病程	口服维生素 B_6、维生素 B_2 或者复合维生素 B 族联合硫酸锌等锌制剂
有真菌感染，皮损广泛时	口服伊曲康唑 0.1g/d，连服 2~3 周；也可联合使用大蒜素胶囊
有细菌感染时	口服四环素、大环内酯类抗生素如阿奇霉素
病变范围较大、炎症明显、有脂溢性红皮病倾向时	泼尼松片 + 雷公藤多苷 20mg/次，3 次/日，疗程 5~7 天

2. 辅助治疗

多维片、螺旋藻片、大蒜精油软胶囊、蜂胶软胶囊、酮康唑洗发液、维生素 EC 颗粒。

【中医辨证论治】（表 12 - 6 - 4）

表 12 - 6 - 4　脂溢性皮炎的中医辨证分型

分型	表现	用药
血虚风燥证	多发于头面部，为淡红或黄色斑片，干燥糠秕样脱屑、瘙痒，受风加重，毛发干枯脱落；伴口干口渴，大便干燥；舌质偏红、舌苔薄白或黄，脉细数	湿毒清胶囊、润燥止痒胶囊
脾虚湿困证	面部皮肤红斑较淡或黄，鳞屑灰白，瘙痒不甚明显，病势也较缓慢，大便溏泄不爽，舌质淡红、苔白腻，脉滑	参苓白术颗粒
肠胃湿热证	面部皮肤出现油脂溢出，潮红，被覆油腻鳞屑，瘙痒，心烦口渴，大便秘结，舌质红、苔黄腻，脉滑数	二妙丸、参苓白术颗粒 + 茵陈五苓丸
肺经风热证	发热、口干口渴、咳嗽有痰、颜色偏黄，面部皮肤密集小丘疹或红色斑疹斑片，被覆细碎白屑，伴瘙痒，舌质红苔薄黄、脉细数等症状	栀子金花丸、三黄片

【爱心提示】（表 12 - 6 - 5）

表 12 - 6 - 5　脂溢性皮炎的日常生活及合理用药提示

提示维度	具体内容
日常生活	平素生活规律，选用中性清洁剂清洗皮肤，避免搔抓等
	饮食上尽量不吃辛辣、油腻、刺激性大的食物
	多吃蔬菜、水果等含维生素多的食物
合理用药	二硫化硒在治疗头屑过多和头皮脂溢性皮炎时，用水先清洗头发，然后药液洒头部，揉搓到起泡沫，保留 2~3 分钟后用水冲净，每日 1~2 次，每周至少 2 次，皮损控制后，每 1~2 周 1 次，4 周为 1 个疗程
	脂溢性皮炎使用硫酸锌有利于缩短疾病进程

第二节　寻常痤疮

寻常痤疮也称为"青春痘"，是一种累及毛囊皮脂腺的慢性炎症性疾病，具有一定的损容性。各年龄段均可发病，但以 10~18 岁青少年发病率为高（可达 54%），男性略高于女性。

【病因】

主要与雄激素分泌（青春期后体内雄激素产生增加或雌雄激素水平失衡）及皮质分泌增加有关；其次还与毛囊皮脂腺开口过度角化、痤疮杆菌感染、内分泌障碍、遗传、免疫等因素有关。

【临床表现】

该病病程长，部分到中年可缓解，但会留有色素沉着或瘢痕（表 12 - 6 - 6、表 12 - 6 - 7）。

表 12 - 6 - 6　寻常痤疮的临床表现

维度		具体内容
好发部位		主要是面部、额部，其次胸、背、肩部，多对称性分布，常伴有皮脂溢出
疾病进展	初期	为圆锥形丘疹，如白、黑头粉刺，白头粉刺可以挑挤出白黄色豆腐渣样物质，而黑头粉刺是内含脂肪栓氧化导致形成
	加重后	发展到炎性丘疹（顶端可有小脓疱）
	持续发展后	可形成大小不等的暗红结节或囊肿，挤压时有波动感，经久不愈可化脓形成脓肿，破溃后形成窦道和瘢痕
分级		根据病情轻重，临床上痤疮分 1~4 级（见表 12 - 6 - 7）
其他特殊类型		使用雄激素、糖皮质激素引起的痤疮
		与月经周期密切相关引起的痤疮
		使用皮肤清洁剂如化妆品、洗发水、防晒剂、增白剂、发胶、香皂、洗面奶等引起的化妆品痤疮
		男性青年表现为严重结节、囊肿、窦道、瘢痕等的聚合性痤疮等

表 12 - 6 - 7　痤疮的分级

病情程度	特点
1 级	散在到多发的黑头粉刺，可伴有散在分布的炎性丘疹
2 级	1 级 + 炎性皮损数目增加，出现潜在性疱疹，但局限于面部
3 级	2 级 + 深在性疱疹，分布于面部、颈部和胸背部
4 级	3 级 + 结节、囊肿，伴有瘢痕形成，发生于上半身

【治疗】

该疾病的治疗原则是去脂 + 溶解角质 + 杀菌 + 消炎 + 调节激素水平。

1. 药物治疗

（1）外用药物（轻中度仅用外用药物即可）（表 12 - 6 - 8）

表 12 - 6 - 8　痤疮的外用药物类别及作用特点

类别	常用药	作用及特点
维 A 酸类	阿达帕林凝胶、他扎罗汀凝胶	是轻中度痤疮的首选外用药物。可调节表皮角质形成细胞分化、改善毛囊皮脂腺导管角化、溶解微粉刺和粉刺及抗炎，还具有控制痤疮炎症后色素沉着和改善痤疮瘢痕等作用
氧化剂	过氧苯甲酰凝胶	炎性痤疮的首选外用药物，具有杀灭痤疮丙酸杆菌、溶解粉刺及收敛的作用；与红霉素软膏合用效果更好
抗生素类	红霉素、克林霉素、夫西地酸乳膏	外用抗生素易诱导痤疮丙酸杆菌耐药，故不推荐单独使用，建议和过氧化苯甲酰或外用维 A 酸类药物联合使用
脂肪酸类	壬二酸凝胶	能够减少皮肤表面、毛囊及皮脂腺的菌群，尤其是对痤疮丙酸杆菌有抑制作用及粉刺溶解作用，对不同类型的痤疮均有效
复方制剂	克痤隐酮凝胶	成分由丹参酮粉、甲氧苄啶、维生素 A、维生素 E 等组成，能抑制皮脂腺分泌及痤疮杆菌生长，用于黑头、白头粉刺及脓疱型痤疮

（2）口服药物（用于中重度或外用药物无效者）（表 12 - 6 - 9、表 12 - 6 - 10）

表 12 - 6 - 9　痤疮口服药物的类别及作用特点

类别	药物	作用及特点
异维 A 酸类	异维 A 酸	是目前最有效的抗痤疮类药物，无禁忌证的痤疮患者可尽早使用。可减少油脂分泌，抑制异常角化和黑头粉刺形成，并抑制痤疮丙酸杆菌，对结节性、囊肿性、聚合性痤疮效果好
抗生素类	四环素、红霉素、多环西素、米诺环素	中重度痤疮患者首选治疗办法，因易产生耐药性可与异维 A 酸联合使用
抗雄激素类	达英 35、螺内酯、西咪替丁	适用于女性雄激素异常的患者
糖皮质激素	泼尼松、地塞米松	适用于严重结节性痤疮、聚合性痤疮、囊肿性痤疮的炎症期和暴发性痤疮。对严重的结节性或囊肿性痤疮，可选用皮损内注射糖皮质激素

表 12 - 6 - 10　痤疮常用药物的使用方法

药物	具体使用
异维 A 酸	饭后口服，开始量每日 0.5mg/kg，4 周后改用维持量，每日 0.1～1mg/kg，用量大时分次服用；16 周为 1 个疗程；如需要停药，8 周后进行下一疗程
维胺酯	口服，每日 1.0～2.0mg/kg，成人 20～50mg/次，2～3 次/日；脂溢性皮炎服用 4 周；痤疮 6 周为 1 个疗程
四环素	口服，1g/d，连续 4 周，后改为 0.5g/d，连用 8 周
达英 35	口服，月经来潮第一天开始，1 粒/日，连服 21 天，停药 7 天，为 1 个疗程，月经来潮再继续上法服用（适合患有痤疮而月经不正常或月经前皮损加重者）；3～4 个疗程后有较明显疗效
螺内酯	口服，60mg/d，连用 1 个月，部分患者有效，应定期查血钾和血压
西咪替丁	0.6g/d，口服 30 天

（3）痤疮的分级治疗方案（表 12 - 6 - 11）

表 12 - 6 - 11　痤疮的分级治疗方案

级别	治疗方案
1 级	外用维 A 酸
2 级	外用维 A 酸 + 过氧化苯甲酰/外用抗生素；过氧化苯甲酰 + 外用抗生素
3 级	口服抗生素 + 外用维 A 酸 + 过氧化苯甲酰/外用抗生素
4 级	单独口服维 A 酸；口服维 A 酸 + 过氧化苯甲酰/外用抗生素
	炎症反应严重者，先口服抗生素 + 过氧化苯甲酰；外用抗生素后，再口服异维 A 酸

2. 辅助治疗

复合维生素 B 族、锌制剂、复方芦荟胶囊、面膜等。

【中医辨证论治】（表 12 - 6 - 12）

表 12 - 6 - 12　痤疮的中医辨证分型

分型	表现	药物
肺经蕴热证	皮损以红色或皮色丘疹、粉刺为主，或有痒痛，小便黄，大便秘结，口干；舌质红，苔薄黄，脉浮数（相当于痤疮分级中的 1、2 级）	金花消痤丸、通便消痤丸、一清胶囊
脾胃湿热证	皮损以红色丘疹、脓疱为主，有疼痛，面部、胸背部皮肤油腻；可伴口臭、口苦、纳呆、便溏或黏滞不爽或便秘、尿黄；舌红苔黄腻，脉滑或弦（相当于痤疮分级中的 2、3 级）	防风通圣丸、复方珍珠暗疮片、连翘败毒丸
痰瘀凝结证	皮损以结节及囊肿为主，颜色暗红，也可见脓疱，日久不愈；可有纳呆、便溏；舌质淡暗或有瘀点，脉沉涩（相当于痤疮分级中的 4 级）	当归苦参丸、大黄䗪虫丸、丹参酮胶囊

续表

分型	表现	药物
冲任不调证	皮损好发于额、眉间或两颊,皮疹在月经前明显增多加重,月经后减少减轻,伴有月经不调,经前心烦易怒,乳房胀痛,平素性情急躁;舌质淡红苔薄,脉沉弦或脉涩(相当于西医高雄激素水平表现的女性痤疮)	柴胡舒肝丸、逍遥丸、六味地黄丸

【爱心提示】(表 12 – 6 – 13)

表 12 – 6 – 13　痤疮的日常生活及合理用药提示

提示维度	具体内容
日常生活	痤疮患者平时要清水洗脸,少使用油膏类化妆品,不要用手挤压或搔抓粉刺
	多吃富含维生素的食物,少吃辛辣刺激、含糖多及油腻性食物等;防止便秘
	痤疮的药物使用一定要按照痤疮的分级进行合理用药
合理用药	异维 A 酸、维 A 酸、他扎罗汀育龄妇女或配偶服药期间的前后 3 个月应严格避孕。接受治疗前 2 周应做妊娠实验,以后每月 1 次,确保无妊娠
	异维 A 酸外用剂型不宜用于皮肤皱褶处
	维 A 酸与肥皂、含乙醇制剂、异维 A 酸共用,会加剧皮肤刺激或干燥,因此必须慎用
	维胺酯停药后 6 个月内严禁怀孕
	阿达帕林在睡前用肥皂水清洗患处后再外涂使用

第三节　斑　秃

斑秃俗称"鬼剃头",也称圆形脱发;是一种突然发生的局限性斑状脱发,可以发生于身体任何部位。正常人群中斑秃的发病率为 0.2% 左右,以青壮年居多。

【病因】

病因可能与精神、内分泌失调、遗传、自身免疫性疾病等因素有关,大约 25% 患者有家族史。

【临床表现】

1. 典型表现

比较典型的表现是头发突然成片脱落,呈圆形或椭圆形,皮肤正常,数目不等,边界清楚,直径 1 ~ 10cm。患处皮肤光滑无炎症,无鳞屑,无瘢痕。无自觉症状,常为无意中或被他人发现。临床分期如下(表 12 – 6 – 14)。

表 12 – 6 – 14　斑秃的临床分期

分期	具体表现
进展期	脱发区边缘头发松动很容易拔出,将拔下的头发放在放大镜下,可见毛发上粗下细,如惊叹号
静止期	脱发区边缘头发不松动,大多数脱发静止 3 ~ 4 个月后进入恢复期
恢复期	有细软色浅的绒毛样的新毛发长出,最后完全恢复正常

2. 特殊表现

头发全部脱落者，称为全秃；全身毛发均脱落者，称为普秃；普秃及全秃者病程可持续数月至数年；匍行性斑秃表现为沿颞部和枕部头皮边缘的条带状脱发；指甲病变表现为指（趾）甲凹凸不平、粗糙或脱落，儿童常见。

【治疗】

1. 外用药物

（1）强效糖皮质激素（表 12 - 6 - 15）

表 12 - 6 - 15　强效糖皮质激素在斑秃中的使用

类别	具体内容
作用	抗炎及抑制局部免疫
适宜人群	用于治疗儿童斑秃或脱发面积 <50% 的成人斑秃
使用	外涂卤米松乳膏 7 ~ 14 天，辅以"封包治疗"（外用糖皮质激素软膏后，局部用塑料膜包裹），3 ~ 6 个月可以长出新头发
不良反应	毛囊炎

（2）米诺地尔（表 12 - 6 - 16）

表 12 - 6 - 16　米诺地尔在斑秃中的使用

类别	具体内容
作用	扩张局部血管、促进毛发从休止期进入生长期，加速毛发再生等
适宜人群	轻中度的脂溢性脱发（或称雄激素性脱发）、斑秃；重度效果有待验证
使用	最好用 5% 浓度，外用 3 ~ 4 个月，一般 1 ~ 2 月见效
不良反应	接触性皮炎和多毛

（3）地蒽酚软膏（表 12 - 6 - 17）

表 12 - 6 - 17　地蒽酚软膏在斑秃中的使用

类别	具体内容
作用	具有抗炎和免疫抑制的作用
适宜人群	用于治疗病程长的成人或重症斑秃儿童患者
使用	开始治疗时，使用低浓度至少 5 天，待皮肤适应后，再逐渐增加浓度，每日 1 次，入睡前涂药，第二天清晨用肥皂洗去，至少 1 ~ 2 个月
不良反应	毛囊炎、接触性皮炎和局部淋巴结肿大等

（4）二苯环丙烯酮（非药物）（表 12 - 6 - 18）

表 12 - 6 - 18　二苯环丙烯酮在斑秃中的使用

类别	具体内容
作用	诱发人工性接触性皮炎，可促进局部毛发再生；是目前治疗斑秃最常用的接触致敏剂
适宜人群	主要用于斑秃

续表

类别	具体内容
使用	第一周先用2%浓度，小面积（约2平方厘米）外用致敏，第二周开始以最小浓度外用并逐周提高浓度，直至引起湿度可耐受的接触性皮炎是维持浓度。每周1次，至少4周。具体根据实际情况制定使用时间
不良反应	涂抹部位出现瘙痒、皮炎、水疱和淋巴结肿大

2. 口服药物（表12-6-19）

表12-6-19　斑秃的口服药物及使用

药物	具体使用
糖皮质激素	适用于进展迅速、脱发广泛的进展期斑秃、全秃及普秃患者。如泼尼松15~30mg/d，持续2个月
胱氨酸片	用于病后和产后继发性脱发症，50~100mg/次，3次/日，至少1个月
复方甘草酸苷片/白芍总苷	具有抗炎及免疫调节功能，具有明确的协助生发的作用；口服，2~3次/日，至少1个月，配合外用药物
中药	根据中医辨证使用

【中医辨证论治】（表12-6-20）

表12-6-20　斑秃的中医辨证分型

分型	表现	药物
肝肾不足证	脱发时间长或呈现大片脱发，伴有须发白及头晕耳鸣、腰膝酸软、失眠多梦、健忘；舌淡苔薄，脉细弱	七宝美髯颗粒、健肾生发丸、海马补肾丸、斑秃丸、首乌丸等
气血两虚证	病后或产后毛发成片脱落，并逐渐加重。可伴有心悸乏力、气短懒言；舌淡、苔薄白、脉弱等	人参养荣丸、八珍丸、十全大补丸、养血生发胶囊
气滞血郁证	头部出现大小不等的脱发区，病程长，平素情志不舒，或伴有胸胁胀闷、刺痛；舌暗或有瘀斑，脉沉细	逍遥丸、四物颗粒

第四节　臭汗症

俗称"狐臭"，是汗腺分泌液具有特殊臭味或汗液被分解而释放出臭味表现的皮肤病。多发于青春期，常见于青壮年，女性多见。

【病因】

与青春期激素分泌、汗腺分泌异常、细菌分解、种族遗传、饮食（如部分使用大蒜、生葱者）因素等有关。

【临床表现】（表 12 - 6 - 21）

表 12 - 6 - 21　臭汗症的临床表现

类型	具体内容
足部	进食洋葱、大葱后体臭味加重，尤其足底和脚趾部更明显，经常与足部多汗症伴发
腋部	又称为腋臭，为腋部发出的特殊刺鼻臭味，天热汗多或运动后最为明显，可同时伴有色汗（以黄色多见），年轻女性多见，常有家族史。少数患者外阴、肛门、乳晕也可累及

【治疗】

治疗以外用药物为主（表 12 - 6 - 22）。

表 12 - 6 - 22　臭汗症的外用药物

类型	具体药物
腋臭	乌洛托品溶液、足光散、腋臭粉（枯矾 30g、蛤蜊壳粉 15g、樟脑 15g，共同研成细末）
足臭	1∶5000 高锰酸钾溶液，每天浸泡 30 分钟，3~5 周

【中医辨证论治】（表 12 - 6 - 23）

表 12 - 6 - 23　臭汗症的中医辨证分型

类型	表现	用药
湿热熏蒸证	好发于夏季，腋下多汗导致衣物染成黄色，有轻微狐臭气，经洗浴后可暂时减轻或消除，伴舌红苔腻，脉滑数	龙胆泻肝丸、参苓白术颗粒、四妙丸

第五节　多汗症

多汗症是指正常的环境和条件下，以人体局部或全身皮肤出汗量异常增多为临床表现的皮肤疾病。常在儿童或青春期发病，可在 25 岁以后减轻；临床上分为原发性和继发性多汗症。

【病因】（表 12 - 6 - 24）

表 12 - 6 - 24　多汗症的病因

病因类别	具体内容
原发性因素	遗传、自主神经功能紊乱等
疾病性因素	甲亢、糖尿病、偏瘫或脑震荡、肿瘤、低血糖、更年期等
药物性因素	精神类疾病用药、非甾体类抗炎药、胰岛素等

【临床表现】

以原发性的局限性多汗为常见（表 12 - 6 - 25）。

表 12 - 6 - 25　　多汗症的临床表现

类别	具体内容
好发部位	多见于掌跖、腋下、腹股沟、会阴部，其次为前额、鼻尖和胸部，其中以掌跖最常见，无明显季节区别
易发人群	常初发于儿童或青春期，一般持续数年，至 25 岁后自然减轻
表现	患者常伴有末梢血液循环功能障碍，如手足皮肤湿冷、青紫或苍白、易患冻疮等。足部多汗者多伴有足臭，易继发细菌、真菌感染；腋窝及阴部多汗会同时伴有臭汗症，伴发毛囊炎及疖等

【治疗】

1. 外用药物

乌洛托品溶液、5% 明矾溶液或 2% ~4% 甲醛溶液、20% ~25% 氯化铝溶液等涂于多汗部位来止汗。

2. 口服药物（表 12 - 6 - 26）

表 12 - 6 - 26　　多汗症的口服药物

类别	药物	用途
镇静剂	苯巴比妥片	用于原发性精神因素导致的多汗症
抗精神病药	氯丙嗪	
抗焦虑药	地西泮、多塞平	
抗胆碱能药物	阿托品、东莨菪碱、颠茄	暂时抑制汗液分泌药；会出现口干不良反应，需要加服维生素 C 可缓解
中成药	根据中医辨证选择	—

【中医辨证论治】（表 12 - 6 - 27）

表 12 - 6 - 27　　多汗症的中医辨证分型

类型	表现	药物
营卫不和证	自汗恶风，周身酸楚，伴有微发热、头痛或失眠、多梦、心悸；苔薄白，脉浮或缓	桂枝颗粒
肺气虚弱证	自汗恶风，动则益甚；久病体虚，平时不耐风寒，易于感冒，体倦乏力；苔薄白，脉细弱	玉屏风颗粒
心血不足证	睡则汗出，醒则自止，心悸怔忡，失眠多梦；眩晕健忘，气短神疲，面色少华或萎黄，口唇色淡；舌质红、苔薄，脉虚或细	归脾丸
阴虚火旺证	寐则汗出，虚烦少寐，五心烦热；久咳虚喘，形体消瘦，两颧发红，午后潮热，女子月经不调，男子梦遗；舌质红少津、少苔，脉细数	麦味地黄丸
邪热郁蒸证	蒸蒸汗出，汗液质黏，或衣服黄染，面赤烘热，口苦口渴，烦躁不安，小便色黄；舌苔薄黄，脉弦数	龙胆泻肝片

第六节　汗疱疹

汗疱疹又称为出汗不良性湿疹，是一种对称性发生在手脚掌、指趾屈侧皮肤的复发性水疱皮肤病，常伴有手足多汗，该病多见于青中年人群。

【病因】

目前认为精神因素、病灶感染（尤其是皮肤癣菌病）、局部过敏及刺激、过敏性体质及神经系统功能失调可能与本病有关。

【临床表现】（表 12 - 6 - 28）

表 12 - 6 - 28　汗疱疹的临床表现

类别	具体内容
好发部位	好发于手掌、足底和指（趾）侧缘
好发季节	每年定期复发，一般春末夏初发病，夏季加重，入冬自愈
皮损特点	皮损位于表皮深处的针尖至粟粒大小圆形小水疱，周围无红晕，内含清澈浆液或变浑浊，水疱可融合大疱，一般不自行破裂，干涸后形成衣领状脱屑
自觉症状	不同程度瘙痒或灼热感

注：注意与剥脱性角质松解症、水疱型手癣进行区别。

【治疗】

1. 外用药物（表 12 - 6 - 29）

表 12 - 6 - 29　汗疱疹的外用药物

病情	处理方法
早期水疱期	1% 炉甘石洗剂外涂，予以干燥止痒
开始脱皮时	糖皮质激素软膏，如曲安奈德乳膏上药后用保鲜膜包裹可以增加药物的吸收，起效更迅速
局部反复脱皮、干燥疼痛	2% ~5% 的水杨酸软膏或 10% 尿素软膏

2. 口服药物（表 12 - 6 - 30）

表 12 - 6 - 30　汗疱疹的口服药物

药物类别	具体药物
抗组胺药物	如西替利嗪、氯雷他定等（针对伴有瘙痒者）
镇静剂	如地西泮（针对伴有情绪紧张者）
糖皮质激素	如泼尼松（短期使用，效果理想）

第七节　剥脱性角质松解症

剥脱性角质松解症又称为层板状出汗不良，是发生在掌跖部（手掌及足底）的角质浅表性剥脱性皮肤病。

【病因】

认为与多汗症、遗传、细菌感染等有关。

【临床表现】

本病重点在无水疱、无炎性、反复发作及季节性（表 12 - 6 - 31）。

表 12 - 6 - 31　剥脱性角质松解症的临床表现

类别	具体内容
好发部位	通常累及掌跖，偶见手足背侧，对称分布
好发季节	有明显的季节性，在温暖季节如春夏、夏秋季节变换时容易发病
皮损特点	皮损初期呈针头大小白点，逐渐向四周扩大，表皮与基底分离，形成类似疱液干涸的疱膜，容易自然破裂，或经撕脱成为薄纸样的鳞屑，其下皮肤正常，无炎性表现。皮损不断扩大，互相融合，可累及大片皮肤
自觉症状	局部无瘙痒感，多数患者伴有手足多汗
病程	一般 1～2 月可逐渐好转自愈，易反复

【治疗】

1. 外用药物（表 12 - 6 - 32）

表 12 - 6 - 32　剥脱性角质松解症的外用药物

药物作用	具体药物
软化角质	尿素软膏、维生素 E 软膏
剥脱角质	水杨酸软膏
滋润皮肤	凡士林软膏、维生素 E 软膏
促角质层剥脱与生长	维 A 酸乳膏
消炎、杀菌、止痒	5% 煤焦油凝胶、糖皮质激素软膏

2. 口服药物（表 12 - 6 - 33）

表 12 - 6 - 33　剥脱性角质松解症的口服药物

药物类别	具体药物
维生素类	针对病情严重者，口服维生素 A、维生素 E、维生素 EC 颗粒
中药类	辨证用药；屏风颗粒或黄芪生脉饮、归脾丸等

【中医辨证论治】（表 12 - 6 - 34）

表 12 - 6 - 34　剥脱性角质松解症的中医辨证分型

分型	表现	药物
湿热蕴结证	双手掌或足跖潮湿多汗，春夏之交多发，自觉轻度灼热，有点状及片状脱屑，伴有心烦口渴，大便黏滞不爽，小便色黄，舌红苔黄腻，脉弦滑	参苓白术颗粒 + 二妙丸
阴虚血燥证	双手掌及足跖干燥，出现点片状脱屑，秋冬之交多发，伴有咽干口燥，手足心烦热，大便干燥，舌红少苔，脉弦细	润燥止痒胶囊、当归片

第八节　玫瑰痤疮

玫瑰痤疮是发生在颜面中部，以皮肤潮红、毛细血管扩张及丘疹、脓疱为表现的慢性炎症性皮肤病。目前人群患病率为 3.5% 左右。该病女性多，但严重者多为男性，常并发痤疮与脂溢性皮炎等。

【病因】

与精神、饮食（饮酒、辛辣刺激等）、胃肠功能紊乱、内分泌失调、月经不调、毛囊蠕形螨等感染有关。

【临床表现】（表 12 - 6 - 35）

表 12 - 6 - 35　玫瑰痤疮的临床分期与表现

临床分期	表现
红斑期	鼻部、两颊、前额、下颏等部位对称性发生红斑；尤其在刺激性饮食、外界温度改变及精神兴奋时更明显，自觉灼热。红斑后会在鼻翼、鼻尖以及面颊等出现浅表树枝状毛细血管扩张，使面部持久发红，并伴有毛囊口扩大与皮脂溢出
丘疹脓疱期	在红斑基础上发展而来，皮损时轻时重，持续数年或更久；中年妇女的皮损在经前加重
鼻赘期	上述病变加重，演变成紫红色结节状隆起，凹凸不平，毛囊口明显扩大；皮质分泌旺盛，发展时间约为数十年，几乎均为 40 岁以上男性

【治疗】

1. 外用药物（表 12 - 6 - 36）

表 12 - 6 - 36　玫瑰痤疮的外用药物

类别	作用方向	常用药
抗生素类	用于治疗丘疹脓疱型的皮损	红霉素、克林霉素、夫西地酸乳膏
脂肪酸类	改善丘疹脓疱型的炎性皮损	壬二酸凝胶

2. 口服药物（用于中重度或外用药物无效者）（表 12 - 6 - 37）

表 12 - 6 - 37　玫瑰痤疮的外用药物

类别	适应证	药物
异维 A 酸类	用于鼻赘期患者首选治疗，或丘疹脓疱期采用其他方法治疗不好时的二线选择	异维 A 酸
抗生素类	丘疹脓疱期及红斑期的一线治疗方案	多环西素、米诺环素
免疫抑制剂类	具有抗炎、抗免疫及抗紫外线损伤三重作用，用于红斑期或丘疹脓疱期患者	羟氯喹；一般疗程是 2 ~ 3 个月
维生素类	适用于各期患者	维生素 B_2、B_6等
微量元素类	适用于各期患者	锌制剂

第七章

荨麻疹与药疹

第一节　荨麻疹

荨麻疹俗称"风疹块"，是一种皮肤、血管反应性扩张及渗透性增加并伴有瘙痒的皮肤病，以一过性风团为主要表现，严重者可出现过敏性休克和喉部水肿。我国荨麻疹的患病率约为23%。该病好发于女性，在慢性荨麻疹中女性与男性的患病比例大约为2∶1。

【病因】（表12-7-1）

表12-7-1　荨麻疹病因

类别	具体内容
食物	动物性蛋白的鱼虾、蟹贝、肉类、牛奶、蛋类以及植物类的菌类、番茄、葱蒜等
药物	青霉素、各种疫苗、呋喃唑酮、磺胺、阿司匹林、可待因、阿托品等
动植物	动物皮毛、昆虫毒素、花粉、海蜇毒素、荨麻等
理化因素	冷热、日光、挤压等
感染	肝炎、上呼吸道感染、扁桃体炎、鼻窦炎、寄生虫感染等

【临床表现】

1. 急性荨麻疹和慢性荨麻疹

根据病程，可分为急性与慢性荨麻疹（表12-7-2）。

表12-7-2　荨麻疹的分期与表现

类型	具体表现
急性荨麻疹	发病急，突然自觉皮肤瘙痒，很快在瘙痒部位出现大小不等的鲜红色风团，呈现圆形、椭圆形或不规则形，部位不定，可以孤立分布或扩大融合成片，呈橘皮样外观，皮肤表面凸凹不平；风团持续数分钟至数小时变红斑而渐消退，皮损一般不超过24小时，瘙痒消失，不留痕迹，会此起彼伏，反复发作。严重者可出现心慌、烦躁、血压降低等过敏性休克表现或恶心、呕吐、腹泻、腹痛等胃肠道表现
慢性荨麻疹	风团反复发作，迁延6周以上者，变为慢性。患者全身表现较轻，风团时多时少，反复发生，可达数月或数年；偶可急性发作，表现为急性荨麻疹；部分药物（非甾体类抗炎药、青霉素、血管紧张素转换酶抑制剂、酒精等）会加剧荨麻疹的症状

2. 特殊型荨麻疹（表 12 - 7 - 3）

表 12 - 7 - 3 特殊型荨麻疹及表现

类型	具体表现
皮肤划痕症	又称人工荨麻疹。用手搔抓或钝器划过皮肤后，沿着划痕出现条状隆起，伴有瘙痒，不久后可自行消退。可持续数周、数月或数年，平均持续 2~3 年可自愈；病毒感染、药物（如青霉素）、情绪改变可加重病情
寒冷型荨麻疹	家族常染色体显性遗传类型。较少见，出生不久或早年发病，皮损终生反复出现
	获得型；较多见，表现为接触冷风、冷水、冷物后，暴露或接触部位的皮肤产生风团或斑块状水肿，严重者可出现手、唇部发麻、胸闷、心悸、腹痛、腹泻、晕厥等，有时候进食冷饮还会引起口腔及喉头水肿。冰块实验或冷水浸浴试验呈阳性
胆碱能性荨麻疹	多见于青年。主要由于运动、受热、情绪紧张、进食热饮或乙醇饮料后；出现直径 2~4mm 圆形丘疹性风团，周围有程度不一的红晕，常散发于躯干上部和上肢，互不融合，自觉剧痒、麻刺和烧灼感，可于 0.5~1 小时内消退。偶尔会伴有流涎、头痛、脉缓、瞳孔缩小及痉挛性腹痛及腹泻等
日光性荨麻疹	皮肤暴露于日光数分钟后，局部迅速出现红斑、风团、瘙痒，部分患者甚至可以在日光透过玻璃照射后发病，自觉瘙痒与刺痛；比较少见
压力性荨麻疹	指身体受压部位，如掌、跖、臀、上肢等处受一定压力后发生红斑、水肿，伴痒感，8~72 小时后可以自行消退，手足、躯干、臀部、口唇、面部最容易受累
血管性水肿	又称为巨大型荨麻疹，好发于组织疏松部位，如口唇、眼睑、外生殖器、手、足等。突然出现局限性肿胀，紧张发亮，边缘不清，压之无凹陷。持续数小时至 2~3 天消退，但可在同一部位反复发作，常伴发瘙痒。瘙痒较轻，有麻木胀感。常单发，偶发 2 处以上。发生于喉部者，可引起喉头水肿、窒息甚至死亡

注：a 大致指的是父母之一是某遗传患病者，就会遗传给他们的子女，子女中半数可能发病。b 冰块试验阳性指的是把冰块置于前臂处，经 2 分钟左右，在接触处的皮肤可出现风团。

【治疗】

（一）急性荨麻疹（病情严重者需送医治疗）

1. 口服药物（表 12 - 7 - 4）

表 12 - 7 - 4 急性荨麻疹的口服药物

药物类别	具体药物
抗组胺药	首选第 2 代，如西替利嗪、左西替利嗪、地氯雷他定等
糖皮质激素	抗组胺药物不能有效控制的情况下选择，如泼尼松
辅助用药	维生素 C、葡萄糖酸钙口服液；辅助抗过敏药物

2. 外用药物

炉甘石洗剂、糖皮质激素类软膏。

（二）慢性荨麻疹

按照急性荨麻疹选择口服用药；如果选用抗组胺药物 1~2 周不能有效控制症状时，

采用联合用药。用药疗程至少 1 个月，必要时延长 3~6 个月（表 12-7-5）。

表 12-7-5　慢性荨麻疹的联合用药

联合用药	举例
第 1 代与第 2 代联合	扑尔敏（晚上用）+ 氯雷他定（白天用）
联合其他第 2 代	氯雷他定 + 西替利嗪
$H_1 + H_2$ 受体拮抗剂	扑尔敏 + 西咪替丁；用于顽固性荨麻疹

以上疗效仍然不好时，考虑选用口服免疫抑制剂，如雷公藤多苷片、环孢素、糖皮质激素等。

（三）特殊型荨麻疹（表 12-7-6）

表 12-7-6　特殊型荨麻疹的药物使用

类型	药物
皮肤划痕症	抗组胺药物 + 酮替芬
寒冷性荨麻疹	抗组胺药物 + 酮替芬（或赛庚啶、多赛平）
胆碱能性荨麻疹	抗组胺药物 + 酮替芬（或达那唑、阿托品、丙胺太林、美喹他嗪）
日光性荨麻疹	抗组胺药物 + 氯喹
压力性荨麻疹	抗组胺药物 + 羟嗪或孟鲁司特、柳氮磺吡啶
血管性水肿	同一般荨麻疹

注：以上药物治疗的同时可联合使用口服的维生素 C 及钙剂。

【中医辨证论治】

中医学认为急性荨麻疹多为实证，慢性荨麻疹多为虚证或虚实夹杂（表 12-7-7）。

表 12-7-7　荨麻疹中医辨证分型

分型	表现	药物
风热犯表证	风团色红灼热，瘙痒较剧，可伴有发热、恶寒、咽喉肿痛或呕吐、腹痛、便秘，遇热皮疹加重。舌红苔薄黄，脉浮数。常见于急性荨麻疹	银翘片、乌蛇止痒丸
风寒束表证	皮疹色呈粉白，遇风寒皮疹加重，口不渴，或有腹泻。舌质淡红，舌体胖，苔白，脉浮紧	荆防败毒散
胃肠湿热证	皮疹片大红色，瘙痒剧烈，可伴有脘腹疼痛，恶心呕吐，大便秘结或泄泻。舌质红苔黄或黄腻，脉弦滑数	防风通圣丸（外寒内热者）、茵陈五苓丸 + 平胃丸
血热毒盛证	全身满布风团，颜色鲜红灼热，剧烈瘙痒；或伴发热、头痛、烦躁、口干咽痛，大便秘结，小便短赤。舌红苔黄，脉滑数。见于严重泛发的急性荨麻疹	肤痒颗粒
血虚风燥证	皮疹反复发作，迁延日久，午后或夜间加重；可伴心烦易怒、口干、手足心热。舌质淡红，苔白而少津，脉沉细。多见于老年人、体质虚弱、易疲劳者	消风止痒颗粒、八珍丸、湿毒清胶囊
里热表虚证	发作时风团成批出现，皮疹颜色偏红，发热恶风自汗，舌质红苔白，脉细	玉屏风颗粒

第二节 药 疹

药疹又称为药物性皮炎，是药物经口服、注射等各种途径进入人体内，引起皮肤黏膜的炎症反应。由药物引起的非治疗性反应，统称为药物的不良反应。发病率女性高于男性，成人高于儿童。多数由于机体对某种药物（多为抗生素、解热镇痛药等）过敏所致。

【病因】

除个体在不同时期对药物反应的敏感性外，更主要的是药物性因素（表 12-7-8）。

表 12-7-8 临床上易引起药疹的药物

类别	常见药物
抗生素	青霉素、头孢菌素类、磺胺类、四环素类、氯霉素类等
解热镇痛药	阿司匹林、扑热息痛、保泰松等
镇静催眠药物及抗癫痫药物	苯巴比妥、苯妥英钠、卡马西平等
血清制剂及疫苗	狂犬疫苗、破伤风等
其他	抗痛风药、抗甲状腺功能药物等

【临床表现】

1. 麻疹样或猩红热样红斑型药疹（又称为发疹型药疹）

表现为突然发疹，常同时伴有轻或中度发热，中或重度瘙痒。（表 12-7-9）

表 12-7-9 发疹型药疹的临床表现

维度	具体内容
发病率	药疹中最常见的类型，约占所有药疹的90%
诱因	常见于应用解热止痛药、巴比妥、青霉素、链霉素、磺胺等药物而引发
皮损特点	麻疹样红斑型药疹皮肤损害与麻疹酷似，为散在或密集的红色针头到粟粒大小丘疹，以躯干为多，对称分布，可泛发全身
	猩红热样型药疹的损害与猩红热相似，初起为米粒到豆大的红斑或斑丘疹，从面、颈、上肢、躯干顺序向下发展，于 2~3 天可遍布全身并相互融合，尤其以皱褶部位及四肢屈侧更为明显，瘙痒也明显
进展	二者皮损可同时或先后出现，病程大约 1~2 周，若不及时治疗，会变成重型药疹

2. 荨麻疹型药疹（表 12-7-10）

表 12-7-10 荨麻疹型药疹的临床表现

类别	具体内容
发病率	药疹中常见的类型，约占所有药疹的5%

续表

类别	具体内容
诱因	多为青霉素、β-内酰胺类抗生素（如氨苄西林、头孢菌素等）、血清制品、痢特灵、水杨酸盐（如阿司匹林）等药物引起
皮损特点	表现与急性荨麻疹相似，也可伴有发热、关节痛、淋巴结肿大、血管性水肿等表现，并可累及内脏，甚至发生过敏性休克

3. 光感型药疹（表12-7-11）

表12-7-11　光感型药疹的临床表现

维度	具体内容
分类	服药后需经紫外线作用后才出现皮损；分光毒及光过敏性反应两类
诱因	有氯丙嗪、磺胺类、四环素、灰黄霉素、补骨脂、避孕药、苯海拉明、奎宁、异烟肼、维生素 B_1、甲氨蝶呤等
病程	①光毒反应性损害，可发生于初次服药的患者，经日晒后2~8小时，曝光部位皮肤出现红斑、水肿或大疱，停药后消退较快；②光过敏反应性损害则于曝光后有5~20天的致敏潜伏期，以后再曝光时，于数分钟至48小时内发病，该类型少见
皮损特点	皮损可为红斑风团性损害，也可为丘疹、水肿性斑块、结节、水疱或湿疹样等多形态性损害。除曝光部位外，非曝光部位也可发生。二者均会伴有瘙痒

注：其他如固定型药疹、湿疹皮炎型药疹、多形红斑型药疹、紫癜型药疹等不再赘述。

【治疗】

药疹的治疗首先是停用致敏药物及可疑药物，然后对症治疗。

1. 轻型药疹（表12-7-12）

表12-7-12　轻型药疹的药物使用

给药方式	药物	时机
口服	抗组胺药物+维生素C，直到皮损的发展停止	药疹发生时
外用	炉甘石溶液或乳酸依沙吖啶、硼酸溶液加纱布湿敷	当局部表现以渗出为主时使用
	糖皮质激素霜剂	当局部表现以红斑、丘疹为主时使用

2. 重型药疹

到医院处理。

第八章

物理性皮肤病

第一节　日光性皮肤病

日光性皮炎根据作用机制可分为光毒性反应和光超敏反应，二者在临床上有时不容易区分（表12 -8 -1），二者可同时存在或以其中一种为主。

表12 -8 -1　光毒反应与光超敏反应的区别

鉴别点	光毒反应	光超敏反应
发病人群	任何个体	少数过敏体质人群
潜伏期	没有	有
皮损形态	表现为日晒伤症状	皮损多形，表现复杂
发病部位	限于日晒部位	不限于日晒部位
病程	发病急，病程短	病程长，可反复发作

一、日晒伤

又称日光性皮炎或晒斑，是皮肤被强烈日光照射后引起的暴晒处的皮肤一种急性光毒反应，反应的强弱因照射角度、时间、范围、环境、肤色和地理海拔高度不同而有差异。本病在光照强烈和炎热季节多见。

【病因】

与光线中的紫外线及皮肤白、嫩、薄等有关。

【临床表现】（表12 -8 -2）

表12 -8 -2　日晒伤的临床表现

类别	具体内容
易发季节	多发生于春、夏季
易发人群	妇女以及儿童，浅肤色、高原紫外线强地区的人群易发病
皮损特点	一般日照后30 分钟至10 小时内暴露部位出现边界清楚的弥漫性红斑，呈鲜红色，边界清楚；后红斑渐渐淡去、消退和脱屑，会留有色素沉着；严重者可出现水疱和大疱，可破裂结痂
自觉症状	自觉灼热、疼痛，严重时可伴有发热、心悸、恶心、呕吐等全身症状

【治疗】

1. 外用药物

选用炉甘石洗剂或糖皮质激素霜剂外敷，严重者可选用硼酸溶液加纱布湿敷或冰牛奶湿敷。

2. 口服药物

口服抗组胺药（要避免食用异丙嗪及扑尔敏等光敏药物）、维生素 C 等；严重者可用糖皮质激素（如泼尼松等）治疗。

【爱心提示】（表 12 - 8 - 3）

表 12 - 8 - 3　日晒伤的日常生活及合理用药提示

提示维度	具体内容
日常生活	适当户外活动，以增强皮肤对日光的耐受性
	避免阳光暴晒（直射），外用遮光剂及涂擦护肤防晒霜（二氧化钛或二苯甲酮霜）
	易发生植物 - 日光性皮炎的患者应避免用光敏性食物，如芹菜、茴香、西芹、葡萄柚等
合理用药	避免使用扑尔敏、异丙嗪等光敏药物

二、多形性日光疹

多形性日光疹是一种特发性、间歇性反复发作，以多形性皮损为特征的光感性皮肤病。

【病因】

与遗传、内分泌、微量元素、代谢异常等因素有关。

【临床表现】（表 12 - 8 - 4）

表 12 - 8 - 4　多形性日光疹的临床表现

类别	具体内容
易发季节	一般春、夏季加重，秋、冬季减轻
易发人群	多见于中青年女性
易发部位	好发于曝光部位（如面部、颈后、颈前 V 形区、手背或前臂伸侧），而头发及衣物遮盖部位多不累及
皮损特点	常在日晒 1 小时内自觉瘙痒，数日后出现皮损。皮损形态多样，常见的有小丘疹、丘疱疹，也可表现为水肿性红斑、大丘疹等，但针对单一个体而言，皮损以单一形态为主
自觉症状	自觉瘙痒显著，一般全身症状轻微

【治疗】

1. 外用药物

参照日光性皮炎。

2. 口服药物

除了参照日光性皮炎治疗外，对于症状明显、反复发作者可以口服烟酰胺、氯喹、羟氯喹、β-胡萝卜素等。

第二节 冻 疮

冻疮是寒冷引起末梢部位组织的局限性、瘀血性、炎症性的皮肤疾病。

【病因】

长期暴露在寒冷的环境中。

【临床表现】（表 12-8-5）

表 12-8-5　冻疮的临床表现

类别	具体内容
好发季节	冬季
易发人群	多见于儿童、青年女性或末梢血液循环不良者
易发部位	好发于手足部、面颊、耳廓、鼻尖等肢体末梢处
皮损特点	皮损为局限性暗紫色水肿性红斑或结节，皮温低、按之褪色、边界清楚。严重者肿胀明显，可发生水疱，破溃后形成溃疡，愈后会留有色素沉着或遗留萎缩性瘢痕
自觉症状	自觉肿胀与瘙痒，遇热后瘙痒加重，有溃疡者自觉疼痛

【治疗】

1. 外用药物（表 12-8-6）

表 12-8-6　冻疮的外用药物

情形	处理
皮损未破溃者	用红霉素、四环素等抗生素软膏外涂
皮损破溃者	用活血化瘀、舒筋活络、扩张血管的防止冻疮的中西药制剂，如维生素 E 软膏、冻疮膏、樟脑软膏、辣椒酊软膏

2. 口服药物

口服扩张血管药，如烟酸、维生素 E、维生素 EC 颗粒、硝苯地平、复方丹参片、双嘧达莫片等。

【中医辨证论治】（表 12-8-7）

表 12-8-7　冻疮中医辨证分型

分型	表现	药物
寒凝血瘀证	局部麻木冷痛，肤色青紫或暗红，肿胀结块，或有水疱，或感麻木，温热时局部瘙痒胀痛；舌质淡而暗，苔白，脉沉或沉细	当归四逆汤（方剂）、大活络丸

续表

分型	表现	药物
寒滞化热证	疮面溃烂流脓，四周红肿色暗，疼痛加重；伴发热、口干，小便黄赤；舌质红，苔黄，脉数	四妙勇安汤（方剂）
气虚血瘀证	疮周暗红漫肿、麻木，疮口不敛；伴眩晕，气短懒言，神疲体倦，面色无华；舌质淡，苔白，脉细弱或虚大无力	人参养荣丸、八珍丸

第三节　鸡眼与胼胝

鸡眼与胼胝（俗称"老茧"）均是长期压迫和摩擦诱发的角质层增厚所致。

【病因】

与长期的机械性刺激（如摩擦与挤压）引起的角质层过度增生有关。

【临床表现】（表 12 - 8 - 8、表 12 - 8 - 9）

表 12 - 8 - 8　鸡眼的临床表现

维度	具体内容
好发人群	好发于成年人，女性多见
好发部位	多见于足跖前中部、小趾外侧或趾内侧缘，也可见于趾背或足跟
皮损特点	皮损为边界清楚的绿豆至黄豆大，数目 1~2 个，淡黄色，表面光滑，与皮面平行或稍隆起。用刀削去表面角质物可见深黄色倒圆锥形角质增生栓
自觉症状	行走或站立时疼痛或压痛明显

表 12 - 8 - 9　胼胝的临床表现

维度	具体内容
好发人群	体力劳动者
好发部位	好发于掌跖（手掌、足底）受压迫和摩擦处
皮损特点	黄色或蜡黄色增厚的角质性斑块，扁平或稍隆起，中央较厚边缘薄，质地坚实，边界不清，表面光滑，而且皮纹清晰；局部汗液分泌减少，感觉迟钝
自觉症状	多无自觉症状，严重者可疼痛

【鉴别诊断】（表 12 - 8 - 10）

表 12 - 8 - 10　鸡眼与跖疣的区别

鉴别点	跖疣	鸡眼
病因	病毒感染	挤压
好发部位	足跖	足跖、趾、足缘

续表

鉴别点	跖疣	鸡眼
皮损	圆形灰黄色角化斑块，中央凹陷，柔软，表面粗糙，无皮纹，外周角化环，易见出血点	圆锥形角质栓，外围透明黄色环
数目	可较多	单发或几个
疼痛与压痛	挤捏时明显	压痛明显

【治疗】

1. 鸡眼治疗（表 12 – 8 – 11）

表 12 – 8 – 11 鸡眼的药物治疗

药物	具体应用
鸡眼膏	用热水泡脚后刮去软化的角质，然后贴好鸡眼膏贴，3～5 天换药 1 次，换药前清除残留药物，重复治疗直至脱落
15% 水杨酸软膏或 40% 尿素软膏	用热水泡脚后刮去软化的角质，敷药后用氧化锌胶布固定，7～10 天换药 1 次，每次换药前也需清除残留的药物，直至鸡眼脱落

2. 胼胝治疗

一般无需治疗，如需外用药物，可选用水杨酸软膏、维 A 酸软膏等。

第四节 手足皲裂

手足皲裂是指手足部皮肤因各种原因所致的干燥和皲裂表现，既可以是独立的疾病，亦可是某些皮肤病伴随的表现。

【病因】

掌跖皮肤角质较厚，无皮脂腺，缺乏脂质润泽，再加上长期摩擦，容易干燥皲裂；酸碱、有机溶剂刺激、真菌感染因素等均可诱发手足皲裂。

【临床表现】（表 12 – 8 – 12）

表 12 – 8 – 12 手足皲裂的临床表现

类别	具体内容
易发季节	好发于冬季
易发人群	老年人，鱼鳞病、毛周角化症患者，手工劳动者，角化型手足癣患者等
易发部位	足跟、手掌、手指屈侧等部位皮肤
皮损表现	皮肤干燥粗糙，角化肥厚，有长短深浅不一的皲裂，皮损多沿皮纹方向发生。活动时牵拉常导致皲裂增大或渗血，可伴有疼痛

【治疗】

日常经常使用护肤软膏外搽手足部容易皲裂的皮肤；因某些疾病（如湿疹、手足癣等）引起的皲裂，则治疗原发病。

1. 外用药物

选用维 A 酸软膏、尿素软膏、橡皮膏、水杨酸软膏等。

2. 口服中成药

皲裂初期，可以使用湿毒清胶囊、除湿丸、肤痒颗粒（祛风散寒，养血润肤）；对于皲裂时间久而迁延者，可以给予润肤丸、八珍颗粒、十全大补丸、养阴生血合剂等（养血润肤）。

【中医辨证论治】（表 12－8－13）

表 12－8－13　手足皲裂中医辨证分型

分型	表现	药物
湿热蕴结证	皮肤皲裂，肤色潮红，内有较多粟粒至高粱粒大的丘疱疹，或有少许黏液渗出，边缘不清，触之皮损灼热，痒感剧烈；口苦、口渴、不欲饮，口中黏腻，纳食不香，小便色黄，大便黏滞，舌质红，苔黄略腻，脉濡数	二妙丸＋参苓白术颗粒；金蝉止痒颗粒、疗癣卡西甫丸
阴虚内热证	肌肤皲裂，手足心发热，午后及晚间尤甚，肤色显红，触之灼热，得凉则舒适，痒剧或微痒；口渴咽干，舌质红，苔少，脉细数	养阴生血合剂
肌肤失养证	肌肤皲裂，裂隙较深，表面粗糙，肤色表现淡黄，失去光泽，触之较硬、无柔软感，水疱较少，无灼热，略痒；面色少华，肢体倦怠乏力，纳差，舌质淡，苔薄，脉弱	人参养荣丸

第五节　痱　子

痱子俗称粟粒疹、汗疹、热疹，是夏季或湿热环境下常见的浅表性、炎症性皮肤病。痱子是皮肤科的常见病，尤其在夏天炎热季节常见，以婴幼儿及老人多发。

【病因】

病因是由于闷热环境下汗液不易蒸发或排汗导管受阻而产生。

【临床表现】（表 12－8－14）

表 12－8－14　痱子的临床分型及表现

类型	具体表现
红痱	又称为红色粟粒疹，最常见，多见于幼儿、家庭妇女、高温作业者，好发于腋窝、肘窝、额、颈、躯干、妇女乳房下等；表现为密集排列的针头大小丘疹、丘疱疹，周围有红晕，伴有灼热、刺痒感，皮损消退后有轻度脱屑

续表

类型	具体表现
白痱	又称为晶型粟粒痱，常见于卧床不起、体质虚弱、大量出汗者。好发于躯干与间擦部位。皮损为成批出现的针头大小的表浅透明水疱，周围无红晕，易破。一般无自觉症状。1~2天内吸收，留有细小脱屑
脓痱	又称为脓疱性粟粒疹，多由红痱发展而来，好发于皮肤皱褶以及小儿头颈部。皮损为密集的丘疹顶端有针头大小浅在的脓疱
深痱	又称为深部粟粒疹，多发生在热带地区反复发生红痱者，好发于颈部、躯干等部位。皮损为密集的、与汗孔一致的非炎性丘疱疹，出汗时皮损增大，不出汗时皮损不明显，全身皮肤出汗减少或无汗，但面部多汗。一般不瘙痒，皮损广泛时可出现头痛、发热、头晕等全身症状

【治疗】

1. 外用药物（表 12 - 8 - 15）

表 12 - 8 - 15　痱子的外用药物

情形	处理
红痱、白痱、深痱	痱子粉或炉甘石洗剂、糖皮质激素软膏
脓痱	黄连扑粉或鱼石脂炉甘石溶液

2. 口服药物（表 12 - 8 - 16）

表 12 - 8 - 16　痱子的口服药物

情形	处理
瘙痒明显	抗组胺药物加维生素 C
脓痱者	加用抗生素如氨苄西林、阿莫西林克拉维酸钾等
痱子高发季节	中成药可选用藿香正气水、十滴水以及清热解毒中药（如炎热清颗粒、金银花颗粒等）

第九章

银屑病

银屑病是一种以红色丘疹或斑块上覆盖多层银白色鳞屑为特征的慢性、复发性、炎症性皮肤病。大多数患者冬季复发或加重，夏季缓解。其中的寻常型银屑病俗称"牛皮癣"。目前我国银屑病的发病率大约为 0.5%，北方多于南方。中医学称为白疕。

【病因】

目前认为，银屑病是遗传因素与环境因素、免疫因素等多种因素相互作用的结果。其中环境因素可能与感染（如溶血性链球菌感染的部分人群）、代谢、内分泌、外伤、精神紧张等因素有关。

【临床表现】

根据银屑病的临床特征，可分为寻常型、关节炎型、脓疱型、红皮病型，其中寻常型占 99% 以上，而其他类型也大多数由寻常型银屑病转化而来。外用刺激性药物、系统使用糖皮质激素、免疫抑制过程中突然停药、感染及精神压力等均可以诱发银屑病。

1. 寻常型银屑病（表 12 - 9 - 1）

表 12 - 9 - 1　寻常型银屑病的特点及表现

类别		具体内容
好发部位		皮损可发生于全身各处，但是以四肢伸侧，特别是肘部、膝部和骶尾部最为常见，常呈现对称性
类型及皮损特点	斑块状（90%）	皮损初期为红色丘疹或斑丘疹，逐渐扩展成为边界清楚的红色斑块，可呈现多种形态（如点滴状、斑块状、钱币状、地图状、牡蛎壳状等），上面覆有银白色鳞屑，刮除成层鳞屑，犹如轻刮蜡滴（蜡滴现象），刮除银白色鳞屑后露出发亮的红色发光半透明薄膜（薄膜现象），刮除薄膜可见点状出血。蜡滴现象、薄膜现象、点状出血称之为寻常型银屑病"三联征"；具有诊断价值
	点滴状	发病前 2~3 周常有溶血性链球菌引起的急性扁桃体炎、上呼吸道感染病史，多发生于青少年。皮疹初发呈向心性分布，多位于躯干和四肢近端，皮损表现为直径 1~10mm 边界清楚的红色丘疹、斑丘疹，色泽潮红，覆以少许鳞屑，散在分布。点滴状银屑病可能是银屑病首发表现，也可能是斑块状银屑病的急性加重表现

续表

类别	具体内容
差异化部位皮损	面部皮损多为点滴状浸润性红斑、丘疹或脂溢性皮炎样改变
	头皮皮损鳞屑比较厚，发生于头皮者头发成束状（束状发），但不脱发
	发于指甲时可出现顶针点状凹陷
	发生在腋下、乳房和腹股沟等皱褶部位常由于多汗和摩擦，导致皮损鳞屑减少并可出现糜烂、渗出及裂隙
	少数患者可发于口唇、阴茎龟头等处，呈边界明显的淡红色浸润斑，表面干燥，鳞屑不明显，但刮后可见银白鳞屑
自觉症状	患者多自觉不同程度的瘙痒

2. 其他 3 种类型银屑病（表 12 – 9 – 2）

表 12 – 9 – 2 　其他类型银屑病的特点及表现

类型	表现	
红皮型银屑病	在原有皮损基础上出现潮红扩大成片，皮肤呈弥漫性红斑，肿胀、炎症浸润明显	
关节病型银屑病	在寻常型的基础上，手、腕、足等指（趾）端小关节红肿疼痛、晨僵、活动受限及畸形，以小关节多见	
脓疱型银屑病	泛发性	在红斑基础上出现密集的针尖大至粟粒大黄色脓疱（最重型）
	局限性	好发于手掌与足跖

【鉴别诊断】（表 12 – 9 – 3）

表 12 – 9 – 3 　脂溢性皮炎、头癣、扁平苔藓、慢性湿疹与银屑病的区别

鉴别疾病	区别点
脂溢性皮炎与头皮银屑病	皮损是边缘不清的红斑，上面覆盖有黄色油腻性细小鳞屑，毛发可稀疏、变细、脱落，但无束状发
头癣与头皮银屑病	皮损上面覆有灰白色糠秕样鳞屑，有断发及脱发，多见于儿童，属于真菌感染
扁平苔藓与银屑病	皮损为多角形扁平紫红色丘疹，可融合成鳞屑型斑块，黏膜常受累，病程慢性；不具备银屑病的"三联征"
慢性湿疹与银屑病	湿疹有剧烈瘙痒，皮肤浸润肥厚、苔藓样变；不具备银屑病的"三联征"

【治疗】

（一）外用药物

1. 糖皮质激素（表 12 – 9 – 4）

表 12 – 9 – 4 　糖皮质激素在银屑病中的使用

类别	具体内容
适用人群	超强效糖皮质激素一般限于肥厚、掌跖部皮损或治疗无效的顽固性皮损；中、强效糖皮质激素多用于头皮、躯干和四肢；弱效糖皮质激素通常用于面颈、皱褶部位、外生殖器及儿童患者

续表

类别	具体内容
使用	每日 1~2 次，起效后逐渐减少，超强效、强效糖皮质激素连续使用 < 2 周，最大剂量 < 25g/周；中效糖皮质激素连续使用 < 6 周，弱效糖皮质激素必要时可以长期、间歇使用
不良反应	皮肤萎缩、毛细血管扩张、皮纹、紫癜、接触性皮炎、酒渣鼻、多毛等；强效糖皮质激素大面积（> 30% 体表面积）使用，可引起代谢紊乱及某些疾病
联合用药	维生素 D_3 衍生物、维 A 酸类药物、钙调磷酸酶抑制剂

2. 维生素 D_3 衍生物（表 12 - 9 - 5）

表 12 - 9 - 5　维生素 D_3 衍生物在银屑病中的使用

类别	具体内容
优点	与糖皮质激素相比，疗效维持时间更长
使用	每日 2 次，最大使用面积 < 30% 全身体表面积；最高剂量 100g/周，连续使用不超过 20 周，间歇使用不超过 1 年
不良反应	皮肤刺激（红、痒、灼痛）；外用维生素 D_3 衍生物引起的系统不良反应（包括高钙血症和甲状旁腺激素抑制）非常罕见，除非患者的用药剂量超过 100g/周，或者有基础肾脏疾病或钙代谢受损
联合用药	与糖皮质激素联合、交替使用，可增加疗效，降低不良反应
代表药物	卡泊三醇及他卡西醇

3. 第 3 代维 A 酸类药物（表 12 - 9 - 6）

表 12 - 9 - 6　第 3 代维 A 酸类药物在银屑病中的使用

类别	具体使用
适用人群	可用于累及体表面积 < 20%、躯干和四肢部位肥厚的斑块状银屑病
使用	每日 1 次，无特定维持治疗时间，根据病情制定
不良反应	有皮肤轻度刺激及潜在光敏作用
联合用药	外用糖皮质激素
代表药物	他扎罗汀

4. 钙调磷酸酶抑制剂（表 12 - 9 - 7）

表 12 - 9 - 7　钙调磷酸酶抑制剂类药物在银屑病中的使用

类别	具体使用
适用人群	用于治疗面部和间擦部位皮损；银屑病面部皮损以及反向银屑病的首选治疗
使用	吡美莫司乳膏：初始剂量 2 次/日，他克莫司软膏：1~2 次/日（面部初始浓度为 0.03%，随后 0.1%）；无特定维持治疗时间，根据病情制定
不良反应	局部烧灼和瘙痒感；美国 FDA 发出警告，有导致淋巴瘤风险，但尚存争议
联合用药	外用糖皮质激素
代表药物	他克莫司或吡美莫司

5. 本维莫德（表 12 - 9 - 8）

表 12 - 9 - 8　本维莫德在银屑病中的使用

类别	具体使用
适用人群	用于轻中度斑块状银屑病
使用	每日 2 次，不超过 12 周；连续使用超过 12 周的有效性以及安全性尚未确立
不良反应	用药部位瘙痒（最常见）、接触性皮炎、毛囊炎、角化性丘疹、疼痛、红斑、皮肤水肿、色素异常等
联合用药	外用糖皮质激素

6. 复方制剂（表 12 - 9 - 9）

表 12 - 9 - 9　复方制剂在银屑病中的使用

类别		具体使用
优点		减少单方制剂不良反应，提高疗效
使用	卡泊三醇倍他米松	每日 1 次，最大使用面积 <30% 全身体表面积；每周 2 次，每 4 周 1 个疗程，持续使用不超过 16 周，间歇使用不超过 1 年
	他扎罗汀倍他米松	每日 1 次，每次用药总面积不得超过全身体表面积的 20%，每周总用量不超过 45g。连续用药 4 周，必要时可延长至 8 周
不良反应		皮肤瘙痒、烧灼感、皮肤疼痛、皮疹、银屑病加重、毛囊炎及色素变化
代表药物		卡泊三醇倍他米松软膏、他扎罗汀倍他米松软膏、复方丙酸氯倍他索软膏

7. 其他（表 12 - 9 - 10）

表 12 - 9 - 10　其他制剂在银屑病中的使用

类别	作用	代表药物
角质促成剂	可使表皮异常角化过程恢复正常	2% ~5% 煤焦油或糠馏油、5% ~ 10% 黑豆馏油、3% 水杨酸、3% ~ 5% 硫磺、5% 鱼石脂
角质松解剂	具有角质松解作用，适用于慢性肥厚性斑块状银屑病。联合用药时，该类药物的角质松解作用可增加其他外用药物的渗透性	5% ~ 10% 水杨酸、10% 硫磺、20% 尿素、5% ~ 10% 乳酸、0.1% 维 A 酸
地蒽酚	抑制细胞增殖；适合治疗肥厚、苔藓化斑块状银屑病	
抗人白细胞介素-8 单克隆抗体乳膏	对点滴状及斑块状银屑病有一定疗效，外用 2 次/日，疗程 8 ~12 周	

（二）口服药物

1. 甲氨蝶呤（表 12 - 9 - 11）

表 12 - 9 - 11　甲氨蝶呤的适用人群及不良反应的处理

适用人群	对各型银屑病均有良好的疗效，还可治疗严重的银屑病甲和关节炎型牛皮癣，在其他系统治疗无效、禁忌、不能耐受或不能负担时尤为适用
不良反应处理	服用叶酸片可降低不良反应；使用咖啡或黑巧克力可以缓解胃肠道不适

2. 环孢素（表 12 - 9 - 12）

表 12 - 9 - 12　环孢素的适用人群及不良反应的处理

适用人群	对各型银屑病有效，多用于治疗重度患者。儿童、青少年重度银屑病和其他药物治疗抵抗的情况下可慎重使用
不良反应处理	发生血肌酐增高或牙龈增生，减量或停药

3. 阿维 A（表 12 - 9 - 13）

表 12 - 9 - 13　阿维 A 的适用人群及不良反应的处理

适用人群	适用于成人各种类型银屑病，尤其中重度斑块状、红皮病型及脓疱型银屑病，是治疗脓疱型银屑病的一线用药
不良反应处理	出现肝炎，予以保肝药物，如复方甘草酸苷片等

4. 其他口服药物（表 12 - 9 - 14）

表 12 - 9 - 14　其他口服药物的使用

药物	药物使用
糖皮质激素	对急性发作期严重的红皮病型银屑病、脓疱型牛皮癣及急性多发性关节炎型牛皮癣，可短期系统使用中效或强效糖皮质激素，一旦症状控制，立即减量并逐步向其他治疗药物过渡
硫唑嘌呤	关节炎型牛皮癣
来氟米特	关节炎型牛皮癣的二线用药
吗替麦考酚酯	适用于中重度寻常型斑块状银屑病和红皮病型、脓疱型银屑病及关节炎型牛皮癣
氨苯砜	用于脓疱型银屑病与反向型牛皮癣

（三）生物制剂（表 12 - 9 - 15）

表 12 - 9 - 15　生物制剂的分类与具体药物

类别	具体药物
TNF-α 抑制剂	依那西普
IL-12/23 抑制剂	乌司奴单抗

续表

类别	具体药物
IL-17 抑制剂	司库奇尤单抗、依奇珠单抗、布罗利尤单抗
IL-23（p19 亚单位）抑制剂	古塞奇尤单抗
IL-36 受体抑制剂	佩索利单抗

【中医辨证论治】（表 12 - 9 - 16）

表 12 - 9 - 16　银屑病中医辨证分型

分型	表现	药物
血热型	皮损鲜红，新出皮疹不断增多或迅速扩大；心烦易怒，小便黄，舌质红或绛，脉弦滑或数	复方青黛丸、消银片、银屑胶囊、百癣夏塔热片
血瘀型	皮损暗红；皮损肥厚浸润，经久不愈；肌肤甲错，面色黧黑或唇甲青紫；女性月经色暗，或夹有血块；舌质紫暗或有瘀点、瘀斑；脉涩或细缓	郁金银屑片
血燥型	皮损淡红，鳞屑干燥；口干咽燥；舌质淡，舌苔少或薄白；脉细或细数	紫丹银屑胶囊
热毒炽盛型	全身皮肤潮红肿胀，灼热，大量脱屑，或泛发密集小脓疱；壮热、畏寒、头痛、口干、便干、溲赤；舌红绛，苔黄腻或苔少；脉弦滑	犀角地黄汤（方剂）
湿热蕴结型	皮损好发于掌跖或皱褶部位，局部脓疱，或潮红、浸渍、糜烂，自觉瘙痒；可伴有胸闷纳呆，神疲乏力；舌红或暗红，苔黄腻，脉滑数	四妙丸 + 参苓白术颗粒；金蝉止痒颗粒、疗癣卡西甫丸
风湿痹阻型	关节红肿热痛，或晨僵、变形、活动功能障碍，主要侵犯手足小关节，严重者膝、踝、脊柱等大关节亦可受累，皮肤有红斑、丘疹、鳞屑、瘙痒；舌质红，苔黄厚腻，脉滑数	独活寄生丸

【爱心提示】（表 12 - 9 - 17）

表 12 - 9 - 17　银屑病的日常生活及合理用药提示

提示维度	具体内容
日常生活	加强锻炼，增强体质，避免上呼吸道感染以及劳累、精神紧张等
	不盲目追求根治和速效疗法，选用安全、有效的方法控制症状，减少复发，延长缓解时间；治疗上只能达到近期疗效，不能防止复发
	不要相信广告 100% 治愈的说法
合理用药	外涂药物的封包疗法，即将外用药涂抹于患处之后用不透气聚乙烯薄膜封包治疗，适用于局限性、顽固性、肥厚性皮损，可增加药物渗透，提高疗效，加快皮疹的消退。具体用药流程是首先将药膏涂于患处，用不透气聚乙烯薄膜（日常生活中用保鲜膜即可）包裹皮损。常用药物为糖皮质激素、维生素 D_3 衍生物、煤焦油制剂和保湿剂等。推荐每晚 1 次，每次 8 小时以内，连续封包不超过 2 周
	外用药物的湿敷疗法是在外用糖皮质激素和保湿剂的基础上，使用一层湿润的管状绷带、纱布或棉质衣物包裹皮肤，外侧再包裹一层干燥的管状绷带、纱布或棉质衣物；根据患者的耐受性，每次 2～24 小时不等，可持续治疗 3～14 天

第十章

瘙痒性皮肤病

瘙痒性皮肤病包括一组以瘙痒为突出表现的皮肤病，多数病因复杂，发病机制不明，一般多认为直接或间接与神经或精神因素密切相关，反复搔抓，造成瘙痒 – 搔抓 – 瘙痒的恶性循环。

第一节　神经性皮炎

神经性皮炎又称为慢性单纯性苔藓，是一种常见的慢性皮肤神经功能障碍性皮肤病。该病常见于 30 ~ 50 岁的成年人，女性多于男性。中医学称为牛皮癣或顽癣。

【病因】

目前认为该病可能与自主神经功能紊乱（如紧张、兴奋、忧郁、焦虑、急躁等）、饮食（如辛辣刺激、鱼虾等）、局部刺激（衣领、毛织品、化学物品等）等有关。

【临床表现】（表 12 – 10 – 1）

表 12 – 10 – 1　神经性皮炎的临床表现

类别	具体内容
易发部位	好发于颈项部两侧、双肘伸侧、腘窝、骶尾部、腕部、踝部，亦可见于腰背部、眼睑、四肢及外阴等部位
皮损特点	皮损多局限于一处或两侧对称分布；患者首先感觉局部瘙痒，尤其夜间明显，后出现密集的针头至米粒大正常皮色或淡褐色、淡红色多角形扁平丘疹，稍具光泽，覆盖少量秕糠状鳞屑，进而丘疹互相融合成片，因痒常搔抓刺激皮肤渐增厚，形成苔藓样变，边界清楚，患处皮损周围常见抓痕、血痂
自觉症状	剧烈瘙痒
病程	本病病程漫长，常年不愈或反复发作

【治疗】

1. 外用药物（表 12 - 10 - 2）

表 12 - 10 - 2　神经性皮炎的外用药物及使用

首选		糖皮质激素软膏；是局限型（皮损范围小）神经性皮炎的首选治疗外用药
外涂	封包疗法	可增加皮肤湿度，能够增强药物吸收，适用于严重或难治性神经性皮炎
	流程	先将糠酸莫米松乳膏均匀涂于患处，每晚睡前用药 1 次，再用塑料薄膜进行封包，封包至次日晨（约 8 小时）。由于封包会增加药物吸收，不建议长期、大面积使用，待皮损得到改善后改为外用糖皮质激素治疗

常见外用糖皮质激素分类见表 12 - 10 - 3。

表 12 - 10 - 3　神经性皮炎的常见外用糖皮质激素

类别	药物	应用
弱效	醋酸氢化可的松、甲泼尼龙	弱效与中效糖皮质激素，可用于发生在皮肤薄嫩处或面部的皮损，长期应用时不良反应小于强效或超强效糖皮质激素
中效	泼尼松龙、地塞米松、氯倍他索、曲安奈德、氟轻松	
强效	哈西奈德、卤米松、丙酸倍氯米松、糠酸莫米松	通常首选强效糖皮质激素，局部皮肤增厚或苔藓样变程度高可短期应用超强效糖皮质激素，治疗频率首选 1 次/日
超强效	丙酸氯倍他索、倍他米松	

2. 口服药物（表 12 - 10 - 4）

表 12 - 10 - 4　神经性皮炎的口服药物

类别	具体应用
抗组胺药物	适用于单纯外用糖皮质激素等抗炎药物治疗不能控制的患者，在外用药物基础上进行联合应用。如左西替利嗪、氯雷他定
镇静剂	可以缓解患者焦虑情绪，减少神经精神相关的"不良情绪加重瘙痒又进一步加重不良情绪"恶性循环。如地西泮、多塞平
抗抑郁药	用于神经症状严重者；如米氮平

【中医辨证论治】（表 12 - 10 - 5）

表 12 - 10 - 5　神经性皮炎中医辨证分型

分型	表现	药物
湿热蕴结证	皮损成片，呈淡褐色，粗糙肥厚，阵发性剧痒，夜间尤甚，舌苔薄白或白腻，脉濡缓	二妙丸 + 参苓白术颗粒；金蝉止痒颗粒、疗癣卡西甫丸

续表

分型	表现	药物
肝郁化火证	皮疹色红，症见心烦易怒或精神抑郁，失眠多梦，眩晕，心悸，口苦咽干；舌边尖红，舌苔薄白，脉弦滑	加味逍遥丸
血虚风燥证	皮肤色淡或灰白，肥厚粗糙，常伴有心悸怔忡，气短乏力，妇女月经量过多等；舌质淡，脉沉细	人参养荣丸、湿毒清胶囊、乌蛇止痒丸

第二节　瘙痒症

瘙痒症是一种只有瘙痒、无原发性皮肤损害的皮肤病。

【病因】

多认为与某些疾病有关，如肝肾疾病、感染性疾病（如真菌、滴虫感染）、内分泌和代谢疾病（如甲状腺功能亢进症、甲状腺功能减退症、糖尿病、恶性肿瘤等）等；也可能与妊娠、药物或食物、环境、生活习惯、皮肤情况以及神经、精神因素有关。

【临床表现】（表 12 - 10 - 6）

表 12 - 10 - 6　瘙痒症的临床表现

类别	具体内容
瘙痒部位	全身性瘙痒症表现痒无定处；局限性瘙痒症常见于肛门、阴部等
瘙痒特点	有自觉烧灼、蚁行感；全身性的瘙痒常为阵发性，以夜间为重；局限性瘙痒为局部的阵发性剧烈瘙痒，每次发作几分钟到几小时不等
瘙痒处皮肤变化	一般无原发性皮损表现，由于搔抓出现广泛条状或点状抓痕、血痂、色素沉着，终致皮肤肥厚，可继发感染如毛囊炎、疖肿等，后期可能留下瘢痕

【治疗】（表 12 - 10 - 7）

表 12 - 10 - 7　瘙痒症的口服与外用药物

药物类别	具体药物	
外用药物	炉甘石洗剂、利多卡因乳膏、吡美莫司乳膏、他克莫司乳膏、外用糖皮质激素软膏等	
口服药物	抗组胺药	异丙嗪、地西替利嗪
	选择性 5 - 羟色胺再摄取抑制剂	帕罗西汀、氟伏沙明
	抗抑郁药	多塞平、阿米替林
	性激素	甲基睾酮（男性）、己烯雌酚（女性）
	维生素	复合维生素 B 族、烟酸

第十一章

色素障碍性皮肤病

色素障碍性皮肤病主要由黑色素的增多或减少引起。黑色素是一种决定皮肤颜色的重要的皮肤内色素。黑色素增多的皮肤病可由黑色素细胞活性增加引起，如黄褐斑等；黑色素减少的皮肤病可由黑色素细胞数目减少引起，如白癜风。

第一节　白癜风

白癜风是一种后天获得性色素脱失性皮肤病，皮肤因黑色素缺乏而出现白斑。肤色深的人群比肤色浅的发病率高，我国白癜风患病率近2%。中医学称为白驳风。

【病因】

目前认为该疾病与遗传、免疫功能、精神及神经因素、内分泌、代谢等因素有关。

【临床表现】

白癜风为后天发生，无性别区别；其主要表现就是皮肤出现白斑（表12-11-1）。

表12-11-1　白癜风的临床表现

类别	具体内容
发病季节	部分患者有明显的季节性，一般春夏严重，冬季缓解
易发人群	任何年龄均可发病，多在青壮年，大约50%患者在20岁以前发病
好发部位	暴露及摩擦部位，如颜面部、颈部、手背、腕部、前臂及腰骶部等，口唇、阴唇、龟头、包皮均可累计，少数人可遍及全身
皮损特点	初发为一到几片色素减退斑，边界不清楚，逐渐扩大为边界清楚色素脱失斑，呈现乳白色，即白斑。白斑中毛发可变白也可正常；发生在头部者，可仅有白发而无白斑；大多数无自觉症状；在病程发展期，白斑可以向正常皮肤发展，有时候会因为压力、外伤、摩擦等机械性刺激而继发白癜风（同形反应）
病程	慢性迁延，有时候可以自行好转或消退

续表

类别		具体内容			
疾病分类	单侧型（节段型） 寻常型（双侧型）	白斑沿某一皮神经节段支配的皮肤区域走向分布，多呈单侧分布，少数呈双侧或同侧多节段分布；此类型在儿童中多见			
		皮损通常出现在身体两侧，表现为对称的白色斑，可以出现在手背、手臂、膝盖、肘部、足部、身体开口周围的皮肤（如眼睛）；90%以上属于此类型			
		散发型	泛发型	肢端型	局限型
		散在、多发，累及多个部位，皮损1%~5%	散在发展而来，皮损融合在一起，皮损>50%	白斑初发肢端，累及黏膜	局限于某部位，皮损<1%

【治疗】

1. 药物治疗

（1）外用药物（表 12-11-2）

表 12-11-2 白癜风的外用药物及作用

药物类别	药物作用
糖皮质激素（中、强效）	适用于皮肤受累面积<10%体表面积的非节段型白癜风患者；可以阻止白斑的扩散，最终可能恢复部分皮肤的颜色
钙调磷酸酶抑制剂	适用于成人和儿童，尤其是面部、黏膜等薄嫩部位。如他克莫司、吡美莫司乳膏
维生素 D_3 衍生物	适用于各型白癜风。如卡泊三醇、他卡西醇软膏

（2）口服药物

甲氧沙林（补骨脂内酯）口服后照射紫外线；泼尼松，尤其适合泛发型的进展期。

2. 辅助治疗

维生素 E、复合维生素 B 族、叶酸等；光疗；脱色剂治疗等。

【中医辨证论治】（表 12-11-3）

表 12-11-3 白癜风的中医辨证分型

分型	表现	药物
气血亏虚证	好发于头面、颈、双上肢或泛发全身。白斑光亮色淡，边缘模糊，起病突然，发展迅速，一般无自觉症状或有轻微痒感；兼见面色无华，易疲劳；舌淡红，苔薄白，脉细滑	八珍丸、人参养荣丸
湿热内蒸证	多发于面部及五官周围，皮损呈粉红色，边界清楚，皮损出现前常有明显瘙痒，或有皮肤过敏史，兼见肢体困倦，头重，纳呆；舌红，苔黄腻，脉滑微数	疗癣卡西甫丸 + 四物膏

续表

分型	表现	药物
肝郁气滞证	白斑无固定好发部位，色泽时暗时明，皮损发展较慢，常随情绪波动而加重，伴胸闷嗳气，性情急躁，两胁胀痛；女性可见月经不调，乳房结块；舌淡红，苔薄白，脉弦细	逍遥丸 + 四物膏
肝肾亏虚证	病程日久，或有家族史，皮损泛发或局限，色乳白，白斑区毛发变白，病情发展缓慢，兼见皮肤干燥，头晕眼花，腰膝酸软；舌红，苔少，脉细数	海马补肾丸
瘀血阻滞证	病程日久，皮损局限一处或泛发全身，或发生在外伤部位，白斑发展缓慢，白斑内毛发变白；舌暗红或有瘀点、瘀斑，脉涩	血府逐瘀丸

【爱心提示】（表 12 - 11 - 4）

表 12 - 11 - 4　白癜风的日常生活及合理用药提示

提示维度	具体内容
日常生活	保持皮肤清洁，洗澡时使用温水和温和的肥皂，避免使用热水和刺激性肥皂
	维生素 C 对皮肤色素有脱失作用，含维生素 C 丰富的食物不要过量食用
	适当的阳光照射可以改善银屑病，但过多的阳光会引发或加重银屑病，甚至会增加患皮肤癌的风险
	不要盲目相信广告可以 100% 治愈
合理用药	外用超强效激素禁忌部位：面部、乳房、腹股沟、腋窝、会阴等
	一旦出现感染性疾病（如链球菌性咽喉炎）时应积极治疗
	患者辨证使用中成药物，要坚持足疗程用药，并且要有耐心
	他克莫司会增加严重感染和恶性肿瘤的风险，相关人群应慎用
	他克莫司外用时，应短期或长期间断性给药
	卡泊三醇外用时如果皮损面积大，就要结合口服或注射药物联合使用
	卡泊三醇外用时会发生晒伤，应注意防护

第二节　雀　斑

雀斑为常见于面部的点状黄褐色色素沉着斑，为常染色体显性遗传，日晒可诱发并加重。女性多于男性。

【病因】

病因有遗传因素、光照因素等。

【临床表现】（表 12 – 11 – 5）

表 12 – 11 – 5　雀斑的临床表现

类别	具体内容
易发人群	多始见于 5 岁左右儿童
好发部位	面部（特别是鼻部）及手背，也可见于肩部及背部
皮损特点	皮损为边界清楚的黄褐色至深褐色针尖到米粒大小的斑点，孤立而不融合，数目不定，无自觉症状
季节性特点	皮损受紫外线照射后加重，所以春夏重，秋冬轻

【治疗】

对于颜色比较轻者，主要以外用药物治疗为主。

（1）避免日晒，外出时涂遮光剂（二氧化钛霜等）、防晒剂。

（2）0.05% 维 A 酸乳膏、3% 氢醌霜、维生素 E 乳涂抹患处，可减轻雀斑颜色，但不能完全消除。

（3）口服维生素 EC 颗粒，有助于雀斑颜色减轻。

第三节　黄褐斑

黄褐斑是由多种因素导致颜面部出现黄褐色的色素沉着斑，为多见于中青年女性面部的色素沉着性皮肤病。中医临床上黄褐斑又称为"肝斑"或"蝴蝶斑"。

【病因】（表 12 – 11 – 6）

表 12 – 11 – 6　黄褐斑的病因与诱因

病因	紫外线照射、化妆品、妊娠、内分泌紊乱、性激素水平变化、种族及遗传因素等
诱因	妇科病（月经失调、痛经、附件炎、不孕症等）、肝脏病、慢性酒精中毒、甲亢、结核病、内脏肿瘤；使用氯丙嗪、苯妥英钠及避孕药等

【临床表现】（表 12 – 11 – 7）

表 12 – 11 – 7　黄褐斑的临床表现

类别	具体内容
易发人群	好发于中青年妇女；男性也可有
好发部位	分布于颧部及颊部而呈蝴蝶形，亦可累及前额、鼻、口周或颏部
皮损特点	皮损大小不一，边缘清楚的黄褐色或深褐色斑片，受紫外线照射后颜色加深，无自觉症状
季节性发病特点	常在春夏季加重，秋冬季减轻
病程	病程不定，可持续数月或数年

【治疗】

寻找病因，避免日光照射，在春夏外出时，应在面部外用遮光剂如 5% 二氧化钛霜。

1. 外用药物（表 12 – 11 – 8）

表 12 – 11 – 8　黄褐斑的外用药物及作用特点

药物	作用及特点
氢醌霜（2% ~ 5%）	黄褐斑脱色剂，为一线治疗药；但不良反应是会产生接触性皮炎、色素沉积斑
脱氧熊果苷	氢醌的葡萄糖苷衍生物，局部使用刺激性比氢醌小
壬二酸乳膏（15% ~ 20%）	脱色剂，不良反应是瘙痒感、烧灼感、针刺感和麻木感，极少数患者有红斑、干燥、脱屑，可引起接触性皮炎
维 A 酸（0.025% ~ 0.1%）	可增强氢醌的脱色效果。将氢醌、维 A 酸及类固醇激素局部联合使用可进一步提高疗效
果酸	适用于顽固性黄褐斑患者；是治疗黄褐斑相对有效的辅助方法，具有一定的皮肤刺激性，可导致炎症后色素沉着，尤其是肤色深的患者应慎重

2. 口服药物（表 12 – 11 – 9）

表 12 – 11 – 9　黄褐斑的口服药物

药物	使用
维生素 EC 颗粒	具有抗氧化、美白作用；可以有效减轻黄褐斑的颜色
氨甲环酸	适用于出血性疾病，用于黄褐斑临床效果不稳定，治疗效果有限
谷胱甘肽	与维生素 EC 颗粒一起合用效果更好

3. 联合用药（表 12 – 11 – 10）

表 12 – 11 – 10　黄褐斑的联合用药

指导原则	具体药物	理由
口服 + 外用	维生素 EC 颗粒 + 脱氧熊果苷	口服可美白，外用可祛斑
	维生素 C + 果酸	同上
中药 + 西药	四物膏 + 维生素 EC 颗粒	既补气血又美白
	逍遥丸 + 壬二酸乳膏	适合肝郁型黄褐斑

【中医辨证论治】（表 12 – 11 – 11）

表 12 – 11 – 11　黄褐斑的中医辨证分型

分型	表现	用药
气滞血郁证	颜面黄褐色斑片，斑色发青，尤以面颊、目周为显著，界限清楚；急躁易怒，胸胁胀痛；或有月经不调，经前斑色加深、乳房发胀；或伴有胸胁瘀胀、纳差，舌质暗，脉涩	血府逐瘀丸；四物颗粒 + 逍遥丸；柴胡疏肝散

续表

分型	表现	用药
肝郁脾虚证	面部淡黄褐色斑片，以颧部、前额、口周明显；伴有纳呆倦怠，或急躁易怒，或便溏，白带量多，舌红或淡红或体胖有齿痕，苔白，脉弦或濡	逍遥丸 + 参苓白术丸；越鞠丸
肝肾阴虚证	斑色暗黑；腰膝酸软，倦怠无力，身体瘦弱；或头晕耳鸣，五心烦热，舌红少苔，脉沉细	六味地黄丸 + 逍遥丸

第十二章

毛周角化病

毛周角化病又称为毛发苔藓或毛发角化病，是一种慢性毛囊漏斗角化异常的皮肤病，具有很大的遗传性。该病累及 50% 青少年及 40% 左右的成年人。

【病因】

属于常染色体显性遗传性的皮肤病，与代谢障碍、维生素 A、维生素 B_{12}、维生素 C 缺乏及代谢障碍等有关。

【临床表现】（表 12 - 12 - 1）

表 12 - 12 - 1　毛周角化病的临床表现

类别	具体内容
易发人群	常见于青少年
易发部位	好发于上臂、股外侧和臀部，部分患者可累及腹部
皮损特点	皮损为针尖到粟粒大小与毛孔一致的坚硬丘疹，不融合，顶端有淡褐色角质栓，内含卷曲的毛发，剥去角栓后遗留漏斗状小凹陷，但不久又在此凹陷中新生出角栓，丘疹的炎症程度不一，可无红斑或有明显红斑，后者易导致炎症后色素沉着。皮疹数目较多，分布对称，皮损常随年龄增长而改善
自觉症状	受累部位有特殊的粗糙感，一般无自觉症状，亦可伴有轻度瘙痒
季节性特点	皮损冬季加重，夏季减轻

【治疗】

1. 药物治疗（表 12 - 12 - 2）

表 12 - 12 - 2　毛周角化病的药物治疗

类别	具体药物
外用药	如 0.1% 维 A 酸霜、他扎罗汀凝胶、10% ~ 20% 尿素霜、3% ~ 5% 水杨酸软膏、10% ~ 20% 鱼肝油软膏等，用于改善症状，软化或溶解角质
口服药	维生素 A、维生素 E、维生素 EC 颗粒、小剂量的维 A 酸，用以改善症状

2. 辅助治疗

β 胡萝卜素、复合维生素、油包水的护肤品。

第十三章

常见皮肤疾病测试题及参考答案

(扫码查看测试题)

第十三篇　常见五官科疾病

第一章

常见耳部疾病

一、耳朵的生理结构及功能

耳分为外耳、中耳、内耳（见图 13 - 1 - 1）。耳的主要生理功能就是听觉生理（收集声波、传递声波、声波转换与编码等）、平衡生理（使身体在空间保持适宜的位置）等。

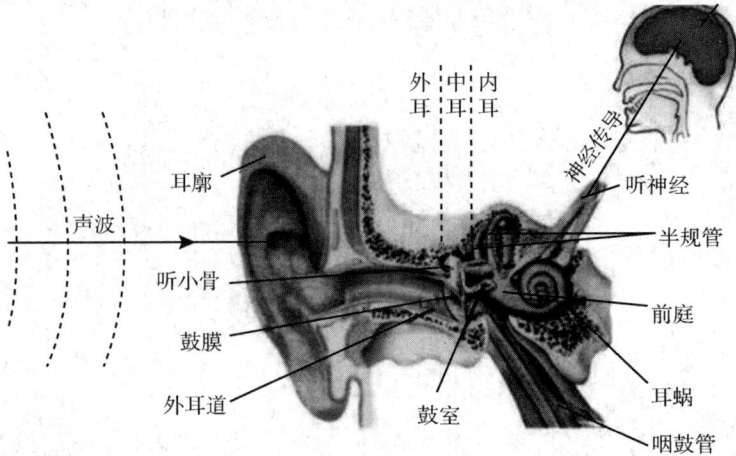

图 13 - 1 - 1 耳部生理结构

二、耳部相关疾病的常见症状（表 13 - 1 - 1）

表 13 - 1 - 1 耳部相关疾病的常见症状

症状	相关疾病
耳痛	外耳与中耳的急性与亚急性炎症均可以引起耳痛，如外耳道慢性炎症为钝痛；外耳道疖肿、耳部带状疱疹为剧痛；中耳炎症为钝痛等
耳漏	又称为耳溢液；如外耳道湿疹、变应性中耳炎分泌物无黏性；脓性分泌物为化脓性中耳炎、外耳道疖、外耳道炎等

续表

症状	相关疾病
耳聋	传导性耳聋、神经性耳聋等
耳鸣	传导性耳聋的耳鸣为低音调，如机器轰鸣；感音神经性耳聋的耳鸣多为高音调，如蝉鸣；梅尼埃病的耳鸣在眩晕后加重
眩晕	突然发病，自身与周围景物旋转及摇摆，与头位变动有关，伴有耳鸣、耳聋、眼颤等，如梅尼埃病、迷路炎等

外耳道炎及疖、外耳道湿疹、耳部疱疹可以按照皮肤病中的毛囊炎及疖、湿疹、带状疱疹予以治疗，以下不再专门论述。

第一节　分泌性中耳炎

分泌性中耳炎是以传导性聋和鼓室积液为主要特征的中耳非化脓性炎症。冬春季节多发，是儿童与成人常见的听力下降的原因之一。该疾病还称为非化脓性、渗出性、浆液性、卡他性中耳炎以及胶耳、中耳积液等病名。

【分型】（表13-1-2）

表13-1-2　分泌性中耳炎的分型

类型	病程
急性	小于3周
亚急性	3周到3个月
慢性	大于3个月

注：也可分为急性（小于8周）、慢性（大于8周）。

【病因】

咽鼓管功能障碍、中耳局部感染（认为与流感嗜血杆菌、肺炎链球菌感染有关）和过敏性疾病等是其主要病因。

【临床表现】（表13-1-3）

表13-1-3　分泌性中耳炎的临床表现

表现类别	具体表现
听力减退	同时伴有自听增强；有时候头向前倾或偏向一侧时，听力可以得到暂时性改善；如果积液黏稠，则听力不会因头位改变而变化
耳痛	急性者有隐隐耳痛，但慢性一般没有；儿童常在夜间因耳痛加剧而哭闹
耳鸣	多是低调间歇性，如"啪啪啪"声、嗡嗡声及流水声。当头部运动或打哈欠、擤鼻鼓气时，耳内出现气过水声
耳闷	耳内闷塞或闷胀感，按压耳屏后可暂时减轻

【治疗】

首选保守疗法治疗 3 个月（表 13 - 1 - 4）。

表 13 - 1 - 4　分泌性中耳炎的急性期及日常治疗

类别	药物类别	具体药物
急性期用药	抗生素	口服红霉素、头孢克肟片、头孢他美酯等
	糖皮质激素	口服地塞米松或泼尼松等
日常用药	减轻鼻部充血药	萘甲唑啉滴鼻溶液和含有激素的抗生素滴鼻液（如氯霉素眼药水与激素溶液自己调配）交替滴鼻
	促耳积液排出药	桃金娘油胶囊、桉柠蒎肠溶胶囊等

【爱心提示】（表 13 - 1 - 5）

表 13 - 1 - 5　分泌性中耳炎的日常生活提示

提示维度	具体内容
日常生活	不建议儿童平躺着使用奶瓶喂奶
	加强体育锻炼，积极预防感冒
	婴儿尽量母乳喂养，有助于免疫力的提高
	日常可通过捏鼻子鼓气法来改善咽鼓管通气情况

第二节　急性化脓性中耳炎

急性化脓性中耳炎是中耳黏膜的急性化脓性炎症，好发于儿童，冬春季节多见；常继发于上呼吸道感染。

【病因】

常见的致病菌为肺炎球菌、流感嗜血杆菌、溶血性链球菌、葡萄球菌等。

【临床表现】（表 13 - 1 - 6）

表 13 - 1 - 6　急性化脓性中耳炎的临床表现

类别	表现
耳痛	多数患者鼓膜穿孔前疼痛剧烈，为搏动性跳痛或刺痛，可以向同侧头部或牙齿放射，鼓膜穿孔流脓后疼痛减轻
听力减退及耳鸣	病程最初患者会有明显的耳闷、低调耳鸣和听力减退。鼓膜穿孔排脓后耳聋反而减轻，原因是影响鼓膜活动的脓液已经排出。耳痛剧烈者，听觉障碍常被忽略，有的患者会伴有眩晕的表现

续表

类别	表现
流脓	鼓膜穿孔后初期流脓血样液体，以后变为脓性分泌物
全身表现	可有轻重不一的畏寒、发热、倦怠、纳差表现。小儿还会伴有呕吐、腹泻等消化道表现。一旦鼓膜穿孔，则体温很快恢复正常，全身症状明显减轻

【治疗】

治疗与之有关的原发病，如鼻炎、鼻窦炎、扁桃体炎等。

1. 药物治疗

（1）口服药物

口服或滴注青霉素类、头孢类等药物。

（2）外用药物（表 13 – 1 – 7）

表 13 – 1 – 7　急性化脓性中耳炎的外用药物

疾病阶段	药物使用
穿孔前	可用酚甘油滴耳，用以消炎止痛；同时萘甲唑啉滴鼻液和含有激素的抗生素滴鼻液交替滴鼻，以改善咽鼓管功能
穿孔后	先用3%过氧化氢溶液清洗擦拭外耳道，彻底清除外耳道脓液；而后局部用0.3%氧氟沙星滴耳液滴耳；脓液减少后，可用乙醇或5%氯霉素甘油或硼酸冰片滴耳液滴耳；感染完全控制或炎症消退后，部分患者鼓膜穿孔可自愈

2. 辅助治疗

复方芦荟胶囊（有大便干燥或便秘者保持大便疏通）、维生素 EC 颗粒（提高机体免疫力）。

【爱心提示】（表 13 – 1 – 8）

表 13 – 1 – 8　急性化脓性中耳炎的日常生活及合理用药提示

提示维度	具体内容
日常生活	提高个人免疫力，预防上呼吸道感染发生
	避免洗漱时污水进入耳朵，引发二次感染
合理用药	口服或滴注抗生素药物，至少 7～10 天，确保彻底治愈，以防转为慢性
	伴有便秘者，同时注意疏通大便，可口服缓解便秘药物，否则会加重表现
	穿孔后外用药物禁止使用粉剂，以免与脓液形成结块，影响引流脓液

第三节　梅尼埃病

美尼尔氏病又称为梅尼埃病，是以膜迷路（内耳又称为迷路，内耳是由骨迷路与膜迷路组成）积水为病理基础，以反复发作性眩晕、听觉障碍、耳鸣和耳胀满感为典型特征的特发性内耳疾病。

梅尼埃病的患病率大约为 0.5%；首次发病以 40～60 岁年龄居多，多见于青壮年，女性多于男性，比例约为 1.3：1；单耳患病约占 85%，累及双侧常在 3 年内先后患病。

【病因】

认为与内耳淋巴液的产生及吸收失衡有关。

【临床表现】（表 13 - 1 - 9）

表 13 - 1 - 9　梅尼埃病的临床表现

类别	具体表现
眩晕	多为无先兆突发旋转型眩晕，而且大多神志清醒；感觉自身与周围物体沿着一定方向与平面旋转，或为摇晃沉浮感；每次常持续 10 分钟至数小时，长者可达数日到数周。因为转头或睁眼可使眩晕加重，患者多闭目静卧
耳鸣	间歇性或持续性，多与眩晕同时出现；眩晕发作后，耳鸣逐渐减轻，多次发作可使耳鸣转为永久性，并且在眩晕发作时，耳鸣会加重
耳聋	初次眩晕发作即可伴有单侧或双侧耳聋，间歇期听力常能全部或部分恢复，这种发作时与发作后的听力波动现象是该病的一个特征。发作次数增多后，听力损失变得严重，会转化成不可逆的永久性感音性耳聋
其他	伴有恶心、呕吐、出冷汗、面色苍白及血压下降等症状，不伴有头痛，无意识障碍；发作时也会有头部胀满感、耳部闷胀感或复听表现

【治疗】

目前该病没有特效治疗方法，所用治疗手段只是缓解减轻症状而已。

1. 发作期用药（表 13 - 1 - 10）

表 13 - 1 - 10　梅尼埃病发作期用药

药物种类	具体药物	使用方法
抗组胺药	苯海拉明片	口服，50mg/次，2～3 次/日，连用 3 日
	异丙嗪	口服，12.5mg/d，1～2 次/日，连用 3 日
镇静剂	地西泮片	口服，5mg/次，3 次/日，连用 3 日
	盐酸氯丙嗪	口服，25mg/次，3 次/日，连用 3 日
自主神经调节药	谷维素，维生素 B$_1$	谷维素片 20mg/次，3 次/日
其他	氟桂利嗪胶囊	25mg/次，3 次/日

2. 间歇期用药（表 13 - 1 - 11）

表 13 - 1 - 11　梅尼埃病间歇期期用药

药物种类	具体药物	使用方法
抗组胺药 （兼具扩血管作用）	倍他司汀片	饭后口服，6 ~ 12mg/次，2 ~ 3 次/日，根据年龄与症状酌情加减
	氟桂利嗪片	5 ~ 10mg/d，2 次/日，连用 2 ~ 8 周 1 个疗程
利尿剂	氢氯噻嗪	12.5mg/次，2 次/日，连用 7 ~ 10 日
	螺内酯	12mg/次，2 ~ 3 次/日，连用 7 日
	氨苯蝶啶	25mg/次，1 ~ 2 次/日，连用 7 日
自主神经调节药	维生素 B_1	谷维素片 20mg/次，3 次/日
	谷维素	25mg/次，3 次/日

【中医辨证论治】（表 13 - 1 - 12）

表 13 - 1 - 12　梅尼埃病中医辨证分型

辨证	表现	治法	药物
髓海不足证	眩晕发作频繁，发作时耳鸣、耳聋症状明显；精神萎靡，腰膝酸软，心烦失眠，多梦遗精，记忆力差，手足心热；舌质红，苔少，脉细数	滋阴补肾，填精益髓	杞菊地黄丸
上气不足证	眩晕，发作时面色苍白，神疲思睡，表情淡漠；唇甲不华，食少便溏，懒言气少，动则气喘、心悸；舌质淡白，脉细弱	益气补血，健脾安神	归脾丸、八珍丸、养血清脑颗粒、人参养荣丸
寒水上泛证	眩晕时心悸、恶寒、肢体不温，咯痰稀白，腰痛背冷，精神萎靡，夜尿频数清长；舌质淡白，脉沉细弱	温肾壮阳，散寒利水	巴戟口服液、海马补肾丸、五子衍宗丸
肝阳上扰证	因情绪波动而发眩晕，急躁心烦、面赤；头痛，口苦咽干，胸胁苦满，少寐多梦；舌质红，苔黄，脉细数	平肝息风，滋阴潜阳	天麻钩藤颗粒、脑立清、抑眩宁、复方羚角降压片
痰浊中阻证	眩晕，头胀重，胸闷不舒，恶心呕吐较甚，痰涎多；心悸、纳呆、倦怠；舌苔白腻，脉滑或弦	健脾燥湿，涤痰息风	眩晕宁颗粒、半夏天麻丸、晕复静片、牛黄清心丸（局方）

【知识点加油站】（表 13 - 1 - 13）

表 13 - 1 - 13　氟桂利嗪胶囊的适应证及使用方法

适应证	使用
脑动脉硬化、脑梗恢复期	睡前口服，1 次/日，5 ~ 10mg/次
中枢与外周性眩晕	10 ~ 30mg/d，2 ~ 8 周 1 个疗程

续表

适应证	使用
椎动脉供血不足	5～10mg/次，2～3次/日，2～8周1个疗程
特发性耳鸣	1次/日，10mg/次，睡觉前服用，10天1个疗程
偏头痛预防	5～10mg/次，2次/日，连用5～7日
间歇性跛行	5～10mg/次，2～3次/日，连用7～10日

第四节 耳 聋

耳聋又称为听力损害或失聪，指的是听觉传导通路发生器质性或功能性病变导致不同程度听力损害的总称。目前我国65岁以上老年人中约有35%存在听力障碍。

【分类】（表13-1-14）

表13-1-14 耳聋分类

种类	具体含义
传导性聋	因声波传导径路的外耳、中耳病变导致的听力障碍
感音神经性聋	因声波感受与分析径路及内耳、听神经及听中枢病变引起
混合性聋	以上二者兼有

本节重点阐述感音神经性聋中以非遗传性获得性感音神经性聋。感音神经性聋以非遗传性获得性感音神经性聋多见（约90%）。临床上耳聋分为药物性、突发性、噪声性、老年性、创伤性、病毒细菌感染性、全身疾病相关性耳聋等。

【病因】

1. 药物性因素（表13-1-15）

表13-1-15 耳聋的药物性因素

类别	具体药物
氨基糖苷类抗生素	如链霉素、庆大霉素、卡那霉素、新霉素、妥布霉素等
多肽类抗生素	如万古霉素、多黏菌素等
抗肿瘤药物	如氮芥、卡铂、顺铂等
利尿剂	如呋塞米（速尿）、依他尼酸（利尿酸）等
其他	水杨酸盐类药物、含砷剂、抗疟剂、乙醇等

2. 其他因素（表 13 - 1 - 16）

表 13 - 1 - 16　耳聋的药物性以外的因素

类别	具体原因
全身性疾病	如高血压与动脉硬化、糖尿病、慢性肾炎与肾衰竭、甲状腺功能低下、高脂血症、白血病等可造成内耳损伤
元素代谢障碍	碘、锌、铁、镁等必需元素代谢障碍与感音神经性耳聋、耳鸣有关
年龄	因年龄老化（60 岁以上）而发生的听觉系统退行性变导致耳聋
环境	环境或噪声过大，超过正常忍耐阈值；噪声污染时间超长（如持续戴耳机）等

【临床表现】

感音神经性聋则以双侧中重度、重度或极重度聋为主，一旦发生，很难治疗，若出现在婴幼儿、儿童或少年期，则会影响语言能力的形成与发展，是因聋致哑的主要原因。耳聋各年龄段的临床表现见表 13 - 1 - 17。

表 13 - 1 - 17　耳聋各年龄段的临床表现

人群	表现
婴儿	不会被吵闹的声音吓到，6 个月大后不会转向音源，1 岁时不会喊"爸"或"妈"之类的单字。耳聋程度较重的后天性聋如发生在 3 岁以前或 3 岁前后亦可造成因聋致哑的后果
儿童	喊名字没有反应，不遵守家长的指示，有时容易被误认为不听话或者注意力不集中；正常讲话的年龄推迟，而且说话不清楚，经常问别人说什么，容易把电视音量调得很大
青壮年	成年人可能产生突发性耳聋，30 分贝或以上的听力迅速丢失（正常的谈话一般 60 分贝）。发生可以在数小时之内或最多 3 天，突然耳聋通常只影响一侧耳朵
老年人	多表现为听得见但听不清，轻声听不清，大声嫌吵。同时由于听觉系统的退化，在噪声环境下、听电话、快语速交流这样的情景下，听力程度降低更加明显

【治疗】

目前尚无特效药物或手术疗法能使感音神经性聋患者完全恢复听力。

1. 药物疗法（表 13 - 1 - 18）

表 13 - 1 - 18　耳聋的对因与辅助用药

治疗方向		具体用药
对因用药		如属于元素代谢障碍，则补充相应元素，如锌制剂、铁制剂等
辅助用药	血管扩张剂	如西比灵、尼莫地平等
	神经营养药	维生素 B 族等
	降低血液黏度的药	阿托伐他汀、烟酸、银杏叶片等

2. 其他疗法

（1）早期使用高压氧。

（2）助听器及语言训练等。

【中医辨证论治】（表 13 - 1 - 19）

表 13 - 1 - 19　耳聋、耳鸣的中医辨证分型

分型	表现	治法	药物
风热侵袭证	初期多有伤风感冒症状，发热恶寒，头痛鼻塞；耳鸣如闻风声，耳内胀闷，自声增强；舌质红，苔薄白微黄，脉浮数	疏风清热，散邪通窍	银翘解毒丸
肝火上扰证	口苦咽干，急躁易怒，胁肋胀痛；多于郁怒后发作或症状加重耳鸣如闻风雷声，耳胀耳痛时轻时重；舌质红，苔黄燥，脉弦数	清肝泻火，开郁通窍	龙胆泻肝丸、龙荟丸
痰火壅结证	头晕沉重、咳嗽、痰多、胸闷；发病较急，可因饮酒及食燥热物引起；耳鸣如闻机器声，耳内堵塞；舌红，苔白黄腻，脉滑数	清热化痰，和胃降浊	清火化痰丸、二陈丸
肾精亏虚证	头晕目眩，颧红潮热，腰膝酸软；起病缓，劳累失眠失精后症状加重；耳鸣声细，耳聋逐渐加重，夜间症状较甚；舌红少苔，脉细数	补肾益精，滋阴潜阳	耳聋左慈丸、补骨脂丸、复方补骨脂颗粒
脾胃虚弱证	疲倦乏力，食少腹胀，大便溏薄；起病缓，劳累后症状加重，可与体位有关，站起时症状加重，耳鸣、耳聋，有突然耳内空虚或发凉感觉；舌淡苔白，脉缓细弱	健脾益气，升阳通窍	补中益气丸

第二章

常见鼻部疾病

鼻是由外鼻、鼻腔、鼻窦 3 部分组成。鼻腔、鼻窦及其上皮结构赋予了鼻腔特殊功能，如通气、过滤、清洁、加温、加湿、共鸣、反射、嗅觉等。鼻部疾病的常见疾病表现是鼻塞和鼻出血。

一、引起鼻塞的疾病及特点（表 13 – 2 – 1）

表 13 – 2 – 1　引起鼻塞的疾病及特点

引起鼻塞的疾病	鼻塞特点
急性鼻炎	阻塞期短，会伴有全身发热等表现
单纯性鼻炎	阻塞为间歇性、交替性，时轻时重；侧卧时，下侧鼻塞较重
过敏性鼻炎	鼻阻塞为阵发性，发作时伴有鼻痒、喷嚏、流清鼻涕
药物性鼻炎	持续性的鼻阻塞
鼻窦炎	鼻阻塞多为一侧性，伴有脓涕
鼻肿瘤	进行性加重，伴有鼻出血及头痛表现。

二、引起鼻出血的疾病

鼻部外伤、炎症及心血管疾病、血液病、维生素及钙缺乏、肝肾损害、风湿热、内分泌失调、汞砷等中毒、长时间服用水杨酸类药物，都可能引起鼻出血。

第一节　急性鼻窦炎

鼻窦是鼻腔周围多个含气的骨质腔，左右成对，共 4 对，分别是上颌窦、蝶窦、筛窦、额窦（图 13 – 2 – 1）；它们隐蔽在鼻腔旁边，上颌窦位于鼻腔两旁、眼眶下面的上颌骨内；额窦在额骨内；筛窦位于鼻腔上部的两侧；蝶窦在鼻腔后方的蝶骨内。它们均以小的开口与鼻腔相通。鼻窦除参与湿润和温暖吸入的空气外，还对人的脸部造型、支撑头颅内部、减轻头颅重量等方面起到重要的作用。

鼻窦炎是鼻炎及鼻窦黏膜化脓性炎症的合称，因此鼻窦炎称为"鼻及鼻窦的炎症"更为恰当。鼻窦炎以慢性者居多，慢性鼻窦炎中又以上颌窦炎最为常见。鼻窦炎在中医上可参照"鼻渊"辨证论治。

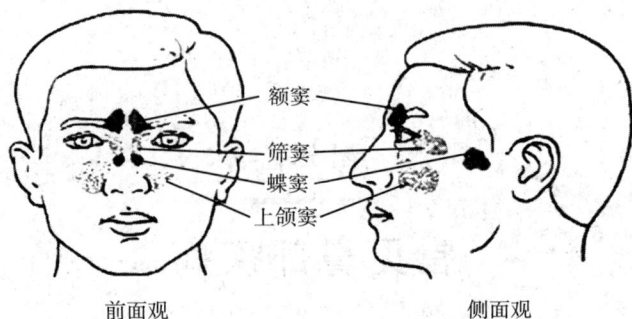

前面观   侧面观

图 13 - 2 - 1   人体四组鼻窦示意图

急性鼻窦炎大多继发于急性鼻炎，严重者会累及周围组织及器官，引起严重并发症。目前统计，该病在成人中的患病率约为 6% ~ 15%。

【**病因**】（表 13 - 2 - 2）

表 13 - 2 - 2   急性鼻窦炎的病因

类别	具体内容
病因	多见于化脓性球菌，如肺炎双球菌、溶血链球菌、葡萄球菌等的感染
诱因	机体免疫力降低、维生素缺乏、上呼吸道感染、糖尿病、贫血等

【**临床表现**】（表 13 - 2 - 3、表 13 - 2 - 4）

表 13 - 2 - 3   急性鼻窦炎的临床表现

种类		具体表现
局部症状	鼻塞	多为持续性的患侧鼻塞；如果两侧鼻窦同时患病，则为双侧持续性鼻塞
	脓涕	鼻腔内大量脓性鼻涕，难以擤尽，脓涕中可见少许血液（有的有恶臭，有恶臭者多由大肠杆菌或厌氧菌感染所致）
	嗅觉改变	因鼻塞而出现嗅觉暂时减退或消失
	头痛或局部头痛	不同部位炎症疼痛特点不一，一般上颌窦、额窦的炎症疼痛多在额部与颌面部；而蝶窦与筛窦炎症疼痛则会在颅底与枕部。具体见表 13 - 2 - 4
全身症状		因继发于上呼吸道感染故原症状加重，出现畏寒、发热、食欲减退、便秘、周身不适等。儿童则会出现呕吐、腹泻等消化道和咳嗽等呼吸道症状

表 13 - 2 - 4   不同部位鼻窦炎的疼痛特点

鼻窦炎部位	疼痛特点
急性上颌窦炎	眼眶上额部痛，可能伴有同侧颌面部或上颌磨牙痛；晨起轻，午后重
急性筛窦炎	一般头痛较轻，局限于内眦或鼻根部，也可放射至头顶部
急性额窦炎	前额部周期性疼痛。晨起即感头痛，逐渐加重，至午后开始减轻，晚间则完全消失，次日又重复发作
急性蝶窦炎	颅底或眼球深处钝痛，可放射至头顶和耳后，亦可引起枕部痛；早晨轻，午后重

【治疗】

1. 口服用药（表13-2-5）

表13-2-5　急性鼻窦炎的口服用药

类别	具体药物
抗生素	阿莫西林克拉维酸钾、头孢克肟分散片、甲硝唑（厌氧菌感染者）等
抗组胺药物	伴有过敏性鼻炎或哮喘者，选用氯雷他定或西替利嗪等
维生素类	维生素C、维生素EC等，用于机体免疫力低下者

2. 外用药物（表13-2-6）

表13-2-6　急性鼻窦炎的外用药

类别	具体药物
糖皮质激素类	如丙酸氟替卡松鼻喷雾剂、布地奈德鼻喷雾剂、糠酸莫米松鼻喷雾剂等
减充血剂	如盐酸萘甲唑啉滴鼻液、呋麻滴鼻液等
抗胆碱能药	如异丙托溴铵气雾剂

【爱心提示】（表13-2-7）

表13-2-7　急性鼻窦炎的日常生活及合理用药提示

提示维度	具体内容
日常生活	积极锻炼身体，提高机体免疫力，预防上呼吸道感染的发生
	平时保持鼻腔湿润，可以用毛巾围住一碗热水，头面部贴近，不断扇动毛巾，促使鼻部吸入蒸汽
合理用药	要足量使用抗生素，以能够及时控制感染，最大化防止并发症或者转为慢性鼻窦炎
	可以用生理盐水＋庆大霉素（或硝唑类）＋地塞米松注射液调配成鼻腔冲洗液进行鼻腔冲洗
	使用含麻黄碱或萘甲唑啉的外用药物，尽量不要超过7天，以防引起药物性鼻炎

第二节　慢性鼻窦炎

慢性鼻窦炎多因急性鼻窦炎的反复发作而未彻底治愈迁延而来，可以单侧发病，但是临床上大多是双侧发病率高，其病程一般在12周以上。据统计，我国慢性鼻窦炎的患病率在8%左右。

【病因】

病因与致病菌及急性化脓性鼻窦炎类似。

【临床表现】（表 13 - 2 - 8）

表 13 - 2 - 8　慢性鼻窦炎的临床表现

类别	具体表现
局部表现	鼻部以流脓涕、鼻塞为主；其次是头痛表现（大多数是白天重、夜间轻，多数为一侧）
全身表现	精神不振、易疲倦、头痛头晕、记忆力减退、注意力不集中等

【治疗】

参照急性鼻窦炎的治疗。

【中医辨证论治】（表 13 - 2 - 9）

表 13 - 2 - 9　鼻渊的中医辨证分型及症状

辨证分型		实证			虚证	
		肺经风热	胆腑郁热	脾胃湿热	肺气虚寒	脾气虚弱
局部症状特点	鼻涕	浓稠黄白，量多	黄浊黏稠如脓样，有臭味	黄浊而量多，鼻涕不断，有臭味	白黏无臭味	白黏或黄稠而量多，无臭味
	鼻塞	间断鼻塞	鼻塞较重	鼻塞较重	或重或轻	或重或轻
	嗅觉	嗅觉减退或消失			嗅觉减退或消失	
	疼痛	眉间或颧部叩压痛明显			叩压痛不明显	
	检查	鼻甲红肿，鼻道内可见分泌物			鼻甲淡红肿胀，鼻道内可见分泌物	
全身表现		发热，恶寒，头痛，胸闷，咳嗽痰多；舌质红，苔黄，脉浮数	头痛剧烈，发热，口苦咽干，目眩耳鸣，耳聋失眠多梦，烦躁；舌质红，苔黄，脉弦数	头痛剧烈发胀，体倦乏力，腹胀，食欲不振，小便黄；舌质红，苔黄腻，脉弦滑数	头晕头晕，自汗恶风，气短乏力，声微懒言，咳嗽痰稀；舌质淡，苔薄白，脉缓弱	头晕头重，肢倦乏力，食少腹胀或大便溏薄，面色萎黄；舌质淡，苔薄白，脉缓弱
治法		疏风清热，芳香通窍	清泄胆热，利湿通窍	清脾泄热，利湿祛浊	温补肺气，疏散风寒	健脾益气，清利湿浊
药物		苍耳子胶囊 + 双黄连颗粒、霍胆片、鼻渊舒口服液、鼻窦炎口服液、鼻炎片、苍鹅鼻炎片、千柏鼻炎片、香菊片	龙胆泻肝片、霍胆鼻炎胶囊、鼻渊舒口服液	康乐鼻炎片	辛芩颗粒、通窍鼻炎片	参苓白术颗粒

第三章

常见口腔疾病

口腔是位于颌面部区域内，颜面的下 1/3，是由唇、颊、牙、舌、腭、口底、唾液腺及颌骨等组成的功能性器官。口腔的组织器官具有摄食、咀嚼、感受味觉、吞咽、表情及辅助言语和呼吸等功能。

第一节 舌 炎

舌炎是发生在舌头的炎症总称，可以是原发性的，也可以是其他疾病的口腔表现。一般会出现舌头肿胀、颜色改变等症状，并在表面形成不同的外观。

【病因】（表 13 - 3 - 1）

表 13 - 3 - 1 舌炎的病因

类别	具体内容
铁元素缺乏	引发萎缩性舌炎，如果同时伴随吞咽困难和指甲扁平脆化，称为"柏 - 文综合征"
维生素缺乏	维生素 B_{12} 缺乏引起的贫血导致的莫氏舌炎；其他维生素 B 族缺乏引起的舌炎
疾病及感染	如再生障碍性贫血、念珠菌感染引起的正中菱形舌炎、梅毒感染引起的萎缩性舌炎、艾滋病感染引起的毛舌等

【临床表现】

患者常有舌背光滑、颜色改变、烧灼感等典型症状（表 13 - 3 - 2）。

表 13 - 3 - 2 舌炎的临床表现

种类	具体表现
地图舌	类似地图标示的蜿蜒国界，其形状和位置多变，具有游走性
沟纹舌	舌背出现不同形态、不同排列、不同深浅长短、不同数目的沟纹。沟底黏膜完整，无渗血。一般舌头的色泽、质地和活动均正常
萎缩性舌炎	除舌背的乳头萎缩之外，整个舌上皮萎缩变薄，舌色泽火红，光滑如镜
正中菱形舌炎	发生在舌背正中后 1/3 处，一般呈前后为长轴的菱形，色红，舌乳头缺乏。有的表面光滑，用手指轻压感觉舌头质地柔软，称为"光滑型"；有的呈结节突起，用手指轻压感觉有坚硬感，但舌头基底柔软，称为"结节型"
毛舌	好发于舌背前 2/3 正中，舌乳头增生伸长呈毛发状，毛长多为数毫米，长者可达 1cm，过长的舌乳头会刺激软腭引起恶心，伴有明显的口臭

【治疗】

主要是对因治疗；如果有原发病的针对原发病予以治疗；有具体病因的，如铁缺乏
或维生素 B 族、叶酸缺乏等，要及时补充相应制剂。

第二节　口腔念珠菌病

口腔念珠菌病是由于感染念珠菌而引起的口腔黏膜疾病，多见于婴幼儿、年老体弱
者、糖尿病患者、长期应用广谱抗生素者、佩戴义齿、长期使用免疫抑制剂、先天免疫
功能低下等人群。

【病因】

主要是白色念珠菌感染引起。

【临床表现】

按其主要病变部位分为念珠菌口炎、念珠菌唇炎、念珠菌口角炎。

1. 念珠菌口炎

（1）急性假膜型（又称为新生儿鹅口疮或雪口病）（表 13 – 3 – 3）

表 13 – 3 – 3　急性假膜型口炎的临床表现

类别	具体表现
好发人群	新生婴儿多见，可在婴儿出生 2 ~ 8 天后发生
好发部位	颊、舌、软腭及唇部
皮损表现	在充血的黏膜上覆盖有色白如雪的柔软小斑点，逐渐融合成白色或蓝白色丝绒状斑片。早期黏膜充血明显，而陈旧的病损则充血减退，白色斑片呈淡黄色。斑片附着不十分紧密，稍用力可擦掉，暴露出充血的黏膜或轻度糜烂面
其他表现	患儿烦躁不安、哭闹拒食

（2）急性红斑型（又称为抗生素性口炎或萎缩性口炎）（表 13 – 3 – 4）

表 13 – 3 – 4　急性红斑型口炎的临床表现

类别	具体表现
好发人群	多见于成年人，常由于广谱抗生素长期应用所致。大多数患者患有消耗性疾病或自身免疫性疾病，如白血病、营养不良、内分泌紊乱、肿瘤放化疗后等
好发部位	舌背
皮损表现	黏膜充血糜烂及舌背乳头呈团块状萎缩，周围舌苔增厚
其他	患者常有味觉改变，口腔干燥灼痛

（3）慢性红斑型（又称为义齿性口炎）（表 13 – 3 – 5）

表 13 - 3 - 5　　慢性红斑型口炎的临床表现

类别	具体表现
好发人群	多见于女性
好发部位	常在上颌义齿腭侧组织而接触之腭、龈黏膜
皮损表现	黏膜呈亮红色水肿，或有黄白色的条索状假膜，不易擦去
其他	患者常有口干、进食刺激痛和烧灼感等

（4）慢性肥厚型（又称为增殖型念珠菌口炎或念珠菌性白斑）（表 13 - 3 - 6）

表 13 - 3 - 6　　慢性肥厚型口炎的临床表现

类别	具体表现
好发人群	多见于成年
好发部位	可见于颊、舌背及腭部。颊黏膜病损常位于口角三角区
皮损表现	皮损对称分布，呈结节状或颗粒状增生，或为附着紧密的白色角质斑块。腭部病损可由义齿性口炎的乳头增生发展而来

2. 念珠菌性唇炎 （表 13 - 3 - 7）

表 13 - 3 - 7　　念珠菌性唇炎的临床表现

类别	具体表现
好发人群	多发生于 50 岁以上的患者
好发部位	一般在下唇
皮损表现	糜烂型者在下唇红唇中长期存在鲜红色的糜烂面，周围有过角化现象，表面脱屑；颗粒型者表现为下唇肿胀，唇红皮肤交界处常有散在突出的小颗粒

【治疗】

1. 药物治疗

（1）口服药物（表 13 - 3 - 8）

表 13 - 3 - 8　　口腔念珠菌病的口服药物

药物类别	具体药物
抗真菌类	如氟康唑或伊曲康唑等
提高免疫力类	如维生素 EC 颗粒、转移因子胶囊等

（2）局部药物（表 13 - 3 - 9）

表 13 - 3 - 9　　口腔念珠菌病的局部用药

药物	人群及使用
2% ~4% 碳酸氢钠溶液	治疗婴儿鹅口疮常用药物，用于清洗婴幼儿口腔、乳母乳头
0.2% 氯己定溶液	治疗义齿性口炎；可以与制霉菌素霜一起与碳酸氢钠溶液交替漱口，效果更好

续表

药物	人群及使用
西地碘	含化后吞服
咪康唑	用于舌炎或口角炎，连用 10 日
0.05% 的龙胆紫溶液	用于婴幼儿鹅口疮与口角炎（但国外对其使用于口腔黏膜有争议）

2. 辅助治疗

如蜂胶、大蒜精油胶囊辅助抑制真菌；氨基酸口服液、辅酶 Q10 等提高肌体免疫力。

【爱心提示】（表 13 – 3 – 10）

表 13 – 3 – 10　口腔念珠菌病的日常生活及合理用药提示

提示维度	具体内容
日常生活	小儿喂养的用具需要消毒，防止交叉感染
	患病期间多饮水，给予富有营养、高维生素的饮食
	产妇在哺乳前，应该用碳酸氢钠液溶液进行乳头清洗，再用冷开水拭净
合理用药	伊曲康唑胶囊每次 100mg，1 次/日，15 日 1 个疗程。对于免疫缺陷患者如白血病、艾滋病或器官移植患者，口服时生物利用度可能会降低，因此剂量可加倍
	氟康唑第 1 天 200～400mg，后续剂量 100～200mg/d，疗程 7～21 天（直至口腔念珠菌病缓解）；重度免疫功能受损者需要更长的用药时间

第三节　复发性口腔溃疡

复发性口腔溃疡还称为复发性口疮、复发性阿弗他口炎（"阿弗他"希腊文，灼痛的意思）等，是常见的口腔黏膜疾病，人群患病率为 10%～25%，好发于 10～30 岁的人群，女性高于男性。本病相当于中医的口疮。

【病因】

认为与免疫、遗传、系统性疾病（如消化性溃疡、溃疡性结肠炎、局限性肠炎、肝胆疾病、糖尿病、月经不调等）、环境因素以及食物中缺乏锌、铜、铁、硒等微量元素或维生素 B_1、B_2、B_6、叶酸等摄入不足等有关。

【临床表现】

病损表现为孤立的、圆形或椭圆形的浅表性溃疡，具有周期性、复发性及不治自愈的自限性的特点。对于反复不愈者警惕癌变可能。复发性口腔溃疡的分类及临床表现见表 13 – 3 – 11。

表 13 - 3 - 11　复发性口腔溃疡的分类及临床表现

类型	临床表现（易发部位、皮损特点、病程）
轻型	约占 80%；好发于角化程度较差区域，如唇、颊、舌黏膜等。 溃疡不大，数目不多，每次 1~5 个，孤立散在，直径 2~4mm；圆形或椭圆形状，边界清楚；发作时有 "红、黄、凹、痛" 的特点，也就是溃疡中间凹陷，外周大约有 1mm 的充血红晕带，表面覆盖有浅黄色假膜，灼痛感明显。 持续 1~2 周，具有自限性
重型 （复发性瘢痕性口疮）	好发于青春期；初始发于口角，后向口腔后部移行。 最初通常 1~2 个溃疡，大而深，似弹坑状，直径可达 10~30mm；周边红肿隆起，表面有灰黄色假膜或灰白色的坏死组织，底部比较硬，边缘整齐清楚。 发作可长达 1~3 个月，也具有自限性。溃疡疼痛较重，自愈后会留有瘢痕
疱疹型 （口炎型口疮）	发生于黏膜任何部位。 溃疡小而多，数目达 20 余个，直径一般为 2~5mm，散在如满天星。病程 1~2 周；愈后不留瘢痕。可伴有头痛、低热等全身表现

【治疗】

1. 治疗方案（表 13 - 3 - 12）

表 13 - 3 - 12　复发性口腔溃疡的治疗方案

类型	具体方案
轻型	若溃疡复发次数少，疼痛可以忍受，采用局部药物治疗
疱疹型	局部药物＋口服药物治疗
重型	局部药物＋全身应用免疫抑制剂治疗

2. 口服药物（表 13 - 3 - 13）

表 13 - 3 - 13　复发性口腔溃疡的口服药物

类别	药物及使用
糖皮质激素	如泼尼松、地塞米松等；病情得以控制后逐渐减量并停药
免疫抑制剂	如甲氨蝶呤、硫唑嘌呤等，一般用药 2 周，最长不可超过 4~6 周；火把花根片（昆明山海棠片）
免疫增强剂	左旋咪唑、转移因子胶囊、胸腺肽肠溶片等，用药 2~4 周
维生素及微量元素	以上均可同时加服少量维生素 B 族与微量元素锌等，用药 2~4 周

3. 局部用药（表 13 - 3 - 14）

表 13 - 3 - 14　复发性口腔溃疡的局部药物

类别	药物及使用
止痛药	盐酸达克罗宁软膏、利多卡因凝胶或注射剂、复方苯佐卡因凝胶涂抹患处
抗炎药	如复方硼砂含漱液含 5~10 分钟，3~5 次/日；复方氯己定含漱液 2~5 分钟漱口；西地碘含片、溶菌酶片 3 次/日

续表

类别	药物及使用
促愈合药	锡类散、冰硼散及西瓜霜，患处局部使用，3～4 次/日
雾化吸入	庆大霉素 8 万单位 + 地塞米松 5mg + 2% 利多卡因 4mg + 200ml 生理盐水制成雾化吸入剂，1 次/日，3 天 1 个疗程

4. 联合用药（表 13 - 3 - 15）

表 13 - 3 - 15　复发性口腔溃疡的联合用药

指导原则	具体药物	理由
口服 + 外用	昆明山海棠片 + 西瓜霜 + 西地碘含片	针对反复发作的疱疹型溃疡，既可以降低复发概率，又可以抗炎杀菌
	硫酸锌颗粒 + 利多卡因凝胶	既可以提高免疫力，又可以止痛
中药 + 西药	知柏地黄丸 + 左旋咪唑片	针对反复发作属于阴虚火旺者
	牛黄清胃丸 + 达克罗宁软膏 + 葡萄糖酸锌口服液	适用于心胃火盛伴有疼痛及大便秘结的口腔溃疡者

【中医辨证论治】（表 13 - 3 - 16）

表 13 - 3 - 16　复发性口腔溃疡的中医辨证分型

分型	表现	治法	药物
心脾积热	口疮数目多，甚则融合成小片，周围黏膜鲜红、微肿，灼热疼痛，说话或进食加重；口干渴，心中烦热，大便干结，舌质红，舌苔黄，脉数	清热解毒，消肿止痛	导赤散、清胃黄连丸、栀子金花丸、牛黄清胃丸
阴虚火旺	口疮数目少，微痛，皮损丹红，反复发作，心烦不卧，舌燥咽痛，腰膝酸软，舌红津少，脉细数	滋阴降火	知柏地黄丸
心脾两虚	口疮反复发作，心悸怔忡，食少不眠多梦，头晕健忘，舌淡，脉细弱	健脾养心，益气养血	归脾丸、人参归脾丸
气血两虚	口疮反复发作，面色㿠白，唇舌淡白，少气懒言，舌淡苔白，脉细弱	益气养血	八珍丸
脾肾阳虚	口疮反复发作，形寒肢冷，腹胀腹泻，乏力懒言，舌淡胖或边有齿痕，脉沉迟	温补脾肾	附子理中丸

【爱心提示】（表 13 - 3 - 17）

表 13 - 3 - 17　复发性口腔溃疡的日常生活及合理用药提示

提示维度	具体内容
日常生活	日常饮食要均衡，不挑食、不偏食；少吃辛辣刺激、油腻的食物
	养成定时大便的习惯，多吃含纤维素多的食物，防止便秘发生

续表

提示维度	具体内容
合理用药	如与消化性溃疡有关，加用 H_2 受体拮抗剂
	如情绪不稳定，加用谷维素
	适当补充锌制剂或吃含锌多的食物，有利于降低复发概率和促进皮损愈合
	伴有便秘者可以加用复方芦荟胶囊

第四节　牙本质过敏症

牙本质过感症又称为过敏性牙本质，牙齿受到温度（冷、热）、化学（酸、甜）、机械（摩擦或咬硬物）等外界刺激时，出现短暂、尖锐的疼痛或不适。牙本质过敏症不是一种独立的疾病，而是多种牙体疾病共有的症状。目前统计，人群患病率已经超过 35%。

【病因】

牙齿的磨耗、缺损、折断、龋病及牙周萎缩均可以导致牙本质暴露，而引发该疾病。

【临床表现】

主要表现为刺激痛，当刷牙、吃硬物、遇酸甜冷热刺激等均可引起酸痛，尤其对机械性刺激最敏感。该病的牙痛发作迅速，疼痛尖锐，时间短暂。患者可以自己找出患牙。

【治疗】

局部涂擦氟化物制剂，如含氟漱口水、含氟牙膏（尤其适合龋齿者使用）。

【知识点加油站】

1. 龋齿

指的是以细菌为主的多重因素下，牙体的硬组织如牙釉质、牙本质及牙骨质发生慢性进行性破坏的一种疾病。平时注意口腔卫生与坚持刷牙是预防龋齿的好方法。

2. 刷牙次数与时间

最好餐后、睡前各刷牙 1 次，最少要做到早晚各刷牙 1 次及饭后漱口。刷牙时间以每次 3 分钟为好，刷牙一定要刷 3 个面，即唇颊面、腭舌面、咬合面。

3. 爱牙日宣传活动

每年的 9 月 20 日是全国爱牙日，社区医疗企业可以利用爱牙日前后走进学校，宣传保护牙齿、讲究口腔清洁卫生、预防口腔疾病等公益性活动，有利于打造企业的品牌知名度。

第五节　牙髓炎与根尖周炎

牙髓炎是牙髓发生的炎症性病变。根尖周炎是牙根尖部分周围组织的炎症性疾病，常为牙髓病的继发病。本组疾病可参照中医牙痛辨证论治。

【病因】

细菌感染是主要致病因素，其次牙部的物理刺激与损伤是诱发因素。

【临床表现】

牙髓炎及根尖周炎最典型的表现就是牙痛，都会有自发性疼痛、咬合痛、持续性或阵发性疼痛，或冷热酸甜等刺激立即产生疼痛。患者会因为疼痛不愿意咀嚼，影响进食或睡眠，患者一般能够定位患牙位置。

【治疗】

1. 口服药物（表 13 - 3 - 18）

表 13 - 3 - 18　牙髓炎与根尖周炎的口服药物

类别	具体药物
抗生素	甲硝唑、头孢克肟片等
解热镇痛药	布洛芬、对乙酰氨基酚等

2. 外用药

甲硝唑漱口液、氯己定含漱液等。

【中医辨证论治】（表 13 - 3 - 19）

表 13 - 3 - 19　牙痛的中医辨证分型

分型	表现	治法	药物
风火牙痛	牙齿疼痛呈阵发性，遇风发作，患处得冷痛减，受热痛增，牙龈红肿，全身发热，恶寒，头痛，口渴，舌红，苔白干，脉浮数	疏风清热，解毒消肿	银翘解毒丸、牙痛停滴丸
胃火牙痛	牙齿疼痛剧烈，牙龈红肿或流脓渗血，肿连腮颊，头痛，口渴引饮，口臭，大便秘结，舌苔黄厚，脉象洪数	清胃泄热，凉血止痛	清胃黄连丸、牛黄清胃丸
虚火牙痛	牙隐隐作痛，牙龈微红肿，久则牙龈萎缩，牙齿浮动，咬物无力，午后疼痛加重。全身可见腰酸痛，头晕眼花，口干不欲饮，舌质红嫩，无浊苔，脉多细数	滋阴益肾，降火止痛	知柏地黄丸、左归丸

第六节 牙周炎

牙周炎是由于牙菌斑中的细菌侵犯牙周组织而引起的慢性炎症，可导致牙周组织（牙龈、牙槽骨、牙骨质等）破坏、牙周袋形成（牙齿和牙龈之间缝隙加宽形成的小口袋）、进行性附着丧失和牙槽骨吸收，最后可能导致牙齿松动拔除。这是我国成人牙齿丧失的首要因素。35 岁以上的成人是牙周炎的易发人群。本病可参照中医牙宣辨证论治。

【病因】（表 13 – 3 – 20）

表 13 – 3 – 20　牙周炎的病因

类别	具体病因
局部因素	牙菌斑、牙石、牙损伤、食物嵌塞等
全身因素	糖尿病、白血病、吸烟等

【临床表现】

牙周炎的主要症状是牙龈红肿、质地松软、探诊出血、牙周袋溢脓和牙齿松动。慢性牙周炎占整个牙周炎的 95%，一般会侵犯多数牙齿，病程长达数年到数十年，牙面上有大量牙石，呈现不同程度的慢性牙龈炎；晚期会出现牙松动、咀嚼无力和疼痛等。

【治疗】

1. 口服用药（表 13 – 3 – 21）

表 13 – 3 – 21　牙周炎的口服药物

类别	具体药物与作用
硝唑类	用于厌氧菌感染的治疗，如甲硝唑、替硝唑等
四环素类	可抑制大多数牙周致病菌，如多西环素、米诺环素等
青霉素类	与甲硝唑联合使用可增强疗效，最常用的是阿莫西林
大环内酯类	阿奇霉素、螺旋霉素等

2. 外用药

如醋酸氯己定溶液、甲硝唑漱口液等，可减少菌斑形成和牙龈炎的发生。

【中医辨证论治】（表 13 – 3 – 22）

表 13 – 3 – 22　牙宣中医辨证分型

分型	表现	治法	药物
胃火上蒸	牙龈红肿痛，出血流脓，烦渴饮冷，多食易饥，口臭，胃脘嘈杂，便秘，尿黄，舌质红绛，苔黄厚，脉洪大或滑数	清胃泻火，消肿止痛	清胃黄连丸、牛黄清胃丸

续表

分型	表现	治法	药物
肾阴亏损	牙齿稀疏松动，牙龈溃烂萎缩，边缘微红肿，易渗血，齿根宣露，咀嚼时疼痛；头晕，耳鸣，腰酸，手足心热，舌质微红，少苔，脉细数	滋阴补肾，益精固齿	六味地黄丸
气血不足	牙龈萎缩，颜色淡白，牙根宣露，齿松动，咀嚼无力，牙龈渗血，刷牙及吮吸时易出血。面色㿠白，胃寒倦怠，头晕眼花，失眠多梦，胃呆纳少，心悸怔忡，气短懒言，四肢无力，舌质淡，苔薄白，脉沉细	补益气血，养龈健齿	八珍丸

第四章

常见眼科疾病

一、眼睛的基本解剖

视觉器官包括眼球（巩膜、角膜、葡萄膜、视网膜、房水、晶状体、玻璃体等结构）、眼眶及眼的附属器（眼睑、结膜、泪腺、泪道、眼外肌肉等）、视路（视神经、大脑视皮层等）及眼部相关血管和神经结构等（图13-4-1、图13-4-2）。每年的6月6日为全国爱眼日。

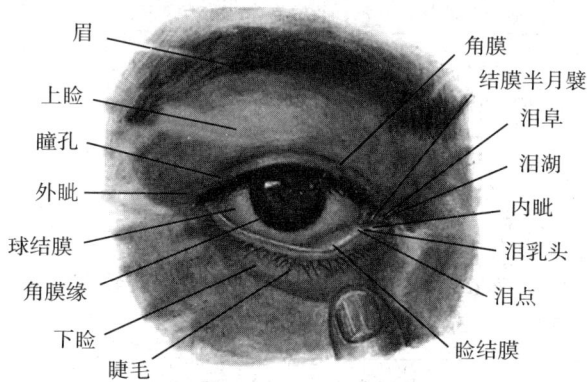

图 13-4-1　眼外部示意图

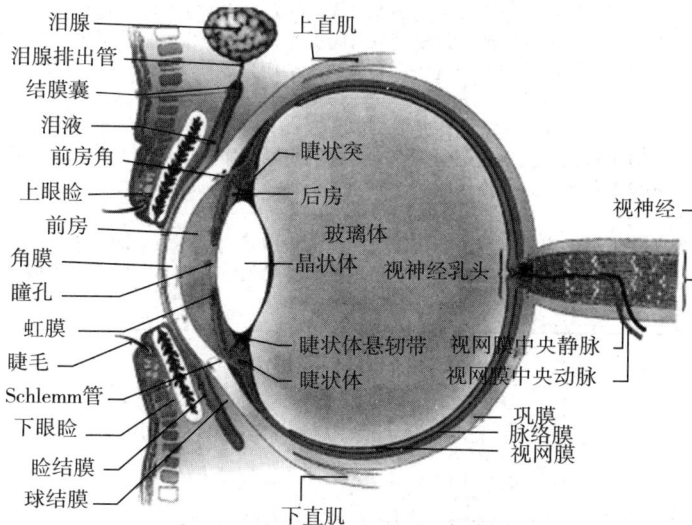

图 13-4-2　眼解剖结构示意图

二、眼部疾病主要症状（表 13 - 4 - 1）

表 13 - 4 - 1　眼部疾病主要症状

主要症状	具体表现	相关疾病
视力障碍	一过性视力丧失，但视力可在 1 小时内恢复正常，通常不超过 24 小时	体位性低血压、椎 - 基底动脉供血不足、癔症、过度疲劳、偏头痛、一过性缺血发作等
	突然视力下降，无眼痛	视网膜脱离或动脉或静脉阻塞、玻璃体积血、视神经炎（一般伴有眼球运动痛）等
	逐渐视力下降，无眼痛	如白内障、屈光不正、青光眼、糖尿病性视网膜病变等
	突然视力下降，伴眼痛	如角膜炎、急性闭角型青光眼、眼内炎等
感觉异常	眼部的刺痛、胀痛、痒、异物感、畏光等	如角膜炎、外伤、急性青光眼、沙眼等
外观异常	充血、出血、分泌物、肿胀、新生物等	如结膜炎、角膜炎、翼状胬肉等

三、眼科外用药物剂型

目前比较常见的眼科外用药物剂型主要有滴眼剂、眼膏、胶样滴眼剂（即凝胶型滴眼剂）3 种（表 13 - 4 - 2）。

表 13 - 4 - 2　眼科外用药物剂型及特点

剂型	特点
滴眼剂	是眼科中最常用的外用药物剂型，通常是翻开下眼睑，滴入下眼睑的结膜囊内。一般滴眼剂每次只需要滴入 1 滴即可；因为结膜囊中泪液容量大约为 10μl，而 1 滴滴眼液大约是 40μl。据临床研究，泪液以每分钟 16% 的速率更新，按照此速率可计算出滴眼后 4 分钟有 50% 药液留在泪液中，10 分钟后不到 20%。所以为了最大化地促进药物眼部吸收，最好嘱咐顾客重复滴眼药，最短间隔时间应为 5 分钟 1 次。而且滴眼后要嘱咐顾客，按压泪囊部位置并且闭眼数分钟（可同时做眨眼动作）以减少药物从泪道排泄，增加吸收
眼膏	通常以凡士林、羊毛脂作基质。因为这些基质是脂溶性的，而角膜上皮均有脂性屏障，因此对于角膜类疾病选用膏剂更有生物利用度。而对于结膜类疾病，使用眼膏类药物，可以减少用药次数，增加药效持续时间，亦可减缓眼刺激症状
胶样滴眼剂	为了提高滴眼液生物利用度，延长局部作用时间，在原来滴眼液的基础上加入适量的黏性赋形剂如甲基纤维素、透明质酸钠、聚乙烯乙醇制成。此种剂型滴眼剂滴到眼部之后会变成胶样物

第一节　睑腺炎（麦粒肿）

睑腺炎俗称"针眼"，是化脓性细菌侵入眼睑腺体而引起的一种急性炎症，如果侵犯的是睫毛毛囊或附属的皮脂腺，称为外睑腺炎，又称为麦粒肿；如果是内睑腺体感染，则称为内睑腺炎。睑缘炎、脂溢性皮炎、酒糟鼻、糖尿病和高血脂症的人群更易患病。

【病因】

大多数是葡萄球菌，特别是金黄色葡萄球菌感染眼睑腺体而引起。

【临床表现】

睑腺炎根据病变部位分为内、外睑腺炎（表 13 − 4 − 3）。

表 13 − 4 − 3　内、外睑腺炎的临床表现

	外睑腺炎	内睑腺炎
位置	位于睫毛根部眼睑缘处	局限于睑板腺内
表现	开始红肿范围较分散，触诊可发现有明显压痛的硬结，疼痛剧烈，同侧耳前淋巴结肿大伴有压痛	肿胀局限，疼痛明显，病变处有硬结，有压痛，睑内结膜充血肿胀
共性	患处有急性炎症红、肿、热、痛的典型表现；均有明显压痛的硬结，多数在 1 周左右痊愈	

【治疗】

1. 早期处理

患处局部热敷：10 ~ 15 分钟/次，3 ~ 4 次/日，可以促进血液循环、缓解症状，使炎症消退。

2. 药物治疗（表 13 − 4 − 4）

表 13 − 4 − 4　睑腺炎的药物治疗

药物类别		具体药物
外用药物		抗生素滴眼液，如左氧氟沙星滴眼液、红霉素药膏等
口服用药	抗生素	如环丙沙星、头孢克肟分散片等
	维生素	如维生素 B_2 及维生素 C，有助于炎症恢复及免疫力的提高
	解热镇痛药	疼痛剧烈时选用布洛芬等

【爱心提示】（表 13 − 4 − 5）

表 13 − 4 − 5　睑腺炎的日常生活及合理用药提示

提示维度	具体内容
日常生活	避免按压患处或者挤压患处排脓，以防感染扩散，甚至引起生命危险
合理用药	使用外用药物时，可以白天用滴眼液，晚上用眼药膏
	对于炎症较重或反复发作、伴有全身表现时，采用口服抗生素

第二节 细菌性结膜炎

结膜是覆盖于眼睑后和眼球前的一层半透明的黏膜组织,结膜部位最常见的疾病就是结膜炎,病程小于 3 周是急性结膜炎,病程大于 3 周是慢性结膜炎。

细菌性结膜炎是人体在机体抵抗力低下时,发生细菌感染而引起的眼部结膜疾病。当眼部有炎症和脓性分泌物时,应该首先怀疑是否为细菌性结膜炎。

【病因】

主要是金黄色葡萄球菌、流感嗜血杆菌、肺炎链球菌、淋球菌等感染所致,干眼症、长期使用糖皮质激素可以成为诱发因素。

【临床表现】

黏液脓性渗出物是多数细菌性结膜炎的特征性表现。最初单眼发病,后期通过手接触双眼发病,患眼有刺激感和充血,早晨起来眼部有分泌物,初期分泌物为浆液性,后来转化成黏液性及脓性,偶尔有眼睑水肿,视力一般不受影响。各种类型结膜炎的病因及表现如下(表 13 – 4 – 6 ~ 表 13 – 4 – 8)

表 13 – 4 – 6　超急性细菌性结膜炎的病因及表现

类别	具体内容
病因	淋球菌居多
病程及表现	接触病原体后 10 小时发病,结膜充血水肿伴有大量脓性分泌物。约 15% ~40% 可迅速引起角膜混浊、周边或中央角膜溃疡,不及时治疗可导致角膜穿孔

表 13 – 4 – 7　急性或亚急性细菌性结膜炎的病因及表现

类别	具体内容
病因	金黄色葡萄球菌、流感嗜血杆菌(春夏季)、肺炎双球菌(冬季)
季节性	多见于春秋季节
流行特点	流行于学校、工厂等集体生活场所
病程及表现	发病 3 ~4 天结膜炎症最重,而后逐渐减轻,病程多少于 3 周

注:该病又称为急性卡他性结膜炎或红眼病。

表 13 – 4 – 8　慢性细菌性结膜炎的病因及表现

类别	具体内容
病因	多由急性演变而来
易发人群	多见于鼻泪管阻塞或慢性泪囊炎、慢性睑缘炎患者
病程及表现	单或双眼结膜发病,主要表现为眼痒、烧灼感、干涩、眼刺痛及视疲劳。结膜轻度充血,可有睑结膜增厚、乳头增生、分泌物为黏液性或白色泡沫样

【治疗】

1. 治疗原则

（1）去除病因，抗感染治疗。

（2）根据轻重可选择结膜囊冲洗、局部用药、全身或联合用药。

（3）不包扎患眼，佩戴太阳镜减少光线刺激。

（4）超急性采取局部＋全身治疗。

2. 药物治疗

（1）局部用药（表13－4－9）

表13－4－9　细菌性结膜炎的局部用药

药物	使用方法
生理盐水	当分泌物多时，冲洗结膜囊
抗生素	急性细菌性结膜炎用庆大霉素、妥布霉素、链霉素、氧氟沙星滴眼液；慢性细菌性结膜炎对杆菌肽和红霉素眼膏反应良好，还可适当加收敛剂0.25%硫酸锌滴眼剂

（2）全身用药　口服阿奇霉素或多西环素、喹诺酮类（如环丙沙星或氧氟沙星）；如果患者伴有咽炎或急性化脓性中耳炎，可口服头孢类或利福平；如果是慢性难治性结膜炎和伴有酒糟鼻患者，需口服多环西素，1~2次/日，持续3~5个月。

【爱心提示】（表13－4－10）

表13－4－10　细菌性结膜炎的日常生活及合理用药提示

维度	具体内容
日常生活	急性期患者需要隔离，避免传染他人；患者用过的毛巾、脸盆等用具要消毒等
合理用药	淋球菌感染的患者，性伴侣应同时治疗
	成人急性和亚急性结膜炎选用滴眼剂；儿童选用眼膏

第三节　屈光不正

屈光指的是在眼球光学中，当光线从一种介质进入到另一种不同折射率的介质时，光线会在两种介质（屈光介质主要指的是角膜、房水、晶状体、玻璃体）的界面发生偏折现象。如果在眼睛调节放松状态下，无穷远处物体所成的像没有准确聚焦在视网膜上，就称为屈光不正，而此时如果正好聚焦在视网膜上，则称为"正视"。屈光不正包括近视、远视、散光、老视（老花眼）等。

（一）近视（表13-4-11）

表13-4-11　近视临床知识点

维度	具体内容
定义	在眼睛调节放松状态下，平行光线经眼球屈光系统后聚焦在视网膜之前。中医称为目不远视
病因	遗传与环境及用眼习惯等
分类	根据近视度数分类：①轻度近视：<300度；②中度近视：300~600度；③高度近视：>600度
表现	远距离视物模糊，近距离视力好，近视初期常有远距离视力波动，注视远处物体时眯眼。近视度数较高者，除远视力差外，有飞蚊症、眼前漂浮物、闪光感等症状，并可发生程度不等的眼底改变。目前我国人口近视的发生率已达33%
治疗	框架眼镜、角膜接触镜、角膜及晶状体屈光手术等

【辨证分型】（表13-4-12）

表13-4-12　近视的辨证分型

分型	表现	治法	药物
心阳不足	视近清楚，视远模糊；全身无明显不适，或兼见面色㿠白，心悸，神倦，视物易疲劳；舌质淡，脉弱	补心益气，安神定志	安神定志丸
气血不足	视近清楚，视远模糊，眼底或可见视网膜呈豹纹状改变；或兼见面色不华，神疲乏力，视物易疲劳；舌质淡，苔薄白，脉细弱	补血益气	当归补血丸
肝肾不足	能近怯远，可有眼前黑花飘动，眼底可见玻璃体混浊，视网膜呈豹纹状改变；或头晕耳鸣，腰膝酸软，失眠多梦，视物易疲；舌质淡，脉细弱或弦细	补益肝肾	驻景丸加减

（二）远视（表13-4-13）

表13-4-13　远视的临床知识点

维度	具体内容
定义	在眼睛调节放松状态下，平行光线经眼球屈光系统后聚焦在视网膜之后
病因	遗传等
分类	根据远视度数分类：①低度远视：<300度；②重度远视：300~500度；③高度远视：>500度
表现	从低度视力不太受影响到逐渐出现不适感及视疲劳，甚至出现内斜及视物模糊等
治疗	框架眼镜、角膜接触镜、角膜及晶状体屈光手术等

【辨证分型】（表13-4-14）

表13-4-14　远视的辨证分型

分型	表现	治法	药物
肝肾不足	视远尚清，视近模糊，或用眼后感眼球酸痛，有视疲劳症状；或兼见头晕耳鸣，腰膝酸软，口咽干燥；舌红少苔，脉细数	补益肝肾	杞菊地黄丸

（三）老视（表13-4-15）

表13-4-15　老视的临床知识点

维度	具体内容
定义	随着年龄增长，晶状体逐渐硬化，睫状肌的功能逐渐减低，从而引起眼的调节功能逐渐下降。大约在40~50岁开始，出现阅读等近距离工作困难
病因	生理衰老
表现	①视近困难；②阅读需要更强的照明度；③视近不能持久；某些患者甚至出现眼胀、流泪、头痛等视疲劳症状
治疗	框架眼镜、屈光手术等

（四）散光（表13-4-16）

表13-4-16　散光的临床知识点

维度	具体内容
定义	平行光线经眼球屈光系统后不能形成聚焦
病因	遗传等
表现	有轻度散光的人视力通常正常，但在看某一距离的物体时可能出现头痛、眼疲劳和视物模糊。有严重散光眼的人视物不清和扭曲。看远看近都不很清楚，近距离工作时间稍长即眼胀、头痛、阅读窜行或有重影。目前成人患病率超过40%
治疗	框架眼镜、角膜接触镜、角膜及晶状体屈光手术等

注：以上屈光不正出现视疲劳者，可参照本章最后视疲劳（目倦）的中医辨证分型予以治疗。

第四节　白内障

白内障是晶状体（晶状体是双凸性、有弹性、无血管的透明组织，是屈光的重要介质）病变中的一种，指的是晶状体混浊。老年性白内障相当于中医学中的圆翳内障。

【病因】

老化、遗传、代谢异常、外伤、辐射、中毒、局部营养障碍等，均可以引起晶状体损伤，使其渗透增加、丧失屏障作用，或导致晶状体代谢紊乱，使其发生蛋白变性，产生浑浊（表13-4-17）。

表13-4-17　白内障的病因

类别	具体内容
老年性	认为与饮酒、吸烟、紫外线照射等过多及心血管、高血压、妇女生育过多等有关
先天性	认为与遗传、病毒感染、放射线、母亲怀孕期间有如糖尿病、甲状腺功能减退症等全身性疾病有关，一般从儿童时候开始发病
外伤性	有过眼部外伤史，多见于儿童与年轻人
代谢性	与糖、钙等代谢相关的糖尿病性白内障、低钙性白内障
药物及中毒性	认为是长期使用或接触糖皮质激素、氯丙嗪、含汞药物等导致的

【临床表现】（表13-4-18）

表13-4-18　白内障的临床表现

类别	具体内容
视力障碍	与晶状体浑浊程度及部位相关
屈光改变	由于晶状体浑浊产生近视或散光的表现
复视或多视	单眼复视或多视以及一部分患者伴有畏光与炫光表现
视野缺损	正常人眼球不动，向前注视一点，所能看到的空间范围，称为视野；而白内障者视野范围不全
其他	对某些光，如蓝色光的色觉敏感度下降
体征	裂隙灯下可见晶状体浑浊

【治疗】

1. 治疗原则

针对病因及手术治疗。

2. 药物治疗（表13-4-19）

表13-4-19　白内障的药物治疗

类别	具体药物
外用药	谷胱甘肽滴眼液、苄达赖氨酸滴眼液、麝珠明目滴眼液、吡诺克辛钠滴眼液、法可林滴眼液等
口服药物	维生素C、维生素B_2. 石斛夜光丸、障眼明片、杞菊地黄丸、知柏地黄丸等

【中医辨证论治】（表13-4-20）

表 13 - 4 - 20　　白内障的辨证分型

分型	表现	治法	药物
肝肾不足证	视物昏花，视力缓降，晶珠浑浊；或头晕耳鸣，少寐健忘，腰酸腿软，口干；舌红苔少，脉细；或见耳鸣耳聋，潮热盗汗，虚烦不寐，口咽干痛，小便短黄，大便秘结；舌红少津，苔薄黄，脉细弦数	补益肝肾，清热明目	杞菊地黄丸、知柏地黄丸、障眼明片、金花明目丸、明目地黄丸、石斛夜光丸、复明片、益视颗粒
脾气虚弱证	视物模糊，视力缓降，或视近尚明而视远模糊，晶珠浑浊；伴面色萎黄，少气懒言，肢体倦怠；舌淡苔白，脉缓弱	益气健脾，利水渗湿	四君子丸、参苓白术颗粒
肝热上扰证	视物不清，视力缓降，晶珠浑浊，或有眵泪（眼屎的意思），目涩胀；时有头晕痛，口苦咽干，便结；舌红苔薄黄，脉弦或弦数	清热平肝，明目退障	拨云退翳丸、障翳散、明目羊肝丸

第五节　眼部紫外线损伤

眼部紫外线损伤又称为电光性眼炎或雪盲，属于眼部外伤的一种常见情况。

【病因】

由于电焊、高原、雪地及水面反光造成眼部紫外线损伤。

【临床表现】

眼部损伤可在紫外线照射后的 3～12 小时发作，有强烈的异物感、刺痛、畏光、流泪及眼睑痉挛、结膜混合性充血、角膜上皮点状脱落的表现与体征。可以在 24 小时后症状减轻或痊愈。

【治疗】

（1）对症处理　可外用盐酸奥布卡因滴眼液或地卡因滴眼来止痛，外涂抗生素软膏（如红霉素眼膏等）并予以眼部包扎。简便的应急措施是用煮过而又冷却的人奶或鲜牛奶点眼，也能止痛。

（2）预防　佩戴面罩或防护镜。

第六节　干眼症

干眼症又称为角结膜干燥症，是指任何原因造成的泪液分泌不足或蒸发过多，导致泪膜稳定性下降，并伴有眼部不适和（或）眼表组织病变特征的多种疾病的总称。由于手机等电子化产品的使用习惯，目前该病发病率已高达 30%。本病相当于中医的白涩症。

【病因】（表 13 - 4 - 21）

表 13 - 4 - 21　干眼症的病因

种类	具体内容
疾病	糖尿病、高血压、痤疮、类风湿、红斑狼疮、泪腺炎等
药物	抗组胺药物、抗抑郁药、激素、某些眼药水、阿托品等
环境	长期戴隐形眼镜者；一天到晚离不开手机、平板电脑的低头族

【临床表现】

眼睛干涩，容易疲倦，眼痒，有异物感，灼热感，眼分泌物黏稠，怕风，畏光，对外界刺激很敏感；有时眼睛太干，基本泪液不足，反而刺激反射性泪液分泌，而造成常常流泪；较严重者眼睛会红肿、充血、眼睑角质化等，这种损伤日久则可造成角膜、结膜病变，并会影响视力。

【治疗】

1. 药物治疗（表 13 - 4 - 22）

表 13 - 4 - 22　干眼症的药物治疗

给药方式	具体药物
局部	人工泪液；有泪腺炎者可选用环孢素滴眼液；有睑缘炎者可选用抗生素滴眼液
全身	维生素 A、溴己新、毛果芸香碱、新斯的明等

2. 辅助治疗

鱼肝油及 β 胡萝卜素、大豆卵磷脂、鱼油胶囊等。

【爱心提示】（表 13 - 4 - 23）

表 13 - 4 - 23　干眼症的日常生活及合理用药提示

提示维度	具体内容
日常生活	避免长时间使用电脑，少接触空调及烟尘环境等干眼诱因
	多吃动物肝脏、胡萝卜、海鱼、坚果、乳铁蛋白等食物
	有视疲劳者可服用必需脂肪酸类产品
合理用药	长期或严重者应尽量使用不含防腐剂的人工泪液

【中医辨证论治】（表 13 - 4 - 24）

表 13 - 4 - 24　干眼症的辨证分型

分型	表现	治法	用药
肺阴不足证	眼干涩不爽，不耐久视，白睛如常或稍有赤脉，黑睛可有细点星翳，反复难愈；可伴有口干鼻燥，咽干，便秘；苔薄少津，脉细无力	滋阴补肺	养阴清肺丸

续表

分型	表现	治法	用药
肝经郁热证	目珠干涩，灼热刺痛，或白睛微红，或黑睛星翳，或不耐久视；口苦咽干，烦躁易怒，或失眠多梦，大便干或小便黄；舌红，苔薄白或黄厚，脉弦滑数	清肝解郁，养血明目	丹栀逍遥丸
气阴两虚证	目内干涩不爽，目燥乏泽，双目频眨，羞明畏光，白睛隐隐淡红，不耐久视，久视后则诸症加重，甚者视物昏朦，黑睛可有细点星翳，甚者呈丝状，迁延难愈；口干少津，神疲乏力，头晕耳鸣，腰膝酸软；舌淡红，苔薄，脉细或沉细	益气养阴，滋补肝肾	生脉饮
邪热留恋证	患风热眼（急性细菌性结膜炎）或天行赤眼（病毒性结膜炎）之后期，微感畏光流泪，有少许眼眵，干涩不爽，白睛遗留少许赤丝细脉而迟迟不退，睑内亦轻度红赤；舌质红，苔薄黄，脉数	清热利肺	桑白皮汤

第七节　玻璃体混浊

玻璃体混浊是指玻璃体内出现不透明体，导致视物模糊，眼前好像有飞蚊、黑影、云雾飘动等，多是由玻璃体随年龄增长出现液化、后脱离或玻璃体炎症、出血等疾病造成的。它不是一个独立的疾病，而是多种眼病的共同表现。本病相当于中医的云雾移睛。

【病因】（表 13 - 4 - 25）

表 13 - 4 - 25　玻璃体混浊的病因

类别	具体内容
年龄因素	随年龄增长出现玻璃体液化、玻璃体后脱离
炎症及出血	视网膜、葡萄膜炎症等；糖尿病及高血压导致的视网膜病变
其他	高度近视、眼内肿瘤等

【临床表现】

患者常感到眼前有黑影飘动，呈点状、条状、灰尘状，形态各异，数量不等。视野中出现的黑影多随眼球转动而飘动，在明亮苍白的背景下最为明显，视力正常或出现不同程度的下降。对于出现玻璃体后脱离的患者，如果脱离的玻璃体拉动视网膜，会出现闪光感；如果牵引导致血管破裂，会产生玻璃体血液和红色烟雾感。

【治疗】

（1）局部使用氨碘肽滴眼液，促进眼部微血管扩张和血液循环，改善眼部新陈代谢，促进病变和渗出物的吸收。

（2）口服维生素 EC 颗粒、卵磷脂络合碘片或二者联合使用。

【中医辨证论治】（表 13 - 4 - 26）

表 13 - 4 - 26 玻璃体混浊的辨证分型

分型	表现	治法	药物
肝肾亏损证	眼前黑影飘动，如蚊翅，或如环状、半环状，或伴闪光感，可伴近视、视物模糊，眼干涩易疲劳；可伴见头晕耳鸣，腰酸遗精；舌红，苔薄，脉细	补益肝肾	杞菊地黄丸
气血亏虚证	自觉视物昏花，眼前黑影飘动，时隐时现，不耐久视，睛珠涩痛；伴见面白无华，头晕心悸，少气懒言；唇淡舌嫩，脉细弱	益气补血	八珍丸
益气补血证	自觉眼前黑影浮动，多呈尘状、絮状混浊，视物昏朦；胸闷纳呆，或头重、神疲，苔黄腻，脉滑	宣化畅中，清热除湿	三仁汤
气滞血瘀证	自觉眼前黑花，呈絮状、块状红色混浊，视力有不同程度下降；或情志不舒，胸胁胀痛；舌有瘀斑，脉弦涩	行气活血	血府逐瘀丸

【知识点加油站】

1. 维生素缺乏在五官科的表现（表 13 - 4 - 27）

表 13 - 4 - 27 维生素缺乏在五官科的表现

缺乏的维生素	相应的疾病及表现
维生素 A	夜盲症、角膜软化症、牙龈炎、牙龈增生肥大、牙釉质发育不好、下颌恒牙萌出迟缓、干眼症
维生素 B_2	脂溢性睑缘炎、结膜炎、酒糟鼻、口角炎、唇炎、舌炎
维生素 C	眼内出血（结膜、眼睑、玻璃体、视网膜等）、白内障、牙龈炎、牙龈增生及出血
维生素 D	在眼科常见于 3 岁以下儿童，可有眼球突出、眼睑痉挛、屈光不正、低钙性白内障；佝偻病（方头、牙釉质发育不良、易患龋齿、牙列萌出迟缓、不正常的上下牙咬合关系）
维生素 B_1	干眼、脚气病、视神经萎缩、牙龈出血及牙龈黏膜异常光滑、紫玫瑰红色牙龈、口腔黏膜过敏及舌灼痛
叶酸	舌炎、口角炎、牙龈炎

2. 视疲劳（目倦）中医辨证分型（表 13 - 4 - 28）

表 13 - 4 - 28 视疲劳（目倦）中医辨证分型

分型	表现	治法	药物
气虚亏虚证	近视或远视、老视者久视后出现视物模糊、眼胀、头晕；心悸、健忘、神疲、便干；舌淡苔白，脉沉细	补养气血，养心安神	八珍丸
肝肾不足证	近视或远视、老视者久视后出现视物模糊、眼胀、干涩；头晕目眩、耳鸣、腰膝酸软；舌质淡，苔少，脉细	滋养肝肾，益精明目	杞菊地黄丸
阴虚火旺证	近视或远视、老视者久视后出现视物模糊、眼胀、干涩；头晕目眩，五心烦热，颧赤唇红，口干；舌红苔少，脉细数	滋阴降火，益精明目	知柏地黄丸

第五章

常见五官科疾病测试题及参考答案

（扫码查看测试题）

第十四篇 识病之舌诊辨病

掌握了舌诊的一些常识就可以通过舌诊来分辨人体体质、正气虚衰、病位深浅、病邪的性质以及病情的发展和转归预后。

一、分辨体质

一般而言，舌体阔厚平坦，舌色淡红，苔滑或白或微黄的，其体质多较强壮；舌体尖薄，边尖多红或紫或有齿痕，甚至沿边缘屈曲如同锯齿状，舌心少苔或无的，其体质多较虚弱；舌体狭长不厚胖，舌色淡红，微有薄苔的其体质多属中等，不强亦不弱。

舌质淡红，苔薄白的，多属正常舌质，提示机体阴阳处于平衡状态；舌质淡，有齿痕，苔薄白的，多属阳虚体质，提示阳不足；舌质淡，苔薄白的，多属体虚体质，提示阴阳两虚；舌质红，苔少或无的，多属燥热体质，提示阴不足；舌质淡红，苔腻的，多属痰湿体质，提示脾失健运；舌质有紫点或紫斑的，多属瘀血体质，提示气血失调。

舌质偏红者，多属体质偏热；舌质偏淡者，体质偏于寒；舌苔偏腻者，一般体内湿气偏重。

二、辨舌色诊病

1. 淡红舌

舌色白里透红，不深亦不浅，均匀适中，为气血调和、上荣的表现，提示心血充足，阳气布化均匀，胃气旺盛，多属正常舌色。

2. 淡白舌

舌色较淡红舌浅淡，白多红少，甚至全无血色，属机体虚寒之舌象。

3. 红舌

正常人的舌质本来就是红色的，但必须是全舌红活，浓淡均匀一致，才属正常舌象。若舌色较淡红色深，甚至呈鲜红色改变，犹如鸡冠状的红色就称为"红舌"。此属热证之征兆，提示热邪亢盛、气血沸涌、舌体络脉充盈。

4. 绛舌

红舌进一步发展，颜色更深，且红中透出紫色，称为"绛舌"。此为邪热羁留，由营入血的特征性表现。对于外感病来说，提示热入营血，或伏热内蓄于心胃，或为逆传心包之故；对于内伤病来说，提示阴虚火旺，或胃、肾液枯竭之故。

5. 紫舌

其色黑赤为紫。舌呈均匀的紫色改变，或紫中有绛，或紫中有青，或紫中带有灰色改变，均称为"紫舌"。此属血液瘀滞的表现，提示血行欠畅，有瘀滞。

6. 青舌

舌色如皮肤上暴露的"青筋"色，几乎没有红色可言，称为"青舌"。此为阴寒与瘀血的舌色，提示寒凝阳郁或阳虚寒凝，内有瘀血。有瘀血而舌色青者，似如体表跌打损伤面发青样，二者原理相似。

第一章

妇科疾病舌诊与辨证

（一）带下过多舌诊与辨证（表 14 - 1 - 1）

表 14 - 1 - 1　带下过多舌诊与辨证

舌象情况	辨证分型
舌质红、苔黄腻	湿热下注、湿热蕴毒
舌质红、苔少或黄腻	肾阴不足
舌质红、舌体滑润、苔薄白	肾阳不足
舌质淡、舌体胖、苔白腻	脾阳虚弱

（二）月经先期舌诊与辨证（表 14 - 1 - 2）

表 14 - 1 - 2　月经先期舌诊与辨证

舌象情况	辨证分型
舌质红、苔少	阴虚血热
舌质红、苔黄	阳盛血热
舌质红、苔薄黄	肝郁化热
舌质淡黯、苔白润	肾气不足
舌质淡红、苔薄白	脾气虚弱

（三）月经后期舌诊与辨证（表 14 - 1 - 3）

表 14 - 1 - 3　月经后期舌诊与辨证

舌象情况	辨证分型
舌质正常或红、苔薄白或微黄	肝郁气滞
舌质淡暗、苔白	寒邪凝滞
舌质淡、苔白	虚寒
舌质淡红	肾气虚弱
舌质淡胖、苔白腻	痰湿阻滞

（四）月经先后不定期舌诊与辨证（表14-1-4）

表14-1-4　月经先后不定期舌诊与辨证

舌象情况	辨证分型
舌质正常、舌苔薄白或薄黄	肝郁气滞
舌质淡、苔薄白	脾胃虚弱
舌质淡、苔白	肾精亏虚

（五）月经过多舌诊与辨证（表14-1-5）

表14-1-5　月经过多舌诊与辨证

舌象情况	辨证分型
舌质紫暗或有瘀点、瘀斑	瘀血阻滞
舌质红、苔黄	阳盛血热
舌质淡、苔薄	气虚不固

（六）月经过少舌诊与辨证（表14-1-6）

表14-1-6　月经过少舌诊与辨证

舌象情况	辨证分型
舌质紫暗或有瘀点、瘀斑	瘀血阻滞
舌质淡、苔白腻	痰湿内阻
舌质淡红、苔薄	气血虚弱
舌质淡、苔薄白	肾精亏虚

（七）痛经舌诊与辨证（表14-1-7）

表14-1-7　痛经舌诊与辨证

舌象情况	辨证分型
舌质红、苔薄	肝肾亏虚
舌质淡	气血虚弱
舌质红、苔黄腻	湿热蕴结
舌质暗、苔白	寒凝血瘀
舌质紫暗或有瘀点、瘀斑	肝郁气滞

第二章

肺系疾病舌诊与辨证

（一）咳嗽舌诊与辨证（表14-2-1）

表14-2-1　咳嗽舌诊与辨证

舌象情况	辨证分型
舌质红、苔少	肺阴亏虚
舌质红或舌边尖红、苔薄黄而少津	肝火犯肺
舌质红、苔薄而黄	痰热蕴肺
舌苔白腻	痰湿蕴肺
舌质红、干而少津、苔薄白或薄黄	风燥伤肺或凉燥伤肺
舌苔薄黄	风热犯肺
舌苔薄白	风寒袭肺

（二）喘证舌诊与辨证（表14-2-2）

表14-2-2　喘证舌诊与辨证

舌象情况	辨证分型
舌质淡、苔薄	肾虚不纳
舌质淡红、少苔	肺气亏虚
舌苔厚腻、色白	痰浊阻肺
舌苔薄白而滑	风寒壅肺

（三）感冒舌诊与辨证（表14-2-3）

表14-2-3　感冒舌诊与辨证

舌象情况	辨证分型
舌质红、苔少	阴虚＋风热袭表
舌质淡、苔薄白	气虚＋风寒袭表
舌苔黄白相间	寒包火（表寒未解，内有蕴热）
舌质淡红、苔薄黄而腻	风暑夹湿
舌质淡红、苔薄白而润	风寒外袭肺卫
舌边尖红、苔薄黄	风热外袭肺卫

第三章

脾胃肝胆系疾病舌诊与辨证

（一）胃痛舌诊与辨证（表 14 – 3 – 1）

表 14 – 3 – 1　胃痛舌诊与辨证

舌象情况	辨证分型
舌质淡、苔白	脾胃虚寒
舌质红而少津	胃阴亏虚
舌质紫暗或有瘀点、瘀斑	瘀血阻滞
舌质红、苔黄腻	湿热蕴结
舌苔厚腻	饮食伤胃
舌质淡、苔薄白	寒邪客胃、肝气犯胃
舌质红、苔黄	肝胃郁热

（二）泄泻舌诊与辨证（表 14 – 3 – 2）

表 14 – 3 – 2　泄泻舌诊与辨证

舌象情况	辨证分型
舌质淡红	肝气乘脾
舌质淡、苔白	肾阳虚衰
舌质淡、苔薄	脾失健运
舌苔厚腻或垢浊	饮食停滞
舌质红、苔黄腻	湿热阻滞
舌质淡、苔白腻	寒湿内盛

（三）便秘舌诊与辨证（表 14 – 3 – 3）

表 14 – 3 – 3　便秘舌诊与辨证

舌象情况	辨证分型
舌质红、苔少	阴液不足
舌质淡、苔白	阳气虚衰、血液亏虚、脾肺气虚

续表

舌象情况	辨证分型
舌苔白腻	阴寒内盛
舌质红、苔薄黄腻	肝脾气滞
舌质红、苔黄燥	肠胃郁热

（四）胁痛舌诊与辨证（表 14 - 3 - 4）

表 14 - 3 - 4　胁痛舌诊与辨证

舌象情况	辨证分型
舌质红、苔少	肝阴亏虚（肝络失养）
舌质紫暗	瘀血阻络
舌苔薄白	肝郁气滞
舌质红、苔黄腻	肝胆湿热

第四章

心脑系疾病舌诊与辨证

（一）眩晕舌诊与辨证（表14-4-1）

表14-4-1　眩晕舌诊与辨证

舌象情况	辨证分型
舌质红、少苔	肾精亏虚之肾阴虚
舌质淡嫩、苔白	肾精亏虚之肾阳虚
舌质暗有瘀点、瘀斑	瘀血阻窍
舌质淡、苔薄白	气血亏虚
舌苔白腻	痰湿中阻
舌质红、苔黄	肝阳上亢

（二）胸痹舌诊与辨证（表14-4-2）

表14-4-2　胸痹舌诊与辨证

舌象情况	辨证分型
舌苔薄或薄腻	气滞心胸
舌质紫暗或有瘀点、瘀斑，苔薄，舌下有瘀筋	心血瘀阻
舌质淡红、舌体胖、舌边有齿痕、苔薄白	气阴两虚
舌质淡胖，舌边有齿痕，苔白厚腻	心肾阳虚

（三）心悸舌诊与辨证（表14-4-3）

表14-4-3　心悸舌诊与辨证

舌象情况	辨证分型
舌质红、苔黄腻	痰火扰心
舌质紫暗或有瘀点、瘀斑	心脉瘀阻
舌质淡红	心血不足
舌质红而少津、苔少或无	肝肾阴虚
舌质淡、苔白	心阳不振

（四）失眠舌诊与辨证（表 14 - 4 - 4）

表 14 - 4 - 4　失眠舌诊与辨证

舌象情况	辨证分型
舌质淡	心胆气虚
舌质淡、苔薄	心脾两虚
舌质红、苔少	心肾不交
舌苔腻	饮食停滞
舌质红、苔黄腻	痰热扰心
舌质红、苔黄	肝火扰心
舌尖质红、苔薄黄	心火内炽

第五章

气血津液病症舌诊与辨证

（一）肥胖舌诊与辨证（表 14 - 5 - 1）

表 14 - 5 - 1　肥胖舌诊与辨证

舌象情况	辨证分型
舌质淡、舌体胖大、苔薄白	脾肾阳虚
舌质淡胖、舌边有齿痕、苔薄白或白腻	脾胃虚弱
舌苔白腻或白滑	痰湿内盛
舌质红、苔黄腻	胃热滞脾

（二）消渴舌诊与辨证（表 14 - 5 - 2）

表 14 - 5 - 2　消渴舌诊与辨证

舌象情况	辨证分型
舌质红、苔少	肾阴亏虚
舌质红、苔黄	胃火炽盛
舌边尖质红、苔薄黄	肺热津伤
舌苔淡白而干	阴阳两虚

第六章

肾系膀胱病症舌诊与辨证

（一）癃闭舌诊与辨证（表 14 - 6 - 1）

表 14 - 6 - 1　癃闭舌诊与辨证

舌象情况	辨证分型
舌质淡、舌体胖大、苔薄白	肾阳虚衰
舌质淡、苔薄	脾气不升
舌质紫暗或有瘀点、瘀斑	浊瘀阻塞
舌质红、苔黄腻	膀胱湿热
舌质红、苔薄黄	肺热壅盛

（二）阳痿舌诊与辨证（表 14 - 6 - 2）

表 14 - 6 - 2　阳痿舌诊与辨证

舌象情况	辨证分型
舌质淡、舌体胖大、苔薄白	命门火衰
舌质淡、苔薄白	心脾两虚
舌苔薄白	肝郁不舒
舌质红、苔黄腻	湿热下注

第七章

经络肢体病症舌诊与辨证

（一）痹证舌诊与辨证（表 14 - 7 - 1）

表 14 - 7 - 1　痹证舌诊与辨证

舌象情况	辨证分型
舌质淡红、苔薄白或少津	肝肾不足
舌质紫暗或有瘀斑、苔白腻	痰瘀痹阻
舌淡苔白	痛痹
舌质淡、苔白腻	着痹
舌质红、苔黄或黄腻	风湿热痹
舌质淡红、苔薄白	行痹

（二）腰痛舌诊与辨证（表 14 - 7 - 2）

表 14 - 7 - 2　腰痛舌诊与辨证

舌象情况	辨证分型
舌质红、苔少	肾阴不足
舌质紫暗有瘀点瘀斑	瘀血阻滞
舌质淡、苔白腻	寒湿痹阻
舌质红、苔黄腻	湿热壅阻

（三）头痛舌诊与辨证（表 14 - 7 - 3）

表 14 - 7 - 3　头痛舌诊与辨证

舌象情况	辨证分型
舌质紫暗有瘀点、瘀斑，苔薄白	瘀血阻窍
舌体胖大、舌边有齿痕、苔白腻	痰浊中阻
舌质淡，苔薄白	气血虚弱
舌质红、苔少	肾精亏虚
舌质红、苔薄黄	肝阳上亢
舌苔白腻	风湿头痛
舌质红、苔黄	风热头痛
舌苔薄白	风寒头痛